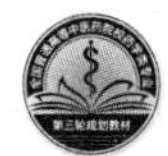

全国普通高等中医药院校药学类专业第三轮规划教材

中药资源学（第3版）

（供中药学、中药资源与开发、中医学、药学及相关专业用）

主　　编　裴　瑾　詹若挺　张永清

副 主 编　孙志蓉　纪宝玉　张　岗　崔治家

编　　者　（以姓氏笔画为序）

刘军民（广州中医药大学）
纪宝玉（河南中医药大学）
孙志蓉（北京中医药大学）
李先宽（天津中医药大学）
张　岗（陕西中医药大学）
张红梅（上海中医药大学）
张爱丽（云南中医药大学）
郑开颜（河北中医药大学）
侯　凯（四川农业大学）
龚力民（湖南中医药大学）
森　林（湖北中医药大学）
詹若挺（广州中医药大学）
黎　理（广西中医药大学）
刘芳瑞（山东中医药大学）
孙艺琦（浙江中医药大学）
杜光映（贵州中医药大学）
邸　鹏（吉林农业大学）
张永清（山东中医药大学）
张建逵（辽宁中医药大学）
林贵兵（江西中医药大学）
胡　杨（南京中医药大学）
唐中华（东北林业大学）
崔治家（甘肃中医药大学）
储姗姗（安徽中医药大学）
裴　瑾（成都中医药大学）

学术秘书　文飞燕（成都中医药大学）

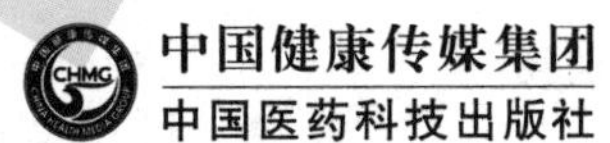

中国健康传媒集团
中国医药科技出版社

内 容 提 要

本教材是“全国普通高等中医药院校药学类专业第三轮规划教材”之一，系根据中药资源学课程标准的基本要求和课程特点编写而成。全书共10章，前9章涵盖绪论，中药资源与环境，我国中药资源概况，中药资源调查与动态监测，中药资源评价，中药资源开发利用，中药资源保护、更新和可持续利用，中药资源的人工培育，中药资源管理与经济等内容，第十章为中药资源各论；着重阐述中药资源学科的基本理论、知识及方法，并融入新进展、新理论和新技术，如新增中药资源的人工培育和中药资源各论（介绍40种典型中药材），紧跟中药行业需求和实际动向，具有以实际案例培养应用型人才的特点。本教材为书网融合教材，即纸质教材有机融合电子教材、教学配套资源（PPT、微课、视频、图片等）、题库系统、数字化教学服务（在线教学、在线作业、在线考试）。

本教材主要供全国普通高等中医药院校中药学、中药资源与开发、中医学、药学及相关专业教学使用。

图书在版编目（CIP）数据

中药资源学/裴瑾，詹若挺，张永清主编. —3版. —北京：中国医药科技出版社，2023.12

全国普通高等中医药院校药学类专业第三轮规划教材

ISBN 978-7-5214-3998-4

Ⅰ.①中… Ⅱ.①裴… ②詹… ③张… Ⅲ.①中药资源-中医学院-教材 Ⅳ.①R282

中国国家版本馆CIP数据核字（2023）第141348号

美术编辑 陈君杞

版式设计 友全图文

出版 **中国健康传媒集团** | 中国医药科技出版社

地址 北京市海淀区文慧园北路甲22号

邮编 100082

电话 发行：010-62227427 邮购：010-62236938

网址 www.cmstp.com

规格 889mm×1194mm 1/16

印张 16 3/4

字数 483千字

初版 2014年8月第1版

版次 2024年3月第3版

印次 2024年3月第1次印刷

印刷 北京金康利印刷有限公司

经销 全国各地新华书店

书号 ISBN 978-7-5214-3998-4

定价 59.00元

获取新书信息、投稿、为图书纠错，请扫码联系我们。

出版说明

“全国普通高等中医药院校药学类专业第二轮规划教材”于2018年8月由中国医药科技出版社出版并面向全国发行，自出版以来得到了各院校的广泛好评。为了更好地贯彻落实《中共中央　国务院关于促进中医药传承创新发展的意见》和全国中医药大会、新时代全国高等学校本科教育工作会议精神，落实国务院办公厅印发的《关于加快中医药特色发展的若干政策措施》《国务院办公厅关于加快医学教育创新发展的指导意见》《教育部　国家卫生健康委　国家中医药管理局关于深化医教协同进一步推动中医药教育改革与高质量发展的实施意见》等文件精神，培养传承中医药文化，具备行业优势的复合型、创新型高等中医药院校药学类专业人才，在教育部、国家药品监督管理局的领导下，中国医药科技出版社组织修订编写“全国普通高等中医药院校药学类专业第三轮规划教材”。

本轮教材吸取了目前高等中医药教育发展成果，体现了药学类学科的新进展、新方法、新标准；结合党的二十大会议精神、融入课程思政元素，旨在适应学科发展和药品监管等新要求，进一步提升教材质量，更好地满足教学需求。通过走访主要院校，对2018年出版的第二轮教材广泛征求意见，针对性地制订了第三轮规划教材的修订方案。

第三轮规划教材具有以下主要特点。

1.立德树人，融入课程思政

把立德树人的根本任务贯穿、落实到教材建设全过程的各方面、各环节。教材内容编写突出医药专业学生内涵培养，从救死扶伤的道术、心中有爱的仁术、知识扎实的学术、本领过硬的技术、方法科学的艺术等角度出发与中医药知识、技能传授有机融合。在体现中医药理论、技能的过程中，时刻牢记医德高尚、医术精湛的人民健康守护者的新时代培养目标。

2.精准定位，对接社会需求

立足于高层次药学人才的培养目标定位教材。教材的深度和广度紧扣教学大纲的要求和岗位对人才的需求，结合医学教育发展“大国计、大民生、大学科、大专业”的新定位，在保留中医药特色的基础上，进一步优化学科知识结构体系，注意各学科有机衔接、避免不必要的交叉重复问题。力求教材内容在保证学生满足岗位胜任力的基础上，能够续接研究生教育，使之更加适应中医药人才培养目标和社会需求。

3. 内容优化，适应行业发展

教材内容适应行业发展要求，体现医药行业对药学人才在实践能力、沟通交流能力、服务意识和敬业精神等方面的要求；与相关部门制定的职业技能鉴定规范和国家执业药师资格考试有效衔接；体现研究生入学考试的有关新精神、新动向和新要求；注重吸纳行业发展的新知识、新技术、新方法，体现学科发展前沿，并适当拓展知识面，为学生后续发展奠定必要的基础。

4. 创新模式，提升学生能力

在不影响教材主体内容的基础上保留第二轮教材中的“学习目标”“知识链接”“目标检测”模块，去掉“知识拓展”模块。进一步优化各模块内容，培养学生理论联系实践的实际操作能力、创新思维能力和综合分析能力；增强教材的可读性和实用性，培养学生学习的自觉性和主动性。

5. 丰富资源，优化增值服务内容

搭建与教材配套的中国医药科技出版社在线学习平台“医药大学堂”（数字教材、教学课件、图片、视频、动画及练习题等），实现教学信息发布、师生答疑交流、学生在线测试、教学资源拓展等功能，促进学生自主学习。

本套教材的修订编写得到了教育部、国家药品监督管理局相关领导、专家的大力支持和指导，得到了全国各中医药院校、部分医院科研机构和部分医药企业领导、专家和教师的积极支持和参与，谨此表示衷心的感谢！希望以教材建设为核心，为高等医药院校搭建长期的教学交流平台，对医药人才培养和教育教学改革产生积极的推动作用。同时，精品教材的建设工作漫长而艰巨，希望各院校师生在使用过程中，及时提出宝贵意见和建议，以便不断修订完善，更好地为药学教育事业发展和保障人民用药安全有效服务！

数字化教材编委会

主　　编　裴　瑾　詹若挺　张永清

副 主 编　孙志蓉　纪宝玉　张　岗　崔治家

编　　者　（以姓氏笔画为序）

刘军民（广州中医药大学）
纪宝玉（河南中医药大学）
孙志蓉（北京中医药大学）
李先宽（天津中医药大学）
张　岗（陕西中医药大学）
张红梅（上海中医药大学）
张爱丽（云南中医药大学）
郑开颜（河北中医药大学）
侯　凯（四川农业大学）
龚力民（湖南中医药大学）
森　林（湖北中医药大学）
詹若挺（广州中医药大学）
黎　理（广西中医药大学）
刘芳瑞（山东中医药大学）
孙艺琦（浙江中医药大学）
杜光映（贵州中医药大学）
邸　鹏（吉林农业大学）
张永清（山东中医药大学）
张建逵（辽宁中医药大学）
林贵兵（江西中医药大学）
胡　杨（南京中医药大学）
唐中华（东北林业大学）
崔治家（甘肃中医药大学）
储姗姗（安徽中医药大学）
裴　瑾（成都中医药大学）

学术秘书　文飞燕（成都中医药大学）

前言 PREFACE

全国普通高等中医药院校药学类专业“十三五”规划教材《中药资源学》自2018年8月出版以来，已经过五年的教学实践，使用效果受到同行们的广泛肯定。为进一步深入贯彻落实教育部药学高等教育教学改革精神，适应新形势下高素质创新型、应用型人才培养要求，本教材在保留上版教材体系框架与结构的基础上，对部分内容进行了适当的调整、修改和增加，增加中药资源的人工培育以及中药资源各论，优化数字化教学资源。修订后的教材具有以下特色。

内容上，本教材继承、凝练了上版教材良好的提纲框架和知识体系，紧跟新时代，融合“十三五”快速发展期间的重大事件，如《中华人民共和国中医药法》、中医药“一带一路”、中药产业扶贫、第四次全国中药资源普查、中药溯源体系建设等，充分吸纳中药资源研究的新内容，介绍新理论、新技术、新方法、新产业，如中药资源与自然环境的协同关系、道地药材理论的新成果、中药资源的人工培育、经典名方对中药资源评估的重视和具体规定等，分别在既有的相应章节标题下进行扩展。教材中融入思政元素，在日常教学中落实立德树人的根本任务。

同时，本教材增加了中药资源各论内容，对全国40种主要中药资源品种进行详细的阐述分析。内容上除涵盖中药资源的来源、本草考证、生境与分布、质量评价和资源利用外，还包括栽培（养殖）与采收、资源供给等内容，尤其关系到资源更新的生长繁殖周期和成药周期，以及产地实际来源、流通和供给等问题；增设4个附录，包括中药资源学实习指导、国家重点保护野生药材物种名录、人工栽培中药材参考名录（植物、真菌类）和药食同源物质目录。

形式上，本教材采用示意图、表格等表述内容，做到逻辑合理、条理清晰；每章编写相关知识案例，助力案例式的教学，突出优化学生的知识结构、引起学生的学习兴趣并引导提升学生的创新能力。章末的本章小结和目标检测均针对本章所反映的重点问题，帮助学生理清重点并进行自我检测。

修订后的《中药资源学》包含纸质教材和数字化教学资源两部分。具体分工为：第一章由裴瑾组织，裴瑾、张爱丽、郑开颜编写；第二章由裴瑾组织，杜光映、郑开颜编写；第三章由张永清组织，杜光映、储姗姗、孙艺琦编写；第四章由张永清组织，张永清、刘芳瑞、黎理、孙艺琦编写；第五章由孙志蓉组织，孙志蓉、张红梅、邸鹏编写；第六章由张岗组织，张岗、胡杨、侯凯编写；第七章由崔治家组织，崔治家、唐中华、李先宽编写；第八章由纪宝玉组织，纪宝玉、龚力民、森林编写；第九章由张建逵组织，林贵兵、文飞燕编写；各论药材的编写分工见正文；附录由张建逵编写。各章的数字化教学资源由各编者负责提供。编写完成后，各论由刘军民组织整理，裴瑾、詹若挺审核；全书由文飞燕统稿，裴瑾、詹若挺、张永清对纸质教材和数字化教学资源进行审核并最终定稿。

为使本教材更趋科学、完善和实用，成为一本具有特色的教材，编者均来自一线教学岗位，在教材编写过程中各自融入了宝贵的教学经验和案例资料，紧密协作，精益求精，为此付出了辛勤的劳动，在此向所有相关人员表示深深的敬意和衷心的感谢！

由于编者水平所限，书中相关内容难免存在不足或谬误，恳请各位同仁和广大读者多提宝贵意见，以便再次修订时修改提高。

编　者

2023年10月

CONTENTS 目录

第一章 绪 论

学习目标

知识目标

1. 掌握 中药资源的概念和主要研究内容。

2. 熟悉 中药资源的范畴、特点和地位。

3. 了解 中药资源学的形成与发展。

能力目标 通过本章的学习，掌握学习中药资源的方法。

素质目标 通过本章的学习，强化专业自豪感。

资源（resources）指一切可被人类开发利用的物质、能量和信息的总称，是人类生存发展的基础，包括自然资源和社会资源两大类。前者如土地、生物、矿藏、阳光、空气、水等，后者如人力资源、信息资源以及经过劳动创造的各种物质财富。

中药资源是自然资源的组成部分，是中医药宝库中的瑰宝，是发展中医药事业的重要物质基础。20 世纪以来，中药资源的状况令人担忧，一方面，由于人口的剧增、经济和社会的发展，人类对中药资源的需求快速增长；另一方面，由于气候变化、环境污染、生态恶化以及对动、植物的过度采捕，生物生存栖息地的破坏等，中药资源不断萎缩。目前，利用资源与保护资源之间的矛盾日益突出，如何解决这一矛盾，是中药资源学所面临的重要任务。

第一节 中药资源及其特点和地位

PPT

一、中药资源的概念及范畴

中药资源（Chinese medicinal material resources）通常是指在一定空间范围内可供中医药使用的生物资源和非生物资源的总称，包括植物药资源、动物药资源和矿物药资源。此外，由于一些自然资源的稀缺，利用现代生物或化学等技术所形成的替代性人工中药原料也列入中药资源的范畴，如人工牛黄、人工冰片、人工麝香等。广义的中药资源除传统的中药资源外，还包含民间药资源及民族药资源，这些资源的生产和贸易信息、知识和技术成果等社会资源也属于广义中药资源的范畴。

二、中药资源的特点

1. 可再生性 中药资源由药用植物、药用动物和药用矿物组成。据第三次全国中药资源普查统计，我国中药资源总数为 12807 种，其中药用植物 11146 种，药用动物 1581 种，两者统称为药用生物，占中药资源的 99%。以上这些药用生物都具有自然更新和可人为扩繁的特性，属于再生性自然资源。而矿物药仅 80 种，在中药资源中仅占不到 1%，属于非再生性自然资源。由此可见，中药资源的主体是可再生资源，我们有必要合理掌握资源再生的特点，保护资源不断更新的能力。同时，应使资源的开发利用与资源的再生、增殖、换代、补偿能力相适应，从而保障中药资源的持续发展。目前采用的引种栽培、人工抚育和养殖等方法就是利用其可再生性来扩大中药资源的数量。

2. 可解体性　尽管占中药资源99%以上的药用生物资源具有再生能力，但这种再生增殖是有条件的，也是有限的。中药资源的再生能力受人类对自然资源的开发利用和自然灾害等因素的影响，当这种影响超出物种的承受能力时，将直接影响生物种群繁育后代的能力，导致种群个体数量的减少。当种群个体数量减少到一定程度时，就有灭绝的危险，从而导致这些药用生物种类的解体，这一特性称为中药资源的可解体性（降解性）。药用生物灭绝，这一种质资源就不可能再生。据统计，全世界药用植物种类中有20%正处于濒危状态。野山参目前只残存于长白山原始林中；穿山甲等多种药用动物种群濒危状况十分严重，虎骨、犀角等中药材已被国家明令禁止使用。

3. 有限性　中药资源的规模和容量有一定限度。在一定的时期和地域，中药资源的种类和每一种类的蕴藏量都是有限的，人类对其认识与利用的能力也是有限的。如果资源的开发利用超过其更新能力，就会导致资源的危机甚至枯竭。若能积极保护，合理有序地进行开发利用，那么有限的资源就可以得到良性循环，实现可持续发展；反之，不加保护，滥用资源，则资源必将走向枯竭。

4. 动态性　中药资源绝大部分都是生物资源，生物资源具有生长发育的动态变化，因此中药资源具有动态性特点，既包括宏观的种群更新、群落更新等，也包括动、植物资源体内生理代谢和活性物质的动态变化。

5. 地域性　中药资源与其所分布的自然环境条件存在密切关联。中药资源的种类以及他们的数量和质量均受到地域自然条件的制约。中药资源受环境的影响，其空间分布具有不均衡性。在不同的气候、地形、地貌和土壤条件下，分布着与之适应的药用生物资源种类。地质、地形、气候及人类干预等多种因素的不同组合使中药资源分布呈现出区域性特征，形成了各种药用生物生长的最适宜区与适宜区，进而形成了具有优良品质的道地药材。“道地药材”就是各地区特有优质中药资源种类的代表，也是中药资源地域性的鲜明例证。了解中药资源分布的地域性特点，对于做好中药区划、合理安排生产至关重要。

>>> 知识链接

中药资源地域性与药材品质的关系

中医药历史悠久，人们很早以前就认识到中药资源的分布具有区域性，陶弘景的《本草经集注》总结了3000多年前的药学成就，认为“诸药所生，皆有境界”。药王孙思邈称“用药必依土地，所以诊治十愈八九；今之医者，不知采药时节，至于生产土地，新、陈、虚、实，一皆不悉，所以治病十不得五也。”可见，中药资源分布的地域性与药材品质有着密切的联系。

6. 多用性　中药资源的多用性表现在多功能、多用途、多效益等方面。由于中药资源种类繁多，新陈代谢产物多种多样。不同中药资源有不同的用途，同一资源可能具有几种不同的功能或用途，许多中药资源除药用外，还可用作保健品、食品、化妆品、调味品、生物农药等，可开发和加工成不同形式的商品。中药资源的开发也是多层次的，可以是中药原材料开发、有效部位的提取，也可以是活性单体的分离以及化合物结构的改造和修饰等。另外，中药资源往往同时具有经济、生态和社会价值。因此，对中药资源的多目标、多层次、多方位、多部位的综合开发，将是中药资源合理利用的一个重要方向。

三、中药资源的地位和作用

1. 中药资源是保障人类健康的重要物质基础　中药资源是人类预防疾病、保障健康的重要物质基础，是人类赖以生存的自然资源，在保持社会稳定繁荣方面也具有重要作用。勤劳智慧的中华民族在对中药资源的长期开发利用中，形成了独特的理论和技术体系，不仅为中华民族的世代繁衍及其五千年的文明保驾护航，而且在全球国际化的今天已经成为我国对外交流的资源平台和知识平台。伴随着“返璞归真，回归自然”观念的发展，天然食品和植物药受到世界各国人民的青睐。丰富的中药资源和以养生健身为核心的中医药理论，已吸引了全世界人民的目光，中药资源已在推动我国国际交流中展示出了不可小觑的力量。

2. 中药资源对中医药及相关产业的发展具有决定性的作用 中药资源作为中药、保健食品、化妆品、香料、生物农药以及部分化学药物生产的原料或添加剂，是相关产业的源头，其资源蕴藏量和质量对多种产业的发展都具有重要影响。作为中药产业的主要生产资料，中药资源直接关系到中药生产和销售的正常运作。目前，中药资源存在较多的问题，严重制约着中医药及相关行业的发展，影响着中药现代化和国际化进程。由于对中药资源保护和可持续利用认识不足，中药资源被过度开发，加之生境的破坏，野生药用动、植物资源的蕴藏量已严重下降甚至趋于枯竭。随着中药现代化和国际化的发展，中药材的社会需求量将越来越大，中药资源的危机将会日趋严重，中医药产业的可持续发展将会面临中药资源危机的严峻挑战。由此可见，中药资源的蕴藏量及其可持续利用，是保障中药资源的供应以及中药和相关产业稳定健康发展的物质基础和前提条件，对中医药产业的发展具有决定性的作用。

3. 中药资源是实现生态、经济和社会效益协调发展的根本保障 从生物多样性保护和生态环境保护两方面来看，中药资源作为地球生态系统的一部分，对人类的生存条件、生活环境和生产活动具有积极、有益的生态作用。中国生物多样性极其丰富，其中占中药资源绝大多数的药用植物资源，不仅是森林、草原、湿地等生态系统的重要组成部分，而且其中相当一部分是脆弱的生态环境所需要的重要先锋植物和环境保护植物，比如具有固沙作用的甘草、麻黄、沙棘、梭梭等。药用动物资源影响着生物圈的平衡，是生物链中的重要组成部分。任何一个环节的缺失或中断，都有可能打破生态系统固有的平衡，造成不可弥补的损失。由此可见，药用植物资源和药用动物资源共同影响着生态系统的生物多样性及其平衡和稳定，它们在生物系统中发挥着不可替代的生态价值。人类在开发利用时，必须注重维护生态平衡，在保持其良好的生态价值的条件下，力求获得较大的经济价值。中药资源及濒危生物物种和生态环境的保护，有利于生物的多样性和人类生存环境的改善，从而最终实现中药资源的生态、经济和社会效益的统一。

第二节 中药资源学的性质和任务

PPT

一、中药资源学的内涵

资源科学（science of resources）是以资源及其管理为研究对象，研究资源的形成、演化、数量、质量、时空分布、开发利用和保护管理的学科。一方面研究资源的基本属性，另一方面研究人类活动和行为对资源的影响，即研究人与资源在社会生产力发展过程中彼此矛盾统一的过程、表现形式和规律。中药资源学（science of Chinese medicinal material resources）是指以中药资源及其管理为研究对象，探究中药资源的形成、种类构成、时空分布、数量、质量、开发、保护、更新、可持续利用和管理的科学。

中药资源学是在自然资源学、中药学、生物学、生态学、植物学、农学、地理学、经济学和管理学等传统学科的理论和方法基础上，融汇生物技术、计算机技术和信息技术等而形成的新兴综合性学科。中国丰富的中药资源和悠久深厚的中医药传统文化，为中药资源学的建立和发展奠定了物质与知识基础。中药资源学不仅在保障人类健康方面具有其他学科不可替代的作用，在国民经济的发展中也占有重要地位。其在规划和发展中药及其相关产业，保障临床用药，保护和利用中药资源，扩大和寻找中药新资源，开发中药新品种和新产品以及为人类医疗保健事业服务等方面具有十分重要的意义。

二、中药资源学的研究目标

中药资源是国家的战略资源，是中医药事业发展的物质基础，是中药产业链的源头和核心。中药资源学主要的研究目标有以下四个方面：①明确中药资源的构成及时空动态变化规律；②实时监控中药资源现状，规划、预测中药资源开发利用前景；③实现中药资源的可持续利用；④实现中药资源的经济、社会、生态效益协调发展。

中药资源学的研究目标是在谋取更多更好的中药材原料、解决中药材的数量和质量问题、满足人民卫生事业发展需求的同时，大力提高中药资源利用效率，努力开创新资源寻找途径，实现中药资源的可持续利用与发展，发展循环经济，促进资源节约型社会的发展。

三、中药资源学的研究内容

近年来随着人口的迅猛增长和生态环境的恶化，以生物资源为主要来源的中药资源危机日益严重，濒危药用生物种群不断增加，中医药事业处在前所未有的资源危机和需求迅猛增长的两难境地。为实现中药资源的经济、社会、生态效益协调发展，中药资源学的研究内容有以下几个方面（图 1 -1）。

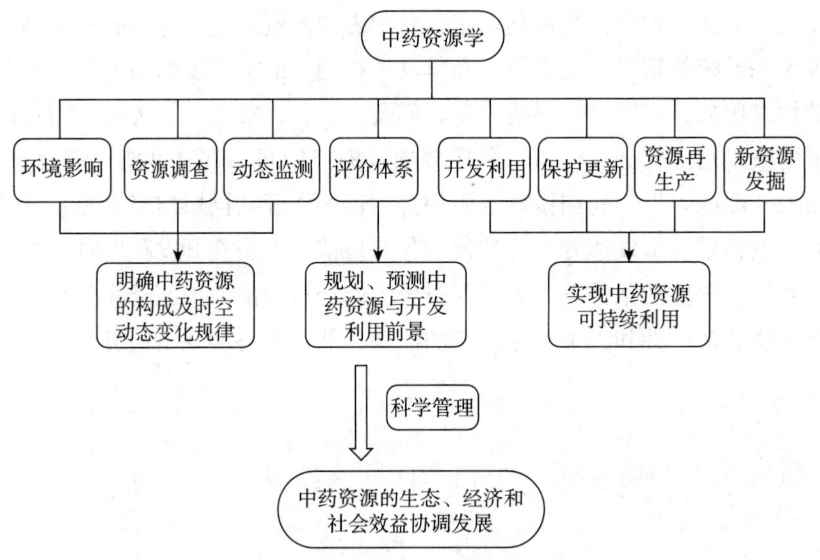

图 1 -1 中药资源学研究体系

1. 环境对中药资源的影响研究 自然环境和社会环境都会对中药资源产生影响。自然环境的影响包括气候、土壤及生物等因素，社会环境的影响有政策、法规及经济因素等。20 世纪 80 年代以来，我国相继制定了一系列的法律法规，目的在于保护自然资源和生态环境，逐步改善由于人为破坏而造成的恶劣生态环境和自然资源短缺现象，使自然环境能够得到有效恢复，实现可持续发展。例如《中国珍稀濒危植物名录》《野生药材资源保护管理条例》等国家条例和地方相关中药资源保护条例的颁发，有效地保护了如人参、鹿茸、冬虫夏草等珍贵的野生药材物种。中药资源属于自然资源的一部分，自然环境和自然资源得到保护，将有利于促进中药资源的可持续利用。

2. 中药资源的调查与动态监测 中药资源作为一种再生性资源，具有生长周期长、分布区域广、动态性强等特点，其蕴藏量极易受自然和人为因素的影响。我国先后进行了四次全国性的中药资源调查工作，基本掌握了药用动、植物资源的种类及分布情况。2011—2021 年我国开展并完成的第四次全国中药资源普查工作，将有助于全面掌握近年我国中药资源现状，提出中药资源管理、保护及开发利用的总体规划，建立中药资源动态监测机制。

3. 中药资源评价研究 中药资源评价是基于一定的科学理论、技术和方法，对特定区域内中药资源的数量、质量、效益等方面进行分析与评估，为资源开发、利用和保护及其科学管理提供科学依据。正确理解中药资源数量、质量、效益的内涵和外延，综合分析中药资源数量、质量、效益的特征，了解中药资源形成的过程及其影响因素，建立中药资源科学评价体系，对于全面、准确地反映资源现状，制定科学的保护与利用规划，确保中药资源可持续发展具有重要的意义。

4. 中药资源综合开发及新资源的发掘研究 中药资源综合开发研究包括药用生物不同器官、不同部位的药用功能研究，药用以外的综合应用研究及药渣等废弃物的综合利用研究，如食用、保健、化工、农药、饲料以及花卉、绿化等。为增加中药资源的利用度，在综合开发中药资源的同时，还需深入发掘中药新资源。中药新资源的发掘是指未被开发利用的中药资源的分布、生长规律以及确定的药用功能与主治疾病的研究。不同器官、不同部位的药用功能及非药用部位的功能研究也属于中药新资源的发掘。

5. 中药资源保护、更新和可持续利用研究 随着社会经济文化发展水平和人们生活水平的不断提高，中药资源的保护、更新和可持续利用的重要性显得尤为突出。目前中药资源一方面被大量破坏和浪费，另一方面又严重不足。适时、适度、适量地开发利用中药资源，实现中药资源的保护、更新和可持续利用是当务之急。如甘草，在中华人民共和国成立初期，内蒙古自治区鄂尔多斯市甘草分布面积为120 万公顷，而到 1981 年减少为 33. 33 万公顷，宁夏因采挖甘草，从 1980 年至今就已破坏了 53. 33 万公顷草原。国家和地方制定了系列相关法规，明令禁止采挖野生甘草，同时通过人工栽培及野生抚育等手段，保证甘草资源的可持续利用。中药资源保护是国家和社会为确保中药资源的合理开发和可持续利用而采取的各种保护行动的总称。绝大多数中药资源属可更新资源，以天然更新和人工更新相结合的方式保障中药资源的可持续利用。中药规范化生产也是保障中药资源可持续利用的重要方式之一。2022 年，国家药品监督管理局、农业农村部、国家林业和草原局、国家中医药管理局联合修订并发布最新版《中药材生产质量管理规范》（GAP），以规范中药材的质量管理、基地选址、种子种苗或其他繁殖材料、种植与养殖、采收与产地加工及质量检验等环节，对保证中药材质量以及促进中药标准化、现代化和国际化具有重要意义。

6. 中药资源的科学管理 中药资源管理是指为了合理、科学地开发利用和保护中药资源所采取的行政、经济、法律手段和技术方法，包括中药资源的相关政策法规、相关的知识产权、信息和数字化管理、危机预警系统等。利用信息学、统计学和计算机技术等相关学科的理论和技术，实现中药资源的科学管理和辅助决策，在中药资源学研究中的地位越来越重要。中药资源管理者除了应具备中药学基础知识外，还应掌握和运用管理学、经济学、政策学等学科的基本原理，针对中药资源及其产品的生产、开发、保护、加工、流通等各领域实施科学管理。由于中药资源管理是一个受国家经济管理体制制约的工作，在管理过程中必须与我国的社会实际情况相适应。

第三节 中药资源学的形成与发展

PPT

一、中药资源学科的形成

中药资源是自然资源的一部分。人类通过漫长的生活和生产实践，发现并积累了利用植物、动物和矿物防病治病的知识，并逐渐形成体系，著成本草著作。我国发掘利用中药资源历史悠久，源远流长。

中医药有正式的文字记载，可追溯到三四千年以前，“神农尝百草，一日而遇七十毒”，是中药资源利用的萌芽时期。在数千年的漫长发展中，中药资源的发现、发掘及保护利用虽然进展较为缓慢，但从未停止。现存的多种中药资源文献以及相关知识和经验积累，都是前人为我们留下的宝贵遗产。

据考证，早在7000多年前的新石器时代，我们的祖先便开始在利用自然资源的同时，有意识地栽培植物和饲养动物，并逐步积累保护和利用资源的经验和教训。我国古代劳动人民在长期的生活和生产实践中，发现部分植物、动物和矿物能够消除或减轻疾病痛苦，逐步形成了对药物的感性和理性认识，积累了早期药物知识和用药经验。早在3000年前的《诗经》和《尔雅》中，就有药用植物的记载。后来，随着药物知识和用药经验逐渐丰富，通过汇集和总结，形成了一批本草专著。古代具有代表性的药物著作（本草）主要如下。《神农本草经》（公元1—2世纪），收载药物365种，该书总结了我国汉朝以前的医药经验，是我国现存的第一部记载药物的专著，为后人用药及编写本草著作奠定了基础。南北朝时期，陶弘景编著《本草经集注》，较为全面地搜集、整理了古代药物学的各种知识，对药物的形态、行为、产地、采制、剂量、真伪等做了较为详尽的论述。唐代苏敬等人奉敕集体编修《新修本草》，图文并茂，是我国历史上第一部官修本草，也是我国历史上第一部药典，世界上最早的国家药典。宋代官修本草《开宝本草》，补录了新药物和发现的新疗效。明朝李时珍的《本草纲目》，记载药物1892种，该书全面总结了16世纪以前我国认、采、种、制、用药的经验，不仅大大促进了我国医药事业的发展，出版后被翻译成多种文字，也促进了世界各国药物学的发展，至今仍不失参考价值。清代赵学敏的《本草纲目拾遗》收载药物921种，补充记载了716种《本草纲目》中未曾记载的药用植物。清代吴其浚（濬）的《植物名实图考》和《植物名实图考长编》共收载植物2552种。综上所述，我国悠久的中医药历史文化，为中药资源学的形成和发展奠定了坚实的理论和实践基础。

中药资源学的形成，除了得益于我国丰富的自然资源和悠久的历史文化（本草学）外，更重要的是随着我国科学技术和社会的发展以及近年来组织的多次大规模的中药资源调查，中药资源的研究有了很大的进步，并取得了一系列重要成果，如出版了《中国药用植物图鉴》《中国药用植物志》《中华本草》等涉及中药资源方面的重要专著。此外，还出版了不少药用植物类群、资源学专著和地区性药用植物志，如《中国药用真菌》《中国药用孢子植物》《中国民族药志》等。2011—2020年，国家中医药管理局组织开展了第四次全国中药资源普查，在此基础上编纂《中国中药资源大典》系列丛书（包括专题卷、分省和县卷），已经编制出版《中国傣药志》《中国中药区划》《中国药用植物特有种》《新资源的发现及功效研究》《中药材生产加工适宜技术》《中国中药材种子原色图典》《中国冷背药材清源图鉴》《中国中药资源发展报告》《中国药典动物药材研究》等80多部专著，标志着中药资源学科的蓬勃发展。

1987年8月，国家教委正式批准在部分高等院校试办中药资源学专业。1993年周荣汉主编出版了第一部《中药资源学》。此后，与中药资源相关的多部书籍相继出版，主要有万德光等主编的《中药资源学专论》、段金廒和周荣汉主编的《中药资源学》、王文全主编的《中药资源学》、裴瑾和孙志蓉主编的《中药资源学》以及马云桐主编的《中药资源学》等著作及教材。经过几十年的发展，我国中药资源学的学科体系已基本形成，中药资源学的教学和科研工作已经步入正轨并逐步得到发展与完善。

二、中药资源学的研究现状与展望

（一）中药资源学的研究现状

1. 中药资源的调查研究 中药资源调查不仅是摸清家底，也有利于中药产业的发展。我国曾于1960年、1969年、1983年、2011年，先后开展了四次大规模的全国性中药资源调查。特别是第四次中药资源普查，规模宏大，涉及全国31个省区近2800个县，调查汇总了1.3万多种中药资源的种类和分布等信息；构建了由1个中心平台、28个省级中药原料质量监测技术服务中心和66个县级监测站组成的中药资源动态监测体系，开展重点中药材品种的价格、流通量和种植面积等信息服务，实时掌握中药材的产量、流通量、价格和质量等信息；建设了28个中药材种子种苗繁育基地和2个中药材种质资源库，形成了中药资源保护和可持续利用的长效机制；编制了《全国中药资源普查技术规范》，包括中药资源普查方案制定、外业调查、内业整理和成果汇总等方面，填补了中药资源领域调查技术规范和行业标准的空白；研发了中药资源普查信息管理系统、中药资源动态监测系统、中药资源空间信息网格数据采集平台等，编纂相关书籍80多部。

第四次资源普查运用了空间信息技术等现代技术方法，以及手机APP、PDA（个人数字助理）、轨迹记录仪、数码相机等；同时借助互联网技术、大数据技术、人工智能技术等，开发了全国中药资源普查信息管理系统，使普查信息化从无到有；同时也将新技术、新方法引入中药资源研究，如利用遥感、地理信息系统等空间信息技术，对青蒿产量和青蒿素含量进行监测。

2. 中药资源区划与产地适宜性分析　中药资源区划以全国中药资源与药材生产地域系统为研究对象，从分析影响中药资源分布及开发利用的自然条件与社会条件入手，突出区划的地域性、综合性、宏观性三大特征，综合考虑相关因素，划分不同级别的中药资源合理开发利用、保护抚育与生产区域。将生态背景系统、气象系统、数值分类、模糊数学和灰色系统等新兴理论与定量科学广泛应用于中药资源区划领域。如利用群落分类、卫星遥感、计算机等高新技术，开展野生重点中药资源及生产区域的调查与研究；应用建立在聚类分析、模糊数学基础上的数值区划方法和“3S”技术、生物技术和仪器分析技术等，为中药区划与产地适宜性分析提供科学的研究方法，同时指导生物多样性保护、生态环境建设、中药材GAP生产基地建设及中药资源可持续利用研究工作的开展。

3. 中药资源的野生抚育和可持续利用研究　野生抚育是一种新兴的中药资源生态产业模式，目前主要为：进行抚育基地选址、优良品种选育、种群密度优化、数据模型产量预测及采收期确定等方面的生理生态学研究；以药用植物资源储量、可采收量、产品质量与种质、产地、气候、土壤、地理地貌等的关系，资源合理采收期及可持续采集方法等为研究内容的资源学研究；对野生药用植物生活史、繁殖特性、种群更新机制、收获器官生长发育规律等进行生物学研究。

4. 中药新资源的开发研究　中药新资源的开发可以分为两个方面：一是从现有中药资源中，特别是药用生物资源或未被开发的生物资源中，寻找具有新的药用价值的活性物质，开发为新的药用资源；二是利用现代科学技术人工培育具有药用价值的新物质，替代现有中药资源，满足社会需求。

近几十年来，利用现有生物资源开发药用资源的研究工作十分活跃，并取得了一批研究成果。例如在萝芙木属植物中找到了生产利血平的国产资源，从黄花蒿中发现了青蒿素等。在现有中药资源中发现新的药用器官的实例也很多。例如枸杞茎叶具有良好的降血糖作用，红豆杉叶中发现了紫杉醇的前体化合物等。在利用现代科学技术人工培育具有药用价值的新物质方面，将珍稀濒危药用生物资源替代品的开发作为研究重点，目前开发较为成功的有人工麝香合成技术、人工牛黄合成技术、虫草菌丝粉生产技术等。

5. 中药资源的综合利用研究　为解决中药资源需求日益增加与资源相对短缺之间的矛盾，必须对现有资源进行综合开发利用，要最大限度地节约和利用现有资源，中药资源的利用是多方面、多层次的，应以药物开发为中心并辐射至其他多种产品的开发，如保健品、植物农药、兽药、化妆品、调味品、色素、甜味剂、香精香料等。通过多方位、深层次的综合利用，促进中药资源的可持续发展。

6. 中药资源的保护和管理　中药资源的有效保护和科学管理是实现中药资源可持续发展的基本保障。我国政府在中药资源的保护和管理方面做了大量工作，保护中药资源及与其密切相关的自然生态环境和生态系统，促进中药资源数量的增加、质量的稳定和物种繁衍，维持中药资源在生物多样性与生态环境中的平衡，通过调查和资源监控，依据国际上通用标准，结合我国中药资源濒危程度，编制中药资源保护名录，确定保护对象。考察评价各级各类自然保护区、植物园区，汇总整理保护中药资源的成果和经验，加强中药种质资源保护的研究；重点系统地调查濒危中药资源现状、濒危原因与发展趋势，编制濒危中药名录。出台相关的法律文件和规定，用于保护药用生物资源和环境。

（二）中药资源学的研究展望

1. 中药资源可持续发展研究 中药资源可持续发展关系到中药大产业的生存和发展，建立中药资源可持续发展技术和管理体系具有重要的现实和战略意义。中药资源可持续发展技术体系，可以分为现有资源的保护、野生资源可持续利用和资源的人工定向培育三个方面。要实现野生资源的可持续利用，首先要做好资源和环境的保护工作，在此基础上，处理好保护和利用的关系。保证资源可持续发展的野生抚育技术是野生资源可持续利用的核心研究内容。开展野生中药资源转家种（家养）和中药材规范化生产技术研究，是中药资源人工定向培育的主要研究方向。

2. 中药资源评价技术和方法的研究 中药资源的评价是中药资源可持续利用的基础，是中药资源研究的难点问题。中药资源评价可以分为定量和定性评价两类，其内容涉及多个方面，如资源的可利用量、资源的质量、资源的生态价值等。多指标化学成分评价、生物学评价等多种新的评价方法正在研究和探索之中。开展中药资源评价技术和方法的研究，将是中药资源研究的一项重要和长期任务。

3. 利用边缘学科进行中药资源研究 利用现代信息等技术，建立中药资源的调查、动态监测和预警系统，随时掌握中药资源数量的动态变化，对实现中药资源的宏观、动态、科学管理具有十分重要的意义。将计算机数据库和网络技术、遥感和地理信息系统技术以及全球定位系统应用于中药资源调查和资源动态监测的研究工作，已经取得了初步成果并逐步得到推广应用。计算机技术、“3S”技术及其相关学科技术在中药资源调查、监测和管理方面的应用研究，必将给中药资源科学管理和决策带来质的飞越。

4. 民族医药资源开发研究 据初步统计，我国有47个少数民族拥有具民族特色的药物资源，民族药资源有5000余种，但民族医药资源学研究基础较薄弱，药材基原混乱，同物异名、同名异物的现象普遍存在，给民族医药资源的应用开发带来了很大困难。民族医药资源的研究工作多数处于对药物资源和种类的初步调查、归纳和总结阶段，民族医药资源质量标准的制定还有待进一步完善。民族医药资源具有巨大的开发潜力，不仅关系到民族医药学的发展，而且对于丰富中药资源宝库、提高中药资源综合利用水平、实现中药资源的可持续利用都有重要意义。

5. 天然药物的开发研究 植物药和天然药物的开发，越来越受到国内外医药界的重视。据统计，目前临床使用的化学药物50%以上直接或间接来源于天然产物，表明了天然产物在药物研究中的重要地位。我国传统医药学中大量的信息和经验，为利用中药资源进行天然药物开发奠定了坚实的基础。我国有药用植物1万余种，其中绝大多数种类还没有进行过系统的化学和药理研究，具有巨大的发展潜力。

三、中药资源学与相关学科的关系

中药资源学属于综合性学科，既有其系统的理论和技术体系，又与多种社会学科和自然学科相联系。生物学科、化学学科、地理学科、生态学科、数学学科、农学学科、信息学科、医药学科以及管理学科等对中药资源学科理论和技术的形成与发展产生了重要的影响，这些学科对中药资源学科的未来发展也必将产生重要的作用。与中药资源学联系较紧密的学科主要有以下几类。

1. 药用植物学和药用动物学 是中药资源调查研究的基础。中药资源种类的鉴别和药用动植物群落的研究，都需要运用动、植物分类学以及生物群落的调查研究方法。

2. 中药化学及其他化学学科 中药材质量优劣的评定虽有多种方法、多个途径，但药用活性成分及其含量的分析测定是最为直接和重要的手段，需要具备多种化学知识和技能才能完成这项工作。此外，人工麝香和人工牛黄等资源的化学合成均需中药化学及其他相关化学学科的知识和技能。

3. 中药鉴定学 为中药资源质量评价提供了良好的技术支持。中药材真、伪、优、劣的鉴定，都离不开中药鉴定学的知识和技能。

4. 药用植物栽培学和药用动物饲养学 野生资源保护的重要途径就是进行人工种植或养殖，只有这样，才能从根本上缓解社会需求与资源匮乏之间的矛盾，才能保护野生资源并实现资源的可持续利用。药用植物栽培学和药用动物饲养学是进行资源人工培育的重要学科。

此外，中药学知识、植物地理学知识及现代生物技术等与中药资源学的关系也十分密切，中药资源学科的发展同样需要这些学科有关知识的支持。

PPT

第四节 中药资源学的学习方法和要求

在学习方法上，应将课堂理论教学、实践与课外相关书籍、期刊和网络文献资料的阅读相结合。通过系统的相关理论、知识和方法的学习，结合课外阅读，了解学科的发展动态以及最新研究成果。要善于将其他基础学科的知识与本课程的学习有机结合，做到多学科知识的融会贯通，深刻理解中药资源的理论与技术体系。通过课堂内外和多学科理论与技术的学习，提高自身中医药科学方面的理论水平和生产技能，自觉培养灵活运用中药资源学基本理论和技术解决中药产业发展中相关问题的能力。

通过系统学习，掌握中药资源学科的基本理论和技术，培养既具有深厚理论功底又具有一定实践技能的复合型人才。一是深刻理解中药材质量形成的机制以及道地药材形成和发展的自然和社会条件，掌握我国中药资源的构成、自然分布和中药区划、常用道地药材的分布格局以及资源开发利用的基本途径；掌握中药材规范化生产的基本环节、中药资源保护的基本措施以及中药资源的调查研究和科学管理的方法。二是掌握扎实的基础理论知识，了解中药资源的基本性质、生长环境、采收、贮藏、加工等基本知识，掌握包括药材的制备、处理、炮制、加工和配制等技术，以及中药饮片、中药颗粒、中药胶囊、中药丸等剂型的制备技术。三是了解中药资源的开发利用现状和趋势，掌握中药资源的采集、保存、鉴定、种植、培育、加工、销售等方面的专业技能，具备中药资源经济学、市场营销、质量管理等相关知识。

答案解析

目标检测

一、单项选择题

全国第四次中药资源普查起始时间为（ ）。

A. 1960　B. 1969　C. 1983

D. 2011　E. 2021

二、多项选择题

中药资源的特点包括（ ）。

A. 可再生性　B. 可解体性　C. 有限性

D. 动态性　E. 地域性和多用性

三、判断题

由于一些自然资源的稀缺，利用现代生物或化学等技术所形成的替代性人工中药原料也列入中药资源的范畴，如人工牛黄、人工冰片、人工麝香等。(　)

四、填空题

广义的中药资源除传统的中药资源外，还包含________及________，这些资源的生产和贸易信息、知识和技术成果等社会资源也属于广义中药资源的范畴。

五、名词解释

中药资源

六、简答题

简述中药资源学的研究目标。

书网融合……

思政导航

本章小结

题库

第二章　中药资源与环境

学习目标

知识目标

1. 掌握　自然环境对中药资源形成、分布和品质的影响。
2. 熟悉　社会环境对中药资源需求的影响。
3. 了解　社会环境对中药资源利用的影响。

能力目标　通过本章的学习，能够具体分析影响中药资源的主要自然因素。

素质目标　通过学习自然资源的形成过程，培育贵在坚持的品德。

第一节　自然环境对中药资源的影响 微课

PPT

一、自然环境对中药资源形成及分布的影响

（一）光照

太阳光能是一切生命活动赖以维持的能量来源，是植物生长发育过程中最重要的生态因子。光能影响细胞分化和植物的向性，促进植物的生长和芽的形成，使植物矮化和变粗。光对植物的影响主要反映在光质、光照强度和光照时间上。光由不同波长组成，对光合作用影响最大的是红光和蓝紫光。红光促进叶绿素和糖类的合成，蓝紫光促进蛋白质和有机酸的合成。光照强度主要影响植物光合强度、糖类合成量，也影响植物形态结构建成、种子萌发、花芽分化、开花和生长等，由于光照强度不同形成的植物生态类型包括阳生植物、阴生植物和耐阴植物三类。光照时间主要影响植物花芽分化、开花结实、地下储藏器官发育、休眠等，根据植物对日照长短的适应，可分为长日照、短日照和中日照植物三类。

光照条件的周期性变化较稳定，但受海拔高度、地形、坡度、坡向等因素的影响。从两极到赤道，随着纬度减小而光照强度增加，在赤道，全年太阳直射光的射程最短，光照最强。海拔越高，则光照强度越大，这与大气层厚度和空气密度相对较小有关；坡向在北半球，南坡接受的光照强度大，南半球则相反；夏季光照最强，冬季光照最弱；一天中，以中午最强，早晚最弱。

知识链接

光环境与品质

不同习性植物对于光的适应能力不同。在不同光强以及光质生长环境中，阴生和阳生植物具有不同的光合结构和代谢物含量，最终影响光合作用。特定的生长环境要求限制了阴生植物和阳生植物的广泛种植，影响其产量和品质，决定了中药资源的道地性。环境对植物外部形态、内部解剖结构以及生理生化作用明显。药用植物次生代谢产物的产生与光环境密切相关，探究药用植物光照习性与次生代谢产物的关系不仅为药用植物人工科学培育提供了依据，也为生产优质中药材指明了方向。

（二）温度

温度是植物生命活动的重要条件，它通过影响生化反应酶的活性，直接影响植物的生长发育。每种植物对温度都有一定的适应范围，即最适点、最低点和最高点，称温度三基点。在最适温度范围内，植物生长发育最好；当超出植物所能忍受的最高、最低温度范围时，植物将会受到伤害，生长发育将会停止，甚至导致死亡。如人参的适宜生长温度是10～34℃，超过这一温度时，叶片将会被灼伤以致枯死；冬虫夏草主要分布在青藏高原的亚寒带地区，生长在海拔3000m以上山地阴坡、半阴坡的草甸、灌丛，适宜的地表温度是4～9℃，改变这一环境，冬虫夏草的生长发育将会受到影响。根据植物对温度的不同要求，常分为耐寒植物、半耐寒植物、喜温植物和耐热植物四类。

温度对植物生长发育的影响极为复杂。许多药用植物种子的萌发需要低温处理，有的甚至需要高温和低温交替作用才能萌发，如西洋参种子就需要高、低温交替处理方能萌发。低温对一年生冬性植物的开花有促进作用（即春化作用），如当归、白芷、牛蒡、菘蓝等都需要经过一段时间低温春化，才能开花结实。在药材生产过程中应注意春化问题，以免造成不必要的损失，如菘蓝秋播或春播太早，当归、白芷秋播过早，均会引起开花结籽，造成根部不能药用。

植物各种器官的生长对温度的要求也不相同。根在地温20℃左右的春、秋季节生长迅速，而在炎热的夏天则生长较慢，树冠（枝叶）恰好相反，所以温度上升时植株地上与地下两部分生长的比率将会增大。种子的形成大多需要较高温度，而种子萌发所需要的最低温度各异，耐寒的大麦和小麦为1～2℃，喜温的玉米和小米为8～10℃，水稻和棉花为12～14℃，而热带的椰子达30℃。

（三）水分

水分是影响植物生长发育的关键因素。水是植物主要组成成分之一，是生命活动的原料和媒介。水是植物原生质的主要成分，生活细胞必须保持一定的含水量，才能进行各种代谢活动。植物叶肉细胞含水充足时，液泡扩大并对细胞壁产生压力（称膨压），叶片由于膨压存在而得以伸展挺拔，较好地接受光照与CO_2，保证光合作用的正常进行。植物的含水量直接影响其生长发育，而含水量又直接受外界环境影响。植物的含水量取决于其吸水量与失水量之间的关系，即植物水分平衡。陆生植物主要由根从土壤中吸收水分，根尖的根毛细胞依靠本身水势与土壤溶液水势间的差值作为吸水动力。

根据植物对水分的需要与适应程度，可划分为旱生、中生、湿生和水生等类型。水是限制植物分布的重要气候因素，包括降水和大气湿度。降水的总量、地区及季节的分配主要取决于海陆分布和地形变化。我国降水量地理分布的一般规律是自东南沿海向西北内陆逐渐递减。根据降水特点，可将我国分为干旱和湿润两部分区域，从大兴安岭起到西南青藏高原的东南为湿润地区，西北部分则为干旱地区，降水量由南向北逐渐减少，植被群落的分布也呈现出森林、森林草原、草原、荒漠草原和荒漠的规律性分布。

（四）土壤

土壤是植物赖以生存的基础物质，土壤的质地、结构、酸碱度、肥力及含水量等与植物生长发育密切相关，其中土壤水分是植物生存和发展的必要条件。如人参，当土壤相对含水量为80%时，植株生长健壮，参根增重快，药材产量高、质量好；土壤相对含水量在60%以下时，参根生长缓慢，并有烧须现象发生，药材产量低、质量差；土壤过湿（相对含水量100%）时，植株烂根现象严重。又如，适宜细辛生长的土壤相对含水量为40%～50%，砂仁植株开花要求土壤含水量在22%～25%。

由于各种药用植物的生物学及生态学特性的不同，对土壤质地和结构的要求各不相同。肥沃、有机物质含量高、土壤团粒结构好、水分适中、通透性能好的土壤，适合大多数以根和根茎作为药用器官的植物生长，如黄精、玉竹、独角莲等。土质疏松、砂质含量较多、保水性能较差、有机质含量较少的土壤，适宜一些耐贫瘠、耐干旱的植物生长，如沙棘、麻黄、甘草等。而水分较多、通透性较差甚至淤泥土壤，则适合某些喜水植物生长，如芡、泽泻、黑三棱等。

土壤酸碱性对土壤肥力有很大影响。土壤微生物活动、土壤有机质分解、土壤营养元素释放等都与酸碱性有关。各种植物都有其适宜的土壤酸碱范围，酸性土壤适于种植肉桂、黄连、槟榔等，碱性土壤适于种植甘草、枸杞等，而中性土壤则适于种植大多数药用植物。一般来讲，有花植物能够生长的土壤 pH 范围为 3 ~9。在强酸性和强碱性土壤中，只能生长一些具有特殊适应结构和功能的酸性土植物或碱性土植物。如甘草、胀果甘草都具有一定的耐盐碱能力，在新疆的南疆地区，甘草仅分布在天山南麓河流两岸的轻度盐碱地上，而塔里木河沿岸的重度盐碱地上分布的是更耐盐碱的胀果甘草。

土壤微生物特别是真菌和细菌的种类、数量及其活动程度对土壤肥力有重要影响，从而影响药用植物的生长发育。有些药用植物与真菌或细菌会形成一种共生关系，若没有与之相适应的共生微生物类群，它们就难以生存。例如，在没有根瘤菌的土地上种植甘草等豆科药用植物，其根部就不能形成固氮根瘤，对大气中氮素的利用就会受到限制。又如，天麻、石斛、猪苓等的种子萌发或植株生长，必须依靠某些特殊微生物类群提供营养。

（五）地质背景

植物药材优良品质的形成与环境极为密切，“离其本土，则质同而效异”。“本土”是指环境，具体包括岩石、土壤、气候、水、光、植被等因素，其中最重要的是土壤，而土壤的形成决定于地质背景。所谓地质背景，是指对植物群落分布、生长发育、种类及数量发展起着直接和间接的控制、促进、支持、影响等作用的地质构造、地形地貌、岩石种类、岩性特点等地质特征的总和。不同种属的药用植物对无机元素吸收、富集的能力不一样，其中，主动吸收主要由内因决定，而被动吸收则是由外部因素决定的。自然环境下，植物在漫长的进化过程中，外因促进内因变化，为适应外因环境变化，植物有选择地从环境中摄取和富集某些无机元素，用于合成积累抵抗逆境的生物活性物质，这就是自然界矿质元素与植物的“生物循环”，这种生物循环主要取决于地质背景中的岩石和土壤中的各种元素供给。

（六）生物因素

主要包括种群因素和群落因素。

1. 种群因素　种群（population）是指一定时间内占据一定空间的同种生物的所有个体。种群内的个体之间能自由授粉或交配繁殖，产生有生育能力的后代。种群与环境之间、种群与种群之间以及种群内部个体之间，存在着一系列的相互关系。

种群的基本特征是种群空间特征、数量特征、遗传特征。空间特征是组成种群的个体在其生活空间中的位置或布局，又称种群的内分布型，大致可分为随机型、集群型、均匀型。例如，宁夏盐池高沙窝甘草种群的水平分布格局就属于集群型。数量特征是单位面积上的个体数，即种群密度，它受种群出生率、死亡率、迁入率的影响，这些参数又受种群的年龄结构、性别比例、内分布型和遗传组成的影响。遗传特征表现为种群具有一定的基因组成，即种群内的个体属于同一个基因库，从而与其他物种相区别。

生物物种之间相互作用形成种间关系，种间关系基本类型可分为正相互作用和负相互作用。正相互作用包括偏利作用、中性作用和互利作用；负相互作用则包括竞争、捕食、寄生和偏害作用。两个物种生存在一起，无论表现为哪一种关系类型，在长期的进化过程中，总是表现出相互影响、协同进化。例如，肉苁蓉主要寄生在藜科植物梭梭的根部。又如，虫草菌是我国青藏高原独有的一种喜低温、高海拔、寄主专一性强的真菌，冬虫夏草即为虫草菌菌丝体通过各种方式感染蝙蝠蛾幼虫，并以后者体内的有机物质作为营养与能量来源进行寄生生活，经过不断生长发育和分化后，最终菌丝体扭结并形成子座伸出寄主外壳，从而形成一种特殊的虫菌共生体。

2. 群落因素 生物群落是特定时间和空间内，各种生物种群之间以及它们与环境通过相互作用而有机结合，形成的具有一定结构和功能的复合体。群落是相对于个体和种群而言更高层次的生物系统。植物群落具有一定的种类组成、外貌和结构，形成一定的群落环境，具有一定的动态特征，每种群落在空间上有其分布规律。

生物群落的演替是指某一区域内一个群落被另一个群落所取代的过程，是质的变化。影响群落演替的主要因素有以下两种。

（1）外因动态演替 是指由群落以外的因素所引起的演替，有以下五种：①气候性演替，由气候变化引起，其中气候干、湿度变化是主要演替动力；②土壤性演替，是指由于土壤条件向一定方向改变而引起的群落演替；③动物性演替，是指由于动物的作用而引起的群落演替，例如原来以禾本科植物为优势的草原，植株较高，种类较多，在经常放牧或过度放牧之后，即变成以细叶莎草为优势生物的低矮草原；④火灾演替，是指因火灾发生引起的群落演替；⑤人为因素演替，是指经人为因素干扰引起的群落演替。在所有外因性动态演替中，人为因素演替占有特别显著和重要的地位。

（2）内因动态演替 是指群落内部的生物体改变了生态环境而引起的演替。如东北东部山地的阔叶红松林受到破坏之后，林地裸露，光照条件增强，其他生态因子也发生相应变化，原来群落中或附近生长的山杨、桦树等阳性树种，以其结实丰富、种粒小、传播能力强而很快进入迹地，又以其发芽迅速、幼苗生长快、耐日灼、耐霜冻等特性，能很好地适应迹地环境条件而迅速成林，实现定居。杨桦林在其形成过程中，逐步改变迹地条件而形成中生的群落生境。在这个新的群落生境中，红松种子虽然发芽困难、幼年期生长缓慢，但其幼年期耐阴，能适应中生环境，因而当种源充足时更新良好；相反，在新的群落生境中，杨桦类阳性树种幼苗由于得不到充足光照而逐渐枯死，无法更新。随着年龄的增加，红松进入林冠上层与杨桦木争夺营养空间，杨桦木由于不耐阴，寿命较短，逐渐衰退死亡，最终又被红松林所更替。

二、自然环境对药材品质的影响

药材品质是中医药治病的基础，中药材规范化生产是建立在对药材品质影响因素深入了解的基础之上的。影响药材品质的因素包括内因和外因：内因主要指遗传因子，即动、植物的基因，包括遗传与变异；外因是指动、植物所处的自然环境，包括气候、地理、土壤和水源等。从生物学的角度看，药材品质是基因型与环境相互作用的结果，生态型（ecotype）是其生物学实质。生态型指的是一个物种在不同的环境中会发生不同的遗传学效应，根据主导影响因子的不同，可分为气候生态型、土壤生态型、生物共栖生态型。

（一）气候与药材品质

1. 光照对药材品质的影响 光是影响植物光合作用的主要因素，也是影响各种化学成分合成积累的首要因素，决定着药材中初生代谢产物和次生代谢产物的积累量。阳生植物和阴生植物对光照的需求不同，在引种栽培时需根据植物特性选择适合当地气候条件的植物种类。例如，人参为阴生植物，在20%透光棚下，根中人参皂苷的含量最高，叶片中人参皂苷含量以在15%透光棚下最高，光强过大时人参皂苷含量反而下降。又如，绞股蓝为阳生植物，在相对照度为70%左右时，绞股蓝总皂苷含量最高。从影响机制上来看，植物体内光反应与电子传递需要光能激发，光反应产物是参与初生代谢和次生代谢的必需物质，如在鲨烯生物合成途径中，甲羟戊酸（MVA）形成、MVA磷酸化产生甲羟戊酸磷酸（MVAP）、鲨烯合酶（SS）酶催化法呢酯焦磷酸（FPP）缩合成鲨烯等步骤均需三磷酸腺苷（ATP）与还原型辅酶Ⅱ[NADP(H)]参与。研究发现，在适宜光照强度下，延长光照时间有利于西洋参总皂苷积累。三七研究结果也显示，日照时数高的产区所产三七中皂苷成分含量较高。光质对植物活性成分的积累亦有影响，如紫花洋地黄 *Digitalis purpurea* 中的苷类成分积累不仅受光照强度影响，也受光谱成分影响，紫外光照射能促进叶中苷类成分积累。有报道称，紫外光照射亦可提高曼陀罗 *Datura stramonium* 生物碱含量。

2. 温度对药材品质的影响　光合作用的暗反应为酶促反应，温度的改变能影响植物体内酶的活性和反应速率，进而影响植物生长发育和活性成分合成积累。光合作用有温度三基点，因植物种类不同而有很大差异，C4 植物的光合最适温度一般在 40℃左右，而 C3 植物则在 25℃左右。温度过低可导致膜脂相变、叶绿体超微结构破坏以及酶的钝化，从而抑制植物生长、引起某些代谢中间产物积累；高温可引起膜脂和酶蛋白热变性，加强光呼吸和暗呼吸。气温适度升高对多数植物的生长发育及活性成分合成积累有利，颠茄 *Atropa belladonna*、秋水仙 *Colchicum autumnale*、欧乌头 *Aconitum napellus*、紫花洋地黄 *Digitalis purpurea* 和欧薄荷 *Mentha longifolia* 等植物的活性成分含量都与年平均温度呈正相关，毒芹 *Cicuta virosa* 在苏格兰并不产生有毒的毒芹碱，欧乌头根在寒冷气候条件下栽培可渐变为无毒而生长在温暖的地中海地区则具有一定毒性。

3. 降水量对药材品质的影响　降水量包括降雨量和降雪量，它与环境湿度和土壤含水量密切相关。虽然植物对水分的吸收和排除有一定调节作用，但降水量仍然对植物活性成分的合成和积累有一定影响。在温暖的大陆，干旱有利于植物生物碱积累。例如，欧洲莨菪 *Scopolia carniolicoides* 在高加索地区阿托品含量达 1%，而栽培在瑞典者含量只有 0.3% ~0.5%；克里米亚产颠茄叶生物碱含量可达 1.29%，列宁格勒产者只有 0.41% ~0.6%；萨拉托夫产曼陀罗叶生物碱含量约为 0.4%，而列宁格勒产者只有 0.28%；罂粟在中亚西亚的旱地栽培能产生数量多、品质好的生物碱。同一地区不同年份洋地黄叶中苷类成分的积累变化，在很大程度上与降水量相关，洋地黄植株生长期叶中苷类成分积累和产量提高的先决条件之一是湿度不能过高。刚果栽培的香茅，在雨季挥发油含量约 0.2%，旱季则为 0.3%。但是，并非所有植物活性成分合成积累都需要干旱环境，如缬草 *Valeriana officinalis* 根和芫荽 *Coriandrum sativum* 果实中的挥发油，白芥 *Sinapis alba* 种子中的脂肪油和白芥子苷，都随雨量的增加而增加。干旱条件虽然可能促进活性成分合成积累，但常常会导致药材产量下降，如中国西南地区干旱就曾造成红花减产超过 70%、当归减产 90%。

4. 影响药材品质的其他因素　海拔高度和地球纬度主要通过影响光照条件和气温对药用植物活性成分合成积累产生影响。不同的纬度和海拔下，包含着温度、湿度、光照、气压、紫外线辐射、风速等综合环境资源要素的变化。因海拔高度差异而发生的环境胁迫必然对植物生长发育产生影响，多数植物会以代谢产物含量和分布部位的变化产生生理补偿效应。例如，青蒿中青蒿素含量及产量与海拔高度呈负相关。又如，西洋参总糖、还原糖含量随海拔升高而增加，而总皂苷含量在海拔 600 ~850m 显著下降，在 1000m 以上含量又显著回升。再如，云南红豆杉 *Taxus yunnanensis* 枝叶紫杉烷含量，毛叶还阳参 *Crepis capillaris*、绿毛山柳菊 *Hieracium pilosella* 和欧洲猫儿菊 *Hypochaeris radicata* 头状花序黄酮类和酚酸类成分含量，均与它们生长地的海拔高度密切相关。

温带植物在温和湿润条件下，产生的脂肪油含较多不饱和脂肪酸、碘价较高；在高纬度地区，脂肪酸中的癸酸、辛酸、正己酸、月桂酸、豆蔻酸等几乎不含。热带植物所含生物碱的平均分子量和所含挥发油的比重均比温带植物低。酒石酸主要在南方植物的果实中形成，而苹果酸则主要在北方植物的果实中形成。

（二）土壤与药材品质

1. 土壤质地对药材品质的影响　植物生长所需水分和矿质营养基本都是通过根系从土壤中获得的，土壤环境是药材质量形成的基础。由于成土因素和过程不同，每种土壤具有自身的质地和理化性质，据此可分为沙土、沙壤土、中壤、重壤土、黏土等。土壤类型不同，水、气、热、养分和通透性也不同，这些差异直接影响着植物根系从土壤中吸收水分和矿物质，从而导致药材化学成分发生变化。例如，甘草是钙质土壤的指示植物，土壤性质影响着甘草中甘草酸的含量，栗钙土 > 棕钙土 > 风沙土 > 盐碱化草甸土 > 次生盐碱化草甸土 > 碳酸盐黑钙土。又如，薄荷生长在砂质土壤中时，生物碱含量高；金银花最适合的土壤类型是中性或稍偏碱性的砂质土壤，且要求土壤的交换性较好。土壤含水量对药用植物活性成分的合成积累也有显著影响，栽培在沼泽地的缬草 *V. officinalis* 挥发油含量较低，甚至完全不能形成挥发油。

2. 土壤肥力对药材品质的影响　土壤肥力与药材产量高低、品质优劣密切相关。土壤有机质是土壤肥力的重要组成部分，经一系列转化可分解成植物可以吸收的养分。增加土壤氮元素，常可促进茄科植物生物碱的合成积累，如施用氨态氮肥能促进颠茄生物碱的合成。杜仲叶的绿原酸含量主要受土壤有机质的影响，影响芦丁含量的主要是土壤全磷、有机质，影响槲皮素含量的主导因子是有机质、有效磷等，影响山柰酚含量的最重要影响因子是有机质。对白菊花 *Dendranthema morifolium* 活性成分总体影响最大的因子为速效磷和速效钾含量，其次为脲酶、磷酸酶、蔗糖酶活性和有机质含量。

3. 土壤微量元素对药材品质的影响　土壤矿质元素作为植物的“营养库”，对植物生长发育、产量、初生和次生代谢物质种类和数量均有较大影响。现已确定，碳、氧、氢、氮、磷、钾、钙、镁、硫、铁、锰、硼、锌、铜、钼、氯、镍等 17 种元素为植物必需元素，它们既是细胞结构物质的组成成分，又可参与调节酶的活动，起电化学作用和渗透调节作用。各种药材活性成分含量受土壤矿质元素的调控。每种药材都具有其特征性的微量元素，而同种药材因产地不同也存在差异。例如，不同产地天麻的铷、锰、钴、锂、钼等元素含量不同，优质天麻中含有较多的铷、锰，这与道地药材产区土壤微量元素的分布情况相一致。在当归栽培过程中，钼、锰、锌、硼均有一定增产效果，以钼作用最大，施加钼、锰微肥能提高挥发油、多糖、阿魏酸含量。乌头药材品质与土壤磷、铜、铁、锌含量也有极其密切的关系。

4. 土壤酸碱性对药材品质的影响　土壤酸碱性对土壤肥力有深刻影响，每种植物都需要适宜的酸碱度，否则生长发育将受抑制。土壤酸碱性不仅直接影响植物生理活动，还通过微生物活动、土壤有机质分解、土壤营养元素释放等间接影响植物生长发育。例如，黄连、胖大海、肉桂、人参等适于酸性土壤，而甘草、枸杞等则适于碱性土壤。益母草生物碱含量与土壤 pH 呈正相关，益母草在北方地区碱性土壤中生物碱含量约为南方酸性土壤的 2 倍。木通适于在偏酸性环境下生长，且有利于活性成分积累。

5. 栽培土壤环境恶化对药材品质的影响　多年生药用植物或连作时，由于耕作、施肥、灌溉等固定不变，会导致土壤理化性质恶化，肥力降低，有毒物质积累，有机质分解缓慢，有益微生物种类和数量减少，致使植株生长发育受到抑制，药材产量降低、品质下降。土壤环境恶化是药用植物栽培无法回避的问题，通常由多种因素引起。例如，养分胁迫可导致植物生理代谢异常、根系原生质膜透性增加，从而促进大量分泌物产生，既能导致植物自毒，又能改变土壤微生物群落结构和土壤 pH 而引起土壤理化性质改变。人参连作障碍研究结果显示，影响因素依次为土壤病害、线虫、营养缺乏、土壤酸化、土壤物理性状变坏、盐分积累和其他原因。由此可见，土壤环境恶化通常表现为土壤环境的全面改变，对其治理应采取应用多种手段的综合策略。在生产实践中，不仅要根据药用植物栽培生理特点制定合理的间作、套作、立体种植和土壤耕作制度，还要合理采用客土栽植、秋天深翻、调整播期、合理布局、高温焖晒等技术，有针对性地综合治理土壤环境恶化。

农药残留量和重金属超标是土壤环境污染影响药材品质的另一重要方面，是影响药材安全性的重要因素，也是制约药材出口的主要因素。工业快速发展致使废水废料排放量增加，土壤重金属含量超标现象严重，致使药材重金属含量超标时有发生。此外，在药材生产中人们盲目追求产量和经济效益，部分地区违规或超量使用剧毒农药，导致药材中的农药残留超限。某地区药材重金属分析结果显示，鸭跖草、何首乌、钩藤、金银花等9种药材重金属平均污染指数为Pb > Cd > As > Hg，鸭跖草、何首乌、钩藤对土壤中Cd有明显富集。在某省中药材种植基地土壤检测样品中，均发现有不同质量比的Pb、Cd、Cu、Hg、As、六六六，部分样品检出DDT，其中有1个样品超出《土壤环境质量标准》，对药材安全性构成了一定威胁，必须引起足够的重视。

（三）地质背景与药材品质

1. 土壤、母岩对药材品质的影响　土壤、母岩是地下生态环境最主要的基础物质。岩石类型会直接影响土壤系统，改变土壤先天性肥力，进而会影响药材品质。岩石体是矿物元素的“天然储存库”，土壤是矿物元素的“天然供应库”，在风化成土过程中常因岩石类型差异而在土壤中残留着不同的矿物组合，这些矿物组合会促进或制约植物正常或非正常生长。例如，赤水丹霞地貌区是金钗石斛 *Dendrobium nobile* Lindl. 的道地产区，该区域主要发育于白垩纪沉积的三合组和窝头山组地层，主要为砖红色厚层至块状长石石英砂岩组成，是赤水丹霞地貌的主体。仿野生栽培的金钗石斛附生于丹霞石表面，受附生基质影响，其生物碱、黄酮类等成分的数量及相对含量有显著提高。而喀斯特地区仿野生栽培，附生于以三叠系中统个旧组第四段上亚段发育的碎裂微晶灰岩、网脉状微晶藻灰岩岩石组合之上的铁皮石斛 *Dendrobium officinale*，积累有较多的多糖类成分。

2. 生物地球化学对药材品质的影响　矿质元素在岩土植物系统的迁移特征不仅影响植物的根系营养及生理代谢活动，还显著影响药用植物体内活性成分的合成积累。元素的生物地球化学迁移是非常重要的条件。每一种元素，如N、P、K、Ca、Mg、S等，它们在岩石风化、土壤发育过程中，都会长期保留自己的痕迹。通过元素对不同岩土植物平衡系统形成的影响，可说明每种元素明显影响着药用植物活性成分的合成积累。例如，基质中无机元素量对黄芩 *Scutellariae radix* 无机元素量有一定影响，且黄芩无机元素量与黄芩苷量有相关趋势。黄芩苷与K、Fe、Mn呈正相关，与Cu、Zn、Mg呈负相关。在碳酸盐岩－黑色石灰土－铁皮石斛 *Dendrobium officinale* 系统中，Cu、Pb、As、Cd、Hg的分布特征有明显继承性，基岩重金属低含量，黑色石灰土重金属较高含量、低活性、低污染风险的特征，以及铁皮石斛低生物富集系数，是影响铁皮石斛5种重金属是否在安全阈值内的主要因素。

（四）生物因素与药材品质

影响药材品质的生物因素包括动物、植物、微生物及生物之间的各种关系。生物有机体在其生存环境中甚至在其体内都有其他生物存在，经长期进化，生物之间建立了多种生态关系：①营养关系，如寄生、共生、竞争、捕食等；②化学相互关系，如生物之间通过挥发性分泌物互相产生影响；③机械关系，如附生植物、藤本植物、绞杀植物，动物的共栖等。各种生物之间的关系极为复杂，通常包括互惠、偏利、偏害、中性等类型，表现形式主要有食物、捕食者、寄生物和病原微生物。环境（内环境和外环境）生物因子的变化将引起药用动、植物代谢和抗性变化，从而影响药材品质。

1. 群落环境对药材品质的影响　同种药用植物生存的群落环境不同，其体内活性成分的类型、含量也不尽相同。落叶松林下刺五加 *Acanthopanax senticosus* 根和茎中紫丁香苷含量较低，红松林和针阔混交林下刺五加整株紫丁香苷含量相近，但均显著高于落叶松林下刺五加的根和茎。因此，红松林下和针阔混交林下更适宜种植以获得紫丁香苷为目的的刺五加种群。根据蛇床 *Cnidium monnieri* 果实香豆素类成分与生境类型的相关性，可将蛇床分为3个类型：分布于福建、浙江、江苏等亚热带常绿阔叶林区域的以蛇床子素和线型呋喃香豆素为主要成分的化学型；分布于辽宁、黑龙江、内蒙古等温带针阔混交林区域的以角型呋喃香豆素为主要成分的化学型；分布于河南、河北、山西等暖温带落叶阔叶林区域的蛇床子素、线型和角型呋喃香豆素共存的过渡类型。

2. 内生真菌对药材品质的影响　植物内生真菌是指在植物体内完成其生活史的部分或全部，分布于根、茎、叶和种子中，生长于组织细胞间，但又不引起任何病症的微生物。内生真菌是植物内环境重要的组成部分，与植物长期共进化形成了一种稳定的互利共生关系，具有促进植物生长、促进植物次生物质合成及其他生物活性，使植物抗逆性增强的作用。药用植物内生真菌丰富多样，在植物不同的生长期，内生真菌种群、分布等种群结构均有变化，显著影响着植株的生长与代谢。

内生真菌能够产生一类可诱导植物产生次生成分的物质，称内生真菌诱导子，属于外源性诱导子。内生真菌诱导子作为一种特定的化学信号，在植物与微生物相互作用中可快速、专一和选择性地诱导植物代谢特定基因表达，进而活化某些次生代谢途径，发挥调控活性成分生物合成的作用。例如，青蒿植株内生真菌诱导子可显著促进青蒿素合成，处理组青蒿素产量比对照组提高了大约 2 倍。内生真菌诱导子是研究药用植物次生代谢信号识别及细胞内信息传递的良好实验体系，为调控药用植物次生代谢提供了新手段。目前，利用内生真菌诱导子调控药用植物活性成分合成与积累的研究报道几乎涉及天然产物的所有种类，包括生物碱类、萜类、皂苷类、黄酮类、多糖类、蛋白质及肽类等。例如，从明党参 *Changium smyrnioides* 植株中共分离得到 8 属 116 株内生真菌，利用内生真菌诱导子可使明党参细胞中多糖的含量提高 38.01%。又如，将内生真菌黑曲霉和米曲霉诱导子分别与黄芩 *Scutellaria baicalensis* 毛状根共培养，黄芩苷产量从 7.64%分别增至 9.18%和 8.81%。再如，利用内生真菌 *Rhizaoctonia* sp 1 诱导子处理茅苍术 *Atractylodes lancea* 悬浮培养细胞，苍术素产量比对照提高了 48.3%。

综上所述，影响药材品质的自然环境因素众多。各种环境因素并不是孤立地或恒定地发挥作用，而是彼此相互联系、相互促进、相互制约，环境中任何一种单因素变化必将引起其他因素发生不同程度的变化，即对药材品质起作用的是生态环境中各种因素的综合作用。但在一定条件下，各种生态因素中的 1 个或 2 个因素起着主导作用，即该主导因素改变时就会引起所有生态因素的重大改变而形成另一种生态类型。

中医药具有悠久的发展历史，古人早已认识到生态环境对药材质量有重要影响。道地药材是基因型与环境之间相互作用的产物，“道地性”实际上就反映了环境对药材质量的影响。优良品种遗传基因是形成道地药材的内在因素，而特定的生态环境条件是构成道地药材最重要的外在因素。

由中药资源学与植物生态学相互融合产生的中药资源生态学是一门新的交叉学科，它是研究中药资源与所处自然环境，中药资源与其他生物之间相互关系，以及人类对中药资源影响的一门学科。在进行中药资源生态学研究时需要注意：首先，药材活性成分是发挥功效和性能的物质基础，药材的有效性决定了其质量第一的特点，生产中不能片面追求产量和经济效益；其次，药材的药效物质主要是小分子的次生成分，追求质量第一的特点决定了不仅要关注药用植物的生长发育，更要关注代表药效物质的次生成分的合成积累；最后，基于种群生态学研究道地药材形成是学习中药资源学的重点和难点。

第二节 社会环境对中药资源的影响

PPT

一、社会环境对中药资源需求的影响

（一）社会发展对中药资源需求的影响

中药资源是人类防治疾病的物质基础，在一定历史条件和医疗水平下，中药资源的社会需求量会随人口增长而成比例增长。20 世纪中叶以前，人类对中药资源的需求量小于自然界蕴藏量，一度认为中药资源并不稀缺。20 世纪中叶以后，人口急剧增长，生活水平不断提高，医疗保健意识不断增强，人均医药需求量也在一定水平范围内增长。人们不仅将中药资源作为疾病治疗的物质材料，还以此为原料开发出保健食品，导致了某些种类中药资源严重的过量消耗。由此可见，随着生活水平的不断提高，人

类对中药资源的需求量也在不断增长，人口的快速增长是导致目前中药资源过度利用的重要原因之一。

随着中药工业的发展、世界植物药市场的复苏与天然药物热的兴起，人们对中药资源的开发利用大大加速，对中药资源的需求量大幅度提高，加剧了对中药资源的消耗，使得中药资源日益成为制约中医药产业和社会经济发展的瓶颈。

（二）科学技术发展对中药资源需求的影响

科学技术的发展使中药资源的供应和需求方式发生变化，也促使中药资源配置状态处在不断的运动之中。科学技术的发展改善了生产要素的质量和效率，为中药资源的科学开发和高效利用提供了基础条件，不仅改进了药品的生产工艺和生产方式，而且改变了药品的利用形式，使之更适合于人类的使用。早期人类对中药资源的利用方式基本是采后直接利用，经过漫长的知识积累和探索，逐步形成了中药的炮制和加工方法，出现了丸、散、膏、丹等多种利用形式，使中药的加工和利用逐步趋于完善。随着科学技术的不断发展，先进的科学技术和生产工艺不断应用于制药行业，片剂、胶囊、针剂等多种起疗效快、质量稳定、使用便捷的利用形式相继完善，在进一步满足人类用药需求的同时，也增加了中药资源的用量。

科学技术的发展在提高效率的同时，也打破了原有的资源配置均衡，加剧了某些中药资源的短缺。例如，甘草化学成分提取方法和工艺的发展，为中医药行业以外的其他行业利用甘草资源开辟了新的途径，除部分用于中成药和西药的生产外，大量用于食品添加剂、香烟、防腐剂等多个行业，加速了甘草资源的过度消耗。

（三）贸易发展对中药资源需求的影响

中药资源的早期利用范围主要限于自然资源分布的地区，随着信息化时代的到来，中药资源由全人类共享，扩大了中药资源的交流地区，出现了中药材贸易的集散地和贸易市场以及商贸集团。目前，经国家有关部门批准建立的中药材交易专业市场有 17 个，遍布全国各大区域，年交易金额达 200 亿元以上，推进了我国各地区之间中药资源的交流，为确保中药资源的有序流通提供了保障。随着国际贸易的发展，我国的中药资源不仅满足国内医药保健需要，而且大量出口，以药用植物为主的中国传统中药资源产品在国际市场上被越来越多的人了解。近 30 年来，我国的中药资源产品出口量逐年增长。2022 年，我国向世界 160 多个国家和地区出口中药资源产品（植物提取物、中药材及饮片、中成药、保健品）达 56. 9 亿美元。

二、社会环境对中药资源利用的影响

中药资源的利用离不开具体的社会环境，历史上，人类对中药认识水平的局限和社会生产力水平的低下导致优质的中药资源难以惠及众人。随着社会的发展，中药材的来源逐渐由野生转为栽培，导致药材质量参差不齐，中药材商品质量差异化巨大。

1949 年以前，通过传统药材的本草考证发现，我国药材基原较为混乱。首先是社会对植物的认识有限，缺乏客观的分类标准，存在一种植物多种名称或几种植物用同一种名称的现象。另外，古代文献对中药植物的形态描述仅寥寥数笔，简短的文字或简单的图形很难展现物种的准确特征。其次，受到当时交通物流的影响，一些地区就地取材，采用疗效较低但功用相同的代替品满足需要。这一时期，中药资源以野生植物药材为主，药材的采收期不固定，产地也较多，道地药材的质量优势明显。

中华人民共和国成立后，社会环境发生了巨大的变化，中药资源随着交通、人口、科技等的发展发生了显著变化。药材的来源由野生逐渐转为以栽培为主，药材产量高，生产成本也得到降低。但是，规模化种植和采取的各种农业措施致使药材的药效成分含量降低，质量下降。另外，区域栽培药材的产量和质量的变化也导致药材产区发生变化，北方分布较广的甘草、苦参、黄芪、知母、丹参、桔梗、黄芩等根类药材的主产区逐渐南移，集中在甘肃、陕西、山西、河北、山东等地；原主产于浙江的白术、玄参、麦冬、郁金等的产区也逐渐南移。而耐低温、生长期较短的药材种类在南部地区缺乏优势，逐渐北移，如水飞蓟、平贝母等的产区向黑龙江北部集中。

现代科学技术的发展，为中药整理、品种鉴别、产业化发展提供了科学依据和资料，在优质种质资源、栽培技术、开发利用技术等方面为中药资源的可持续发展创造了必要条件，尤其是分析化学、中药化学以及药效学和药理学等学科的发展加快了新资源的寻找速度，为中药资源的利用增加了应用途径，拓宽了应用领域。

答案解析

目标检测

一、单项选择题

1. 影响药材品质的因素包括内因和外因，以下不属于外因的是（　）。

A. 土壤微生物群落　B. 土壤理化性质　C. 岩石类型

D. 遗传因子　E. 光照强度

2. 植物种间关系分为正相互作用和负相互作用，以下不属于负相互作用的是（　）。

A. 竞争　B. 偏利　C. 捕食

D. 寄生　E. 偏害

3. 以下植物中，其种子不需要春化就能开花结实的是（　）。

A. 当归　B. 白芷　C. 牛蒡

D. 菘蓝　E. 草决明

4. 人参的适宜生长温度为（　）。

A. 10～34℃　B. 0～5℃　C. 5～10℃

D. 35～40℃　E. 10～38℃

5. 影响光照的因素有（　）。

A. 海拔高度　B. 地形　C. 坡度

D. 土质　E. 坡向

二、多项选择题

1. 影响中药资源品质的自然环境因素包括（　）。

A. 气候　B. 土壤　C. 地质背景

D. 生物因素　E. 空气

2. 外因引起的植物群落演替有（　）。

A. 气候性演替　B. 土壤性演替　C. 动物性演替

D. 火灾演替　E. 人为因素演替

3. 植物种群个体空间布局大致可分为（　）。

A. 随机型　B. 密集型　C. 集群型

D. 均匀型　E. 自由型

4. 根据植物对温度的适应，常分为（　）。

A. 耐寒植物　B. 深根植物　C. 半耐寒植物

D. 喜温植物　　E. 耐热植物

5. 根据植物对水分的适应，可划分为（　）。

A. 旱生植物　　B. 中生植物　　C. 湿生植物

D. 水生植物　　E. 沉水植物

书网融合……

案例

思政导航

本章小结

微课

题库

第三章　我国中药资源概况

学习目标

知识目标

1. 掌握　道地药材的内涵；中药资源的构成、自然分布。

2. 熟悉　中药区划的相关知识、原则、方法及分区系统；中药道地性的成因，主要道地药材产区。

3. 了解　中药材产地适宜性。

能力目标　通过本章的学习，能够辨别主要道地药材的自然属性和所属的中药区划。

素质目标　通过对中药材产地适宜性的学习，培养因地制宜的思考原则。

PPT

第一节　中药资源的构成 微课1

我国古代劳动人民在长期的生活与生产实践中，发现了大量可以药用的自然资源，遴选出了数千种可用于防治疾病的中药资源。随着现代科学技术的进步，中药资源的整理和开发利用工作得到了长足发展，中药资源种类从汉代《神农本草经》的365种，增加到现代《中华本草》的8980种，增加了近24倍，到20世纪末，调查、整理出的中药资源已有1万余种。

中药资源的构成，按自然属性可分为植物药资源、动物药资源和矿物药资源，按社会属性可分为中药资源、民族药资源和民间药资源，按生产来源可分为野生中药资源和人工中药资源等。

一、按自然属性划分

中药资源应用历史悠久，种类繁多，第三次全国中药资源普查整理出的中药资源种类有12807种。第四次全国中药资源普查初步整理结果显示，中药资源种类达1.3万余种，新增3个属和196个物种，新增属分别为征镒麻属、希陶木属、先骕兰属，新增物种分别隶属于真菌、蕨类、裸子植物和被子植物，分布在57个科114个属中。按自然属性，可将中药资源分为植物药资源、动物药资源和矿物药资源。

（一）植物药资源

植物药资源是指以全株或部分或某一器官（如根、茎、叶、花、果实、种子）或器官的部分组织等药用的所有植物。自古以来，植物药资源就是人类使用最多的中药资源，种类占全部中药资源的87%以上。

根据全国中药资源普查资料统计结果，植物药资源分布于385个科，其中藻类植物42科，菌类植物41科，地衣植物9科，苔藓植物21科，蕨类植物49科，种子植物223科；共有2312个属分布有药用植物，其中被子植物1957属，占84.6%，孢子植物328属，占14.2%，裸子植物27属，占1.2%。

1. 药用藻类植物　藻类是最原始的植物类群，无根、茎、叶分化，但含光合色素，可行自养生活，多为水生。藻类植物分为蓝藻门、裸藻门、绿藻门、轮藻门、金藻门、甲藻门、红藻门和褐藻门共8个门。目前，国产药用藻类植物有42科54属113种，主要集中在红藻门、褐藻门、绿藻门和蓝藻门。常见的药用藻类植物有红藻门的石花菜 *Gelidium amansii*、甘紫菜 *Porphyra tenera*、海人草 *Digenea simplex*，褐藻门的海带 *Laminaria japonica*、昆布 *Ecklonia kurome*、海蒿子 *Sargassum pallidum*、羊栖菜 *S. fusiforme*，绿藻门的石莼 *Ulva lactuca*、水绵 *Spirogyra nitida* 及蓝藻门的葛仙米 *Nostoc commune* 等。

2. 药用菌类植物　菌类属低等植物类群，无根、茎、叶分化，不含光合色素，行异养生活。菌类植物分为细菌门、黏菌门和真菌门，药用菌类集中分布在真菌门中。真菌门是一类具有真核和明显细胞壁，细胞内不含叶绿素和质体的典型异养生物，也是低等植物中药用种类最多的类群，计有40科109属297种，主要分布于子囊菌亚门、担子菌亚门和半知菌亚门。常见药用菌类植物有子囊菌亚门的麦角菌 *Claviceps purpurea*、冬虫夏草菌 *Cordyceps sinensis*，担子菌亚门的茯苓 *Poria cocos*、猪苓 *Polyporus umbellatus*、猴头菌 *Hericium erinaceus*、灵芝 *Ganoderma lucidum*、蜜环菌 *Armillaria mellea*、脱皮马勃 *Lasiosphaera fenzlii*、大马勃 *Calvatia gigantea*、紫色马勃 *C. lilacina* 以及半知菌亚门的球孢白僵菌 *Beauveria bassiana* 等。

3. 药用地衣植物　是由藻类和真菌共生形成的特殊植物类群，其抗逆性强，耐干旱，但不耐污染，常生活在岩石、树皮、土壤及砖墙表面。地衣植物多生长在较恶劣的环境中，资源量有限，药用种类也比较少，现知有9科15属55种具有药用价值。常见药用地衣植物有松萝 *Usnea diffracta*、长松萝 *U. longissima*、雪茶 *Thamnolia vermicularis*、石耳 *Umbilicaria esculenta*、石蕊 *Cladonia rangiferina*、冰岛衣 *Cetraria islandica* 及肺衣 *Lobaria pulmonaria* 等。

4. 药用苔藓植物　苔藓植物有茎和叶，但无真正的维管束，是从水生到陆生过渡的代表植物类群，大多数生活在潮湿环境中。根据营养体形态构造可将苔藓植物分为苔纲和藓纲，国内可供药用的苔藓植物有25科39属58种。常见药用苔藓类植物有苔纲的地钱 *Marchantia polymorpha*、石地钱 *Reboulia hemisphaerica* 及藓纲的葫芦藓 *Funaria hygrometrica*、大金发藓 *Polytrichum commune*、暖地大叶藓 *Rhodobryum giganteum* 等。

5. 药用蕨类植物　蕨类植物是既能产生孢子又有维管系统的高等植物，主要分布在热带和亚热带，多生长在阴湿林下、山野、沼泽等地，分为水韭、松叶蕨、楔叶蕨、石松和真蕨共5个亚门。国内蕨类植物多分布在长江以南各省区，有药用价值的约有49科117属455种。常见药用蕨类植物有松叶蕨亚门的松叶蕨 *Psilotum nudum*，楔叶蕨亚门的木贼 *Equisetum hyemale*、问荆 *Equisetum arvense*、笔管草 *Equisetum ramosissimum* subsp. *debile*、节节草 *Equisetum ramosissimum*，石松亚门的石松 *Lycopodium japonicum*、卷柏 *Selaginella tamariscina* 及真蕨亚门的紫萁 *Osmunda japonica*、海金沙 *Lygodium japonicum*、金毛狗脊 *Cibotium barometz*、绵马鳞毛蕨 *Dryopteris crassirhizoma*、石韦 *Pyrrosia lingua*、槲蕨 *Drynaria roosii* 等。

6. 药用裸子植物　裸子植物是胚珠着生在开放孢子叶边缘或叶面的种子植物，多数既具有颈卵器又有种子，均为木本，分为苏铁纲、银杏纲、松柏纲、红豆杉纲和买麻藤纲共5个纲。我国是世界上裸子植物种类最丰富的国家，有11科41属243种，目前药用裸子植物有10科25属126种。常见药用裸子植物有苏铁纲的苏铁 *Cycas revoluta*，银杏纲的银杏 *Ginkgo biloba*，松柏纲的马尾松 *Pinus massoniana*、金钱松 *Pseudolarix amabilis*、侧柏 *Platycladus orientalis*，红豆杉纲的红豆杉 *Taxus wallichiana* var. *chinensis*、三尖杉 *Cephaalotaxus fortune* 及买麻藤纲的草麻黄 *Ephedra sinica*、中麻黄 *Ephedra intermedia*、木贼麻黄 *Ephedra equisetina* 等。

7. 药用被子植物　被子植物是胚珠在心皮内的一类种子植物，存在双受精现象，具有高度特化的真正的花。被子植物是现今地球上种类最多、分布最广、生长最繁茂的植物类群。国内被子植物有

226 科 2700 多属约 3 万种，可药用的有 213 科 1957 属 1 万余种，占全国药用植物总种数的 90.2%，占中药资源总数的 78.5%。参见表 3-1。

表 3-1 全国主要药用被子植物分科统计

科名	药用属数/种数	分布范围
荨麻科 Unicaceae	18/115	全国
蓼科 Polygonaceae	8/123	全国
石竹科 Caryophyllaceae	21/106	全国
樟科 Lauraceae	13/113	长江以南
毛茛科 Ranunculaceae	34/420	全国
小檗科 Berberidaceae	10/120	全国
罂粟科 Papaveraceae	15/135	全国
虎耳草科 Saxifragaceae	24/155	全国
蔷薇科 Rosaceae	39/360	全国
豆科 Leguminosae	107/490	全国
大戟科 Euphorbiaceae	39/160	全国
芸香科 Rutaceae	19/100	全国
葡萄科 Vitaceae	9/100	全国，以江南地区为主
五加科 Araliaceae	18/112	全国，以西南地区为主
伞形科 Umbelliferae	55/234	全国，以高山地区为主
杜鹃花科 Ericaceae	12/127	全国，以西南高山地区为主
报春花科 Primulaceae	7/119	全国，以西南地区为主
龙胆科 Gentianaceae	15/108	全国，以西南地区为主
萝藦科 Asclepiadaceae	32/112	全国
茜草科 Rubiaceae	59/219	全国
马鞭草科 Verbenaceae	15/101	以江南地区为主
唇形科 Labiatae	75/436	全国
玄参科 Scrophulariaceae	45/233	全国，以西南地区为主
苦苣苔科 Gesneriaceae	32/115	秦岭、淮河以南
忍冬科 Caprifoliaceae	9/106	全国
桔梗科 Campanulaceae	13/111	全国
菊科 Compositae	155/778	全国
禾本科 Gramineae	85/173	全国
天南星科 Araceae	22/106	全国，以南部地区为主
莎草科 Cyperaceae	16/110	全国
姜科 Zingiberaceae	15/100	西南至东部
兰科 Orchidaceae	76/287	全国，以云南、海南为主

（二）动物药资源

动物药资源是指以整体或某一部分或生理、病理产物或加工品等药用的所有动物。动物药具有活性强、疗效佳、应用广、开发潜力大等特点，应用历史悠久。4000 年前的甲骨文就记载有麝、犀、牛、蛇等 40 余种药用动物，秦汉时期的《神农本草经》记载动物药 67 种。第三次全国中药资源普查结果显示，全国药用动物有 1500 多种，约占全国中药资源总数的 12%。《中国中药资源志要》收录的药用动物有414科879属1547种，其中无脊椎动物199科362属606种，约占药用动物总种数的48%；脊椎动物215科517属968种，约占药用动物总数的52%。

1. 药用无脊椎动物　主要分布于节肢动物门、软体动物门及环节动物门，有606种。

（1）节肢动物门　为动物界种类最多的一门，约占动物总数的80%。常见药用节肢动物有蛛形纲钳蝎科的东亚钳蝎 *Buthus martensi*，多足纲蜈蚣科的少棘巨蜈蚣 *Scolopendra subspinipes mutilans*，昆虫纲鳖蠊科的地鳖 *Eupolyphaga sinensis*、冀地鳖 *Steleophaga plancyi*，昆虫纲芫青科的南方大斑蝥 *Mylabris phalerata*、黄黑小斑蝥 *M. cichorii*，昆虫纲蚕蛾科的家蚕 *Bombyx mori*（其4~5龄幼虫因感染或人工接种白僵菌而致死的干燥体为僵蚕）等。

（2）软体动物门　药用物种常见的有鲍科的杂色鲍 *Haliotis diversicolor*、皱纹盘鲍 *H. discus hannai*、羊鲍 *H. ovina* 等，珍珠贝科的马氏珍珠贝 *Pinctada martensii*，蚌科的三角帆蚌 *Hyriopsis cumingii*、褶纹冠蚌 *Cristaria plicata*，乌贼科的无针乌贼 *Sepiella maindroni*、金乌贼 *Sepia esculenta* 及牡蛎科的长牡蛎 *Ostrea gigas*、大连湾蛎 *O. talienwhanensis* 等。

（3）环节动物门　药用较多的物种有钜蚓科的参环毛蚓 *Pheretima aspergillum*、通俗环毛蚓 *P. vulgaris*、威廉环毛蚓 *P. guillelmi*、栉盲环毛蚓 *P. pectinnifera* 及水蛭科的蚂蟥 *Whitmania pigra*、水蛭 *Hirudo nipponica*、柳叶蚂蟥 *W. acranulata* 等。

2. 药用脊椎动物　全国中药资源普查结果显示，药用脊椎动物有968种，分布于鱼纲、两栖纲、爬行纲、鸟纲和哺乳纲共5个纲。

（1）鱼纲　药用鱼纲动物有103科231属405种。常见的有海龙科的线纹海马 *Hippocampus kelloggi*、刺海马 *H. histrix*、大海马 *H. kuda*、三斑海马 *H. trimaculatus*、小海马 *H. japonicus* 及刁海龙 *Solenognathus hardwickii*、拟海龙 *Syngnathoides biaculeatus* 等。

（2）两栖纲　药用两栖纲动物有9科14属38种。常见的有蟾蜍科的中华大蟾蜍 *Bufo bufo gargarizans* 与黑框蟾蜍 *B. melanotictus*（其耳后腺和背部皮肤腺的干燥分泌物为传统中药蟾酥），小鲵科的山溪鲵 *Batrachuperus pinchonii*（其全体入药，称羌活鱼），蛙科的青蛙 *Rana niromaculata*（其成体、幼体及胆汁均可入药）及泽蛙 *R. limnocharis*（其干燥全体入药，称蛤蟆）等。

（3）爬行纲　药用爬行纲动物有17科45属117种，主要有龟科的乌龟 *Chinemys reevesi*（其背甲及腹甲称为龟甲）及鳖科的鳖 *Trionyx sinensis*。壁虎科的蛤蚧 *Gekko gecko*、多疣壁虎 *G. japonicus*，蝰科的五步蛇 *Agkistrodon acutus*，眼镜蛇科的银蛇 *Bungarus multicinctus* 及游蛇科的乌梢蛇 *Zaocys dhumnades* 等。

（4）鸟纲　该纲动物种类较多，但药用的并不多，有40科105属196种。常见的有稚科的家鸡 *Gallus gallus domesticus*（其干燥沙囊内壁为鸡内金），鸭科的家鹅 *Anser eygnoides orientalis* 和家鸭 *A. platyrhynchos domestica*（它们的干燥肌胃内壁分别为鹅内金和鸭内金），鸠鸽科的家鸽 *Columba liva domestica*，雨燕科的金燕 *Collocalia esculenta* 等。

（5）哺乳纲　是脊椎动物中药用种类最多的纲，计有45科121属209种。主要有鹿科的梅花鹿 *Cervus nippon*、马鹿 *C. elaphus*（其雄鹿未骨化的幼角为鹿茸），鹿科的林麝 *Moschus berezowskii*（其雄体香囊中的干燥分泌物称为麝香），灵猫科的大灵猫 *Viverra zibetha*（其香腺囊中的分泌物为灵猫香），鼠科的麝鼠 *Ondatra zibethica*（其成熟雄性麝鼠香囊的分泌物为麝鼠香），牛科的牛 *Bos taurus domesticus*（其干燥的肝、胆结石为牛黄），马科的马 *Equus caballus orientalis*（其胃中的结石称为马宝）、驴 *E. asinus*（去毛之皮经煎煮、浓缩制的固体胶为阿胶）等。

（三）矿物药资源

我国地大物博，地下宝藏异常丰富，祖国医学利用自然矿物、岩石及化石治疗疾病有着悠久的历史，《神农本草经》《本草纲目》等著名本草著作中均记载有矿物药。自然界矿物种类很多，已知的有

3000多种，具有药用价值的仅有400多种，可分为自然矿物、岩石及化石三类。

1. 药用自然矿物 自然矿物指的是单矿物，包括自然元素矿物、硫化物、卤化物、氧化物及含氧盐矿物。常见药用自然矿物有大青盐、石膏、禹粮石、自然铜、滑石、硫黄、蛇含石、磁石、金精石、赤石脂、雄黄、雌黄、赭石、紫石英、阳起石、玄明粉、钟乳石、白石英、密陀僧、玛瑙、炉甘石、胆矾、玄精石、云母石、无名异、寒水石、硼砂、白矾、朱砂、水银、琥珀、砒霜共32种，其化学特征、产地和性味功能参见表3-2。

表3-2 常见矿物类药的化学特征、产地和性味功能

药名	矿物学名	主要化学成分	产地分布	性味功能
大青盐	石盐	氯化钠（$NaCl$）	山西运城盐湖，青海、内蒙古等地	咸，寒。润燥，泻火
石膏	石膏	含水硫酸钙（$CaSO_4 \cdot 2H_2O$）	湖北、山东、山西、四川、贵州、甘肃等地	辛、甘，寒。清热泻火，止渴除烦
禹粮石	褐铁矿	褐铁矿（$2Fe_2O_3 \cdot 3H_2O$）	河南、江苏、浙江、四川、湖北、甘肃、山西等地	甘、涩，微寒。止泻，止痢，止带，止血
自然铜	黄铁矿	二硫化铁（FeS_2）	安徽、湖北、甘肃、四川、广东、湖南、河北、辽宁和山西阳泉、五台、盂县等地	辛，平。接骨，活血
滑石	滑石	含水硅酸镁（$3MgO \cdot 4SiO_2 \cdot H_2O$）	山东、江苏、陕西、辽宁和山西广灵、灵邱、代县等地	甘，寒。清暑湿，利小便
硫黄	硫黄	硫（S）	河南、山东、湖北、江苏、四川、广东和山西阳泉、晋城、阳城、解虞、太原等地	酸，温；有毒。补火壮阳、散寒、杀虫、通大便
蛇含石	褐铁矿的结核	褐铁矿（$2Fe_2O_3 \cdot 3H_2O$）	河南、江苏、浙江、四川、甘肃、山西等地	甘，寒。镇惊，止痛
磁石	磁铁矿	四氧化三铁（Fe_3O_4）	河北、河南、山东、广东、辽宁、黑龙江、内蒙古、湖北、甘肃、云南、四川、江苏、山西等地	辛，寒。镇静，安神
金精石	蛭石	含水铁镁铝硅酸盐 $(MgFe)_3[(SiAl)_4O_{10}](OH)_2 \cdot 4H_2O$	山西	甘，寒。解毒，止血
赤石脂	多水高岭土	多水高岭土（$A_{12}O_3 \cdot 2SiO_2 \cdot 4H_2O$）	河南、河北、辽宁、江苏等地	甘、酸、涩，温。涩肠止泻，收敛疮口
雄黄	雄黄	硫化砷（AsS）	湖南、贵州、云南等地	辛，温；有毒。平肝安神，杀虫治疥，解蛇虫毒
雌黄	雌黄	三硫化二砷（As_2S_3）	湖南、贵州、云南等地	辛，平；有毒。燥湿杀虫，解毒消肿
赭石	赤铁矿	三氧化二铁（Fe_2O_3）	山东、河北、广东和山西盂县、翼城、晋城等地	苦，寒。镇静止吐
紫石英	萤石	氟化钙（CaF_2）	分布很广，如浙江、内蒙古和山西吕梁、浑源县等地	甘，温。镇静，安神
阳起石	阳起石	阳起石 $[Ca_2(MgFe)_5(Si_4O_{11})_2(OH)_2]$	河北、山西、四川、湖北、山东、河南、北京等地	咸，微温。强壮
玄明粉	芒硝	硫酸钠（$Na_2SO_4 \cdot 10H_2O$）	青海和山西运城盐湖等地	苦、辛、咸，寒。软坚，泻下
钟乳石	钟乳石	碳酸钙（$CaCO_3$）	贵州、广西、湖北、四川、山西等地	甘、淡，温。温肺壮阳，化痰，下乳
白石英	石英	二氧化硅（SiO_2）	各省均产	甘，微温。益气，安神，止咳，除湿痹，补五脏，利尿

续表

药名	矿物学名	主要化学成分	产地分布	性味功能
密陀僧	方铅矿	硫化铅（PbS）	云南、贵州、湖南、甘肃、山西等地	咸、辛，平；有毒。起燥湿，杀虫，敛疮，坠痰镇惊
玛瑙	玛瑙	二氧化硅（SiO_2）	山西大同、垣曲，河南，辽宁锦县等地	辛，寒。清热明目
炉甘石	菱锌矿	碳酸锌（$ZnCO_3$）	山西交城、阳城，广西、四川、湖南等地	甘，温。燥湿，止血，生肌，明目
胆矾	胆矾	含水硫酸铜（$CuSO_4 \cdot 5H_2O$）	湖北、甘肃、内蒙古、辽宁和山西晋南、晋中等地	酸、辛，寒；有毒。祛风痰，消积滞，燥湿，杀虫
玄精石	石膏	含水硫酸钙（$CaSO_4 \cdot 2H_2O$）	陕西、甘肃、青海、四川和山西运城等地	甘、咸，寒。养阴清热
云母石	白云母	含钾铝的铝硅酸盐[$KAl_2(A_1Si_3O_{10})(OH)_2$]	山西晋北大同、灵邱、繁峙、静乐，晋中阳曲、和顺等地	甘，平。补中，下气，强壮，敛疮，止血
无名异	软锰矿	二氧化锰（MnO_2）	四川、湖北、广西、江西、河北、辽宁和山西静乐等地	咸、甘，平。活血止痛，消肿毒痈疽
寒水石	红石膏	硫酸钙（$CaSO_4$）	各省均产	辛、咸，寒。清热降火，除烦止渴
硼砂	硼砂	含水四硼酸钠（$Na_2B_4O_7 \cdot 10H_2O$）	青海、西藏、四川等地	甘、咸，凉。清热，消痰，解毒
白矾	明矾石	盐基性硫酸铝钾[$KAl_3(SO_4)_2(OH)_6$]	安徽、甘肃、黑龙江、浙江、湖北、山西等地	寒、酸，入脾经。消热，消痰，止血，燥湿，杀虫，解毒
朱砂	辰砂	硫化汞（HgS）	湖南、贵州、四川、广西、云南等地，山西偶见	甘，微寒。镇心安神，定惊，解毒
水银	汞	汞（Hg）	贵州、湖南、湖北、江苏、广东、云南等地	辛，寒；有毒。杀虫
琥珀	琥珀	含有琥珀松香高酸（$C_{40}H_{60}O_5$）、琥珀银松酸（$C_{24}H_{36}O_2$）、琥珀松香醇（$C_{40}H_{60}O_2$）、琥珀脂醇（$C_{12}H_{20}O$）及琥珀酸等	河南、广西、云南、辽宁等地	甘，平。安神定惊，利小便，散瘀血
砒霜	砷华	三氧化二砷（As_2O_3）	湖南、贵州、云南等地	大毒之品，用之宜慎。体虚者及孕妇忌用

>>> 知识链接

矿物药的性质

矿物药主要根据形态、物理与化学性质及特征来识别和鉴定。矿物的形态包括矿物单体的形态和矿物集合体的形态；矿物的物理性质包括光学性质、力学性质、磁性、电性等；矿物的化学性质决定于其含有的化学成分。

2. 药用岩石 岩石由两种以上矿物构成，常见药用岩石有浮石、花蕊石、礞石三种。浮石学名为浮岩，以二氧化硅（SiO_2）为主，其次为三氧化二铝（Al_2O_3）、氧化钾（K_2O）、氧化钠（Na_2O）、三氧化二铁（Fe_2O_3）、氧化亚铁（FeO）、氧化镁（MgO）、氧化钙（CaO）等，分布在山西大同、晋阳及东北、华东地区。咸，平，无毒；清肺，化痰，消疮肿。花蕊石学名为含蛇纹石大理岩，主要成分为钙（Ca）及镁（Mg）的碳酸盐，及少量铁和铝盐、酸不溶物，分布在山西离石、交城及陕西、河南、辽宁等地。酸、涩，平；止血化瘀。礞石学名为绿泥石片岩，为镁铁铝硅酸盐，含铁（Fe）、镁（Mg）、铝

（Al）及二氧化硅（SiO_2），分布在湖南、湖北与山西等地。甘、咸，平；祛痰，消食。

3. 药用化石 古代动物遗体埋藏在地下深处，经几百万年后即可变成化石。常见的药用化石有龙骨、龙齿、石燕、石蟹、鹅管石这五种。龙骨是古代象类、犀牛类、三趾马、鹿、羊等哺乳动物的骨骼化石，有"土龙骨"和"五花龙骨"之分，主要化学成分有钙（Ca）、碳酸根（CO_3^{2-}）、磷酸根（PO_4^{3-}）及少量镁（Mg）、铁（Fe）、铝（Al）、锰（Mn）、氯（Cl），产于山西晋西北、晋东南、晋南等地区。甘、平、涩；镇惊安神，固涩、收敛精气，外用生肌敛疮。龙齿为古代象类、犀牛类、三趾马、骆驼、野猪、鹿、羚羊等哺乳动物的牙齿化石，含有大量钙（Ca）、碳酸根（CO_3^{2-}）、磷酸根（PO_4^{3-}）及少量铁（Fe）、铝（Al）和镁（Mg）等，主产于山西晋西北、晋东南、晋南等地区。涩、凉；镇惊，安神。石燕为古生代地层内腕足类动物的化石，主要分布在我国南方，山西、河北也产。甘、凉；除湿热，利小便。石蟹为节肢动物蟹的化石，成分主要为碳酸钙（$CaCO_3$），产于新生代第四纪的黄土中的黄砂土层中。咸、寒；清热明目。鹅管石为海产腔肠动物树珊瑚科的栎珊瑚 *Balanophyllia* sp. 的石灰质骨骼，成分主要为碳酸钙（$CaCO_3$），产于广东沿海地区。甘、淡，温；温肺壮阳，化痰。

二、按社会属性划分

我国是一个统一的多民族国家，千百年来各族人民积累了本民族丰富的防病治病的医疗知识和用药经验，有的还形成了民族医药理论体系，其中以中医药理论体系最具影响力；除此以外，各民族的民间也积累和流传着各种各样防治疾病的方法和使用药物的习惯。中药资源、民族药资源和民间药资源共同组成了中华民族庞大的药物资源体系。

（一）中药资源

中药是指在中医药理论指导下认识和使用的药物。该处所讲的是狭义的中药资源，是指作为中药应用的所有植物、动物和矿物。《神农本草经》是最早较为系统地论述中药的本草著作，共记载中药365种，其中植物药252种，动物药67种，矿物药46种，该书已具有资源学的内容和分类体系。此后，历代本草著作记载的中药数量越来越多，有关记述也越来越详尽。南北朝陶弘景的《本草经集注》记载中药730种，唐代《新修本草》载有850种，宋代《证类本草》载有1746种，明代《本草纲目》载有1892种，1999年出版的《中华本草》共载药8980种。尽管在中医药理论指导下使用的药物很多，但常用的仅有300～500种。

（二）民族药资源

民族药是指以本民族传统医药理论或实践经验作为指导应用的药物。据初步统计，全国有55个少数民族，近80%的少数民族都有自己的传统药物。《中国民族药志》收载有44个少数民族的药物，总数为5500余种。在众多少数民族医药中，形成理论体系的约占1/3，其中，医药理论体系较完整的民族药有藏药、蒙药、维吾尔药、傣药、壮药、苗药、彝药等。《中华本草》已经出版的有藏药卷、蒙药卷、维吾尔药卷、傣药卷及苗药卷等。在民族药中，有许多种类同时为多个少数民族所用，有些品种的药用部位、功效和用法与中药相同，但是有些品种则另有独到之处。作为民族药应用的所有植物、动物和矿物及其加工品即为民族药资源。

1. 藏药资源 藏医药理论是在广泛吸收、融合中医药学、印度医药学和大食医药学等理论的基础上创立的。记载藏药的本草著作有多种，如公元720年的《月王药诊》收载藏药780种，公元1840年的《晶珠本草》收载藏药2294种。2002年出版的《中华本草·藏药卷》收载藏药396种，其中植物药309种，动物药48种，矿物药39种。现行版《中华人民共和国药典》（以下简称《中国药典》）记载藏医药习用药材有小叶莲（小檗科植物桃儿七 *Sinopodophyllum hexandrum* 的干燥成熟果实）、毛诃子（使

君子科植物毗黎勒 *Terminalia bellirica* 的干燥成熟果实）、余甘子（大戟科植物余甘子 *Phyllanthus emblica* 的干燥成熟果实）、独一味（唇形科植物独一味 *Lamiophlomis rotata* 的干燥地上部分）、洪连（玄参科植物短筒兔耳草 *Lagotis brevituba* 的干燥全草）、藏菖蒲（天南星科植物藏菖蒲 *Acorus calamus* 的干燥根茎）、翼首草（川断续科植物匙叶翼首草 *Pterocephalus hookeri* 的干燥全草）和沙棘（胡颓子科植物沙棘 *Hippophae rhamnoides* 的干燥成熟果实）等。近年来，藏医药发展迅速，已出版的藏药著作主要有《青藏高原甘南藏药植物志》（2006 年）和《藏药药用植物学》（2008 年），前者记载藏药植物 88 科 594 种。

2. 蒙药资源　蒙古医药体系是在吸收藏、汉等民族以及古印度医药学理论的基础上创立的。19 世纪的《蒙药正典》是用蒙古、汉、藏、满四种文字撰写的唯一一部蒙药经典著作，图文并茂，共收载蒙药 879 种。2004 年出版的《中华本草・蒙药卷》记载常用蒙药 421 种，其中植物药 326 种，动物药 48 种，矿物药 47 种。《中国药典》记载的常用蒙药有广枣（漆树科植物南酸枣 *Choerospondias axillaris* 的干燥成熟果实）、冬葵果（锦葵科植物冬葵 *Malva virticillata* 的干燥成熟果实）、草乌叶（毛茛科植物北乌头 *Aconitum kusnezoffii* 的干燥叶）及沙棘等。

3. 维吾尔药资源　维药历史悠久，在其形成和发展过程中，取阿拉伯、古希腊等民族医药之所长，并受到中医药学的影响，逐步形成了维族医药理论体系，是我国民族医药的独立分支。《维吾尔族医药学》记载了维族医药的基础理论和 88 种常用药物，《新疆维吾尔药志》收载 124 种药物并附图，《中华本草・维吾尔药卷》收载常用维吾尔药 423 种。在常用维吾尔药中，具有民族特色的约有 30 种，如阿魏、胡黄连、苦巴旦杏、刺糖、洋甘菊、唇香草、新疆鹰嘴豆、异叶青兰、硇砂、胡麻、胡桃、胡葱、胡杨等。《中国药典》记载的常用维吾尔药有天山雪莲（菊科植物天山雪莲 *Aaussurea involucrata* 的干燥地上部分）、菊苣（菊科植物毛菊苣 *Cichorium glandulosum* 或菊苣 *C. intybus* 的干燥地上部分或根）和黑种草子（毛茛科植物腺毛黑种草 *Nigella glandulifera* 的干燥成熟种子）等。

4. 傣药资源　傣药是中国古老的传统医药之一，2500 年前的《贝叶经》就有记载。20 世纪 80 年代出版的《西双版纳傣药志》收载傣药 520 种。2005 年出版的《中华本草・傣药卷》收载傣药 400 种，其中植物药 373 种，动物药 16 种，矿物药 11 种。植物类傣药主要来源有缅茄 *Afzelia xylocarpa*、芒果 *Mangifera indica*、人面果 *Dracontomelon duperreranum*、糖棕 *Borassus flabellifer*、朱蕉 *Cordyline fruticosa*、龙血树 *Dracaena draco*、儿茶 *Acacia catechu*、山柰 *Kaempferia galanga*、鸡矢藤 *Paederia foetida*、云木香 *Saussurea costus*、石菖蒲 *Acorus tatarinowii*、芦荟 *Aloe vera*、刺桐 *Erythrina variegata* 等；动物类傣药有水牛角 Bubalus bubalis、羊角 Ovis ammon、鸡内金 Gallusgallusdomesticus Brisson、蛇蜕 Periostracum Cicadae、鹿茸 Cornu Cervi Pantotrichum、蜈蚣 Scolopendra subspinipes mutilans、螃蟹 Eriocheir sinensis、土蜂房 Nidus Vespae、水鳖 Hydrocharis dubia 等；矿物类傣药主要有石灰、芒硝 Natrii Sulfas、明矾 Alumen、钟乳石 Stalactitum、胆矾 Chalcanthitum、雄黄 Realgar 等。

5. 壮药资源　壮族主要分布在广西、云南、广东等地，属于发展中的民族药，尚未形成完整的体系，基本上处于民族药和民间药交融的状态。《中国壮药学》（2005 年）系统地阐述了壮药的起源、发展概况及应用规律，并按功效将 500 种常用壮药分为 7 类，如解痧毒药中的大金花草 *Caenopteris japonica*、蜈蚣草 *Nephrolepis cordifolia*、鬼针草 *Bidens pilosa*、蒲公英 *Taraxacum mongolicum*、磨盘草 *Abutilon indicum*，解瘴毒药中的鹰爪花 *Artabotrys hexapetalus*、土常山 *Dichroa febrifuga*、萝芙木 *Rauvolfia verticillata*、黄花蒿 *Artemisia annua*、三对节 *Clerodendrum serratum*、香茅 *Cymbopogon citratus*，解风毒药中的五味藤 *Securidaca inappendiculata*、大血藤 *Sargentodoxa cuneata*、木防己 *Cocculus orbiculatus*、七叶莲 *Schefflera venulosa*、天麻 *Gastrodia elata*、黑风藤 *Fissistigma polyanthum*、牛耳枫 *Daphniphyllum calycinum*，解热毒药中的菘根

Isatis tinctoria、天仙藤 *Fibraurea recisa*、鱼腥草 *Houttuynia cordata*、竹节蓼 *Homalocladium platycladum*、蛇莓 *Duchesnea indica*、茅莓 *Rubus parvifolius*、牛甘果 *Phyllanthus emblica* 等。

6. 苗药资源 苗族分布地区大都是气候温暖潮湿的山区，草木茂盛，动、植物资源比较丰富，在历史上就是药材主要产区之一。《苗族医药学》介绍了苗族的医学史、生成哲学及其对苗医的作用等，收载苗药340种。2005年出版的《中华本草·苗药卷》收载苗药391种，其中具有民族用药特色的有大果木姜子 *Litsea lancilimba*、头花蓼 *Polygonum capitatum*、米槁 *Polygonum capitatum*、艾纳香 *Blumea balsamifera*、草玉梅 *Anemone rivularis* 、观音草 *Peristrophe bivalvis*、活血丹 *Peristrophe bivalvis*、大丁草 *Leibnitzia anadnria*、刺梨 *Ribes bureiense* 等。

（三）民间药资源

民间药是指民间医生用以防病治病的药物或地区性民间流传使用的药物（偏方）。民间药的应用多局限于一定区域，其开发应用处于初始状态，缺少系统的医药学理论及活性成分、药理作用和临床应用研究。各民族在治疗疾病过程中，就地取材，不断发现新的药源种类，由此逐渐产生了众多的民间药物资源，成为中药资源中非常重要的组成部分。民间使用的草药资源是重要的潜在药物资源宝库，其中有些可以开发为疗效明确而被广泛应用的药物，有些则因其疗效较差或引起不良反应而被淘汰。如江西民间药用植物草珊瑚 *Sarcandra glabra*，现已研究开发成治疗风热咽痛、音哑的复方草珊瑚含片。

三、按生产特点和来源划分

（一）野生药资源和人工培育药资源

野生药资源是指可以药用的野生动物或野生植物。在中药饮片和中成药生产使用的近1000种药材中，约有70%的种类源于野生资源。在野生资源逐年减少、市场需求不断增加的形势下，供求矛盾日益加大，野生资源已远远不能满足用药需求，于是人们逐渐对某些野生药用动物或植物进行驯化实施家养或家种，用以生产所需要的药材。通过人工养殖或种植所获得的药用动物、药用植物称为人工培育药资源。目前，人工规模生产的药材已有200多种，如人参、西洋参、天麻、牛膝、三七、山药、瓜蒌、甘草、防风、金银花、鹿茸、麝香等。人工培育药材数量约占市场流通量的70%。随着社会需求的不断增加，人工培育药材不论是种类还是数量均呈现出快速增长趋势。

（二）生物技术药资源和替代药资源

利用现代科学技术可生产出一些与天然药物功效近似或等效的人工产品（称替代品或代用品），用作中药的生产原料，以替代稀缺或禁用的天然产物，特别适用于作为珍稀濒危药用生物资源的代用品，是缓解稀缺药材资源危机、满足社会需求的一种新的药物生产方式。按目前生产方法及原理，可分为两类：一是依照天然产物的化学成分，采用物理和化学方法，配制生产出与天然产物化学成分类似的产品；二是利用现代生物技术进行生物器官、组织或细胞的人工培养来获取与天然产物化学成分近似或等同的产品，或依据天然产物形成的机制和条件模仿培养出类似产品（仿生技术）。例如牛黄，除天然牛黄外，其代用品有人工牛黄、体外培育牛黄及活体植核培育牛黄；麝香的替代品为人工麝香，冰片的代用品为人工冰片，还有目前已规模化生产的冬虫夏草菌丝体、人参细胞培养物等。

（三）国产中药资源和进口中药资源

根据产地来源，可将中药资源分为国产中药资源和进口中药资源。境内产或原产于国外，现已引种成功并规模化栽培或养殖生产的植物和动物称为国产中药资源。境内不产或因境内产量较低而不能满足市场用药需求时，经国家相关职能部门批准从国外进口用作中药生产原料的植物或动物称为进口中药资源，如爪哇白豆蔻、血竭、儿茶、乳香、没药、马钱子等。随着国际交流的不断深入，中药也吸收了部分有较好疗效的国外药材，丰富了中药资源宝库，但这类药材所占比例较小，并且不断地被国内的引种生产药材所替代。例如，西红花原产于西班牙、希腊、法国等地，现已在我国上海、浙江、河南等20多个省区引种成功；丁香主产于坦桑尼亚、马来西亚、印度尼西亚等地，现我国海南、广东已有引种栽培；肉豆蔻原产于马来西亚、印度尼西亚，现我国广东、广西、云南已有栽培。

第二节　中药资源的自然分布

微课2

PPT

我国幅员辽阔，南北跨越热带、亚热带、暖温带、中温带和寒温带5个温度带，地形地貌复杂，气候类型多样，自然环境优越，中药资源种类繁多，蕴藏量极为丰富。复杂的自然环境决定了各地药用资源种类和丰度，从行政区划分析，从东北至西南，中药资源种类逐渐增多。根据地貌、气候、土壤和植被等自然因素，可将中药资源的自然分布划分为东部季风区、西北干旱区和青藏高寒区三大自然区域。在所有中药资源中，仅有少量分布在海洋，绝大部分分布在森林、草原、荒漠、江湖和农田等各种陆地生态系统。

一、东部季风区

东部季风区南起南沙群岛南缘的曾母暗沙（北纬4°15′），北至漠河附近黑龙江主航道（北纬53°31′），南北跨纬度约50°。本区属于湿润、半湿润季风气候，夏季高温多雨，雨热同季，非常有利于药用动植物的生长发育。根据温度、降水和地形地貌等自然条件，该区可分为5个地域单元。

（一）东北寒温带、中温带地区

本区包括黑龙江、吉林、辽宁和内蒙古东北部地区，区内有大小兴安岭、长白山和松辽平原。本区是我国纬度最高、最寒冷的地区，属寒温带、温带湿润、半湿润区，年降水量为400～1000mm，降水多集中在夏季。域内森林茂密，植被以针叶林为主，南部有针阔混交林，土壤有寒温带的漂灰土，中温带的暗棕壤、黑土和黑钙土。本区中药资源多为耐寒、喜湿、忌烈日的多年生植物，其中珍稀特产及道地品种特色突出，药用动物资源较为丰富。

1. 植物药资源　1600余种，主要有人参、五味子、细辛、关黄柏、防风、刺五加、升麻、牛蒡子、桔梗、地榆、槲寄生、赤芍、草乌、平贝母、龙胆、玉竹、穿山龙、白薇、金莲花、柴胡、威灵仙、关苍术等。

2. 动物药资源　300多种，主要有鹿茸、熊胆、麝香、蟾蜍、全蝎等。

3. 矿物药资源　50多种，主要有芒硝、滑石、硫黄、磁石、硼砂、赤石脂、钟乳石、石膏等。

（二）华北暖温带地区

本区包括山东、河南、北京、天津、河北，山西中部及南部，陕西北部及中部，辽宁南部，宁夏中南部，甘肃东南部以及安徽和江苏北部地区。本区位于温带和亚热带之间，四季分明，夏季气温较高而多雨；冬季较长，气温寒冷而干燥；春季干旱多风；秋季天高气爽，但持续时间较短。年降水量400～1000mm，较东北区集中。区域内平原广阔，植被以针阔混交林为主，东部丘陵山地为棕壤，中部丘陵山地为褐土，黄土高原为黑垆土，黄淮海平原主要是潮土和盐渍土。本区中药资源多为耐干旱、喜阳光的植物，中药材生产水平较高，大宗药材品种多、产量大，盛产道地药材，如“四大怀药”等。

1. 植物药资源　1500余种，主要有柴胡、金银花、黄芩、黄芪、远志、桔梗、知母、地黄、山药、牛膝、党参、北沙参、板蓝根、酸枣仁、杏仁、山楂、紫菀、瓜蒌、连翘、柏子仁、沙棘等。

2. 动物药资源 约250种，主要有阿胶、牛黄、全蝎、蟾蜍、土鳖虫、蜈蚣、桑螵蛸、五灵脂、刺猬皮、牡蛎、海螵蛸、瓦楞子、海盘车、海马、海龙等。

3. 矿物药资源 30余种，主要有滑石、磁石、紫石英、赭石、自然铜、云母、石燕、钟乳石、胆矾、硼、赤石脂、石膏、白矾等。

（三）华中亚热带地区

本区包括浙江、江西、上海，江苏和安徽中南部，湖北和湖南中部，福建中北部，以及河南和广东的小部分地区。本区有秦岭、淮阳山地、南岭山地、长江中下游平原和江南丘陵。区内跨中亚热带和北亚热带，气候温暖湿润，降水充沛，年降水量800～2000mm。植被为常绿落叶阔叶混交林和常绿阔叶林，土壤主要是黄棕壤、黄壤和红壤。本区生产的药材品种丰富，经营集约程度较高，区内湖泊密度大，分布着大量水生、湿生药用植物，盛产道地药材，如“浙八味”“十大皖药”等。

1. 植物药资源 2500余种，主要有浙贝母、菊花、麦冬、延胡索、玄参、郁金、白术、白芍、牡丹皮、山茱萸、木瓜、茯苓、泽泻、莲子、枳壳、玉竹、茅苍术、薄荷、太子参、女贞子、辛夷、栀子、薏苡仁、芡实等。

2. 动物药资源 300多种，主要有蟾酥、地龙、土鳖虫、珍珠、蕲蛇、金钱白花蛇、桑螵蛸、蜈蚣、灵猫香、麝香、鳖甲、水蛭等。

3. 矿物药资源 50多种，主要有滑石、磁石、紫石英、自然铜、云母、石燕、钟乳石、鹅管石、胆矾、硼砂、赤石脂、石膏、阳起石等。

（四）西南亚热带地区

本区包括贵州、四川、云南大部分、湖北和湖南西部、甘肃南部、陕西南部、广西北部、西藏东部。本区地貌类型复杂，有秦巴山区、四川盆地、云贵高原等。区内跨北亚热带和中亚热带，热量和雨量丰富，大陆性气候明显，年降水量800～1500mm。植被区系和群落组成极为丰富，植被为常绿落叶阔叶混交林和常绿阔叶林，土壤类型为黄褐土、黄壤、红壤和石灰土等。民族药资源丰富，形成了具有民族特色的医药体系，如藏药、彝药、傣药、苗药等。道地药材产量高、质量好，如“云药”中的三七、云木香等，“川药”中的川芎、川附子、川黄连等。

1. 植物药资源 约4500种，主要有川芎、黄连、附子、木香、黄柏、川牛膝、三七、明党参、巴豆、石斛、当归、南沙参、独活、川乌、川楝子、川郁金、川白芷、续断、木瓜、吴茱萸、佛手、杜仲、厚朴、大黄、天麻、款冬花、女贞子、前胡、半夏等。

2. 动物药资源 300余种，主要有麝香、牛黄、灵猫香、乌梢蛇、水牛角、水蛭、僵蚕、全蝎、银环蛇、蕲蛇等。

3. 矿物药资源 约80种，主要有石膏、赭石、滑石、鹅管石、朱砂、雄黄、白矾、石燕、硫黄、钟乳石、芒硝、自然铜、硼砂等。

（五）华南亚热带、热带地区

本区包括海南、台湾及南海诸岛、福建东南部、广东南部、广西南部及云南西南部。本区位于我国最南部，有近沿海地区的山地、丘陵和珠江三角洲，高温多雨，冬暖夏长，干湿季节分明，年降水量1200～2000mm，部分地区可达3000～5000mm。植被主要为常绿阔叶林和热带季雨林，土壤以砖红壤和赤红壤为主。本区中药资源以热带种类为主，是我国道地药材“南药”“广药”的产区。

1. 植物药资源 3800余种，主要有广藿香、巴戟天、砂仁、益智、肉桂、鸡血藤、鸦胆子、红豆蔻、苏木、诃子、穿心莲、芦荟、茯苓、泽泻、北沙参、蔓荆子、栀子、钩藤、牛膝、葛根、土茯苓、乌药、贯众、佛手、木鳖子、使君子、草豆蔻、狗脊等。

2. 动物药资源 200 多种，主要有刺猬皮、银环蛇、蛤蚧、燕窝、海马、珍珠、牡蛎等。

3. 矿物药资源 约 30 种，主要有石膏、赤铁矿、方解石、钟乳石、自然铜、禹粮石、雄黄、朱砂等。

二、西北干旱区

西北干旱区位于我国西北部，境内有几条高大山系及其分割成的盆地和高原，沙漠、戈壁广泛分布。本区地处中温带至暖温带，气候干旱，昼夜温差大，日照时间长，降水量自东向西减少，年降水量差距较大，多数地区不足 250mm。根据干旱强度，该区域可分为 2 个地域单元。

（一）内蒙古温带地区

本区包括黑龙江中南部、吉林西部、辽宁西北部、河北及山西北部、内蒙古中部及东部。本区冬季寒冷干燥，夏季凉爽，长年多风，东部年降水量为 700mm 左右，至西部降为 200mm 左右。植被为典型草原或荒漠草原，东部平原为黑土、草甸土。本区中药资源以喜阳光、耐旱、耐寒的植物种类为多，大宗和道地药材品种多，是我国道地药材“北药”的产区。

1. 植物药资源 1000 余种，主要有甘草、麻黄、黄芪、知母、赤芍、黄芩、防风、银柴胡、沙棘、金莲花、锁阳、肉苁蓉、郁李仁、苍术、柴胡等。

2. 动物药资源 约 200 种，主要有牛黄、鹿茸、鸡内金、全蝎、土鳖虫、蛇蜕等。

3. 矿物药资源 约 30 种，主要有芒硝、大青盐、石膏、炉甘石、紫石英、赭石、寒水石等。

（二）西北温带干旱地区

本区包括新疆、青海及宁夏北部、内蒙古西部以及甘肃西部和北部，阿尔泰山、天山、昆仑山、祁连山、贺兰山坐落其中。区域内日照时间长，干旱少雨，一般年降水量仅 20～200mm，山区为 200～700mm。以戈壁、沙漠和荒漠草原为主，山地和河岸有森林植被，土壤有灰棕漠土、灰漠土、棕钙土和灰钙土等。本区药用动、植物资源特色突出，以维吾尔药和蒙药为代表的民族药资源丰富。

1. 植物药资源 2000 余种，主要有甘草、麻黄、枸杞、肉苁蓉、锁阳、软紫草、伊贝母、藁本、羌活、独活、阿魏、红花、罗布麻、苦豆子、秦艽等。

2. 动物药资源 160 多种，主要有牛黄、五灵脂、鹿茸、鹿角、阿胶、麝香、龟甲等。

3. 矿物药资源 60 多种，主要有大青盐、云母石、石膏、硫黄、寒水石、朱砂、芒硝、炉甘石、禹余粮、胆矾、硼砂、磁石等。

三、青藏高寒区

青藏高寒区包括西藏自治区大部分、青海南部、四川西北部、甘肃西南部、新疆和云南的小部分。本区面积广阔，土地面积约占全国土地总面积的 1/4。本区地势复杂，山脉纵横，多高山峻岭。气候寒冷干燥，日照强烈，年降水量 50～900mm。植被主要有高寒灌丛、高寒草甸、高寒荒漠草原、湿性草原及温性干旱落叶灌丛，土壤有高山草甸土和寒漠土。本区野生中药资源和藏药资源丰富，多为耐寒、耐旱的高原特有植物。

1. 植物药资源 约 1100 种，主要有川贝母、冬虫夏草、胡黄连、大黄、甘松、羌活、藏茵陈、绿绒蒿、山莨菪、天山雪莲、珠子参、雪上一枝蒿等。

2. 动物药资源 主要有鹿茸、麝香、鹿角等。

3. 矿物药资源 主要有朱砂、雄黄、石膏、硝石、大青盐、芒硝、云母、硼砂、紫硇砂等。

PPT

第三节 中药材产地适宜性分析与中药区划 微课3

作为我国自然资源宝库的重要组成部分，中药资源的空间分布比其他农业资源具有更加显著的区域性。中药资源需求的快速增长，导致大量药用植物、药用动物资源趋于濒危，迫切需要野生变家种、家养。许多药用植物在种植过程中会发生连作障碍，如人参、西洋参等，一旦连作，药材产量与质量均会大幅度下降甚至绝产，致使种植地需间隔数年甚至数十年才能再次种植，这样，每年很多药材生产都面临着产区的扩大和重新选地的问题。而盲目引种、扩种，不仅会极大地削弱药材的道地性，导致药材品质严重下降，还会影响药材生产的合理布局，导致土地资源的浪费。因此，开展中药材生态适宜性和中药区划研究具有重大的现实意义。

一、中药材产地适宜性分析

“诸药所生，皆有其境”。我国幅员辽阔，气候环境多样，地理、土壤等生态条件复杂，生态环境适宜性对中药材的品质影响很大，形成了中药材特有的多产地、多道地现象。目前，中药材产地适宜性分析主要集中在中药材产地气候、土壤、地形地貌、群落生态等方面。

（一）中药材产地适宜性分析应考虑的主要因素

1. 气候因子 包括平均温度、相对湿度、降水量、日照时数、光照强度、极端最低温度、极端最高温度等。品质分析内容主要包括活性成分和外观性状指标，并按照一定标准对药材质量进行等级划分。综合应用相关性分析和主成分分析等统计学方法，能够揭示药材品质指标与气候因子的内在相关性。目前，我国学者已广泛开展各种气候因子与药材道地性的相关性研究。例如，根据模糊集合论分别建立了四川乌头和附子5个生态气候因子的隶属函数模型，利用四川省50个市（县）气象台（站）相关数据，综合评价了四川乌头和附子产地气候条件的生态适宜性，根据评价结果，将四川划分为3个乌头不同适宜区和4个附子不同适宜区。又如，通过吉林省西洋参栽培产地生态环境分析，建立了以1月平均气温、年空气相对湿度、无霜期为主要气候生态因子的数学模型，依据分析结果划分出西洋参栽培的最适宜区、适宜区、尚适宜区和可试种区。再如，采用Max Ent预测模型，结合薄荷生态因子数据、地理分布数据及其不同产地挥发油含量数据，建立了薄荷油与生态因子之间的关系模型，依据分析结果得出年均降水量是影响薄荷品质的主要生态因子。对三七生态适宜性的研究结果显示，1月降水量和年温差是影响三七总皂苷的关键因子，降水量会促进三七植株体内黄酮类成分的积累，而抑制总苷、多糖和氨基酸三七素的生物合成。

2. 土壤及成土母质 土壤因素与中药材产地适宜性研究主要集中在土壤组分、土壤微量元素、土壤结构、土壤酸碱度等对药材品质的影响。通过生理生化试验和分子生态学研究分析评价土壤微生物类群、功能及结构多样性，比较不同产区内土壤微生物的组成、种类和数量比例等，可以明确这些与中药材内在品质和外观性状之间的相关性。产区地质背景与药材品质也有一定的相关性，特别是道地药材微量元素差异与地质背景密切相关。例如，四川灌县岩石呈现第四纪地质体、土壤为冲积潮土，重庆石柱县岩石呈现侏罗纪长石石英砂岩、土壤为黄化沙壤，分别形成了川芎与黄连的优势小生境效应系统。又如，暗紫贝母生长区土壤主成分分析结果显示，土壤微量元素差异是影响松贝（川贝母）品质差异的重要因子；道地金银花主要分布于大陆性暖温带季风性半干旱气候区内，受成土母质影响，其最适宜土壤是中性或稍偏碱性的砂质壤土。

3. 地形地貌 进行中药材生态适宜性分析时，要综合应用多种数学方法分析药材品质与地形因子

（海拔、坡向、坡度）间的相关性，以揭示药材品质与地形地貌之间的关系。海拔高度变化会引起微环境改变，如土壤性质、微量元素、降雨量、相对湿度、辐射强度等因子都会随着海拔的变化而发生变化。不同坡向和坡度的太阳辐射量、土壤水分和地面无霜期均有不同，从而会对药材品质产生影响。例如，处于同一生长时期的黄连植株，低海拔处的根状茎重量和小檗碱含量高于高海拔处；同一地区的短葶飞蓬总黄酮含量有随海拔升高而上升的趋势；生长在高山季节性积雪环境下的暗紫贝母，其总生物碱含量随海拔升高而增加。

4. 群落　群落类型包括群落的物种类型、外貌和结构、组成比例、地理分布、生态环境等，与药材品质也密切相关。群落环境包括群落组成和群落结构，是影响植物生长发育的关键因素，关系到物种的生存、多样性、演替、变异等。研究药用植物生长的最适群落环境，是研究药材品质与环境相关性的关键内容。例如，适于黄芪植株生长的群落类型调查结果显示，榛灌丛是黄芪生长的最佳群落。利用数值分类方法初步确定了暗紫贝母分布的植物群落类型及其群落特征，群落类型与松贝（川贝母）品质间的相关性研究结果显示，绣线菊＋金露梅＋珠芽蓼群落、窄叶鲜卑花＋环腺柳＋毛蕊杜鹃群落、委陵菜＋条叶银莲花群落所产松贝药材品质最优。

5. 遗传因子　采用DNA分子标记，分析不同产地药用植物基因型与药材品质间的相关性，研究植物种质资源的遗传分化，确定道地产区药材种质资源的基因型，可以明确药材道地性形成的遗传机制。因此，DNA分子标记是研究药用植物道地性的重要手段，可为筛选优质药材资源提供分子水平的理论依据。例如，研究不同产地广藿香叶绿体和核基因组的基因型与挥发油化学型之间的关系，结果发现广藿香基因型分化与产地、挥发油化学变异类型呈良好相关性，基因测序结合挥发油数据分析可作为评价广藿香药材品质及物种鉴定强有力的工具。应用分子谱系地理学和群体遗传学理论与方法，结合代谢轮廓及化学成分差异分析，发现道地产区位于黄芩分布区中心，其优越地理环境保存了许多特化的单倍型和基因型，因此认为黄芩道地性的形成应是遗传与环境之间相互作用的产物。

（二）中药材产地适宜性分析案例

随着信息技术的快速发展，中药材产地适宜性研究进一步向多因子指标化、定量化、分析综合化的多学科集成方向发展。地理信息系统技术（GIS）及气候资料数据库的完善，为中药材产地适宜性的深入研究奠定了基础。基于地理信息系统（GIS），选择农业生产常用的≥10℃积温、年平均气温、7月最高气温、7月平均气温、1月最低气温、1月平均气温、年平均相对湿度、年平均降水量、年平均日照时数以及土壤类型这10个生态指标作为中药材产地适宜性分析的评价指标，创建了“中药材产地适宜性分析地理信息系统”（TCMGIS）。该系统通过对中药材产地适宜性进行多生态因子、多统计方法的定量化与空间化分析，得出中药材单品种在全国范围内不同生态相似度等级的区域，并将其图形化，可有效指导中药材引种和扩种，合理规划中药材生产布局。

TCMGIS采用的数据模式是栅格数据，即各个环境因子分别量化成每平方千米的栅格数据，利用栅格数据模型来准确评价每一空间单元内中药材种植的适宜性。对利用栅格数据分析出的中药材生长区域和矢量行政区划图层进行叠加，进一步分析和计算出中药材适宜区的行政范围及面积。利用TCMGIS对三七进行产地适宜性数值分类与区划研究，结果表明云南、广西等少数传统产区是三七生态适宜集中分布区，而其他地区为零星产地。人参产地适宜性分析结果显示，人参除了适合在长白山区一带种植外，在内蒙古、黑龙江的大兴安岭山区，北京、河北的燕山山脉，山西的太行山脉及陕西的秦岭一带也有适合人参生长的山地，从而验证了历史上人参在“上党”有分布的记载。

二、中药区划

中药区划是在中药资源调查的基础上，正确评价影响中药资源开发和中药材生产的自然条件及社会经济条件的特点，揭示中药资源与中药材生产的地域分异规律，按区内相似性和区际差异性划分不同级别的中药材产区，明确各区开发中药资源和发展中药材生产的优势及其地域性特点，提出中药材生产发展方向。目前，中药区划主要以中药资源及所处自然环境为研究对象，以中药资源、道地药材和生态学相关理论为依据，进行中药材生产和生态适宜性区划。

>>> 知识链接

自然区划

自然区划，又称自然地理区划，是根据自然地理环境及其组成成分在空间分布的差异性和相似性，将一定范围的区域划分为一定等级系统的系统研究方法。它在研究地域分异规律的基础上，探讨自然地理环境及其组成成分的特征、变化和分布规律，是合理利用自然资源、因地制宜地进行生产布局和制定各种规划的重要依据。关于区划的对象，自然区划可以自然环境整体为对象，也可以依据某一组成成分的地域分异规律进行区域划分，如地貌区划、土壤区划、植物区划等，中药资源区划即为此类自然区划的一种。

（一）中药区划的目的和研究内容

开展中药区划的主要目的是揭示中药资源生产的地域分异规律，因地制宜、合理规划，进行中药材生产基地布局，正确选建优质药材商品生产基地，实现资源合理配置，充分发挥区域性药用生物资源优势，为中药资源保护与开发利用提供科学依据。

中药区划的研究内容是在中医药理论指导下，充分利用中医药学、本草学、生态学、生物分类学、农业区划学、地理学、系统工程学及信息技术等学科理论和方法，研究中药资源的种类、分布及其动态变化规律，中药材（特别是道地药材和大宗药材）的生态适宜区与生产适宜区，中药材生产的现状特点和合理布局，确定不同地区中药资源可持续利用策略和中药材产业发展方向，提出促进中药资源可持续利用的有效途径和措施，为促进全国中药材产业科学发展进行地域分区。

（二）中药区划的原则

中药区划的原则既是进行中药区划的指导思想，又是选取中药区划指标、建立中药区划等级体系、进行区域划分的依据。在整个区划过程中，应遵循以下几项原则。

1. 中药资源分布和利用特点的相对一致性 药用生物资源变化受地貌、土壤等环境因素制约。因此，药用生物所处的气候、土壤、地形地貌和群落生态等环境要素直接或间接地影响着中药资源的形成和分布，也是进行中药资源开发利用的基础和前提。保持中药资源分布和利用特点的相对一致性，是中药区划的重要依据。例如，在进行区域划分时，应以分析中药资源水平地带性和垂直地带性分布规律为基础，综合分析不同区域的主要种类和分布特征，再按照中药材生产利用区域差异，确定不同等级的区域划分。

2. 中药材生产条件和特点的相对一致性 中药区划的重要目的之一是有利于中药材生产。中药材生产受自然和社会经济条件影响，在具体区划中，应充分考虑不同区域生产力水平和经济发展水平，坚持同一区域内中药材生产条件和生产特点相对一致，才能更有效率地促进中药材生产和中药资源可持续利用。可选择占有重要地位又具有区域特色的大宗药材作为生产区域的标志种，研究其资源现状和发展趋势。按中药材生产区域差异，可以确定不同等级的地域单元。

3. 中药材生产发展方向、途径和措施的相对一致性 中药材生产发展方向是指一定时期内各区域中药材生产专业化发展的趋势。不同区域内的中药材生产发展方向存在差异，如中国东北部湿润和半湿润地区以家种家养药材为主，而西北部干旱和半干旱地区多以野生中药资源保护和可持续利用为主。在一个区划单元的不同地区，资源开发和药材生产中常常存在相似的问题，如中药资源的开发利用和保护措施、提高家种家养药材生产水平的技术手段、适当调整中药材生产布局等，针对这些问题所采取的措施以及解决途径都应保持相对一致。

4. 中药区划与农业区划相协调　中药区划作为一项行业区划，与农业区划在很多环节相互渗透，应同各类农业区划（农业部门区划、自然条件区划、农业技术改造和综合农业区划等）相协调。某些在农业上具有重要价值的如≥10℃积温、最冷月和最热月气温值、无霜期、年降水量等气候指标，均应作为中药区划的主要参考依据。药材生产特别是药材种植业、饲养业要与农业、林业、牧业、渔业等相结合，有些地区实行粮药、林药、果药间作或套种，均是中药区划与农业区划相协调的典型例证。

5. 不同等级中药区划的相互衔接　中药区划是一个区划系统，按行政区域范围大小可划分为全国中药区划、省（区）级中药区划、地（市、盟）级中药区划和县（旗）级中药区划。下级区划是上级区划的基础，上级区划指导下级区划。全国中药区划建立在省、市、县级区划的基础上，不同级别的区划上下协调，相互衔接，构成完整的中药区划体系。在依据全国中药材生产地域分异规律和与农业区划相协调的前提下，为全国中药区划确定区界线时，尽量考虑与省级区划界线相衔接，一般采用省级一级区界线，有的根据情况采用省级二级区界线。

6. 保持一定的行政区界的完整性　在确定中药区划时，应尽量保持一定的行政区界的完整性，以便于以基层为单位取得经济统计资料，也有利于对中药资源区划所提出的发展方向、途径和措施的组织实施。不同等级中药区划，所保持的行政区界应有所不同。县级区划到村，省级区划到乡，全国中药区划一般应保持县（旗、州、区）级行政区划的完整性。

（三）中药区划的分区系统与命名

中药区划的实施综合了自然区划及农业区划的经验和成果，采用二级分区系统。一级区主要反映区域间不同自然、经济条件和中药资源开发与中药材生产的地域差异。在一级区内，依据中药资源优势种类及其组合特征和中药材生产发展方向与途径的不同，划分二级区。一级区、二级区均按三段命名：一级区为地理方位＋热量带＋药材发展方向；二级区为地理位置＋地貌类型＋优势中药资源名称。其目的是揭示中药资源与中药材生产的地域分异规律，明确各区域开发中药资源和发展中药材生产的优势，为因地制宜调整中药材生产结构和布局，正确选建优质药材商品生产基地，逐步实现区域化、专业化生产提供科学依据。

根据中药区划分区系统，全国共划分为9个一级区和28个二级区。一般来说，在中药区划中，一级区内主要代表药材种类的蕴藏量和产量占全国75%以上，二级区内占全国50%以上，代表药材种类的道地产区通常位于以上区划范围内。

1. 东北寒温带、中温带野生、家生中药材区

（1）大兴安岭山地赤芍、防风、满山红、熊胆区。

（2）小兴安岭、长白山山地人参、五味子、细辛、鹿茸、哈蟆油区。

2. 华北暖温带家生、野生中药材区

（1）黄淮海辽平原金银花、地黄、白芍、牛膝、酸枣仁、槐米、北沙参、板蓝根、全蝎区。

（2）黄土高原党参、连翘、大黄、沙棘、龙骨区。

3. 华东北亚热带、中亚热带家生、野生中药材区

（1）钱塘江、长江下游山地平原浙贝母、延胡索、菊花、白术、西红花、蟾酥、珍珠、蕲蛇区。

（2）江南低山丘陵厚朴、辛夷、郁金、玄参、泽泻、莲子、金钱白花蛇区。

（3）江淮丘陵山地茯苓、辛夷、山茱萸、猫爪草、蜈蚣区。

（4）长江中游丘陵平原及湖泊牡丹皮、枳壳、龟甲、鳖甲区。

4. 西南北亚热带、中亚热带野生、家生中药区

（1）秦巴山地、汉中盆地当归、天麻、杜仲、独活区。

（2）川黔湘鄂山原山地黄连、杜仲、黄柏、厚朴、吴茱萸、茯苓、款冬花、木香、朱砂区。

（3）滇黔桂山原丘陵三七、石斛、木蝴蝶、穿山甲区。

（4）四川盆地川芎、麦冬、附子、郁金、白芷、白芍、枳壳、泽泻、红花区。

（5）云贵高原黄连、木香、茯苓、天麻、半夏、川牛膝、续断、龙胆区。

（6）横断山、东喜马拉雅山南麓川贝母、当归、大黄、羌活、重楼、麝香区。

5. 华南南亚热带、北热带家生、野生中药材区

（1）岭南沿海、台湾北部山地丘陵砂仁、巴戟天、化橘红、广藿香、安息香、血竭、蛤蚧、穿山甲区。

（2）雷州半岛、海南岛、台湾南部山地丘陵槟榔、益智、高良姜、白豆蔻、樟脑区。

（3）滇西南山原砂仁、苏木、儿茶、千年健区。

6. 内蒙古中温带野生中药材区

（1）松嫩及西辽河平原防风、桔梗、黄芩、麻黄、甘草、龙胆区。

（2）阴山山地及坝上高原黄芪、黄芩、远志、知母、郁李仁区。

（3）内蒙古高原赤芍、黄芪、地榆、草乌区。

7. 西北中温带、暖温带野生中药材区

（1）阿尔泰、天山山地及准噶尔盆地伊贝母、红花、阿魏、雪莲花、马鹿茸区。

（2）塔里木、柴达木盆地及阿拉善、西鄂尔多斯高原甘草、麻黄、枸杞子、肉苁蓉、锁阳、紫草区。

（3）祁连山山地秦艽、羌活、麝香、马鹿茸区。

8. 青藏高原野生中药材区

（1）川青藏高山峡谷冬虫夏草、川贝母、大黄、羌活、甘松、藏茵陈、麝香区。

（2）雅鲁藏布江中游山原坡地胡黄连、山莨菪、绿绒蒿、角蒿区。

（3）羌塘高原马勃、冬虫夏草、水母雪莲、熊胆、鹿角区。

9. 海洋中药材区

（1）渤海、黄海、东海昆布、海藻、石决明、海螵蛸、牡蛎区。

（2）南海海马、珍珠母、浮海石、贝齿、玳瑁区。

第四节　道地药材资源 微课4

PPT

一、道地药材概述

《中华人民共和国中医药法》明确定义道地中药材："是指经过中医临床长期应用优选出来的，产在特定地域，与其他地区所产同种中药材相比，品质和疗效更好，且质量稳定，具有较高知名度的中药材"。

（一）道地药材的涵义

"道地药材"作为专有名词首见于《本草品汇精要》，该书在每味药材项下专列"道地"条目。汤显祖《牡丹亭》载有"好道地药材"，可见道地药材的概念已被吸收为文学语言，家喻户晓，妇孺皆知。往前追溯，“道”在唐代用于划分行政区域。孙思邈《千金翼方》采用当时的行政区划“道”来归纳药材产地，并强调“用药必依土地”，而道地药材作为优质药材的思想则历史更为久远。《本草经集注》已明确强调一些药材以某产地“为良”“最佳”“最胜”等。“道地药材”有时也称为“地道药材”，都是对药材货真质优的褒奖和推崇，也是形成当今道地药材理论体系的重要思想和文化基础。

在当代，道地药材与中药资源、中医药文化、地理标识、非物质文化遗产、地方经济等紧密相关，不仅反映了体现中国形象的地理标识，而且包含了中药的技术体系、知识体系和人文特点。

（二）道地药材的特点

1. 是中医药文化的重要组成部分 中药是在中医药理论指导下应用的药物，反映了我国自然资源及历史、文化等方面的若干特点。中药具有多基原、多品种、多产地、多规格、多成分、多剂型、多途径、多性能、多功效、多用途的特点，是一个复杂系统。从系统科学的角度看，中药复杂系统是环境生态复杂系统、人体复杂系统相互作用的结果，而决定中药复杂系统的关键因素是中药的“品、质、制、性、效、用”六个要素。品，包括不同来源的品种、加工后的炮制品和实际应用的产品；质，指中药的质量，包括外在性状质量和内在品质，内在品质主要包含遗传物质、药效物质和有毒物质；制，指药材产地加工、饮片炮制、中成药制药；性，指中药的药性，包括四气、五味、升降浮沉、归经、毒性、补泻、润燥、走守、猛缓、动静、刚柔等；效，指中药的功效，包括中药的治疗作用、保健作用和毒副作用；用，指中药的临床应用和应用规律，包括辨证施治、配伍应用、用量用法、使用注意等。其中，中药功效是六个要素的核心，是提高中医药疗效、保障人民健康的根本，也是判断道地药材的重要标志。

2. 具有显著的临床疗效 道地药材的产生和发展，首先是基于显著的临床疗效。可以说，临床疗效是道地药材最重要的特征。例如蓼科大黄属 *Rheum* 植物在我国西北至西南地区分布多达43种，能入药的主要有掌叶组和波叶组的数种植物的根和根状茎。长期研究和临床实践证明，来源于掌叶组的掌叶大黄、唐古特大黄及药用大黄为正品大黄，前两种习称“北大黄”，是甘肃、青海的道地药材，后一种习称“南大黄”，是四川等地的道地药材。而来源于波叶组的藏边大黄、河套大黄、华北大黄、天山大黄等植物的根和根茎，虽然也含有蒽醌衍生物成分，但不含双蒽酮苷及番泻苷类成分，故泻下作用不明显，药材横断面除藏边大黄外均无星点，这些都不是正品大黄，仅在部分地区或民间称为山大黄或土大黄，一般用作兽药或工业染料的原料。

3. 具有明确的地域性 道地药材一般特指原产或栽培于某一地区的某种优质正品药材。这些地区有着特定的自然条件，该药材在该地区有一定的集中生产规模，在全国药材市场中享有良好声誉。因此，道地药材一般在药名前冠以地名，如宁夏枸杞、川贝母、关黄柏、怀地黄、密银花、宣木瓜、浙玄参、杭菊花、茅苍术、建泽泻、阳春砂仁等，以表示其道地产区。也有少数道地药材名前的地名是指该药材传统的或主要的集散地或进口地，而不是指产地，如藏红花并非西藏所产，而是最早由吐蕃（今西藏自治区）进入中国；广木香原产于印度，因从广州进口故名广木香。这种因集散地得名的道地药材，其实依然有确切的道地产区，如资丘木瓜，因在宜昌市资丘镇集散而得名，其道地产区在榔坪镇；又如广木香，后因云南引种栽培成功，广木香之名渐被云木香取代。

4. 具有较高的经济价值 道地药材是其主产地经济的重要组成部分。“民以药为主，地以药为显，药以地为贵”，是道地药材经济的集中刻画。由于生产规模大，成本低，栽培加工技术娴熟，质量上乘，道地药材在不同产区同一品种的竞争中处于领先地位，带来了巨大的经济效益，加速了当地经济的良性循环。例如，河南所产怀牛膝价格高出其他地区所产者近30%，河南所产密银花的价格是其他产地金银花的2倍。据统计，2022年，云南省文山州三七从种植管理到生产加工再到产品销售为主的生物医药产业实现综合总产值300亿元，道地药材在一定程度上带动了当地农业、工业、旅游、出口创汇等方面的经济发展。此外，我国道地药材还大量出口国外创汇，海关数据显示，中药材相关商品出口量常年在

13 万吨波动，出口金额常年在60 亿元波动。2017—2022 年，中国中药材相关商品出口金额随着出口单价的提升由64.38 亿元波动增长至66.1 亿元，增长了1.72 亿元，增幅约2.68%。

（三）各区域主要道地药材

1. 东北地区道地药材 东北地区主要指山海关以北、东北三省和内蒙古自治区西部，该区域北部大、小兴安岭以“人”字形崛起，长白山脉绵延东南侧，中南部为三江平原，属于寒温带和中温带的湿润与半湿润地区，海拔高度在2000m以下，年平均气温0～8℃，年均降水量300～700mm且自东南向西北递减。东北地区道地药材通常习称“关药”，药名多带“关”字或“辽”字，如关防风、关黄柏、辽细辛、关马茸、关龙胆等，此外还有人参、花鹿茸等。

2. 西北地区道地药材 西北地区主要指陕西、甘肃、宁夏、新疆、青海及内蒙古西部地区，该区域地形以高原山地为主体，其间有狭小山间盆地，属大陆性干旱半干旱气候和高寒气候，降水稀少，气候干旱，年均降水量50～400mm，自东向西减少。西北地区著名的道地药材有党参、当归、黄芪、肉苁蓉、枸杞子等。此外，该地区大黄、秦艽、羌活、冬虫夏草等药材产量均达全国总产量的70%。

3. 华北地区道地药材 华北地区主要指河北、北京、天津、山西和内蒙古中部地区，为温带季风气候，夏季高温多雨，冬季寒冷干燥，年平均气温8～13℃，年均降水量400～1000mm。华北地区道地药材习称“北药”，著名的“四大北药”有潞党参、北（西）大黄、北黄芪、岷当归，其他北药还有甘草、知母、黄芩、柴胡等。

4. 华东地区道地药材 华东地区主要指浙江、山东、安徽、江苏、上海、江西、福建地区，该区域属亚热带湿润性季风气候和温带季风气候，年平均气温15～18℃。本地区著名的道地药材是以“浙八味”为代表的浙江产优质药材，习称“浙药”，亦称杭药、温药。广义的浙药还包括沿海大陆架所出产的优质药材，包括白术、杭白芍、浙玄参、延胡索、杭白菊、浙麦冬、温郁金、浙贝母。2018 年，浙江省公布了新“浙八味”中药材培育品种名单，包括铁皮石斛、衢枳壳、乌药、三叶青、覆盆子、前胡、灵芝和西红花。

5. 华中地区道地药材 华中地区主要指河南、湖北、湖南地区，本区气候以秦岭—淮河为分界线，淮河以北为温带季风气候，以南为亚热带季风气候，雨量集中于夏季，冬季北部常有大雪，通常集中在河南省境内。本地区著名的道地药材是以“四大怀药”为代表的河南产优质药材，习称“怀药”，著名的“四大怀药”包括怀地黄、怀山药、怀牛膝、怀菊花。此外，还有密银花、怀红花、南全蝎等。

6. 华南地区道地药材 华南地区主要指广东、广西南部及海南岛地区，该区域以山地、丘陵为主，间有盆地、台地、平原，水、热资源丰富，森林覆盖率高，年降水量1400～2000mm，属高温多雨、四季常绿的热带－南亚热带区域。本地区著名的道地药材是以“四大南药”为代表的广东、广西南部及海南、台湾等地出产的优质药材，习称“广药”，又称“南药”，包括槟榔、阳春砂、巴戟天、益智。此外，桂南一带出产的药材有鸡血藤、广豆根、肉桂、石斛、广金钱草、桂莪术、三七、穿山甲、蛤蚧等，珠江流域出产的药材有广藿香、高良姜、广防己、化橘红、陈皮、何首乌等。台湾樟脑曾垄断世界市场。

7. 西南地区道地药材 西南地区主要指四川、云南、贵州、重庆和西藏，所产道地药材包括“川药”“云药”“贵药”和“藏药”。四川省气候复杂多样，由于地形显著不同，气候类型各不一样，东部盆地为亚热带东南季风气候，川南横断山地区属于亚热带西南季风气候，川西高原高山地区，自南而北为暖温带—温带—寒温带—亚热带等气候类型演替，垂直分布带明显，年平均气温16～17℃，年降水量约1200mm，是我国著名药材产区，所产优质药材称为“川药”，如麝香、川黄连、川贝母、川天麻、川牛膝、川芎等。贵州省属亚热带季风气候，年平均气温15℃左右，年降水量1000～1400mm，山林资源丰富，植物资源种类占全国第四位，所产优质药材称为“贵药”，著名贵药有贵天麻、杜仲、天冬、吴茱萸、雄黄、朱砂等。云南省基本属于亚热带高原季风型气候，最热月平均气温20～23℃，最冷月平均气温7～11℃，大部分地区年降水量在900mm以上，是我国生物资源大省，物种资源位居全国之首，所产优质药材称为“云药”，如三七、黄连、茯苓、诃子、半夏等。西藏自治区位于青藏高原，气候独特而复杂多样，总体上具有西北严寒干燥、东南温暖湿润的特点，年平均气温3～17℃，年降水量50～5000mm，所产优质药材称为“藏药”，著名的藏药有冬虫夏草、雪莲花、藏红花、炉贝母等。此外，还有麝香、胡黄连、羌活、雪上一枝蒿、甘松、红景天，特有的藏药品种有雪灵芝、西藏狼牙刺、洪连、独一味、绵参、藏茵陈等。

二、道地药材的形成原因

道地药材的形成，主要依赖于系统的中医药临床实践、优良的物种遗传基因、特有的自然生态环境和成熟的生产加工技术。

（一）中医药临床实践是道地药材形成的前提

系统的中医药理论与长期的临床实践是道地药材形成的前提。仅有资源，没有医术，难以成药。中药离开中医理论的指导则不是中药，更谈不上是道地药材。从古到今，中医名家均以货真质优的药材作为增强临床疗效、提高健康服务水平的物质基础。因此，在中国古代大量的医书医案中无不浸润着对道地药材的精辟论述和推崇赞誉，中国历代医药学家历经千辛万苦编撰的本草著作更是以道地药材为其特有精华，奠定了道地药材形成的思想基础。

现存最早的药物专著《神农本草经》序中谓：“土地所出，真伪新陈，并各有法。”其收载的药物中有巴豆、蜀椒、秦椒、阿胶等带有道地色彩的药名，巴、蜀、秦、东阿等均是西周前后的古国名或古地名。《伤寒论》医方中也应用道地药材，112首方剂中涉及80余种中药，其中阿胶、巴豆等道地药材广泛用于临床。梁代陶弘景所著《本草经集注》则进一步论述：“诸药所生，皆有境界。……自江东以来，小小杂药，多出近道，气力性理，不及本邦。假令荆、益不通，则全用历阳当归、钱塘三建，岂得相似？所以疗病不及往人，亦当缘此故也。”该书对40多种常用药材明确记述了以何处所产为“第一”“最胜”“为佳”“为良”等，这也是现今确定道地药材的最原始依据之一。唐代《新修本草》对药材的道地性概括为：“窃以动植形生，因方舛性。离其本土，则质同而效异。”宋代《本草图经》附图常以产地冠名，如“齐州半夏”“银州柴胡”等，共144处，约250种药材。宋代《本草衍义》有“凡诸草本昆虫，产之有地，失其地则性味少异”等论述。明代《本草品汇精要》明确标注道地项，以突出道地药材。《本草纲目》薄荷项下有“今人药用，多以苏州为胜”，麦冬项下有“浙中来者甚良”等记述，均是对道地药材临床实践的概括。

正是中医药学家长期的临床实践推动了道地药材的发展，近代涌现出了一大批经营道地药材的百年老号，如北京同仁堂、杭州胡庆余堂等。道地药材逐渐从专业的医药学家走向民间，成为家喻户晓的中医药文化元素之一，为道地药材的发展提供了强大的社会、经济、文化基础。

（二）优良的物种遗传基因是形成道地药材的内在因素

道地药材的形成，首先取决于种质。道地药材的本质是“同种异地”，即同一物种长期适应不同的生态环境，发生了一定变异，形成了各自特有的遗传物质。药用植物居群间的这种遗传分化，通常是由异域片断化、受距离影响的有限基因流和分布区快速扩展引起的。

在异域片断化（allopatric fragmentation）模式下，居群间的基因交流几乎或完全被阻断，居群间的等位基因频率或单倍型频率差异很大或完全不同，导致不同居群药用植物存在较大的遗传分化，如菊花在长期适应生态环境的过程中，形成了亳菊、滁菊、贡菊和杭白菊等不同栽培品种的来源。

在受距离影响的有限基因流（restricted gene flow with isolation by distance）模式下，居群间的基因流随着地理距离的增大而减小，居群间等位基因频率或单倍型频率的差异随着地理距离的增大而增大，使得不同居群药用植物之间的遗传分化出现连续变异，如黄芩的遗传变异发生于不同居群间，其道地产区的遗传多样性高于非道地产区的遗传多样性。

分布区快速扩展（range expansion）模式包括长距离传播和邻近区域快速扩展。通过长距离传播产生的 2 个居群间可能会有极其相似的等位基因频率或单倍型频率，进而形成一种药材有多个道地产区的情况，如白芷有川白芷、杭白芷、亳白芷、禹白芷、祁白芷等之分。但当一个物种的分布区短时间在邻近区域迅速扩展时，居群间的基因交流几乎不受阻碍，其等位基因频率或单倍型频率几乎或完全一样，没有遗传分化，产出药材没有明显的道地性。

（三）特有的自然生态环境是形成道地药材的外在条件

植物的生长、发育和繁殖，与其环境条件息息相关。道地药材的形成，与自然地理条件有关。我国土地面积居世界第三，地跨寒温带、温带、亚热带和热带，气候和地理条件复杂，由于第四纪冰川的侵蚀较轻，生物多样性丰富，自然生态环境得天独厚。特定的自然环境条件是形成道地药材极为重要的外在因素，其中既包括非生物因素，如光照、温度、水分和土壤等，也包括生物因素，如土壤微生物和与植物共生微生物的菌群结构等。

植物在长期适应环境的过程中，通过调控次生代谢产物的合成积累，而发挥抵抗生物、物理、化学等环境胁迫的作用。不同的植物对温度、光照、水分等环境生态因子的耐受范围不同，不同的生态因子对植物体内的生理生化反应以及次生代谢产物合成和积累的影响也存在差异。如人参、西洋参的适宜生长温度是 10 ~ 34℃，超过 35℃时植株茎叶会被灼伤以至整株枯死；益智在花期对温度敏感，适宜温度为 24 ~ 26℃，22℃以下开花少，低于 10℃时不开花；泽泻生育期内的平均相对湿度是影响泽泻活性成分 2,3 - 乙酰泽泻醇 B 含量的主导气候因子；怀牛膝的最佳栽培地在河南省武陟县，因该地受黄河、沁河多次泛滥和改道的影响，土层深厚，土壤肥力强，使植株主根可长达 1.5m，且侧根、须根少，油性足，成色好。当然，环境因素对道地药材形成的影响是综合性的，不是孤立的。任何一种环境因素发生变化，都会改变药材的道地性特征，使其品质和药效发生变化。例如，青蒿（黄花蒿）由于产地不同、环境因素有异，青蒿素的含量差异很大，生长在四川、广东、海南、广西等南方地区时青蒿素的含量较生长于北方地区时高得多。

不同地域环境中的非生物因素也会导致土壤微生物群落结构的不同，直接或间接地影响着药用植物的形态、生长、发育、抗性、次生代谢等，从而对药材品质产生特定的影响。道地产区土壤微生物往往存在更多的地域专属性菌株，甚至形成鲜明的微生态地域特征。

（四）成熟的生产技术是形成道地药材的可靠保证

目前，除少数道地药材来自野生资源外，大多数来源于栽培或驯养，其中栽培品所占比例较大，如人参、三七、地黄、川芎、当归等。这些道地药材栽培历史悠久，有的已形成优良的栽培品种，具有完备成熟的栽培、采收加工等生产技术。

种子种苗质量在药材生产中具有重要地位。道地药材生产对种子种苗的采收、保存、处理都具有特定的要求。例如，在道地产区采收当归种子时，要求在种子由红转为粉白色时分批采收，并以 3 年生当归植株的种子留种。实践证明，过度成熟呈枯黄色的当归种子播种后容易提早抽薹，长期使用提早抽薹的植株所结的种子育苗，抽薹率就更高，严重影响药材品质。

科学完善的栽培管理和病虫害防治技术保证了道地药材正常的生长发育和优良的品质，大多数道地药材的种植都具有独特的技术。例如在栽培伊贝母时，通过适当降低土壤含水量，增施氮、磷肥料，以及降低光照强度等技术措施，可有效提高鳞茎生物碱含量。又如，在种植川贝母之前先种一季大蒜，可有效降低虫害。

经过长期实践和经验总结，确定了最佳采收期和适宜加工方法，从而保证了道地药材的品质与产量。例如，在主产地浙江桐乡一带采收加工杭菊花的方法是，于 11 月选择晴天露水干后或下午，分 3 批采摘花色洁白、花瓣平直、花心散开 60% ~70% 的花朵，锅内分次加入适量水，采用蒸法加工，蒸花 4 ~4. 5 分钟，晒干，未干不翻动，晚收不叠压，晒 3 天翻 1 次，贮藏 6 ~7 天后再晒 1 ~2 天，至花心变硬即可。该法可有效保证杭菊花朵大瓣阔、色白芯黄、清香甘醇的道地性状。

三、道地药材的发展变迁

（一）发展变迁概况

道地药材是指特定产区的优质药材，但道地药材产地并不是一成不变的，很多道地药材都存在着或存在过产区变迁。例如人参，成书于汉末的《名医别录》称其“生上党山谷及辽东”，而今天人参的主要产地在我国的东北、朝鲜半岛及俄罗斯等地区，与古代道地产区山西上党已经相距甚远。目前，许多道地药材产地正在发生变化，也有很多新的优质产区不断形成，如“赤水金钗石斛”“商洛丹参”“平利绞股蓝”“崇明西红花”等。虽然药材道地产地存在着变迁，但新产区的形成最终还是取决于药材品质与产量。

（二）发展变迁方式

道地药材涉及两个重要元素，一是种质，二是产区。道地药材在历史长河中经历了沿革与变迁。有的道地药材种质与产区一直代代相传，未发生变迁，如宣木瓜，《本草图经》称“木瓜处处有之，而宣城者为佳。”此后，历代本草均以安徽宣城为道地产区。但是，某些道地药材的形成和发展常受政治、地理、文化、交通、科学技术、临床应用及植物分类水平等诸多因素的限制，导致种质与产区常常发生变迁。有的种质不变，产区发生变迁，有的则是产区不变而种质发生变迁，有的则是种质与产区均发生变迁，正如李时珍所言“古今药物兴废不同”。

1. 种质不变，产区发生变迁

（1）原道地产区资源濒危，其他地区演变为新的道地产区　如《名医别录》称人参“生上党山谷及辽东”，但从清代开始，山西上党人参逐渐消失，乾隆在为人参所写颂诗的自注中曾言“昔陶弘景称人参上党者佳，今惟辽阳、吉林、宁古塔诸山中所产者神效，上党之参直同凡卉矣。”可见，人参的主要产区在清代已经由上党、辽东变迁为东北。森林被大量砍伐，生长环境被极大破坏，可能是人参产地变迁的重要原因。

（2）经引种栽培，产生新的道地产区　三七原为野生，以广西百色地区为道地产区，20 世纪 30 年代，云南文山开始大规模种植，目前主产于云南文山、红河、玉溪、曲靖等地，药材质量优良。砂仁，原名缩砂蜜，唐代主要依靠进口，宋代广东开始引种，历代以阳春为道地，云南西双版纳又从广东阳春引种，目前是主产区之一。

2. 产区不变，种质发生变迁　道地药材的种质常随产区变迁而变迁，只有少数种类产区不变而种质发生变迁。如古代将银柴胡列入柴胡项下，据考证，宋代银州柴胡为柴胡属植物，明代石竹科银柴胡开始出现，《神农本草经疏》称银柴胡专治劳热骨蒸，与伞形科柴胡的解表发散有别。清朝《本经逢原》则将柴胡与银柴胡分条并列。现今银柴胡与古代银州柴胡虽然产区相同，但已经由伞形科柴胡属植物演变为石竹科银柴胡。

3. 种质与产区均发生变迁

（1）种质出现分化，产区与种质相应变迁　有些道地药材最初仅有一种名称，而后伴随时代变迁而发生品种分化。如贝母，在明代以前仅言贝母而无川、浙之分，《本经逢原》称“贝母川产味甘，最佳；西产味薄，次之；象山者微苦，又次之。”说明人们已逐渐认识到川、浙所产贝母功效有明显区别，随后贝母即被分化为川、浙两大类。目前，贝母种质又进一步分化，《中国药典》已将主产于四川的川贝母、主产于浙江的浙贝母、主产于新疆的伊贝母、主产于东北的平贝母分条记述。

（2）道地药材因野生资源濒危，种质与产区被迫变迁　如黄连，古代长期以“宣黄连”为道地，宣黄连特指分布于与安徽宣城相邻的部分皖南山区和毗邻的浙江西北山区的短萼黄连 *Coptis chinensis* var. *breisepala*。该地区的短萼黄连作为品质优异的道地药材，上起《本草经集注》、下至《本草纲目拾遗》均可追溯到，如唐代《新修本草》载“江东者节如连珠，疗痢大善”，《本草图经》称“今江、湖、荆、夔州郡亦有，而以宣城者为胜”。但由于一直采挖野生品药用，导致宣黄连植物资源渐渐枯竭，从而使黄连的道地产区在明清时期开始转至四川，种质也由短萼黄连改为黄连 *C. chinensis*。

（3）道地药材因产区变迁，种质相应改变　如延胡索，始载于唐代《本草拾遗》。据本草考证，唐宋时期延胡索以东北野生品为道地，原植物应为齿瓣延胡索 *Corydalis turtschaninovii*。明代《本草品汇精要》在道地项下称以江苏镇江为佳。明代《本草纲目》记载江苏茅山有延胡索栽培，根据其附图和文字描述，原植物应为延胡索 *C. yanhusuo*。《本草原始》认为，茅山延胡索为道地。《本草乘雅半偈》记载，浙江杭州也产延胡索。近代以来，延胡索道地产区进一步南移，以浙江为道地。自唐代以来，延胡索从东北迁至江苏，再南移至浙江，种质也由齿瓣延胡索变为延胡索，并由野生品变为栽培品。

（4）发现了更优质的种质，道地药材种质及产区均相应改变　如紫草，始载于《神农本草经》，列为中品，历代本草所记载的原植物均为紫草科植物紫草 *Lithospermum erythrorhizon*，习称“硬紫草”，《名医别录》称“生砀山山谷及楚地”，《博物志》谓“平氏阳山紫草特好。”而现今紫草药材商品为“软紫草”，为历代本草均未记载的同科植物新疆紫草 *Amebia euchroma*。软紫草是20世纪中叶以后被开发利用的大宗药材，其根条肥大，松软易碎，气味特殊，色素含量为硬紫草的3.5倍，其抑菌种类和强度也大于硬紫草，被认为品质最佳。紫草因种质变化，产区也转移到新疆、内蒙古等地。

答案解析

目标检测

一、单项选择题

1. 中药资源的构成，按自然属性可分为（　）。
   A. 中药、民族药和民间药资源
   B. 野生和人工资源
   C. 植物、动物和矿物资源
   D. 植物和动物资源
   E. 人工资源和可再生资源
2. 以下不属于西南亚热带地区道地药材的是（　）。
   A. 三七
   B. 黄连
   C. 附子
   D. 砂仁
   E. 续断
3. 我国中药区划采用（　）分区系统。
   A. 一级
   B. 二级
   C. 三级
   D. 四级
   E. 五级
4. “广药”不包括（　）。
   A. 广藿香、广陈皮、广地龙
   B. 佛手、阳春砂
   C. 三七、蛤蚧
   D. 化橘红、沉香、益智仁
   E. 金钱白花蛇、高良姜

二、多项选择题

1. 常见药矿物有32种，涵盖自然元素矿物、硫化物、卤化物、氧化物及含氧盐矿物。下列属于硫化物的是（　）。

　A. 石膏　　B. 黄铁矿　　C. 朱砂

　D. 阳起石　　E. 雌黄

2. 根据地貌、气候、土壤和植被等自然因素，中药资源的自然分布可被划分为（　）。

　A. 东部季风区　　B. 西北温带、暖热带区　　C. 青藏高寒区

　D. 西北干旱区　　E. 东北湿润、半湿润区

3. 中药材产地适宜性分析的主要因素包括（　）。

　A. 气候因子　　B. 土壤　　C. 地形地貌

　D. 环境　　E. 群落

4. 中药区划的原则包括（　）。

　A. 中药资源分布和利用特点的相对一致性

　B. 中药生产条件和特点的相对一致性

　C. 中药生产发展方向、途径和措施的相对一致性

　D. 中药区划与农业区划相协调

　E. 不同等级的中药区划的相互衔接

5. “浙八味”包括（　）。

　A. 玄参、浙贝母　　B. 菊花、白芍　　C. 麦冬、延胡索

　D. 天冬、天麻　　E. 白术、温郁金

三、名词解释

道地药材

四、简答题

1. 道地药材具有哪些特点？
2. 道地药材的形成原因有哪些？

书网融合……

案例1

案例2

思政导航

本章小结

微课1

微课2

微课3

微课4

题库

第四章　中药资源调查与动态监测

学习目标

知识目标

1. 掌握　中药资源调查的内容、方法及动态监测方法；中药资源动态监测的内涵。

2. 熟悉　中药资源调查的组织与准备工作；中药资源图集的绘制；调查报告的撰写。

3. 了解　中药资源动态监测的基本流程；中药资源调查资料分析与资源质量评价；现代新技术在中药资源调查中的应用。

能力目标　通过本章的学习，具备实施中药资源调查的基本能力。

素质目标　通过中药资源调查及实践，培养坚忍不拔和吃苦耐劳的品质。

PPT

第一节　中药资源调查 微课1

一、中药资源调查的目的和任务

中药资源调查是指对野生、栽培或养殖的药用动、植物资源以及药用矿物资源进行的调查工作，它是进行中药资源开发利用、保护更新和经营管理工作的前提和基础。有全国范围内的中药资源调查，也有区域性的中药资源调查。我国曾于 1960 年、1969 年、1983 年和 2011 年开展过 4 次大规模的全国性中药资源调查。国家中医药管理局从 2008 年开始筹备第四次全国中药资源普查相关工作，并于 2011 年组织开展中药资源普查试点工作，2018 年开始全面启动中药资源普查工作。

进行中药资源调查的目的是了解和掌握中药资源的现状及发展动态，为国家和地方政府制定方针、政策、计划及经济和环境发展规划，为合理、充分开发利用中药资源，为中药企事业单位制定长期、中期或短期的生产计划提供信息和依据，也可用于检查、评价中药资源开发利用和计划执行情况。调查过程中可能发现的新药源，可进一步丰富中药资源。

中药资源调查的主要任务是摸清中药资源家底，包括中药资源的品种数量、分布和蕴藏量，为指导生产、制定区域中药资源保护和利用策略提供依据，为当地中药产业发展规划及决策制定提供依据。同时了解与中药资源相关的传统知识情况，完善中国传统药物知识信息体系，充分发掘中药民族药及民间药物传统知识价值，促进中药资源的合理利用与保护，为相关知识产权保护提供依据。

二、中药资源调查组织与准备工作

为确保中药资源调查工作的顺利、有效进行，在调查开始之前，必须做好准备工作，主要包括组织准备、资料准备、物质准备和技术准备四个方面。

（一）组织准备

中药资源调查的规模不同，涉及的部门、人员等也有不同。对于大规模的调查如全国范围内的资源调查，范围较大，涉及政府、科研院所、企业等不同部门、单位，调查前的组织准备工作极为重要，应着重注意以下几个方面。

1. 申请　在开展调查前，应按有关规定向上级主管部门或任务下达部门申请，提交计划任务书。

2. 组建调查组织机构　应组织召开由调查单位和调查区域有关部门参加的准备会议，建立包括野外调查、后勤保障和技术支持等多方面的组织机构。

3. 开展技术培训　调查人员应具备一定的专业知识，在此基础上进行技术培训，培训的重点在于生态学知识、药用植物和药用动物相关知识以及仪器、数据库、相关软件使用方法等。使参加调查的人员熟悉调查方法和技术标准，提高实测、目测和使用仪器的能力，掌握地形图、遥感图像资料和数据库及相关软件的使用方法。

（二）资料准备

1. 自然环境资料　主要是查阅和收集调查地区的地图资料，包括地形图、植被图、土壤图、农业和林业等部门的区划图等。大范围的区域性资源调查，还应收集航空照片、卫星照片等遥感资料。

2. 中药材生产和利用资料　收集调查地区药材生产和收购部门的有关经营资料，如历年收购和销售的中药材品种、数量、分布、产地等资料。收集中药材生产方面的文件和统计资料、当地民间使用的中草药品种等。

3. 社会经济状况及其他资料　包括调查地区的人口、社会发展情况、交通运输条件等资料。此外，还应以访问、召开座谈会等形式，向熟悉地方中药资源的相关人员了解情况，为野外调查工作提供有价值的信息。

（三）物质准备

根据调查研究的主要内容进行工具、仪器设备的准备和调试工作，进行相应的质量检查，根据野外调查工作需要，做好生活物资和安全保障方面的准备工作。例如在有毒蛇分布地区进行调查时，应做好毒蛇防范工作。

（四）技术准备

制定调查技术方案和确定取样调查方法是技术准备中较为重要的工作。

1. 确定调查方案和工作计划　明确调查目的、对象、范围、路线、工作时间、参加人员、所采用的方法及预期成果，确定各单位和部门职责。

2. 确定调查方法　传统中药资源调查方法包括：①线路调查，标本采集与记录，统计品种数量与分布情况；②样地样方调查，对目标品种进行蕴藏量估算。

“3S”技术是现代中药资源调查的方法之一，由遥感（RS）、全球定位系统（GPS）和地理信息系统（GIS）三者集成，以其快速、方便等特点，在中药资源调查及监测方面显示出极大的优势。该技术在农林牧渔等领域资源调查及动态监测方面的应用和推广经验，可为中药资源的动态监测提供理论方法。

三、中药资源调查的基本内容与方法

（一）中药资源调查的基本内容

1. 社会经济条件　中药产业是地区经济发展的重要组成部分，它与区域社会的其他部门有着密切联系。一般情况下，区域社会整体发展水平较高时，中药资源的保护、经营和开发水平也相应较高，中药资源对地方经济的作用也就越重要。因此，在进行中药资源调查时，有必要进行社会经济条件和经营历史状态调查。

调查内容如下：①中药产业与区域社会其他部门之间的联系；②中药产业产值占区域总产值的比例，其发展趋势及定位；③中药产品市场状况，包括中药产品的种类，历年野生药材收购量，栽培或养殖药材产量，市场需求量等；④中药资源保护和管理情况，包括历年中药材的采收情况、采收方式与数量变化以及是否有利于中药资源的可持续利用；⑤中药资源保护和更新的实施情况；⑥除中药资源外的其他相关资源，如森林资源、水资源、动物资源、旅游资源等利用状况及对中药资源的影响。

2. 自然条件 与中药资源关系密切，对中药资源的形成、演替、生长、数量等都有决定性的作用，而中药资源尤其是药用植物的生长又影响着自然环境。进行中药资源调查时，自然条件的调查主要包括以下内容。

（1）地理环境 即调查地区所在行政区划、经纬度、地形地貌条件（包括山脉、河流、湖泊等）、交通干线等。

（2）气候条件 包括热量、水分、日照、灾害天气情况等。最好是收集调查区域内或附近气象观测站的资料。

（3）土壤条件 包括土壤类型、土壤剖面的形态特征、土壤理化性质和肥力特征、土地利用现状、药用植物和其他植物根系分布状况等。

（4）植被条件 植被是一个地区植物区系、地形、气候、土壤和其他生态因子的综合反映。在调查范围内，对植被类型如森林、草原、沙漠等分别记载其分布、面积和特点。对于拟调查药用植物种类的植物群落，应进行系统调查，调查内容包括植物种类组成、优势植物种群及其多度、郁闭度、盖度、频度等。

3. 品种数量、分布情况 是中药资源调查的最主要内容。通过调查，确定调查区域内中药资源种类（品种）数量、分布情况等。

4. 药材蕴藏量 是中药资源调查的重要内容之一，包括药用动物、药用植物、药用矿物的蕴藏量。

5. 中药资源的更新 药用植物、药用动物资源属于可更新资源，更新方式有自然更新（即自我更新和繁殖）与人工更新。药用植物资源更新调查可为资源的可持续利用和保护、确定合理年允收量等提供重要依据。

（二）中药资源调查方法

对某个区域进行中药资源种类构成、分布、数量和开发利用状况调查，主要采用线路调查、访问调查和样地调查等方法。

1. 线路调查法 是在调查区域内按一定原则确定若干条代表性线路，沿线路进行调查，记载药用植物、药用动物种类，采集药用植物、药用动物标本，观察生境，目测药用植物多度，估测药用植物与动物数量等。目的在于掌握一定区域内药用植物、动物资源的种类与分布及种群特征等基本情况。

2. 访问调查法 就是向调查地区有经验的药农、收购员或民间医生等进行书面或口头调查。这种方法是调查工作中不可忽视的重要手段，虽然不够精确，但具有很好的参考价值，是一种重要的辅助调查方法。

3. 详查及样地调查法 详查又称为全面调查或详细调查，常在国土资源调查或区域内林业资源调查中使用，是在线路调查的基础上，调查所有的资源种类和贮量。在中药资源调查中，采用的是样地调查，即在调查区域内设置若干个一定面积的样方，然后对样方内的中药资源进行调查，或抽取部分样方统计中药资源的种类、数量和重量，从而推断整个地区的中药资源种类、数量、分布和蕴藏量。

4. 卫星遥感、航空遥感调查法 对于有一定面积的栽培植物、开阔地区群集性的大中型动物、生活在偏僻地区或人类难以达到的地区的动物或植物，可利用卫星、航空遥感调查进行数量和产量统计。

5. 统计报表调查法 是一种以统计表格形式和行政手段自上而下布置，而后逐级汇总上报提供基本统计数据的一种调查方式，特别适用于种植、养殖中药资源的调查。如对栽培药材的调查，在种植时以行政区划为单位，记录种植的面积情况，逐级汇总，得到种植总面积，根据农户上报的实际采收面积和产量，结合历史资料及气候因素，估计可能产量，从而得到较为“准确”的数据。这种方法对于生长区域狭小且大面积栽培的药材统计是可行的，1983 年全国中药资源普查时也多采用这种方法。

6. 药用动物资源驱赶调查法　是以驱赶的方式进行的动物数量的直接计数调查。调查人员以一定路线通过一个区域驱赶出所要调查的动物，记录人员位于测定区域对面边界，并沿测定区域边缘统计被驱赶出来的动物。该方法仅适用于容易步行和有良好可见度的平坦开阔地带。

7. 药用动物资源粪堆计数法　这种方法的依据是在一定时间内动物粪便积累与群体密度有关。如大角鹿每 24 小时约排出 13 堆粪便，在一定单位区域内的粪便数可按每头鹿每天排 13 堆粪便计算。用此法调查时先要知道动物在调查地区的居留时间，然后在已知的一段时间内计数。计数在随机抽样的样地（如 $4m^2$ 的圆形样地）或样带上进行。先求出调查样地（带）的平均粪便堆数，再计算单位面积的粪堆数，最后根据单位时间内动物的排粪次数估算动物种群数量。粪堆计数法适用于森林地，但在多雨和蜣螂多的地区不大适宜，因雨水冲刷或动物吞食而会出现较多误差。

知识链接

中药资源普查

目前，全国中药资源普查共有 4 次：第一次是在 20 世纪 50 年代初，普查以常用中药为主；第二次是在 20 世纪 70 年代，结合中草药群众运动对各地中草药进行了调查整理；第三次始于 1983 年，1987 年结束，这是规模最大的一次，确认我国有中药资源 12000 多种，野生药材总蕴藏量为 850 万吨，家种药材年产量达 30 多万吨，普查还对 361 种中药材蕴藏量进行了估算，分析了 361 种中药材的历史、药材分布和收购销售情况，并编订了中国药材区划，收集了民间验方；第四次全国中药资源普查于 2011 年 8 月开始试点工作，2018 年全面启动，普查成果尚在整理汇总过程中。

第二节　中药资源外业调查

PPT

一、药用植物资源调查

（一）野生药用植物资源调查　微课 2

野生植物资源调查主要调查生态环境、生物群落特征、植物种类及其分布、种群数量特征、药用植物资源贮量以及种群更新能力等。

1. 生态环境调查　是对调查区域的地理条件、气候资料、土壤和植被等进行调查，并将调查结果进行整理，记载到相应的表格中。

（1）自然条件调查　包括对气候、地理、地形、土壤等的调查。通常可以从当地气象、国土、林业等相关部门获取部分资料和数据。

（2）植被特征调查　植被是一个地区植物区系、地形、气候、土壤和其他生态因子的综合表现，主要包括优势种或建群种及其组成、植被外貌、植被分层特征、群落状态、地被植物等。

2. 药用植物种类及其种群特征调查　药用植物种类调查是中药资源调查的一项重要内容。一般情况下，通过调查区域线路了解药用植物种类的分布规律，采集带有繁殖器官和药用部位的原植物 3～5 份压制腊叶标本，填写采集记录表，参见表 4－1。

表 4-1 药用植物标本采集记录表

采集号______________ 采集者______________ 采集时间______________

采集地点：______________省______________市（县）______________乡（镇）______________村

生长环境______________ 多度______________ 海拔______________ 土壤______________

植被类型______________ 主要伴生植物______________

高度______________ 胸径________

名称______________ 地方名______________ 科名______________

学名____

用途____

在种类鉴别的基础上，进一步对重要药用植物种群特征进行调查，包括植物的生长状况（如植株高度、分枝情况和冠辐等）、种群密度、种群年龄结构和繁殖特征等。

（1）植物群落　群落中的所有植物种类及其个体在空间中的配置状态形成了群落结构。一般根据群落中的优势植物种类来命名。若群落中有分层现象（上、中、下层），每层中取其主要植物命名，同层中种名与种名间用“+”连接，不同层间用“-”连接。

（2）密度　也称多度，是单位面积上某种植物种的个体数量，通常用计数方法测定，以株(丛)/m^2表示。也可采用目测法估计，用相对概念来表示，如非常多、多、中等、少、很少这5级，这种方法准确度较差，但操作简便。

（3）盖度或郁闭度　指群落中某种植物遮盖地面的百分率，反映植物在地面上的生存空间，也反映植物利用环境及影响环境的程度，可分为投影盖度和基面积盖度。投影盖度是指植物枝叶在一定地面上所形成的覆盖面积占地面积的比例；基面积盖度一般针对乔木而言，通常用基面积或胸高处断面积来表征。

（4）频度　指某一种植物的个体在调查区域中出现的百分率，一般采用出现某种植物的样方数与全部样方数之比来表示。它不仅表示该植物在群落中分布的均匀程度，还可以说明该种植物的自然更新情况。

（5）种群年龄结构　指种群中各年龄段个体数量所占的比例。一般是针对木本或多年生草本药用植物的调查，一年生或二年生草本植物不调查。种群的年龄结构对种群繁殖力的发展起着重要作用，在迅速扩张的种群中，中、低年龄组的比例较高；在基本停滞的种群中，各年龄组处于平均分配状态；在衰退种群中，年老的个体可能占大多数。按照种群的年龄比例可绘成年龄金字塔，年龄金字塔的形态指示着种群发展动向。

（6）繁殖特性　主要包括繁殖方式和繁殖力。植物的繁殖方式分为有性繁殖和无性繁殖，包括孢子或种子繁殖，也有出芽、分蘖等营养繁殖方式。种群的繁殖力与其出生率和死亡率有关。出生率是植物繁殖产生新个体的能力，常用单位时间内出生新的个体数来表示。死亡率是指种群死亡的速率，是显示种群内数量衰退的因素。种群的大小与其出生率和死亡率有密切关系。如果种群的迁入和迁出一定，出生率>死亡率时，种群数量增加，种群密度加大；出生率<死亡率时，种群数量减少，种群密度减小。

3. 药用植物资源蕴藏量调查

（1）药用植物资源蕴藏量的相关指标

1）药用植物生物量　是指某一地区某种药用植物的总量，包括药用部分和非药用部分。

2）药材蓄积量　是指一个地区某种药材的总生物量，即只包括可以入药部分的总量。

3）药材蕴藏量　是指一个地区某一时期内某种药材的总蓄积量。

4）药材经济量　是指一个地区某一时期内某种药材有经济效益那部分蕴藏量，即只包括达到标准和质量规格要求的那部分量，不包括幼年的、病株或达不到采收标准和质量规格的那部分药材量。

5）单株产量　是指一株植物药用部位（如根、根茎、全草、叶、果实或种子）的平均产量（g/株）。

6）年允收量　是指平均每年可允许采收药材的经济量，即不影响其自然更新和保证可持续利用的药材采收量。

（2）药用植物资源蕴藏量调查　一般采用样地、样方法。由于调查目的和药用植物种类的不同，样地样方的设置原则和方法也不相同。由于药用植物包括乔木、灌木、藤本、草本等各种类型，样地样方的设计比较复杂，很难用一种样地样方的设定包括完全。在第四次中药资源普查工作中，对重点品种的蕴藏量调查采用样方套的方法。在代表区域内设置若干调查单元（地块），采用系统抽样法设置样地，在每个样地可按照等距法设置5个样方套，规定：a. 每个样方套由6个大小样方组成，其中包括1个10m×10m主要用于调查乔木的样方，1个5m×5m主要用于调查灌木的样方，4个2m×2m主要用于调查草本的样方；b. 以样地位置为中心点，在其1平方千米范围内布设样方套；c. 每个样方套内的6个样方采用固定编号，如图4－1所示（10m×10m的乔木样方编号为1，5m×5m的灌木样方编号为2，2m×2m的草本样方编号为3、4、5、6）。

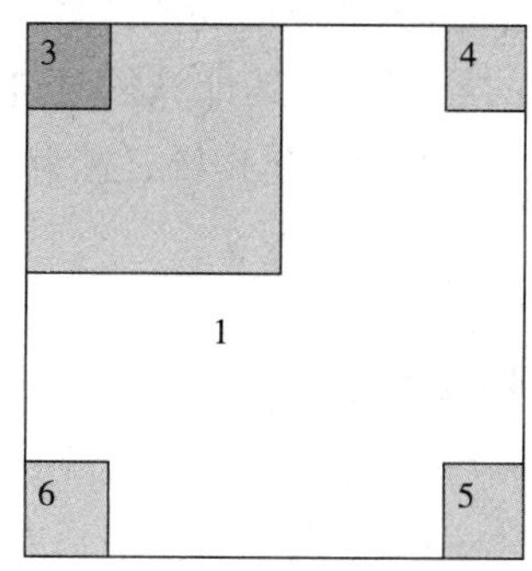

图4－1　药用植物资源蕴藏量调查样方套

还可根据“种－面积曲线法”确定样方的最小面积。即先确定一个小面积样方进行植物种类数量调查，然后根据一定比例逐步扩大样方面积并分别进行调查，当样方面积扩大10%而植物种类数量增加不超过10%时，这时的样方面积可以作为最小样方面积的标准。

样方数量应该是越多越好，但考虑到实际工作量，所调查的样方则又应该少些，以求花比较少的人力、时间和资金取得最接近实际情况的结果。一般来讲，调查样地的数量与调查采用的取样方法、调查地区的资源状况和调查所需达到的精度要求有直接的关系。因此，在进行调查之前可以根据调查精度要求、调查方法和调查地区的基本情况，对样地数量进行估算。对具有某种特征的总体进行调查时，样方的数目一般不得少于30个，在实际操作中亦可视具体情况决定。

（3）药用植物资源蕴藏量计算

1）单位面积（或样方）药用植物蓄积量的计算方法

①投影盖度法估算蓄积量：投影盖度是指某一种植物在一定的土壤表面所形成的覆盖面积的比例，它不取决于植株数目和分布状况，而是取决于植株的生物学特性。根据拟调查植物种群在该地区的分布情况，设置标准样方，然后计算某种药用植物在样方上的投影盖度，挖取一定面积上的全部药材并计算在1%盖度上药材的重量，最后求出所有样方的投影盖度和1%盖度药材重量的均值，其乘积即为单位面积上某种药材的蓄积量。其计算公式为：

$$U = XY$$

式中，U为样方上药材平均蓄积量，单位g/m^2；X为样方上某种植物的平均投影盖度；Y为1%投影盖度药材平均重量，单位g。

采用投影盖度法计算蓄积量的方法，适用于很难分出单株个体的药用植物。一般在群落中占优势且呈丛状生长的灌木或草本植物可采用该方法。

②样株法估算蓄积量：在设置的标准样方内，统计药用植物的株数，按单株采集药材，统计单株药材的平均重量，估算单位面积上药材的蓄积量。其计算公式为：

$$W = XY$$

式中，W 为样方面积药材平均蓄积量，单位是 g/m^2；X 为样方内平均株数，单位是/m^2；Y 为单株药材的平均重量，单位是 g。

样株法适用于木本植物、单株生长的灌丛和大的或稀疏生长的草本植物，但对于根茎类和根蘖性植物，由于个体界限不清，计算起来比较困难，此时常以 1 个枝条或 1 个直立植株为计算单位。

2）药用植物资源蕴藏量计算方法　某种药用植物资源的蕴藏量与该种植物在某地区占有的总面积及单位面积上的产量有关。一般采用估算法时，首先要了解所调查的药用植物在哪些群落中分布，然后计算这些群落的总面积，药用植物资源的蕴藏量就可按下式计算：

$$蕴藏量 = 单位面积蓄积量（或产量）\times 总面积$$

年允收量是指平均每年可采收药材的经济量，其计算的关键是药材的更新周期，只有了解更新周期，才能准确地计算年允收量。波里索娃提出的年允收量公式为：

$$R = P\frac{T_1}{T_1 + T_2}$$

药用植物资源蕴藏量调查记录如表 4－2 所示。

表 4－2　药用植物资源调查样地记录表（资源蕴藏量）

群落名称：＿＿＿＿＿＿　样方面积：＿＿＿＿＿＿　野外编号：＿＿＿＿＿＿

第＿＿＿页　记录日期：＿＿＿＿＿＿　记录者：＿＿＿＿＿＿

样地序号	植物名称	用途	利用部位	株数		利用部位重量		单位面积贮量（kg/hm^2）
				样地株数	公顷株数	样地总量 鲜/干	单株平均 鲜/干	
1								
2								
3								

4. 药用植物资源更新调查　药用植物资源更新能力调查关系到药用植物资源采挖后能否迅速得到恢复和确定合理年允收量等问题，也是保证药用植物资源持续利用和保护的重要依据。药用植物资源更新能力与采挖强度有直接关系，应设计不同的采挖强度加以研究。更新能力调查一般采用设置固定样方跟踪调查的方法，其样方大小和数量、产量调查应尽可能一致，样方的布局也应随机设定，参见表 4－3。

表 4－3　药用植物资源天然更新野外样地记录表

群落名称：＿＿＿＿＿＿　样地调查面积：＿＿＿＿＿＿　野外编号：＿＿＿＿＿＿

第＿＿＿页　记录日期：＿＿＿＿＿＿　记录者：＿＿＿＿＿＿

样地编号	植物名称	种子		幼苗			幼树			大幼树			枯落层		
		数量	质量	高度	株数	活力	高度	株数	活力	高度	株数	活力	盖度	厚度	重量
1															
2															
3															

（1）地下器官更新调查　主要是调查根及地下茎每年的增长量，采用定期挖掘法和间接观察法。①定期挖掘法：适用于能准确判断年龄的植物，在一定时间间隔挖取地下部分，测量其生长量，经多年观察得出更新周期。②间接观察法：是根据植物的地上部分与地下部分生长的相关性来调查地下器官的更新情况。在调查时，只调查其地上部分的有关指标，通过公式推算出地下部分的年增长量。

（2）地上器官更新能力调查　首先要调查药用植物的生活型、生长发育规律，然后调查它的地上生物量和伴生植物，逐年连续进行，包括单位面积药用植物资源产量、单位面积苗数及苗的高度等，分析各种因子对野生植物生长发育和产量的影响。每年对药用植物的药用部位增长数量进行连续测量，由此计算更新周期。

（二）人工种植药用植物资源调查

1. 生态环境调查　调查内容和要求与野生药用植物资源调查大致相同。所不同的是，其资源形成过程中既受自然条件制约，又受人为活动影响。因此，要对生产基地大气环境、土壤质量、灌溉水质量进行调查和检测。

2. 栽培管理调查

（1）种植技术措施调查　对药用植物栽培生产技术进行调查，直播种植的药用植物需要调查记载的内容有种子来源（产地）和处理方法，播种期、播种方式、播种深度和播种量，育苗方式（露天或保护地），育苗密度以及间苗时期等。育苗移栽种植的药用植物需要记载的内容有移栽种苗的来源（产地）和规格（大小或高度）、移栽时间和方法、移栽密度（行距和株距）以及其他技术措施。

（2）田间管理措施调查　包括调查灌溉方式、灌溉量、灌溉次数和时间以及排水方式和时间，施肥方式（基肥、追肥、种肥等）、肥料种类、施肥量及施肥时间，病虫草害发生种类、时间和危害程度，使用农药的种类、浓度和时间。另外，还包括中耕、除草、修枝打杈（尖）、摘蕾、修根或整枝等措施。

（3）采收加工技术调查　药材采收加工记录的内容主要包括入药部位、采收时间、采收方法、产地加工方法等。

将上述三项调查记录内容进行综合整理，可编成调查记录表，便于调查记录工作的开展，参见表4－4。

表4－4　药用植物栽培技术和抚育管理措施调查记录表

编号________中文名________学名________地方名________

栽培地点________省________市________县________乡________村

调查日期________调查者________

播种期________播种方式________播种深度________播种量________

繁殖方式________播种时间________播种方法________

播种前种子处理方法________播种深度________播种量________

育苗方法________

移栽时间________移栽方法________行距________cm　株距________cm

打顶时间________打顶方法________

摘蕾时间________摘蕾方法________修根时间________修根方法________

整枝时间________整枝方法________覆盖时间________遮荫时间________

调节棚内光照度方法________

支架类型________支架设立方法________

灌溉方式________灌溉一次水量________灌溉次数________

灌溉时间________排水方式________

基肥种类________基肥用量________kg/hm^2

续表

肥料（追肥）种类__________肥料用量__________ kg/hm^2 施肥次数__________
施肥时间__________施肥方式__________
中耕时间__________次数__________除草方式__________
除草剂名称__________有效成分__________ 使用剂量__________
使用时间__________使用方式__________
病害类型__________表现症状__________病害程度__________
病原物__________发病时间__________传播方式__________防治方法__________
药剂名称__________使用剂量__________使用时间__________
防治效果__________虫害类型__________昆虫种类__________
危害状况__________危害程度__________危害时间__________
防治方法_______________农药名称_______________
有效成分__________使用剂量__________使用时间__________
防治效果__________
入药部位__________采收时间__________加工方法__________

3. 药用植物生长状况调查 草本药用植物生长发育观测内容主要包括：根系类型、长度和分枝情况；茎的高度、生长速度、分枝情况；叶片数目、单叶生长速度、单株叶面积等；萌芽期、现蕾期、花期、幼果出现期、果实成熟期、果实生长量、单株种子产量等。木本药用植物的生长发育状况还要观测茎的粗度、枝条数量和长度、树高、冠幅等。

4. 生物量、药材产量和药材蓄积量调查 对于大面积种植的同一种药用植物，其生物量或药材产量调查可参考农作物产量测定方法；对于小面积种植的种类，可设置标准样方（地）抽样调查。根据标准样方测定结果，可估算出单位面积药材产量及药材蓄积量。

二、药用动物资源调查

（一）野生药用动物资源调查

1. 生态环境和生活习性调查 调查药用动物栖息环境、生活习性等是药用动物资源调查的基础性工作，主要包括以下内容。

（1）栖息环境调查 对野生条件下药用动物的生存环境及其特点进行调查，可以了解药用动物的生存状况、分布等。调查的内容及要求同药用植物资源调查。

（2）生物学特性、生活习性调查 生物学特性调查主要是生长发育规律、繁殖特性调查。繁殖特性包括繁殖方式和繁殖周期、繁殖数量等。生活习性调查主要是食性、活动习性调查。食性调查主要调查药用动物的食物种类。很多动物在不同季节或不同生长阶段食性会发生转变，对于这些动物要调查在某些时期的特殊食物需求。调查动物的昼夜活动和季节活动规律，可以了解动物行为及群居性等生活方式。

2. 药用动物种类、种群数量调查 根据药用动物类群确定调查方法，设置野外检测样地，记录栖息环境、生活习性等资料，并按照要求捕捉动物标本、采集动物药材样品，拍摄动物活动、栖息环境等的录像或照片资料。同时也要对伴生的植物、动物种类进行调查。

一般来说，水域生物一年调查4次，应在产卵期、洄游期、活动期调查；鸟类在繁殖季节和非繁殖季节各调查1次；两栖类、爬行类一年期间应调查3～4次；哺乳类、陆上昆虫类一年期间调查4次；陆生动物调查避免在降雨或气候骤变时进行。

3. 野生动物资源种群变化调查 主要调查药用动物的出生与死亡、迁入与迁出，编制某种药用动物的生命表或动物种群数量重建表。主要指标有种群性别比、年龄结构、出生率与幼仔哺育成功率、成活率、死亡率、迁入和迁出率、季节性波动和年波动等。对长期收集的资料进行整理，以便预测动物的种群数量变化。

（二）养殖药用动物资源调查

养殖场所环境、养殖方法与药用动物的生长状况密切相关。进行养殖药用动物资源调查时，主要调查养殖环境、动物习性及养殖管理技术、药材采收及加工方法、药材产量等。

1. 养殖环境调查　包括养殖场所的位置及地形地貌，水源情况和供水条件，场舍的建筑结构，场所和场舍中的光照、温度、湿度，场舍消毒、人员隔离等。

2. 动物习性及养殖管理技术调查　饲养场所一般分为圈舍、池沼、洞穴等。动物生活习性需要调查的内容较多，如水栖或陆栖，冬眠开始和结束时间，喂食方法、时间、数量，饮水时间和数量以及活动时间等。同时还要调查饲料种类、来源和加工方法。对动物疾病防治，调查的内容主要包括疾病类型及其防治方法、预防措施以及用药种类和数量等。另外，动物体内外的寄生虫也应作为调查的重要内容。

动物生长发育调查需要了解性成熟期，配种年龄、季节和方法，妊娠期，每次或每年繁殖数量；生长速度、寿命长短以及药材采收的年龄和季节等。对于昆虫饲养，还要调查其变态时间等。

有些动物是整体入药，有的只是动物体的某一部分入药，如麝香、牛黄、熊胆等，故调查时应写清入药部位，适宜采收时间、采收方法和产地加工方法。同一种药材有时采收加工方法不止一种，尽量调查全面，最好能把各种加工方法的优缺点都写清楚。

3. 药材产量调查　动物药材产量调查较简单，先测出单位个体的药材产量，再估算出养殖群体的药材总产量。在计算产量时，应注意只能计算可以采收药材的动物，未到采收年龄的动物不能计入。

三、药用矿物资源调查

药用矿物资源是可供药用的矿物资源，包括不同地质条件下形成的矿物，也包括生物化石。其调查工作包括两大部分：一是医药部门开展的社会性资源调查，二是地质勘探部门进行的矿床勘查。

（一）药用矿物资源社会调查

此项调查的主要内容包括药用矿物资源的种类、使用历史、收购量和收购渠道、销售量和销售渠道等。在此调查基础上，可进一步借助地质勘察的有关技术方法，开展专业性资源蕴藏量调查，探明资源储量。

（二）地质矿床普查与勘探

一般根据矿床的地质特点和类型以及工作地区的自然条件进行矿床普查与勘探工作。此项工作大致可分为6个阶段：区域地质测量和地球物理工作；矿床普查；初步勘探；详细勘探；矿山用地范围内已开采矿床的勘探；开发勘探。

（三）药用矿物资源开发利用调查

矿床的开采，特别是加工原料时产生的有害工业废水往往会对环境造成污染。露天开采时，常形成新的地形、土壤和植被破坏。药用矿物资源调查应重点关注这些问题，其开发利用应以不破坏环境、不对环境造成污染以及不造成浪费为前提。

（四）矿物药材样品和图像资料采集

1. 矿物药材样品采集　矿物药材样品鉴定的准确性在很大程度上受取样及样品处理方法的影响，因此取样前应注意药用矿物资源的名称、来源、产地、生成环境、清洁程度等，并予以详细记录，取样时要随机抽取，且样品数量要足够。对于一般样品，不必粉碎得过细，以避免粉碎过程中的污染。特殊样品需要用特殊方法处理，如光明盐、大青盐等，水分含量较高，取样时应注意水分含量和包装。

2. 图像资料采集 主要包括采集矿物自然分布形态和特定目标矿物图像，可应用数码相机，然后在室内对野外图像资料进行分析处理，还可以用显微镜成像系统进一步分析某些岩石矿物。对于在一定区域内大范围分布的药用矿物资源，也可以利用卫星定位系统、图像分析处理系统和遥感技术进行资料记录和分析。

PPT

第三节 中药资源调查内业工作

外业调查结束后，需要及时整理调查资料，将核对后的调查数据进行统计分析，绘制中药资源地图，同时对中药资源进行评价，最后根据调查分析结果撰写调查报告。内业工作是分析中药资源调查质量、形成调查成果的重要步骤。

一、调查资料整理和分析

具体内容包括：第一，对区域性调查收集到的自然条件和社会经济状况资料进行分类整理，按地区分专题内容进行汇总编表；第二，对标准样方的测定数据进行整理，并将同一个地区的样方按生境类型进行分类统计，计算出测定数据的统计参数，最后按生境类型将统计结果填写到专门设计的汇总表中。第三，对采集的动、植物标本进行实验室鉴定和专家鉴定，对采集的药材样品进行药材质量分析；根据调查鉴定结果，编写中药资源物种名录，每个物种应包括中文名称、俗名、拉丁学名、入药部位、药材名、生境、分布、花果期、采收期、功效等内容。第四，对野外资源调查获取的大量原始数据资料经过整理汇总后，以数理统计方法分析样本数据资料，用来推断总体。通过统计分析，可获知调查地区中药资源的特征和分布规律，掌握调查区域资源贮量和资源更新规律，最终对资源状况做出评价，并根据社会需要制定开发利用规划及保护管理措施。

二、调查报告撰写

中药资源调查报告是对调查工作进行全面总结的资料，内容包括工作任务、调查组织与调查过程简述、调查地区地理条件概述、调查地区社会经济条件概述和药用资源调查的各种数据、标本、样品及各种成果图件等。最后对调查地区中药资源开发利用与保护管理工作中存在的问题进行分析评价，提出科学可行的意见或建议。中药资源调查报告的主要内容及写作格式如下。

（一）前言

包括调查的目的任务、调查范围（地理位置、行政区域、总面积等）、调查工作的组织领导与工作过程、调查方法、调查内容和取得成果的简要概述。

（二）调查地区的社会经济概况

包括调查地区的人口、劳动力、居民生活水平、中药资源在社会发展中的地位，从事中药栽培、养殖的劳动力数量、占总人口的比例以及所受基础和专业教育程度等情况。

（三）调查地区的自然条件

1. 气候 包括热量条件、光照、降水和生长期内降水的分布、霜冻特征和越冬条件等。

2. 地形 地形变化概况、巨大地形和大地形概况、地形特征与中药资源分布的关系，可附地形剖面图加以说明。

3. 土壤 包括土壤类型和肥力条件，调查地区土壤侵蚀、盐碱化、沼泽化等生态因素，中药资源与土壤条件的关系以及在开发利用中对土壤环境的影响等。

4. 植被 调查地区植被类型（森林、草地、农田、荒漠等）及其分布以及各种植被条件与中药资源的关系等。

（四）调查地区中药资源现状分析

主要包括中药资源种类、数量、储量、用途、地理分布、开发利用现状、引种栽培或养殖生产现状、保护管理现状。附各种数据表格及分析结果。

（五）调查地区中药资源综合评价

包括种类情况评价（种类数量、利用比率、利用潜力及科学研究等）、质量评价、生产效率评价（经济效益、生态效益和社会效益等）、开发利用潜力（资源的动态变化、受威胁状况、经济价值重要性等）。

（六）中药资源开发利用和保护管理的意见和建议

根据中药资源评价分析结果，提出合理开发利用和可持续利用的科学依据、方法、意见和建议。

（七）调查工作总结与展望

对调查结果的准确性、代表性做出分析和得出结论，指出调查工作存在的问题，提出今后要补充进行的工作。

（八）各种附件资料

1. 调查地区中药资源名录。
2. 调查地区中药资源分布图、储量图和利用现状图等。
3. 分析测试数据及各种统计图、表等。

三、中药资源地图绘制 微课3

中药资源地图是将中药资源种类、分布或蕴藏量等科学、形象地用地图的形式反映出来。

（一）中药资源地图类型

1. 按资源地图内容划分 可分为以下四类。

（1）中药资源分布图 主要反映中药资源种类（或物种）的分布。这类分布图又分为地区性资源地图和单品种中药资源地图。地区性资源地图综合反映某地区中药资源情况，对了解当地中药资源相关情况比较便利，同时也适于考查各种中药资源混合分布与单独分布的规律。单品种中药资源地图只反映一种中药资源分布，但这种地图对充分利用和开发某种中药资源的实用价值较大。

（2）群落分布图 是在原有植被图的基础上，结合广泛的中药资源调查而绘制的某种药用植物的群落图。根据这类图提供的信息，可缩小资源调查的范围，并能计算出某种药用植物所占有的面积，还可为蕴藏量的计算提供参考。

（3）中药资源蕴藏量图 主要反映某种中药资源的蕴藏量及其在不同地区的分布。它是在广泛的蕴藏量调查的基础上绘制的。

（4）中药资源区划图 是在气候区划、植被区划等自然区划的基础上，参考农业区划、林业区划等资料，依据中药资源分布特点和生产情况而制定的专业性区划。常用的主要为适宜性区划和生产区划。适宜性区划主要是在资源分布特点与自然环境调查等相结合的基础上完成的，常加上资源评价结果，在适宜性区划的基础上完成品质区划，主要适合于单品种中药资源的区划。生产区划则是根据区域内的地形地貌及气候特点等，结合区域内中药资源特点和适宜性等选择品种，对该区域内的中药资源生产或开发利用等进行分区布局，既能反映中药资源的生产特点，又能反映资源合理开发利用的方向。

2. 按照比例尺划分 可分为以下三类。

（1）大比例尺资源图 比例尺大于1∶10万的资源图。

（2）中比例尺资源图 比例尺为1∶10万至1∶100万的资源图。

（3）小比例尺资源图 比例尺为1∶100万以上的资源图。

（二）中药资源地图编绘

1. 中药资源分布图编绘 地区性中药资源地图绘制是在一定比例尺（一般是1∶100万或1∶1万）地图上把该地区所产的主要药用植物或动物用符号表示出来。单种中药资源地图是在地图上用小点或符号表示中药资源的分布，小点的多少也可以表示蕴藏量。还可用特殊颜色或线条来标明分布地区的地形、气候或有无开采价值等。调查路线越多、范围越广，所绘制的资源分布图越详尽。但这些地图只能表明所调查资源的大致分布，而不能表明分布的实际面积，也不能表示量的关系。

2. 群落分布图编绘 需借助植被图，根据中药资源调查获得的资料才能完成。编绘群落分布图时所选择的植物群落应是含有较大量的某种植物，有采收价值，并在图例中表明这些植物群落中所调查种类的多度等级。

3. 中药资源蕴藏量图编绘 需要准确调查各种群落类型中某种药用植物的蓄积量和某一地区的群落面积，然后计算出总蕴藏量。如果是省级图，应以县（或主产乡镇）为单位；县级图至少要以乡镇为单位。蕴藏量大小一般以圆圈或其他符号来表示。

4. 中药资源区划图编绘 中药资源区划的对象是不同等级的地域系统，又可分为国家、省（区）、地（市）、县不同的行政区域范围。在编绘中药资源区划图时，要搜集有关本地区自然条件、社会经济条件的相关资料，并结合在中药资源调查中获得的各种资料数据进行综合分析，分析单品种资源的水平地带性和垂直地带性，确定不同等级的地域单元。按区内相似性和区际差异性划分不同等级的中药资源区，根据区划结果绘制区划图。另外，在编绘中药资源区划图时，还应参照区划地区的农业区划图、林业区划图等专业性区划图，对于图面的基础性要素和分区边界，要尽可能与它们保持一致。

第四节 中药资源动态监测

微课4

PPT

中药资源动态监测是指在一定时空范围内，利用各种信息采集和处理方法，对中药资源状态进行系统测定、观察、记载，并对得到的信息进行分析，以评价中药资源现状、揭示中药资源动态变化过程和变化规律，为国家或区域中药资源可持续利用提供决策依据，并向社会定期公布中药资源状况，逐步形成一套制度化、规范化的工作程序。

一、中药资源动态监测的内涵

绝大多数中药资源属于生物类资源，受其物种自身特性、环境生态变化、人类活动及社会经济发展等多方面因素的影响，资源状况在一定时间、空间范围内会发生变化。为了及时掌握中药资源动态状况及其变化规律，更好地实现中药资源可持续利用，应进行中药资源动态监测，掌握其“动态性”和“即时性”。

中药资源动态监测是在一定时空范围内对反映资源状况的参数，如蕴藏量、分布区域面积、资源物种自身种群结构特征和适生植被群落结构等，进行连续测定、观察，采集相关信息，通过整理分析掌握资源状况及其动态变化规律，阐明影响资源动态变化的因素，对资源变化趋势特别是更新能力做出预测与客观评价，为中药资源保护与利用提供科学依据。

中药资源动态监测也是国家基本战略。2016 年《中医药发展“十三五”规划》提出要开展第四次全国中药资源普查，建立覆盖全国中药材主要产区的资源监测网络。《中华人民共和国中医药法》明确提出“对药用野生动植物资源实行动态监测和定期普查”，建立全国中药资源动态监测网络。为解决中药质量和资源面临的现实问题，国家中医药管理局、工业和信息化部等多部门联合出台了我国第一个《中药材保护和发展规划（2015—2020 年）》，其主要任务包括“建立覆盖全国中药材主要产区的资源监测网络，掌握资源动态变化，及时提供预警信息”。目前，国家已成立中药资源动态监测体系技术专家委员会，形成了覆盖全国主要中药材产区的较为系统、结构合理、不同层次的中药资源动态监测技术服务队伍。我国中药资源动态监测工作有规划、有落实，监测机制正在逐步建立，相关工作正在一步步推进。

二、中药资源动态监测信息的评价利用

评价与利用系统的建立是监测体系发挥作用的基础，所获信息经处理后，需要建立一个专家决策支持系统对所获结果进行动态评价，用于预测预报和决策分析。该系统是建立在专家工作经验基础上的，收集专家经验输入系统作为知识库，新问题一经发现，及时召开专家会议以提供新的知识、经验，寻找解决办法。

通过信息综合评价，制定合理的保护及开发措施是中药资源动态监测体系建立的最终目的。以什么标准、什么方式进行信息评价，采用什么样的政策进行保护，均需要加以仔细研究。这些问题可通过组织专家会议，建立专家决策支持系统及各类动态监测模型等加以解决。政策方面可考虑向公众征求意见，提高社会各界对濒危物种保护工作的参与度，增强公民的环境保护意识等。

中药资源动态监测的最终目的是为中药资源的科学有效保护与可持续合理利用提供依据。通过对监测样地的信息采集、数据处理和综合分析，获得有关资源的数量动态、自然更新能力、影响因子、适生环境及动态发展趋势等资源动态信息后，还应组织有关专家，收集参考有关监测对象物种的生产、质量、利用、市场需求等方面的资料，结合具体目的，对该资源的保护、利用、生产等做出评价，促进成果利用。

中药资源动态监测结果主要应用于以下几个方面。

1. 为政府主管部门制定资源保护与利用管理的政策法规、发展规划、环境保护措施提供依据　如根据中药资源数量动态和趋势预测，确定某物种资源开发利用与保护的程度，根据其适生环境特征，指导建立珍稀濒危物种保护区等。

2. 指导制定合理的中药区划及中药材生产计划　如根据物种的适生环境特征确定中药材生产区划，根据资源蕴藏量及其动态变化、自然更新能力等指导该资源是否应当禁止或限量使用、确定年允收量。例如，针对四川省中药资源普查信息化缺口研究建立了基于 GIS 的四川中药资源信息系统，系统分析显示，成都位于四川盆地中央丘陵平原区，域内川芎蕴藏量丰富且活性成分含量高，经多维度分析得到其生态适宜性评价指标，最终服务于人工种植业，缓解了资源环境压力，有效解决了农民收入增长乏力等问题。通过参考中药资源动态影响因子（如年龄结构、大小结构）和生态适宜性，可用于指导制定和实行区域轮采、休养等保护性生产计划和措施等。

3. 为中药资源保护、再生等技术方案制定与科学研究提供基本依据　参考动态影响因子及其作用大小、生态环境适宜性，针对制约种群动态增长、自然更新的关键因素，可制定中药资源保护与恢复技

术方案；根据遗传结构信息，可开展种质资源评价与保护、优良品种选育等研究。例如，某种群中非密度原因的幼年或小个体所占比例低时，预测对种群的个体增长和种群扩大不利，其原因可能是结实率和种子萌发率低，可采取人工繁育、撒播种子或人工育苗移栽等方式，促进种群结构调整和资源恢复。

4. 为企业中药资源开发利用及生产等提供决策咨询 中药资源动态监测结果，对企业中药资源价值评估、新产品研发及原料药材生产基地建设布局等都具有重要的参考价值。

5. 增强社会公众对资源与生态环境的保护意识 中药资源动态监测结果通过政府部门向社会发布，将有利于增强和提高社会公众对资源与环境的保护意识和参与程度，推动中药资源的良性循环及可持续利用。

三、中药资源动态监测体系构建

（一）中药资源动态监测体系

中药资源动态监测是一项复杂的系统工程，需要建立一套成熟有效的监测体系，以保证中药资源动态监测信息和服务的时效性、科学性与实用性。中药资源动态监测体系至少应包括三个系统，即管理系统、技术系统和监督系统。

1. 管理系统 中药资源动态监测是一项长期工作，需要国家与地方共同参与，建立运转迅速、科学高效的管理系统十分必要。管理系统包括国家、省（市、区）、县（市、区）三级管理机构：国家级管理机构负责领导全国中药资源监测工作，组织专家设计制定实施方案，统一安排工作进程，确定监测指标，收集管理信息数据，指导中药资源监测；省级、县级管理机构负责区域内中药资源动态监测系统维护、数据更新、图像资料管理，监测分析中药资源变化情况，定期发布监测信息，并协助省级、县级监测单位开展工作。

2. 技术系统 中药资源动态监测的主要对象是药用动、植物资源，主要任务是采集和分析影响中药资源动态变化的各种因子信息。不同的中药资源物种或种群动态变化的影响因子各异，需采集的信息指标、采用的技术方法也不同，存储、管理、分析收集到的海量数据工作量巨大，因此，中药资源动态监测技术系统应包括网络体系、技术方法体系、专业人员队伍等。在技术手段上，利用空间信息技术（“3S”技术）获取数据，以 GIS 为信息平台，采用数据库技术网络（通信）技术，研究开发中药资源动态监测数据库和信息管理系统、建立决策和预警评价模型，将收集的数据信息进行汇总存储管理和共享应用。资源动态监测的目的是采集和分析影响资源动态的因子信息以掌握和预测动态变化，动态是数量和参数随时间变化的过程，故因子信息的采集应当是在一定时期内的脉冲式的连续采集，在采集和分析方法上与传统的中药资源调查都有所不同。在此过程中，充分调动和发挥科研院所和企业的积极性，以科研院所和企业为主体开展工作，有利于实现中药资源的长期动态监测。

3. 监督系统 中药资源的动态变化以样地基本信息为基础，关键在于信息的准确性。因此，需要对原始信息和信息的更新进行监督。建立国家级、省级监督机构，除了每年定期对信息的及时更新进行监督外，还要采用质量抽查的方法进行现场核查，抽取部分样地检查相关信息。有条件的地方应在样地监测的同时拍摄航片或低空遥感照片，存入已建立的数据库。

（二）中药资源动态监测因子

中药资源动态监测本质上是监测影响资源个体数量、生物量、产量的各种因子。影响中药资源动态变化的因子主要有生物学因子、生态学因子和社会因子。

1. 生物学因子 种群是物种总体资源构成和延续的基本单元，种群动态的集合构成物种的动态。根据种群生物学原理，在自然生态系统下，物种再生能力取决于物种的多样性以及它们对环境变化的适应性，即“内因＋外因（环境）”的相互作用，表现为种群结构，并决定着种群动态（种群内个体数量随时间的变化）。种群结构主要包括遗传结构、空间结构、年龄结构和大小结构等。

（1）遗传结构 是指基因型或基因在时空下的分布模式，包括种群内的遗传变异和种群间的遗传分化，是种群对环境适应和物种形成的基础。基因流和自然选择是影响一个种群遗传结构的两个最主要因子，遗传结构对种群动态的影响往往需要经过一个较长的时期才能显现出来。通过遗传结构分析种群动态是对种群未来发展趋势的预测性评价。

（2）空间结构 即种群内个体的密度。空间是限制生物体生长的主要因素之一。生物总是通过调节个体大小和个体数量来最大限度地利用空间，并达到最大的生物量。在一个限定的空间范围内，植株个体的大小和密度（数量）密切相关。密度对种群的调节主要表现为影响种群的个体出生率（抑制种子萌发）和死亡率两种形式。当种群的密度达到一定程度时，过度拥挤将会导致部分植株死亡（一般来说，总是大个体对小个体、成年植株对幼年植株的抑制作用更强）而降低密度，这种现象称为“自疏”。自疏引起种群内个体大小结构发生变化，而植株大小又直接关系到该个体的生存和繁殖能力。因此，通过分析种群空间结构（密度），有助于阐明导致种群（个体数量）变化的原因、预测种群动态变化趋势。

（3）年龄结构 即种群内处于不同年龄/生长期/生育期的个体相对数量构成。由于生物个体的死亡率或繁殖率常与其年龄有关，种群内处于不同年龄或生长发育阶段的个体的相对数量构成（即年龄结构）对种群未来的发展具有重要影响。一个种群中处于不同年龄的个体对种群动态增长的贡献也将不同，处于不同生长环境中同龄的个体可能处在生命周期中不同的生长发育阶段，因此在分析种群年龄结构时，还应注意分析个体发育阶段。

（4）大小结构 即种群内植株个体的大小构成。植物通过个体大小来影响植株生存力和生育力，进而表现出对种群动态的影响。在竞争中，植株个体对所在居群和环境的适应能力与它们的大小密切相关。个体大小与其生物量显著正相关，故大小结构对种群生物量和自然更新能力均有重要影响。虽然植株大小和年龄有一定相关性，但不能将大小结构和年龄结构等同，在考察其生物量和自然更新力时，仍需参考年龄结构。

2. 生态学因子 种群结构是受外界生态因素影响而表现出来的表型，生态因子对种群的结构和动态具有重要影响。这种影响涉及物种遗传特性、体内生理生化过程及其对生态因子变化的反应机制，在自然状况下，这种影响的结果需要长期积累，且往往在生态环境差异较大的区域范围内才能显现。对中药材生产有重大影响的生态因素，如温度、湿度、降雨量和太阳辐射等气候条件，海拔、经纬度等位置因素，以及土壤、植被及其他可直接或间接反映中药资源变化的因子，均应作为观测和分析评价中药资源动态变化的指标。

3. 社会因子 主要包括人类对中药资源的利用程度、保护水平、社会经济发展状况等，这些因子对中药资源具有重要影响，但其影响程度往往因市场需求变化而有较大波动。该类因子对中药资源动态的影响，可通过中药材生产、市场状况调查及社会学、经济学调查，结合资源物种自然更新率、生态环境变化等，经综合分析做出评价。中药材利用、保护、质量标准、进出口限制等政策法规，中药材流通量、价格、供求关系及其他可直接或间接反映中药资源变化的指标，均应作为中药资源动态监测的主要指标。

（三）中药资源动态监测基本流程

1. 设置监测样地 监测样地的代表性是保证监测结果的客观性和全面性的关键。物种的不同种群所表现出的结构往往与其生境密切相关，对于分布上具有散生性的野生物种来说尤其如此。因此，在确定拟监测种群和设置具体样地时，生态环境的差异是最主要的依据。监测样地的选择应重点考虑种群内的小生境因子，如坡向、坡度、植被群落、土壤等。对于种群和样地的数量，可根据区域大小和生态环境的多样性确定。样地面积应根据监测对象植株个体大小和分布密度确定，保证样地内有一定的个体数量，以满足监测数据统计分析的要求。

动物具有运动性，在对药用动物资源进行动态监测时，监测样地的设置还应考虑：①样地大小必须充分兼顾监测对象的移动范围；②需采取一定手段尽可能判断所监测种群中的每一个个体，在选择监测指标时应考虑监测对象的繁殖特性、生活习性、种群内个体间的血缘关系等。

2. 确定监测指标和制定信息采集方案 在中药资源物种动态监测过程中，种群个体数量变化及其原因和规律是主要监测因子。通过统计学分析，从总体上把握资源物种动态，了解导致种群变化的原因及其规律，评价种群更新能力，预测变化趋势。

（1）确定监测指标 ①种群个体数量变化：人工种植、养殖的资源物种动态变化主要取决于生产环境（生态适宜性）、技术及其规模等因素，对该类资源物种的动态监测，从“宏观”层面进行能收到良好的结果；野生物种资源的动态变化主要与种群结构有关，种群结构应作为动态监测的主要指标。②种群结构参数：年龄结构和大小结构应列为重点监测参数。

（2）制定信息采集方案 明确各监测指标的采集项目、采集时间、采集方法等，制定相应采集表格，以确保所采集信息的完整性和准确性。

遥感技术具有多时相、多数据源融合分析特点，可利用计算机辅助定量自动制图，实现软件分析和计量探索，在动态监测方面具有巨大优势。

3. 测定监测指标与分析信息 影响种群变化的因子极为复杂，而各因子对种群动态的影响角度和强度也有所不同，所以在完成对各监测指标的信息采集后，应对各指标对种群动态影响的特点进行分析、评价和比较。

（1）构成种群个体数量的动态分析 根据统计学原理，种群动态可用“在时刻 t 时单位面积（样地）中个体数（N_t）与单位时间后个体数（N_{t+1}）之间的变动”来表示，种群个体数量及其变化可通过种群动态模型量化表达为：

$$N_{t+1} = N_t + B - D + I - E$$

其中，B 为个体出生数；D 为死亡数；I 为迁入种群个体数；E 为迁出种群个体数。B、D、I 和 E 称为种群统计学参数。则种群动态（λ）可通过 N_{t+1}/N_t（年增长率）做出量化描述。当 $\lambda=1$ 时，表明种群处于稳定的平衡状态；$\lambda>1$ 时，种群处于增长状态；$\lambda<1$ 时，种群则处于降低状态。

上述模型中各个参数描述的是生物的“个体”行为，其中 I 和 E 参数适合描述动物种群的个体迁移行为；而对于植物来说，物种迁移主要通过“种子散布方式”，绝大多数难以实现有效迁移。所以在描述植物种群动态时，该模型可简化为：$N_t = N_t + B - D$。

上述模型描述的生物种群动态状况远比实际简单得多，如基于种群内的个体竞争，B 和 D 参数不仅与 N_t 有关，还与 t 时种群中个体的年龄（不同的生长物候期）、大小、密度、种子特性（休眠、种子库、散布方式）、繁育方式等相关，且多数并非线性的。所以，在实际应用该模型时，除通过采集的各参数直观反映种群的基本动态外，还需结合种群结构、繁殖特性、种间及种内竞争等因素进行综合分析。

（2）影响种群动态的因子分析 根据动态监测基本原理，重点应对种群结构进行分析。其中，分析遗传结构对种群动态的影响有助于对种群的长远动态变化趋势进行预测与评价，具体方法可参考有关分子生物学的 DNA 多态性分析方法。这里主要分析影响种群动态的其他因子。

1）年龄结构分析及其描述 植株个体死亡或繁殖常与年龄有关。对种群年龄结构的分析包括在 t 时刻（样方中）所有个体的年龄/生长发育阶段构成（发育阶段结构）的参数采集和统计以及在单位时间（龄期/生长发育阶段）内这种组成的变化。所采集的参数有：①某龄期存活个体数；②同龄期个体存活到次一龄期的比例；③同龄期个体死亡比例；④特定年龄存活率，即每一龄期存活个体的比例；⑤特定年龄死亡率，即每一龄期死亡个体的比例；⑥每一龄期每一存活植株所产生的种子数（种子/植株）。通过分析上述参数，可准确掌握资源物种从种子萌发开始直到完成整个生命周期的各个龄期或生长发育阶段之间的转移率。根据各龄期或生长发育阶段之间的转移率，可分析判断不同龄期或生长发育阶段对种群增长或降低的影响程度，如幼苗的比例可以预示种群未来可能的变化；根据种子萌发到幼苗成活之间的转移率，可推测种子的生活力、后熟、休眠、出苗速度等特性对种群动态的影响；根据植株营养生长到繁殖（开花结实）阶段之间的转移率，可分析物种种间或个体竞争状况、对生态环境的适合度等对种群动态的影响。多数情况下，植株个体的生长发育阶段有较为容易判断的形态特征，但对于多年生植物（尤其是草本植物），仅根据外部形态特征判断植株个体的年龄（龄期）则往往比较困难，可采取在相同生境下栽培的方法，观察确定各龄期或生长发育阶段所表现出的形态特征。对于多年生多次结实的物种，如灌木、乔木、多年生宿根性草本等，也可将进入繁殖阶段的个体划为“同龄期”处理，较为简易可行。

2）大小结构分析及自然更新能力评价　资源的生物产量及其变化是中药资源调查、监测工作的重点，主要取决于植株个体大小（单株生物量）及其空间结构（密度）。一般来说，一个种群在生活史初期的植株多为“小多大少”。对于种群中个体的大小可采用高度、冠幅、胸径、长度（藤本）等划分，种群中个体的大小不等性可根据个体大小的变异系数（CV，标准差/平均数）来评价，也可通过对频度-大小指标作图得到直观表达。通过测定单株生物产量或药用部位产量、种群中处于不同生物产量阶段包括达到药材质量要求程度（可提供药材采收）的植株个体数量及比例，结合种群统计学参数、年龄结构及空间结构信息分析，即可了解种群生物蕴藏量、年增长量及药用部位生物量的动态变化。监测样地需保留以连续采集信息，个体生物量及其增长状况还需辅助进行同生境种植实验，通过取样测定建立“生物量或药用部位量-个体大小”的数量关系，为样地生物量测算提供依据。

3）空间结构分析　主要在于了解“自疏效应”对种群个体数量、大小、生物量（包括总生物量和单株生物量）动态的调节和影响。主要测定参数为样地中对象物种的密度（郁闭度）、盖度和所在群落的总盖度，各参数的信息采集可参考中药资源普查中样方调查的方法进行。除上述参数的采集外，还需辅助进行种植实验，以“总产量-播种密度”作图，了解其阈值密度及产量与密度之间的关系。总产量 Y 和密度 N 之间的关系可用如下方程描述：

$$Y=\omega_{m}N\ (1+\alpha N)^{-1}$$

其中，ω_m 为植株个体潜在的最大生物量，α 为获得 ω_m 所需的面积（可通过种植实验获得）。当 N 趋于无穷大时，Y 趋于一个常数 $\omega_m\alpha-1$，意味着单株平均产量（ω）与密度成倒数关系（$\omega=Y/N$）。将种植实验获得的数据与样地采集的信息进行综合分析，即可评价种群的空间结构对其动态和产量的影响。

4. 综合分析评价种群及物种总体资源动态　在比较、分析和评价各指标对种群动态影响的基础上，对所采集的信息进行综合分析，便可进一步对种群、物种动态做出评价。根据中药资源动态监测目的，对物种总体资源的分析评价应着重围绕 5 个方面进行：①资源的数量动态，包括个体数量、生物产量及药用部位产量等指标；②自然更新能力，包括个体数量、生物产量及药用部位的年增长量等指标；③影响资源动态的因子；④环境适应性和适生环境特征分析；⑤资源动态发展趋势的预测等。种群及物种总体资源动态是各因子综合影响的结果，在综合分析评价时，应特别注意各因子对动态的交叉影响及其影响角度和大小。如在分析评价种群个体数量变化的影响因素时，除通过种群动态模型分析获得总体评价外，还需考虑年龄结构中成年个体（已进入生殖期的个体）和幼年个体（营养生长期的个体）的比例、空间结构中的密度参数（自疏效应、植株生长状况与密度的关系）等。种群个体数量动态、遗传结构、大小结构、年龄结构、空间结构等对种群生物量及其动态、自然更新能力和种群动态发展趋势都有重要影响。如果种群动态处于稳定或增长状态、自然更新率高、各生长发育阶段间转移率高，表明物种对所在生态环境有着较好的适应性，并可通过比较不同种群的动态状况和生态环境差异来判断其适宜的生态特征。同样，在分析评价物种总体资源动态时，“宏观”层面监测的分布区域、生态环境特征等信息以及社会学调查信息都有重要参考价值。

（四）中药资源动态监测站建设

中药资源动态监测站可以动态监测各地区中药资源变化情况，及时了解监测地区中药资源变化情况，通过各种信息收集和处理完成资源状态系统性的测定、观察、记载、分析和评价。要实现从掌握资源总量向监控资源整体的跨越式转变，需要充分利用现代调查技术来保障调查结果的准确性，同时根据我国野生及栽培药用植物资源的特点分别进行监控，才能具有长期运作的可行性。野生药用植物资源动态性较强，可将卫星遥感与周期性实地调查相结合，建立卫星遥感动态监测平台，结合周期性实地调查修正遥感信息的判读，实现对野生药用植物资源的监控。我国栽培药用植物资源规模不断扩大，卫星遥感动态监测适用性较好，但药材质量良莠不齐、栽培计划缺乏科学指导等问题长期存在，制约着中药现代化进程，可以企业为单位，由国家相关部门强制监督，制定系统化的统计报表制度，从而把控中药产业全程质量，指导药材合理生产。

《中药材保护和发展规划（2015—2020年）》野生中药材资源保护专项强调“全国中药资源动态监测网络建设。每个省（区、市）建设2～3个中药资源动态监测和信息服务站，逐步在资源集中的市（地）、县（市）建设监测和信息服务站点。”2016年，第四次全国中药资源普查试点工作大量应用现代化调查技术，初步建成了包括1个中心平台、28个省级中药原料质量监测技术服务中心、66个县级监测站的中药资源动态监测信息和技术服务体系，用于实时掌握我国中药材产量、流通量、价格和质量变化等，同时开展中药材质量、田间管理等十大类技术服务，推动了中药产业健康发展。

答案解析

目标检测

一、单项选择题

既能反映中药资源的生产特点，又能反映资源合理开发利用方向的中药资源地图是（　）。

A. 群落分布图　　B. 中药资源区划图　　C. 中药资源蕴藏量图
D. 中药资源分布图　　E. 中国药材资源地图

二、多项选择题

常见的中药资源地图包括（　）。

A. 中药资源分布图　　B. 群落分布图　　C. 中药资源蕴藏量图
D. 中药资源区划图　　E. 中国药材资源地图

三、填空题

中药资源动态监测体系的构成包括________、________和________。

四、简答题

1. 药用植物资源调查的方法有哪些？
2. 野生药用动物资源调查主要调查哪几个方面？
3. 中药资源动态监测的内涵是什么？
4. 中药资源动态监测成果主要应用于哪些方面？

书网融合……

第五章　中药资源评价

学习目标

知识目标

1. 掌握　中药资源评价的内容和方法。

2. 熟悉　中药资源评价原则。

3. 了解　中药资源评价的目的和意义；中药资源生态、经济、社会效益评价的指标体系。

能力目标　通过本章的学习，培养评判性思维以及探究精神，提高逻辑思维能力、发现问题及综合分析和解决问题的能力。

素质目标　培养综合评价中药资源的生态和社会效益的长远思维。

PPT

第一节　中药资源评价目的与原则

中药资源评价是在全面深入地调查并掌握中药资源种类、数量及动态变化的基础上进行的。科学、系统和客观地评价中药资源是有效管理、利用和保护中药资源，促进中医药事业健康持续发展的重要工作。

一、中药资源评价的目的

中药资源评价是中药资源开发、利用和保护及其科学管理、决策的前提和依据。其目的是从整体上揭示中药资源的优势与劣势、开发利用潜力大小、限制性及其限制强度等，为实现资源综合效益和可持续发展提供科学依据。

1. 服务国家宏观战略　中医药是国家医药卫生事业的重要组成部分，是我国传统医学的瑰宝。中药资源作为国家医疗卫生事业的战略资源，在保障人民健康、促进卫生事业发展的同时，还肩负着乡村振兴、生态建设、经济发展等方面的使命。因此，科学、准确地开展中药资源评价对服务国家宏观战略具有重要意义。

2. 支持资源经济决策　中药资源评价是从整体上揭示区域中药资源优势与劣势、开发利用潜力大小、限制性及其限制强度等。运用可量化、可测量的评价体系和方法，开展中药资源综合评价，为中药资源的合理开发利用，以及各省乃至全国中药产业的规划、建设、投资、管理等提供科学决策依据。

3. 促进资源可持续发展　中药资源可持续发展是评价工作的意义所在。针对特定中药资源类型，建立系统的中药资源评价体系，对于全面、准确地反映中药资源现状，制定科学的保护和利用措施，确保中药资源健康可持续发展意义重大。

二、中药资源评价的原则

中药资源不仅具有名称、分类地位、性状特征、内在化学成分等物种一般特性，还具有区域性、群体性、动态性等特征。因此，中药资源评价既要考虑中药资源的特点，又要体现其与生态、经济、社会和环境之间的相互影响，遵循评价方法的科学性、评价系统的层次性、评价内容的可靠性与完整性及评价指标体系的主观性与客观性相结合等原则。

（一）科学性与可操作性相结合

中药资源评价涉及中药资源品质、经济及生态等方面，随着中药资源产业链的延伸，对中药资源评价的方法与内容也在不断变化。因此，必须在遵循资源利用的自然规律、生态规律和经济规律等科学规律的基础之上，建立科学的可量化、可操作、可分析的中药资源评价体系，才能客观全面地评价、分析、判断中药资源在区域生态系统内部的涵养及外部的影响状况，其评价指标体系的建立要兼顾数据收集处理及分析的可操作性。

（二）定性指标与定量指标相结合

中药资源评价是一项复杂的系统工程。资源、生态、环境等对整个系统非常重要，但评价指标却不易被量化，此时，对这些指标所涉及的范畴应先进行定性描述，在评价分析时，再将定性指标进行适当的量化处理，以反映实际情况。这样，既能满足综合评价需要，又能满足评价指标体系尽量采用定量指标的要求。

（三）适应性与稳定性相结合

中药资源评价要坚持适应性和稳定性相结合。一方面，中药资源会随时间、自然条件、科技水平等发生变化，其评价指标体系也要充分考虑资源动态发展和变化的特点，适时进行调整，以满足现实统计分析和预测决策的需要。另一方面，评价指标体系应能反映一定时期、一定区域范围内中药资源开发利用状况和相应经济社会的发展程度，且时间、人力、物力等成本性投入需要时间去验证和改进，因而评价指标体系不宜频繁变动，在一定时期内应保持相对的稳定性。

（四）系统性与层序性相结合

中药资源是一个基于自然生态的有机系统，各种资源和要素在中药生产中体现出相互联系、彼此依存的耦合性，同时地理区域是一个由不同层次、不同要素构成的复杂系统。依据这样一个复杂有机系统的特点，一方面，应使指标体系能够从时间和空间上综合地反映和标准化地衡量中药资源可持续利用的各环节和因素，较为广泛地覆盖评价项目；另一方面，要考虑到中药资源对区域发展的影响，对相关的联系点进行相应的指标覆盖，使指标体系更具层次性和逻辑性。

（五）国际经验与我国实际需要相兼顾

中药资源的评价一方面要广泛参照和积极借鉴国际先进的资源评价理论和操作经验，不断改进自己的评价方法；另一方面要结合我国现实，依托我国资源评价已取得的实际经验，在逐步实现与国际接轨的同时，积极研究本国资源特色，最终构建既符合本土文化又符合国际化的综合性中药资源评价体系。

（六）风险预评估的前瞻性

中药资源评价内容还包含中药资源开发利用过程中的风险评估，评价指标体系中应有风险预评估的前瞻性设计。从中药资源开发利用过程中的生物多样性危机、政策和相关管理规定的变化、流行疾病谱的变化和中药资源发展产需失衡、自然灾害等多因素带来的风险，以及中药材再生能力、成药周期、濒危等级、特殊价值及市场风险等方面，对中药资源开发利用过程中可预料的风险的高低和有无实施评价。

>>> 知识链接

中药资源评价

中药资源评价是按照一定的评价原则、依据和指标，对特定区域内中药资源的组成结构、品质特征、开发利用、综合效益及可持续利用等方面进行定量或定性的分析与评估。长期以来，人们对中药材资源缺乏正确的认识与合理的利用，许多中药资源已经或正在面临灭绝。对现有中药资源做出科学、准确的评价是合理利用中药资源，在宏观和微观层面对中药材资源实施有效管理，保障中药资源的稳定供给和中药产品的质量可控，实现中药资源可持续发展，促进中医药走向世界的必然举措。

PPT

第二节　中药资源评价类型与方法

中药资源评价的目的是为中药资源产业进行投入与产出平衡核算、扩大社会再生产、加强经济与生态管理、纳入国民经济核算体系、谋求产业更大的社会效益和生态效益。

一、中药资源评价类型

中药资源的评价工作，一般都需要对调查区域的资源状况进行较为系统的综合性评价。根据评价对象、任务和目的的不同，中药资源评价可分为以下几类。

（一）区域资源评价

区域性资源评价指对某一区域内全部中药资源进行全面评价，内容包括该地区所有中药资源的种类、数量、分布、长势、多度、频度、更新情况，资源产量、质量，资源结构，以及生态效益、经济效益等。区域性中药资源评价是政府指导中药产业结构调整的依据，企业生产发展规划的前提，中药资源开发利用的基础。

（二）个体资源评价

单项（单种）或某类中药资源评价，是单独对评价对象的个体数、分布、长势、多度、频度、再生能力、产量与质量，以及可能产生的生态效益与经济效益予以评估，如杜仲、秦艽、大黄等中药资源的评价。

（三）资源专项评价

中药资源的专项评价是对评价内容在某个方面的开展情况或某类资源的状态进行评价。如对中药资源的数量、品质、经济性和生态价值等的评价，如对某科属的中药资源、某林下中药资源等的评价。

二、中药资源评价方法

目前，我国中药资源评价处于初步发展阶段，评价方法多借鉴森林、土地、草业、农业、生态和旅游等相关行业的评价方法。

（一）评价指标处理方法

1. 经验判断法　指评价者根据区域中药资源的状况与多年经验，判定区域性中药资源各个种类开发利用潜力的方法。该方法简便易行，但主观性较大，判定误差较大，不易进行横向比较。

2. 极限条件法　指把量化指标中最低的指标作为评价标准的一种方法。如某种药用植物资源虽然在生态幅度、再生能力、药用活性成分含量、经济价值等方面都被评为一级，但如果总储藏量较小，被评为三级，则该资源植物的综合评价也为三级。该方法也比较简单，易掌握，但在多数情况下，该方法的评价结果趋向于偏低。

3. 数理统计法　指采用数理统计分析手段对中药资源评价指标数据进行处理的方法，主要包括累加体系、累乘体系、模糊综合评判和聚类分析；还可运用层次分析（AHP）、Delphi 调查法并结合 Yaahp 层次分析软件等进行综合分析。如在分析中药资源的自然和经济特点的基础上选择评价项目，并对每一个被评价的中药资源指标进行等级划分、评定分值，将等级分相加的和作为每种被评价对象可利用潜力的估计值。

（二）中药资源数量与品质评价方法

1. 定性评价法　一般是将区域内中药资源与既定标准或对象进行比较，做出好与差、高与低的定性评判结论。评价地区资源数量大（种类多、蕴藏量大、药材产量高），说明该资源的品位高，药材生产潜力大，可利用性和经济性也高。

2. 定量评价法　是在对区域内中药资源进行统计分析的基础上，依据相应的评价指标体系和量化标准，计算评价指标的等级和分值，再根据相应标准评判资源的优劣等级。

（三）中药资源经济效益评价方法

经济效益评价方法通常采用收益 - 成本法，这是衡量投资效益最直观、易懂的指标，属于比率性指标，在通用的经济评价领域被称为效益 - 费用比指标。成本 - 效益分析要求成本、收益均以货币形态计量，常用指标为收益/成本（B/C）。如果 $B/C>1$，则方案经济，可以考虑使用；否则不经济，没有使用意义。这一指标既可以对单一利用方案的经济性做出判断，同时也可以实现对多个方案进行经济效益评价的对比，找到最佳方案。在评价过程中也要考虑中药资源的社会效益和生态效益，由于社会效益和生态效益的指标难以用货币形式直接体现，这里的成本特指开发利用过程中的成本。根据中药资源本身和开发利用的特殊性，可列公式计算：

经济效益 = 收益/（成本 + 资源本身经济价值 + 等量资源恢复所需投入 + 环境补偿所需投入）

一般情况下，同一种中药资源往往具有多种开发利用的可能性，同种资源的各种可能开发利用方式的经济合理性也会存在一定差异，资源开发所取得的经济效益亦会不同。因此，评价中药资源的经济效益时，要兼顾资源的多种用途及其可能的开发利用技术方式。另外，社会生产力发展水平、国家资源开发政策以及资源分布、地区的地理环境等条件往往也会影响资源利用的经济性，也应列入中药资源经济效益评价时考虑的因素。

（四）中药资源价值评价方法

中药资源价值评价是中医药产业可持续发展的核心内容之一。中药资源价值的评价方法多样，不同的方法，其理论基础各异，评价的资源类型亦有差别。目前，资源价值评价有以下几种方法。

1. 市场价值法　是以资源交易和转让过程中所形成的资源价格来推定评估资源价值的方法。将资源质量看作一种生产要素，资源质量的变化会引起生产成本及生产率的变化，从而导致产品价格和产出水平的变化，这种变化可观察，并可用货币测量。此方法先定量评价某种资源的价值效果，再根据效果的市场价格来评估其经济价值。市场价值法是经济学中较为成熟的评价方法，是目前应用较为广泛的价值评价方法。

2. 机会成本法　资源的机会成本是指把该资本投入某一种特定用途后所放弃的在其他用途中所能获得的最大利益，即做出某一决策而不做出另一种决策时所放弃的利益。机会成本法是用收入或收入损失评价无价格的自然资源，可以用该资源作为其他用途时可能获得的收益来表征，特别适用于对自然保护区或具有唯一性特征的自然资源开发项目的评估。

3. 影子工程法 是恢复费用法的一种特殊形式，指在自然资源被过度利用或退化后，用人工方法建筑新工程来替代原来生态环境下资源的功能，然后用建筑新工程的费用来估计环境资源不合理利用造成的经济损失的一种计量方法。影子工程法利用替代技术来衡量资源的价值，适用于那些没有市场交换和市场价格的公共商品。例如，森林涵养水分所带来的效益难以直接计算，可通过能蓄积同样水量的水库来计算，水库的建设投资运行与管理费用就成为森林涵养水分的收益。

（五）资源风险性评价方法

风险性评价的内容主要是未来可能造成中药资源数量匮乏或中药材质量安全问题的隐患和风险；评价的指标有再生能力、中药材成药周期、分布范围、濒危等级、特殊价值等方面。由于潜在风险评价过程中以定性指标为主，各指标的打分主要依靠专家经验或文献查找，主观性较大。目前潜在风险评价的分析主要使用德尔菲专家咨询，通过成立项目评估小组，邀请专家（要求专家从事中药资源管理、中药资源生态学等研究的领域）对潜在风险指标权重进行估值，估值结果用统计软件进行分析。

PPT

第三节 中药资源评价内容与指标体系

中药资源评价是按照一定的评价原则、依据和指标，对区域内中药资源进行定量或定性分析和评估，评价的内容因目的不同而异，并由相应指标构成完整的评价体系。

一、中药资源的数量评价 微课

（一）中药资源的数量特征

中药资源的种类数量及其蕴藏量或储量等数量特征是正确评价中药资源开发价值的重要依据。中药资源的数量包括资源总量、可利用量和产量。

1. 资源的总量 系指区域内中药资源的种类数量和蕴藏量。

（1）中药资源种类数量 包括资源种数和个体数量。资源种数指某区域内拥有多少种中药，是资源丰富程度的具体体现；某区域内中药资源的个体数量是某种中药个体数量的总和（也可用区域内所有中药种类个体总的数量表示）。

（2）中药资源蕴藏量 系指区域内某种中药资源自然蓄积的生物物质总量（也可用区域内所有中药资源种类的物质总量表示），在泛指中药资源的生物物质总量的情况下，可以用生物学概念“生物量”来表示；在特指药材总量时，可以用药材蓄积量表示。

2. 中药资源可利用量 系指区域内野生药用动植物在其自然更新能力不受影响的前提下，可供人类采收、捕捉并利用的野生药材的储藏量及药用矿物资源的储藏量。

3. 药材产量 系指区域内某种药材单位面积年度可采收获得的药材量，包括野生药材和种植、养殖药材量及药用矿物资源的开采量。一般用单位面积可获得的合格药材的重量来表示（也可用区域内所有药用种类单位面积产量表示）。

4. 药用生物的生物量 包括药用部分和非药用部分，为区域内某物种中药所有生物个体干物质的总和。而药材蓄积量仅为可用于生产药材的器官或组织部分的中药量。

（二）中药资源数量评价的类型与指标及主要内容

1. 中药资源数量评价的类型 中药资源的数量评价分为药用生物资源和药用矿物资源数量评价。

（1）药用生物资源的数量 主要包括生物种群的数量、分布面积、分布密度、种群的年龄和性别结构以及药用部分的蕴藏量、药材产量。

（2）药用矿物资源的数量 包括探明储量、可采储量和远景储量等数量指标。

2. 中药资源数量评价的指标 主要有4类，即生物种类数量、生物个体数量、资源蕴藏量（可细化为资源生物量和药材蓄积量）和药材产量。

3. 中药资源数量评价的主要内容 包括对其区域内中药资源物种数目及名录，种群的分布面积、生物数量与蕴藏量以及种群的年龄和性别结构等进行分析，对资源的结构及可利用数量和生产潜力等实施评估和分级。

中药资源数量是一个动态指标，可随环境条件及人类活动等情况而不断变化。药用生物资源的数量既受生物自身因素的限制，又受环境因素的影响，人为活动也会带来干扰。

二、中药资源的品质评价

（一）中药资源的品质特征

中药资源品质系指中药资源的结构特征、质量特征、多用途特征等多个方面。

1. 中药资源的结构特征 主要反映的是区域资源的种群特征及其与环境的相互关系。构成中药资源的生物的种群密度、年龄及性别结构等种群特征与资源的蕴藏量和药材产量紧密相关，一定程度上反映中药资源的生产潜力和可持续性。种群的年龄结构系指种群中各年龄级个体数量所占的比例，只有达到某一年龄阶段的药用生物才具有药材生产的能力。种群增长模型是评判种群的发展动向，判定稀有濒危资源状况的重要手段，也可说明评价地区资源的未来可利用量及发展动态等。一些药用动物只有雄性或雌性个体才能生产某种药材，利用种群个体的性别比例关系，不仅可以评判种群的繁殖能力，还可推断资源数量的动态变化，评价资源的可利用量和可用性。

2. 中药资源的质量特征 主要反映的是中药资源的构成状况，它是由区域内个体资源质量组成的整体特征，包括区域内道地药材的种类、产量的大小、稀有濒危的种类等。

3. 中药资源的多用途特征 主要反映的是中药资源的多用性，包括中药的自身应用及其民族民间的应用、新的临床功效的开发、非传统入药部位的综合开发利用、非中药产品综合开发利用及中药渣资源的开发利用。

（二）中药资源品质评价的主要内容

中药资源品质评价的内容主要包括中药资源的结构评价、质量评价和多用性评价。

1. 中药资源结构评价 评价指标包括区域中药资源种类的数量、种群特征（种群密度、年龄及性别结构等）、资源的蕴藏量和药材产量。重点从资源的潜在能力与可供可持续开发的品种及数量等指标考察中药资源结构优良程度。

2. 中药资源质量评价 评价指标包括区域中药资源中常用大宗药材及道地药材的种类和数量、各类药材的产量、珍稀濒危药材的种类。重点根据中药资源可供生产使用的情况等指标考察中药资源可提供经济价值的能力。中药资源质量评价一般将性状、理化特征作为最基本指标，将道地性作为间接指标进行评价。

3. 中药资源的多用性评价 评价指标包括区域中药资源可应用范围及其价值，有哪些品种具有多民族应用的特点，哪些品种非传统入药部位具有开发价值，哪些品种具有非中药产品综合开发利用的前景，哪些品种的药渣具有开发利用的潜能。重点根据中药资源的综合利用等指标考察中药资源的效益最大化。

三、中药资源的生态效益评价

生态效益是指人们在生产中依据生态平衡规律，使自然界的生物系统对人类的生产、生活条件和环境条件产生的有益影响和有利效果。它关系到人类生存发展的根本利益和长远利益。生态效益的基础是生态平衡和生态系统的良性、高效循环。中药资源的生态效益是指人类活动和生产对中药资源所在自然环境的生态系统结构和功能产生的直接或间接的生态效应。中药资源是自然环境的组成部分，在生态系统中具有自己独到的功能，资源的开发必然会对环境产生一系列的影响。中药资源的生态效益体现在多个方面，如保护环境、维护生物多样性和生态平衡以及观光旅游等功能。中药资源的生态效益评价则应依据评价目的的不同而采用相应的评价方法。

（一）中药资源的生物多样性评价

生物多样性是指生物及其与环境形成的生态复合体以及与此相关的各种生态过程的总和。药用生物是生态系统的重要成员之一，在生物群落和生态平衡中有着重要作用；某些药用动物是生态系统食物链中的重要一员，对其过量捕获就会降低生态系统的生物多样性，影响生物食物链运行，破坏生态系统平衡。药用植物种类在生物群落中发挥作用的重要程度可以用优势种、亚优势种、建群种、伴生种和偶见种等种群地位来评价。中药资源的生物多样性评价主要基于对其群落物种多样性的评价，常用评价指数如下。

1. 物种丰富度指数（D）

$$D_{gl} = S/\ln A$$

$$D_{ma} = (S-1)/\ln N$$

$$D_{me} = S/N^{1/N} \quad D_{mo} = S/N$$

式中，D 指物种数目随样方增大而增大的速率；S 为物种数目；N 为所有物种的个体数之和；A 为样方面积。

2. Simpson 指数（D） 又称优势度指数 $D = 1 - \sum_{i=1}^{S} P_i$

式中，P_i 为种 i 的个体在全部个体中的比例；S 为种数。

3. Shannon - Wiener 指数（H） $H = -\sum_{i=1}^{S} P_i \log_2 P_i$

式中，P_i、S 意义同上；对数的底可取 2、e、10，单位分别为 nit、bit 和 dit。

（二）中药资源的生态功能评价

1. 环境保护功能评价 药用生物是自然界中生态系统的重要组成部分，在一些生态脆弱地区生长的药用生物，对当地的环境保护具有重要作用，如保持水土、防风固沙等，这些资源一旦遭到过度开发，就会引起生态环境恶化，甚至造成短期内难以逆转的生态灾难。例如，甘草、麻黄、肉苁蓉等药用植物生长在温带草原和荒漠地区，具有重要的防风固沙作用。此类中药资源的生态效益可以采用生态价值的估算方法进行评价。此外，药用矿物资源的开采对区域环境也会产生系列影响，其环境保护功能评价的指标和方法参见地质学和矿产学领域相关书籍。

2. 初级生产评价 初级生产是指植物光合作用积累物质和能量的过程，是反映生态系统内物质循环和能量流动的一个综合指标。在初级生产过程中，用于植物生长和生殖的那部分能量称为净初生产量（或第一性生产量）。净初生产量通常用每年每平方米所固定的能量值表示，初级生产积累能量或有机物质的速度称为初级生产力。陆地生态系统净初生产量的测定通常采用收获量测定法，即定期收获植被，干燥至恒重，再以每年每平方米所生产的有机物质干重表示。

四、中药资源的经济效益评价

中药资源的经济效益评价是指借助经济学原理和方法，全面分析和评价中药资源所能产生的经济价值。

（一）中药资源经济效益的评价指标

中药资源的经济效益可通过资源的蕴藏量来评价。但在中药资源的蕴藏量中，受某些条件限制，本可以开发利用的部分资源却不能采收，其资源的可利用价值不能转换成经济效益。例如，为了保持药用生物资源的更新能力，维持可持续利用，采收利用量只能限制在一定数量范围内；有些药用生物的年龄没有达到收获期，其蓄积的药材资源也不能被采收利用；有些资源的药材质量低劣，达不到药用质量标准；有些野生资源分布散乱或数量较少，采收经济成本过高；有些资源分布在特殊地方，正常生产条件下难以采收；有些资源被采收后会引起生态灾害。这说明，能够采收利用的资源一般情况下要小于现存资源的蕴藏量（药材蓄积量），其中不可以采收的资源部分称为不可利用资源。只有可利用的资源才有可能被开发利用，由资源变为商品而产生经济效益。中药资源的“年允收量”“经济量”等指标，均可用于中药资源的经济效益评价。中药资源的蕴藏量是评价中药资源经济效益的最重要指标，除此之外，药材的蓄积量或产量、药材的经济蕴藏量和年允收量等也是衡量中药资源经济效益的指标。

（二）中药资源经济效益评价内容

中药资源的经济效益评价一般分为直接经济价值评价和间接经济价值评价。直接经济价值评价一般利用市场价值法来评估，把自然资源质量看作一种生产要素，资源质量的变化会引起生产成本及生产率的变化，从而导致产品价格和产出水平的变化，这种变化可观察，并可用货币测量。中药资源的间接经济价值是指中药资源所处生态系统及其整个开发利用活动过程中影响所及范围内，对人类有益的全部效益。它包括在生态系统中发挥的间接经济价值，中医药文化价值，中医药的预防保健价值，中药生产的废弃物利用价值，中医药的科学研究价值等。中药资源间接经济价值评价方法多借鉴森林、草业、农业和旅游等行业建立的自然资源评价方法来综合评价。

五、中药资源的社会效益评价

中药资源的社会效益评价，是指对以共同的物质生产活动为基础而相互联系的人们在利用中药资源物质或是使用劳务时所产生的益处的核算。社会效益评价主要考察中药资源带动地区社会文化发展的程度。中药资源是国民经济建设、人民健康保障和生态环境保护不可缺少的重要自然资源，是中药产业发展的基础，对中药资源进行社会效益评价是其合理开发利用的必要保证。中药资源的社会效益主要表现为可以通过劳动投入和相关产品的生产、销售以及资源的开发利用，为社会提供就业岗位；通过资源开发利用，促进资源产区的经济发展；在人民群众健康保障与和谐社会建设等方面也能发挥积极的作用。

从中药资源的主体特征和核算内容考虑，中药资源的社会效益评价内容应包括中药资源对人类健康的保证和促进，创造工作岗位，提供就业机会，对相关文化、传统、习俗的影响等方面。中药资源对人类健康的保证和促进是指中药资源本身及其产品对健康的维护，包括疾病的预防、诊断、治疗等方面。

中药资源开发利用所创造的就业机会是其社会效益核算的主要指标，目前比较受认同的社会效益核算方法是对其提供就业岗位的核算，它的核算方法主要采用投入产出法和提供就业机会的增值系数进行计算。最后使用平均工资额乘以相应的就业机会，即得到社会效益的价值。中药资源的社会效益还包括对相关文化、传统、习俗的影响等，今后也应考虑对其进行研究和核算。

六、中药资源风险预评价

在中药资源开发利用过程中，除评价各项有益指标外，还要做好中药资源开发利用的风险评估。主要从以下几个方面进行：一是生物多样性危机所带来的中药资源开发利用的风险；二是中药资源开发过程中的政策风险；三是不断排除开发过程中出现的生态问题所带来的风险；四是在开发过程中时刻防止社会流行疾病谱的变化和中药资源发展产需失衡的风险；此外，还要注意开发利用过程中的技术瓶颈，自然灾害风险，多因素带来的质量风险，以及中药材再生能力、成药周期、濒危等级、特殊价值及市场风险等。

答案解析

目标检测

一、单项选择题

1. 以下不属于中药资源品质评价指标的是（　）。
   A. 气味　B. 断面颜色　C. 成分含量
   D. 个体数量　E. 道地性
2. 以下不属于中药资源数量评价指标的是（　）。
   A. 种类数量　B. 个体数量　C. 药材蕴藏量
   D. 经济价值　E. 药材产量

二、多项选择题

1. 中药资源评价类型包括（　）。
   A. 区域资源评价　B. 个体资源评价　C. 资源专项评价
   D. 整体资源评价　E. 单项资源评价
2. 中药资源评价的原则包括（　）。
   A. 科学性与可操作性相结合　B. 定性指标与定量指标相结合
   C. 适应性与稳定性相结合　D. 系统性与层序性相结合
   E. 国际经验与我国需要相兼顾

三、名词解释

中药资源品质特征

四、简答题

1. 简述中药资源的经济效益评价。
2. 简述中药资源的生态效益评价。
3. 简述中药资源的社会效益评价。

书网融合……

案例1

案例2

案例3

思政导航

本章小结

微课

题库

第六章　中药资源开发利用

学习目标

知识目标

1. 掌握　中药资源开发利用的基本原则；中药新药开发的思路与程序；中药废弃物综合利用的主要内容。

2. 熟悉　中药资源开发利用的途径和方法；中药新药分类；中药保健食品、化妆品等的开发方式。

3. 了解　古代经典名方中资源评估基本原则；中兽药及饲料、植物源农药等资源开发的现状。

能力目标　培养认识中药资源开发利用过程中的中药新药和经典名方研发、中药资源综合利用的特点，进行综合利用和开发，探索新的中药产品和应用领域，发掘中药资源的潜在价值，具备创新能力、提出问题及对策的基本能力。

素质目标　培养团队合作精神和创新素质，具有保护中药资源的社会责任感，对中药资源的合理利用和可持续发展具有深刻认识，并在实践中贯彻执行。

人类社会的不断进步和科学技术的飞速发展，为中药资源的开发利用赋予了新的内涵。中药资源开发利用在继承和发扬中医药学的基础上，已进入新的发展阶段。近年来，中药资源的开发利用表现为多途径、多维度的深层次的综合开发利用，取得了明显的经济效益和社会效益，为增进人们健康和丰富人民生活发挥了广泛而积极的作用。

PPT

第一节　中药资源开发利用的原则和途径

中药资源开发利用的目的在于合理地、充分地应用和发展中药资源，使其更加有利于防病、治病、康复和保健，保障人们身体健康，同时，加强在畜牧业、农业、食品及化工等各方面的综合利用，进一步造福人类，实现其社会效益、经济效益和生态效益综合利用。

一、中药资源开发利用的原则

中药资源开发利用通常在中药资源调查的前提下，全面认知中药资源总体特征，运用多学科技术手段加以综合开发利用。中药资源开发利用过程必须遵循基本原则，才能维系中药资源动态可持续发展。

1. 效益最大化原则　中药资源的开发利用具有社会属性，必须考虑经济效益问题。效益最大化原则是指在中药资源开发利用过程中，采取的措施、办法和投入的人力、财力和物力能产生较好的收益，即经济效益最大化，同时兼顾良好的社会效益和生态效益。中药资源开发利用，首先要立足当地资源禀赋，选择有潜力的品种，同时加强开发利用的深度与广度，实现经济、社会、生态效益相统一。如山区坡地中药资源的开发利用，应考虑山地优势，发展适生中药材，努力提升土地生产力，不断提高中药材产量和质量。例如，药用大黄为陕西汉中地区适生的“秦药”品种，主要种植在丘陵山坡上，不仅充分利用山地、林地等土地资源，还获得了品质优良、产量高的大黄药材。当地大黄种植历史悠久，形成了特有的种植、加工、销售等产业链。近几年，大黄经济效益稳步提高，加上当地土地资源有限，致使在汉中地区及秦巴山区都纷纷效仿开展大黄种植，但由于产地加工、运输成本较高，导致零散分布的大黄种植户获利甚微，社会效益不是十分明显。随着农业产业结构的调整，未来对大黄进行生态种植，开展深加工研究与实践，提升中药资源附加值，以实现大黄产业高质量发展，才能达到效益最大化。

2. 生态系统平衡原则 是指中药资源的开发量要与其生态更新能力相适应，对自然生态系统里中药资源的开发量要小于资源的生长、更新量，使生态系统能保持动态平衡稳定。每个生态系统所承载的能量和物质循环规律是有差异的，这与中药资源更新的速度、规模、完整性密切相关。各生态系统内部各个组分上能年复一年保持相对稳定，达到生态平衡，就能实现中药资源可持续发展；如果每年无限利用系统中的物质和能量，超出了维持资源更新的界限，而得不到适当的补偿，则必然引起系统紊乱，如不加以保护，则会导致系统退化直至崩溃。例如，我国西北地区的甘草、麻黄、沙棘等中药资源是防沙、固沙的重要植被类群，一旦被大量采挖，必然加速土壤沙化进程，随之而来的就是草原整体退化、生态环境恶化迅速蔓延。据测算，每挖 1kg 的甘草会破坏草场 2 ~ 4m^2，每年挖 5000kg 甘草就意味着 1 万 ~3 万 hm^2 草场受损。因此，甘草主产区需控制年均开发量，根据药用植物生态学技术方法测算年均最大持续产量，保证可持续利用。

3. 生态适应性原则 就是遵循中药资源区域适宜性分布规律和地域差异。中药资源所处的地形地貌、范围大小、地质形成、开发利用历史等在空间分布上的不平衡，致使中药资源特征呈现明显的地域性。如矿产资源的分布，主要与不同地质时期地壳物质积累和活动有关。动植物资源适宜性和限制性差异，主要源于其在特定气候条件的生态系统中长期进化。同一品种产地不同，质量有明显差异，而“道地药材”就是特定品种在特定地域分布差异所造成的，具有明显的生态适应性。因此，在进行中药资源开发利用时，首先按照某地区资源的种类、数量、质量、性质等实际情况，采取最合理的方式、途径和措施来开发利用，形成当地经济优势品牌，带动区域经济社会发展。例如，人参自然资源主要分布于长白山小兴安岭针阔混交林、杂木林及灌木林下。人工栽培人参技术早已成功，目前生态环境最适宜林下参种植的主要区域是辽宁和吉林，该区域已形成产业化。

>>> 知识链接

中药材生态种植

中药材生态种植是指应用生态系统原理，结合系统工程方法设计，充分应用能量多级利用和物质循环再生，实现生态与经济良性循环的中药生态农业种植方式；以“天地人药合一”为理念，基于“逆境效应”理论的“拟境栽培”策略，实现全过程 GAP 管理，在中药材品质提升与可持续利用方面发挥重要作用。

4. 可持续利用原则 就是把当前利益与长远利益相结合。受生产力发展水平的限制，人们过去对中药资源的开发利用比较局限。当前，人类用先进的科学技术手段，以前所未有的速度和规模来开发利用资源，使得资源种类和总量不断减少。自然资源是经济社会发展的物质基础，中药资源作为自然资源的重要组成部分，需要社会和全民的监督、管理和合理利用，这就要求中药资源开发利用必须要有规律，要与国民经济的发展速度相适应，保持可持续控制与利用。红豆杉在自然条件下生长速度缓慢，再生能力差。中国共有红豆杉属 *Taxus* 植物 4 个种和 1 个变种，资源相对丰富。然而，在 20 世纪 90 年代，由于发现其树皮中含有昂贵的抗癌物质——紫杉醇，红豆杉资源遭遇掠夺式采挖，导致野生资源存有量锐减。目前我国的红豆杉种植面积不断扩大，在红豆杉资源得以保护的同时，还保障了药用的需求。可见，只有对中药资源进行合理利用与保护更新，才能实现可持续利用。

二、中药资源开发利用的途径和方法

中药资源开发利用的途径和方法多种多样，主要途径是充分利用已知资源和寻找可以利用的新资源。中药新资源泛指新发现的具有药用价值的物种、新的入药部位、拓展疗效的药物和采用现代科学技术开发利用的植物、动物和矿物等。

（一）通过中药资源普查寻找新资源

我国已经进行了四次大规模的中药资源普查，发现了不少新的中药资源，如新疆阿魏、贝母、紫草，西藏的胡黄连，云南的诃子、马钱子，广西的安息香，海南的大风子、降香等。随着中药资源普查工作的推进，将会有更多新的中药资源被发现。

（二）利用本草典籍寻找新资源

我国历代医药学家在与疾病作斗争的过程中积累了大量宝贵的用药经验和技术，为后代留下了十分丰富的史献资料，如《神农本草经》《名医别录》《雷公炮炙论》《新修本草》《本草品汇精要》《本草纲目》《本草纲目拾遗》等本草典籍，这些本草著作不仅如实呈现了不同历史时期药物品种的变迁情况，同时也反映出新品种、新资源不断发现及利用的情况，为后人开展中药新资源研究提供了丰富的线索和经验。如本草记载的贝母原为多品种中药，不仅包括百合科贝母属植物，而且还含有其他科植物。《本草纲目》援引陆玑曰："叶如栝楼，而细小。其子在根下。如芋子，正白，四方连累相着，有分解。"对照其描述，实际是指葫芦科土贝母 *Bolbostemma paniculatum*。直到清代，它才被作为新药从贝母中分出，名"土贝母"。众所周知，"青蒿素"的开发研制就是以晋代葛洪《肘后备急方》的记载为基础进行的。可见，对我国古代药学及有关文献加以深入挖掘，对中药新资源的开发有重要意义。

（三）利用民族和民间医药信息开发新资源

我国是一个统一的多民族国家，各民族在历代繁衍的历史长河中形成了自己独特的医药传统，各地民间也广泛流传着使用中草药防病治病的大量信息。这些信息，都是经过了临床检验的中药资源利用的经验，也是探索、调查、发掘、整理、研究与提供新药源的信息宝库。我国已从民族药、民间药中开发出多种新药，著名的如治疗中风瘫痪的苗族药灯盏细辛注射液，治疗肝炎的哈尼族药青叶胆片，以及有用江西民间草药草珊瑚开发出的"复方草珊瑚含片"，以及从河南民间用于治疗食管癌、贲门癌的草药冬凌草中开发出来的一种抗癌新药"冬凌草素"。另外，有些中药也来自民间药，如罂粟科的夏天无来自江西民间药；唇形科的断血流 *Clinopodium polycephalum*、白毛夏枯草 *Ajuga nipponensis*、檀香科的百蕊草 *Thesium chinense*，小檗科的江南牡丹草 *Gymnospermium microrrhynchum* 均来自安徽民间药；豆科的鸡骨草 *Abrus cantoniensis*、葫芦科的罗汉果 *Siraitia grosvenorii* 均来自两广地区民间药。

此外，国际上十分重视亚、非、拉地区的民族药及土著民族药的调查、研究及新药开发，在学术上形成了民族药学、民族药理学、民族植物学等分支学科。

（四）利用植物亲缘关系开发新资源

亲缘关系相近的植物通常不仅表现出形态和结构相似，新陈代谢类型和生理生化特征亦相近，且化学成分组成及疗效类似，据此可以在近缘物种中寻找和扩大新的药物资源。埃塞俄比亚卫矛科植物卵叶美登木 *Maytenus ovatus* 含有的抗癌活性成分美登木素（maytansine）含量甚微。利用亲缘关系，发现肯尼亚的巴昌美登木中美登木素的含量比卵叶美登木高 3.5 倍；继而又发现与美登木属近缘的南川卫矛 *Eronymus bockii*，其美登木素含量又比巴昌美登木高 6 倍。20 世纪 50 年代初，我国需要大量从印度进口蛇根木 *Ramolfa serpenlina* 来提取降压药利血平（reserpine），依据这一理论找到了在我国分布的同属植物萝芙木，解决了进口原料问题。从一种药物的研究利用扩大到本属其他物种利用的例子还有很多，如从治疗慢性支气管炎的兴安杜鹃 *Rhododendron dahuricum* 扩大到杜鹃属多种植物的广泛利用。

（五）利用活性成分化学结构的相似性寻找新资源

绿色植物体内存在着光合作用等相同的初生代谢过程，其次生代谢虽然在不同植物之间会有不同，但通常大的次生代谢途径都是很保守的，因而很多次生代谢产物可以在多个类群中存在，其分布具有一定的规律性。据此，在某类药用植物中含量很低的药用活性成分，有可能会在有限的其他类群中具有更高含量。湖南土家族习用紫金牛科植物紫金牛 *Ardisia japonica* 来治疗慢性气管炎，后证实其镇咳化学成分为岩白菜素（bergenin），而岩白菜素最初是从虎耳草科植物中研究获得，据此很快在虎耳草科中发现了多种具有高岩白菜素含量的资源植物。这一发现证明，利用活性成分化学结构的相似性寻找新资源这种方法是可行的。

（六）药用动物资源替代品的开发

动物类中药材应用历史悠久、疗效独特，具有类似功效、可以相互替代的资源种类稀少。目前，珍稀濒危动物药材替代品的研究很受业界重视，国家也采取了一系列科学保护和合理开发利用政策，并取得了显著成绩。例如，麝香的人工合成、熊胆引流技术开发、虎骨与犀角替代品的研究以及牛黄体外培育技术均已获得突破性进展，人工麝香和体外牛黄等均已作为中药生产原料使用。用塞隆骨代替虎骨开发研究就是药用动物替代品开发的一个成功例子。塞隆，系仓鼠科动物高原鼢鼠的藏语名，生活在海拔2800～4300m的高寒草地上，而且终年生活在地下，当地藏族人用其骨头治风湿病，其干燥骨骼称为塞隆骨。实践证明，塞隆骨与虎骨疗效基本一致。1990年6月，塞隆骨被卫生部准列为第一个国家一类动物新药材，1992年获国家级新产品证书。目前已经开发出用于治疗风湿病的复方塞隆风湿胶囊、威隆壮骨酒等。

（七）海洋药物资源的开发

海洋药用生物是中药资源的组成部分，我国是世界上利用海洋药物最早的国家之一。据统计，我国历代本草收载的海洋药物有100多种。我国现代海洋药物的研究历经40年的努力，初步了解了我国海洋药用资源的现状。据报道，目前我国的药用海洋生物有1000多种。同古代相比，海洋药物的应用有了大幅度增加。传统海洋药物中，有些种类今天仍广泛应用，历版《中国药典》均有收载，如海藻、瓦楞子、石决明、牡蛎、昆布、海马、海龙、海螵蛸等10余个品种，其他主要还有玳瑁、海狗肾、海浮石、鱼脑石、紫贝齿及蛤壳等。

海洋药用资源的养殖是扩大药物来源的重要途径。50年来，我国海产养殖发展较快，许多种海洋药用生物养殖成功，有的已实现大面积的人工生产和工业化生产，如牡蛎、海参、珍珠、海胆、鲨、海带、紫菜、石花菜等，改变了完全依附于自然的被动、落后状态。如海马过去一向依靠捕捞，即使是多基原用药仍难以保障，屡屡出现货源吃紧的情况。经过多年研究，我国掌握了海马的习性和繁育技术，目前广东、山东、浙江等地已先后建立起海马人工饲养场，现已能提供部分产品。鲍的饲养不仅早已获得成功，而且生产能力也不断提高，近年已投入大规模工业化生产，为中药石决明提供了丰富的资源保障。

（八）利用生物技术开发新药源

利用现代生物技术或生物工程技术手段，对珍稀濒危和繁殖困难的药用植物进行研究，是开发并扩大新资源生产的一条有效途径。

1. 植物组织培养 是通过无菌操作把外植体接种于人工配制的培养基上，在人工控制的环境下进行离体培养，以获得再生的完整植株或生产具有经济价值的其他产品的技术，其基本原理是基于植物细胞全能性。植物组织培养类型多，主要包括胚胎培养、茎尖培养、花药和花粉培养、器官培养、组织培养、细胞培养、原生质体培养等。植物组织培养已成为生物学领域一种常规和常用的生物技术，被广泛应用于植物的组织脱毒、快速繁殖、次生代谢物质的生产、工厂化育苗等多个方面，在珍稀、濒危药用植物资源保护和开发方面具有广阔的应用前景。

药用植物组织培养与田间栽培生产相比，具有以下优点。①培养条件均一、稳定、可控，植物不受自然界各种不利条件的影响，有利于植物长期稳定培养和生产。②培养周期短（20～30 天为一代）、增殖率高，能提供规格一致的优质种苗，对珍稀、濒危药用植物保育及繁殖等具有明显优势。如铁皮石斛、金线莲等的组织培养均已获得成功并应用于生产。③培养场所和环境要求低，具备可控的植物生长环境，有利于集约化和自动化生产，管理方便，作为种质资源保存时节省资源。

2. 发酵工程　是指采用现代工程技术手段，利用微生物的某些特定功能，为人类生产有用的产品或直接把微生物应用于工业生产过程的一种新技术。发酵工程的内容包括菌种的选育、培养基的配制和灭菌、扩大培养和接种、发酵过程和产品的分离提纯等方面。发酵有如下特点：①发酵过程以生物体的自动调节方式进行，数十个反应能够像单一反应一样，在发酵设备中一次完成；②反应通常在常温、常压下进行，条件温和，能耗少，设备较简单；③原料通常以糖蜜、淀粉等糖类为主，可以是农副产品或可再生资源（植物秸秆、木屑等），微生物本身有选择地摄取所需物质；④容易生产复杂的高分子化合物，能高度选择性地在复杂化合物的特定部位进行氧化、还原、官能团引入等反应；⑤发酵设备需要进行严格的冲洗、灭菌，空气需要过滤等，以防止杂菌污染。

药用真菌是一类重要的中药资源，如灵芝、茯苓、猪苓、蜜环菌、冬虫夏草等。解决药用真菌资源紧缺的一条途径就是人工规模化栽培，另一条途径是开展工业化发酵培养。发酵包括菌体发酵、酶发酵、代谢产物发酵、微生物转化发酵和生物工程细胞发酵五种类型。目前已经有多种药用真菌通过发酵培养的方法获得了药用活性物质，为制药工业提供了原料，如冬虫夏草、灵芝、茯苓的药用菌体发酵等。冬虫夏草菌丝体的发酵培养就是成功利用发酵工程技术培育药用真菌资源并应用于中药保健品生产原料的实例。目前，人工虫草菌丝粉及其制剂已在临床上广泛地试用于治疗心律失常、慢性肾衰竭、性功能低下、慢性支气管炎，用于乙型肝炎、恶性淋巴瘤、冠心病等的辅助治疗，均取得了良好的治疗效果。

3. 基因工程　是将经过重组的基因通过一定的生物工程技术手段转入生物体，创造出具有新的遗传特性的物种。基因工程一般包括四个步骤：①获得目的基因（符合人们要求的 DNA 片段）；②带有目的基因的重组载体的构建；③使重组载体在受体细胞中克隆；④目的基因在宿主中的表达。基因工程可以克服药用植物遗传育种的盲目性，提高抗逆性和产品品质，有目的地对珍稀、濒危药用植物进行品质改良，增强抗病害和抗虫害能力、提高活性成分生产能力，将为中药资源的可持续利用提供新思路。应用比较多的药用植物基因工程是发状根和冠瘿组织培养，能提高药用植物次生代谢物产量。

基因工程的特点：①能打破物种之间的界限，使得动物与植物之间、细菌与动物之间、细菌与植物之间的杂交有了实现的可能；②可以根据人们的意愿、目的，定向地改造生物的遗传特性，甚至创造出地球上还不存在的新的生命物种；③由于这种技术是直接在遗传物质——核酸上进行，创造新的生物类型的速度可以大大加快。基因工程已成为 20 世纪最重要的技术成就之一。

利用发根农杆菌 Ri 质粒转化形成的发状根和根癌 Ti 质粒转化形成的冠瘿瘤组织作为培养系统生产药用植物活性成分，是当今药用植物生物技术研究的热点之一。发状根是植物受发根农杆菌感染后产生的，在感染过程中，发根农杆菌把自身 Ri 质粒的 T－DNA 上的基因转移并整合入植物基因组，这些基因组表达后即产生发状根，具有生产速度快、合成次生代谢产物的能力强、无需添加外源性激素等优点，发状根培养已经发展成为继细胞培养后又一新的培养系统。通常情况下，发状根培养生产的次生代谢产物仅限于那些正常植物根中能够合成的物质，目前药用植物发状根培养在 26 个科 100 多种植物中已经获得成功。

PPT

第二节 中药资源与新药研发

中医药是中华民族数千年来与疾病斗争的智慧结晶，有着完整而独特的理论体系、丰富的临床实践经验和确切的临床疗效，为中华民族的繁衍和人民健康做出了巨大贡献，也为我们发现与创制新药提供了宝贵的资源。随着现代科学技术的发展，以中药资源为原料的新药研究与开发的途径和方法也越来越多。当前，基于经典名方、医疗机构中药制剂等进行中药新药研发，以及利用现代化学与药理学手段相结合开发中药创新药物是中药新药研究与开发的主要途径。随着疾病发病机制研究的不断深入以及新药筛选技术的不断发展，针对疾病靶标的中药活性单体化合物的筛选与发现越来越受到药物开发人员的重视。

一、以中药资源为原料的新药开发

我国自 1985 年开始实施药品注册审批以来，批准的新药有 1000 多种，地标转国标的中药约 4600 个，原部颁标准收载品种和《中国药典》中已有品种约 4500 个。到目前为止，中药品种累计达 10000 余个。这其中有一大批确有疗效、安全性高的中药新药，有些成为中成药大品种，为临床用药和产业发展做出了巨大贡献。新药研究与开发包括选题立项、实验室研究、中试生产、临床研究、投产上市以及新药上市后再评价等一系列环节，是一个复杂的、时间相对较长的过程，也是一项需要多学科、多部门共同协作才能完成的复杂工程。以中药资源为原料进行中药新药研究与开发具有资源丰富、临床应用实践历史悠久、疗效可靠、安全性好、成功率高等优势，也是中药资源服务人类的主要途径。

（一）中药新药的概念与分类

中药新药是指未曾在我国境内上市销售的，在中医药理论指导下使用的天然药用物质及其制剂。对已上市销售中药、天然药物改变剂型、改变给药途径、增加新的适应症或制成新的复方制剂亦属于新药范畴。

2007 年版《药品注册管理办法》的中药注册分类共有 9 类，2020 年版《药品注册管理办法》改为 4 类，分别是中药创新药、中药改良型新药、古代经典名方中药复方制剂及同名同方药，其中前 3 类均属于中药新药范畴。后续发布的《中药注册分类及申报资料要求》（2020 年第 68 号）中进一步明确了中药注册分类，其中创新药物分为：1.1 中药复方制剂，系指由多味饮片、提取物等在中医药理论指导下组方而成的制剂；1.2 从单一植物、动物、矿物等物质中提取得到的提取物及其制剂；1.3 新药材及其制剂，即未被国家药品标准、药品注册标准和省、自治区、直辖市药材标准收载的药材及其制剂，以及具有上述标准药材的原动植物中新的药用部位及其制剂。随之一同颁布的政策解读中明确：不再仅强调原注册分类管理中“有效成分”和“有效部位”的含量要求。对创新药物而言，中药新药注册分类的调整体现了两个重要方向：一是强调临床价值导向，鼓励中药创新研制；二是不再仅以物质基础作为划分类别的依据。

1. 中药创新药 按照新的中药新药注册分类，该类新药属于中药新药 1.2 类，即通常所指有效成分和有效部位新药范畴，包括有效成分和有效部位及其组成的复方制剂。该类新药的研发，集中突出“创新性”的特点。创新药物研发分为新药发现、成药性评价、新药开发 3 个阶段，其中新药发现有 5 种途径：基于中药有效成分、中药有效部位、经典名方、临床有效方剂、名优中成药的创新药物发现。成药安全性评价主要包括急毒、长毒、特殊毒等。自1985年以来已经有7200多种中药新药获准上市，但在中药新药发现、质量评价、提取、纯化和制剂工艺、复方药效物质基础的辨识、配伍规律的诠释、作用机制的阐明等方面仍面临瓶颈。

2. 中药改良型新药　是指改变上市后中药的给药途径、剂型，且具有临床优势和特点，或增加功能主治的制剂。共分为4类，包括：2.1类“改变已上市中药给药途径的制剂”，2.2类“改变已上市中药剂型的制剂”，还包括新的中药注册分类新增的2.3类“中药增加功能主治”和2.4类“已上市中药生产工艺或辅料等改变引起药用物质基础或药物吸收、利用明显改变的”，旨在鼓励申请人基于临床新适应需要的“老药新用”研究及对已上市中药进行生产工艺优化等研究。改良型新药应具有“必要”与“合理”性依据。现有很多药物存在或多或少的问题，需要从改变剂型、给药途径、改变制备工艺和增加新的适应症等方面进行改良，以提高疗效、降低毒性，提高临床价值。例如，采用现代加工方法将中药有效成分和有效部位制成注射剂，是传统中药剂型的突破，适用于中医急症的治疗。除葛根素注射液和黄芪注射液外，赤芍注射液、血塞通注射液、川芎嗪注射液、红花注射液、当归注射液等多源于活血化瘀类中药，符合中医“急则治其标”的治则。但中药注射剂的安全性问题一直受到业界关注，随着2006年鱼腥草注射液不良反应事件的发生，中药注射剂的安全性问题成为社会广泛关注的焦点。2009年，国家食品药品监督管理局发布《关于做好中药注射剂安全性再评价工作的通知》，希望通过安全性再评价工作，全面提高中药注射剂的质量可控性、安全性、有效性，控制中药注射剂风险。2018年，国家药监局再次宣布将启动中药注射剂再评价，并制定再评价技术指导原则，旨在规范和指导中药注射剂安全性评价以及临床用药，为提高中药注射剂质量、降低用药风险提供了保障。2020年，喜炎平注射液、热毒宁注射液等8种中药注射剂被纳入国家卫生健康委员会《新型冠状病毒肺炎诊疗方案》，为我国抗击新冠疫情做出了贡献。目前，有越来越多规范性的临床研究已经或正在开展，中药注射剂生产企业正在积极开展中药上市后安全性集中监测等研究，有利于摸清中药不良反应发生率、不良反应特点以及发生规律，客观评估中药注射剂的用药风险、找出危险因素和提出防控思路等。

3. 古代经典名方中药复方制剂　是指符合《中华人民共和国中医药法》规定的，至今仍广泛应用、疗效确切、具有明显特色与优势的古代中医典籍所记载的方剂。结合中医药传承发展的规律及中药临床应用的特点，《中药注册分类及申报资料要求》中将3类“古代经典名方中药复方制剂”细分为2种情形，即：3.1类“按古代经典名方目录管理的中药复方制剂”；3.2类“其他来源于古代经典名方的中药复方制剂”，包括未按古代经典名方目录管理的古代经典名方中药复方制剂和基于古代经典名方加减的中药复方制剂。近几年，我国正在逐步开展的古代经典名方研究，提倡研究者在前人用药经验的基础上进行中药新药的研究，在保证制备工艺与原临床有效用药的制备方法基本一致的前提下，采用现代科技手段进行生产研究，控制药品质量、保证药效，这是中药研究遵循“守正创新”的研究模式。诺贝尔奖获得者屠呦呦研究员成功提取出青蒿素，就是遵从《肘后备急方》所记载的“青蒿一握，以水二升渍，绞取汁，尽服之”，通过对“绞取汁”用法的考量与比较，最终取得了很好的结果。在尊重以往人用历史和经验的基础上，与临床应用有效性进行比较研究，在新药研发中尤为重要。

又如20世纪60—70年代，我国科学家发现当归龙荟丸治疗慢性髓细胞白血病具有显著疗效，通过拆方研究，逐渐将有效药物聚集到青黛上，最后从中药青黛中分离获得吲哚类抗肿瘤药物靛玉红。20世纪70年代，研究人员根据中医用砒霜治疗白血病的经验方，分析其有效成分为其中的三氧化二砷，随后的研究进一步阐明了其具有促进早幼粒细胞凋亡的作用机制，最终用于白血病的治疗，开创了白血病治疗的新途径。目前防治肺动脉高压的复方多为经典名方或者基于经典名方化裁的复方制剂（如复方薤白胶囊），其降低平均肺动脉压力作用持久、缓和、稳定，既能有效减轻患者的临床症状，又能通过多途径改善心肺功能和血流动力学，增强耐缺氧能力。因此，临床疗效确切、具有人用历史经验的经典名方将成为创新药物研发的趋势。

>>> 知识链接

古代经典名方遴选范围

依据《中药注册管理补充规定》第七条“来源于古代经典名方的中药复方制剂，是指目前仍广泛应用、疗效确切、具有明显特色与优势的清代及清代以前医籍所记载的方剂”的规定，将古代经典名方遴选范围界定为：1911 年前出版的古代医籍。

4. 复方新中药 复方是中医药中普遍采用的最主要的药物治疗模式，最能体现中药的配伍理论和协同作用优势。对于经典复方配伍机制的研究，有可能为复杂性疾病的西药联合用药，甚至为西药复方提供借鉴。同样，也有可能开发出机制清楚、具有中药复方作用靶点特点的创新中药。因此，复方中药新药是中药创新药的重要内容。复方新药的研发集中体现中医理论特点，凸显中药配伍优势。复方中药新药的处方来源一般包括古方、临床经验方（包括院内制剂）、民间方。复方新中药可以体现以下优势和要求：①医家经验和临床特长；②临床证据；③成药性的可行性（如药味多少、处方剂量、原料合规、工艺实现可行性、产业化）等。单一指标性成分作为中药质量控制方法不能有效反映中药质量的整体性，不能与临床的安全性和有效性相关联。中药成分多元复杂，再经加工炮制、体内代谢后的系列变化，使药效物质基础的阐明更加困难。尽管已有霰弹理论、血清药物化学、谱效结合、中药药效组分理论等被提出，但复方整体药效物质基础仍不能精准表征，复方作用机制的阐明多停留于表型层面，有待深入探讨。

（二）中药新药开发的现状与发展

随着人类生存环境的改变，人类疾病谱也发生重大变化，尤其是人口老年化现象日趋加剧，各种慢性疾病的患病率不断升高；随着经济和科技的不断发展，人民对健康的需求不断提升；尤其是随着《中华人民共和国中医药法》的颁布与实施，中医药迎来前所未有的良好发展机遇。

目前我国中药制剂产品的规模相对于韩国的人参、德国的银杏叶制剂和日本的“汉方制剂”仍然较小。从近些年的新药研究与注册申报来看，我国中药新药研究现状不容乐观。2011—2017 年我国中药新药注册申请的品种数共 628 件，其中 1 ~6 类中药新药申请 533 件，占总申请数的 84. 87%。在 1 ~6 类的中药新药申请品种中，6 类申请数量最多，达 434 件，占全部注册申请品种数量的 69. 11%；5 类 72 件，占 11. 46%；而 1 类仅 21 件，占 3. 34%。2005—2016 年我国 1 类新药申请品种共 855 件，中药仅 53 个，占 6. 20%；而从临床及上市批准率来看，2005—2016 年 1 类新药临床批准率达 54. 52%，上市批准率仅 3. 76%；中药的临床批准率为 22. 64%，上市批准率为 0。中药创新药物研发成效尚存在较大的提升空间。

2020 年中药注册管理办法改革后，中药新药上市速度加快。2021 年有 12 个中药创新药获批上市，而 2022 年虽然受多方面因素影响，但也有 7 个中药创新药获批。这两年的 19 个中药创新药中，包含 1 类新药 10 个、3 类新药 5 个、5 类/6 类新药 4 个。从治疗领域上看，获批产品集中在呼吸道疾病用药和抗抑郁药两大领域，分别为 5 个和 2 个。从中药创新药临床数据来看，中药企业研发项目有所增长。2021—2022 年共有 66 个中药新药获得临床试验默示许可，其中 1 类中药创新药 49 个、2 类中药改良型新药 17 个。

2023 年 2 月 10 日，国家药监局发布《中药注册管理专门规定》（以下简称《专门规定》），要求推进中医药理论、人用经验和临床试验“三结合”，建立具有中药特点的审评审批体系，体现了中药注册管理的新理念和改革举措，并加强了对中药研制的指导，具有较强的实操性。《专门规定》明确规定，以下 5 种情形中药新药的注册申请实行优先审评审批：①用于重大疾病、新发突发传染病、罕见病防治；②临床急需而市场短缺；③儿童用药；④新发现的药材及其制剂，或者药材新的药用部位及其制剂；⑤药用物质基础清楚、作用机制基本明确。可以预见，随着《专门规定》的实施，相关中药新药获批有望加速。

（三）中药新药开发的思路与程序

中药新药的开发应在中医药理论指导下进行，其开发思路应突出中药的传统特色和现代科学技术的有效结合，并遵循科学研究和现代化生产的规律，按照一定的法定程序进行。

1. 中药新药开发的思路 中药新药的研究与开发应以临床价值为导向，本着“继承是基础，现代科学技术是手段，临床疗效是目的”的原则。即在中医药理论指导下，借鉴现代科学与技术，加强中药效应物质与作用机制、化学成分与代谢规律、剂型优化与处方筛选、生产工艺、质量标准和稳定性等研究来创制安全、有效、稳定、可控的中药新药。

中药新药研究的选题主要来源于中医经典、中医药文献、单方验方、临床有效方剂、科研方以及中成药的二次开发等。

（1）基于中医传统经典方剂开发中药新药 中医药在数千年的临床应用中形成了数以万计的临床方剂，从中药经典方中筛选有效方剂进行开发一直是中药新药研发的重要方向。首先对经典名方进行系统的基础研究，阐明其物质基础、体内过程和作用机制等。在此基础上，利用现代提取分离技术，结合药效筛选获得处方中的有效成分或有效部位或活性物质，将其研制成为物质基础明确、作用机制清楚、工艺和剂型合理、疗效确切、安全性高、质量稳定可控的现代中药。

（2）基于中医临床名医名方开发中药新药 具有丰富的临床经验的中医药专家在长期的行医过程中积累了丰富的用药经验，形成诸多疗效确切的有效方剂。这些名医名方是传承发展的精华所在，有的已经制成医疗机构用制剂，这些临床验方也是中药新药开发的重要来源。清开灵注射液、复方丹参系列、通心络胶囊等一大批名优中成药均来源于临床方剂。

（3）基于中药药性认知与医学生物学相结合开发中药新药 中药药性是中华民族传统医药学甚为宝贵的临床经验总结。因此，对中药药性所涉及的四气五味、升降浮沉、归经、有毒无毒、七情和合等理论的深度学习和认知是发掘和创制中药新药的重要路径和宝贵源泉。例如基于对青黛药性的认知，结合现代医学生物学的评价方法，证实青黛是治疗慢性粒细胞白血病“当归芦荟丸”的关键药味，进而利用分离纯化技术从青黛药材中分得功效成分靛玉红，并阐明其药物代谢特征和生物学机制。

（4）基于名优中成药二次开发中药新药 名优中成药是临床长期使用确有疗效、安全性高的国家法定药物，具有较高的社会知名度和较大的市场份额。但此类药物大多遵从传统制法，其生产工艺和剂型均较为原始。若能对其进行系统的药效物质、体内代谢、药理作用与作用机制研究，阐明其主要药效物质和作用机制，采用现代提取纯化技术，提取其有效部位或有效组分，就能将其研制成药效物质明确、作用机制清楚、剂型和工艺先进、服用量小、疗效确切、安全性高、质量稳定可控的现代中药。此策略不仅可有效提高名优中成药的现代化水平，同时也有可能发现和拓展新的适应症，成为“老药新用”的典范，是中药创新的有效途径。名优中成药二次开发应选择如六味地黄丸、安宫牛黄丸等疗效确切、社会认可度高的优势品种。

（5）采用植物药等天然药物的研究方法发现和创制中药新药 随着天然产物化学工作者对植物、动物、矿物资源所含化学成分的系统分离和结构鉴定，可获得类型丰富、结构多样的天然化合物。这为基于高通量、高内涵快速筛选，网络药理学的预测和多元组学的验证性工作，发现疾病网络靶标明确清楚的化学组分（群）或成分（群）提供了物质基础；并通过一系列成药性研究评价，成为中药新药发现的重要途径。此类新药发现成功的例证较多，如源于银杏叶的组分新药银杏酮酯、单体新药银杏内酯等。

（6）基于中药及天然药物活性成分的结构修饰及合成的创新药物　随着有机化学、生物化学和天然产物化学领域的快速发展，源于自然界生物体的各式各样的初生代谢产物及次生代谢产物被大量发现，为药学及医学生物学家提供了丰富的化学实体分子，并通过现代细胞生物学、分子生物学、基因组学等研究手段揭示其活性特征，为发现新药提供了一批又一批的先导物。然而，这些先导物因活性不够理想或是安全性问题，最终成为新药的却寥寥无几。因此，通过对源自天然的先导物进行化学结构改造修饰可为中药新药创制提供新思路、开辟新途径，并取得了瞩目的成就。如抗疟药青蒿素（artemisinin）的衍生物蒿甲醚（artemether）、青蒿琥酯；治疗阿尔茨海默病的药物石杉碱甲（huperzine A）及其衍生物希普林（schiperine）；用于治疗慢性病毒性肝炎的双环醇（bicyclol）则是由源自中药五味子的木脂素类成分五味子丙素经结构改造而来，其有效性和安全性均优于其前体联苯双酯。

2. 中药新药开发的程序　新药开发过程是一个较复杂的过程，需要多学科人员共同完成。主要包括临床前研究、申报临床研究、临床研究、申报生产、新药生产及再评价等几大方面。

（1）临床前研究　主要包括药物制剂研究，如处方、剂型、原料、制剂辅料、制备工艺、包装以及中试等；质量标准研究，如原料、半成品与成品定性研究，以及已知的有效成分、毒性成分、能反映药物质量的指标成分及其他物质的定量研究等；初步稳定性研究；主要药效学以及毒理学研究等。

（2）申报临床研究　完成上述中药新药临床前研究内容后，进行资料总结，开展中药新药临床研究申请工作，评审批准后即可获得临床试验默示许可。

（3）临床研究　中药新药临床研究分为Ⅰ、Ⅱ、Ⅲ和Ⅳ期临床试验。Ⅰ期临床试验主要研究药物对机体的反应性、耐受性、安全性和有效剂量，以及给药方案和注意事项。通常Ⅰ期临床试验的研究对象为健康志愿者，最低病例数（试验组）要求为20～30例。Ⅱ期临床试验主要研究药物的疗效和安全性，与已知有效药物进行比较，并做出评价。通常Ⅱ期临床试验的病例数和对照病例数不少于100例。Ⅲ期临床试验主要研究药物的疗效，并予以确认。一般Ⅲ期临床试验的病例数不少于300例。Ⅳ期临床试验主要研究新药上市后在广泛使用中的疗效反馈和不良反应收集。Ⅳ期临床试验的最低病例数（试验组）要求为2000例。

（4）申报生产　完成药物临床研究后，可向国家药品监督管理局药品审评中心报送临床研究资料，由国家药品监督管理局组织专家对上报材料进行初审和现场抽样考察，合格后即颁发药品注册证书和药品生产许可证。

（5）新药生产及再评价　新药生产、新开办药品生产企业、药品生产企业新建药品生产车间或者新增生产剂型的，其样品生产过程应当在取得《药品生产质量管理规范》（Good Manufacture Practice，GMP）认证证书的车间进行。GMP是药品生产和质量管理的基本准则，适用于药品制剂生产的全过程和原料药生产中影响成品质量的关键工序。新药上市并在大范围人群应用后，需要对其疗效和不良反应继续进行监测。国家药品监督管理部门要求根据这一阶段的监测结果来修订药品使用说明书。这一阶段研究还会涉及的一些内容，包括药物配伍使用的研究、药物使用禁忌的研究。如果批准上市的药物在这一阶段被发现之前研究中没有发现的严重不良反应，比如显著增加服药人群心血管疾病发生率等，药物还会被监管部门强制要求加注警告说明，甚至下架。

3. 中药新药研究与开发的特点

（1）中药新药研究与开发的本质和内涵是以阴阳五行为理论基础，以中医辨证论治为特点，以传统中医药理论为指导，结合现代中医药理论，对中药的有效成分、有效部位、代谢产物等进行一系列药理、毒理、药效学、药代动力学方面的研究与开发。

（2）以中药材为基础，受资源的限制较大，同时要考虑《野生药材资源保护条例》等相关法律法规的要求。

（3）组方来源多样化，申报资料要求较灵活：中药研发大多来源于古方、验方及二次开发的“老药”，这些类型的中药新药研发往往是先有临床后再有研究，常有一定的前期基础，所以在申报资料要求上会有所不同。

（4）中药新药注册的专门规定：中药新药的注册申报类型主要分为4大类，如古代经典名方中药复方制剂，基于多年人用经验可免临床研究。

（5）中药新药临床试验主要特点：许多中药新药来源于临床经验的积累，总体而言安全性较好，但是中药新药临床试验实施时仍然要重视风险/获益评估。风险评估的重点在于临床试验过程中出现不良事件，以不良反应类型、发生率和严重程度等来评价药物的安全性风险，同时关注安全性数据是否完整充分、有无遗漏；是否包括少见的、非预期的、严重的及剂量相关的不良反应，有无存在同类药物的安全性问题等，在受益的基础上通过风险控制计划，尽量减少风险，努力达到获益最大化。

二、古代经典名方与中药资源评估

中药经典名方的推行，是国家大力发展中医药的重大举措。与此同时，应当认识到，开展经典名方制剂的中药资源评估虽然是崭新的事物，却有着坚实的政策法律依据和充分的实践可行性：《中药注册管理补充规定》规定“保障中药材来源的稳定和资源的可持续利用”；《古代经典名方中药复方制剂简化注册审批管理规定》第十九条规定，药品生产企业应当将资源评估等情况及相关说明报国家药品监督管理部门药品审评机构；2017年新颁布的《中华人民共和国中医药法》更是从中药材种植栽培、储存初加工、生产流通、生态环境保护、质量检测与评价、野生中药资源保育等方面提出了有助于中药资源可持续性发展的要求。与此同时，2016年6月，我国加入《名古屋遗传资源议定书》，议定书的正式生效对我国中药遗传资源保护与开发、国际贸易等方面提出了新的要求。可见，不论从资源保护本身还是中药材质量监管出发，中药资源评估都是势在必行。

需要说明的是，针对植物或动物类新药的注册审批开展资源评估的国家并非只有中国。早在1998年，美国FDA就有实施的新药注册资源评估规定：凡含有植物或动物成分的新药，在注册时需提交一份包括物种（产地、产量、生长周期等）、获取方式、开采许可、非濒危物种声明、治疗所需生物量等信息的报告和一份资源可持续利用方案。

总之，当前正在开展的中药资源评估体现了中药资源保护和监管一体化的国际化视野，在我国中药资源保护和管理历史上具有以下重要意义：①保护中药资源多样性，实现中药资源可持续利用；②倡导中药材绿色生态种植，保证中药材质量和安全；③保证中药材质量的均一性，实现中药生产的均一性和稳定性；④促进中药材生产固定产地，实现中药生产全程可追溯。

（一）古代经典名方药学研究的基本原则

1. 明确关键信息　古代经典名方的处方组成、药材基原、药用部位、炮制规格、折算剂量、用法用量、功能主治等内容作为中药3.1类研发的依据，应与国家发布的古代经典名方关键信息一致。

2. 重视基准样品研究　应按照国家发布的古代经典名方关键信息及古籍记载，研究、制备基准样品，以承载古代经典名方的有效性、安全性。制剂研究中，应以制剂的质量与基准样品的质量基本一致为目标，研究确定商业规模的制剂生产工艺。

3. 加强源头质量控制，保障制剂质量　鼓励使用优质药材为原料，进行饮片炮制和制剂生产。在中药3.1类的研发和生产中，应从药材基原、产地、种植养殖、生长年限、采收加工、饮片炮制及包装贮藏等多个方面加强药材和饮片的质量控制，从源头保障制剂的质量。

4. 关注相关性研究，建立全过程质量控制体系　以国家发布的古代经典名方关键信息为依据，对药材、饮片的质量进行研究，研究制备基准样品，并对药材、饮片、中间体、制剂开展相关性研究，明确关键质量属性和关键工艺参数，建立和完善符合中药特点的全过程质量控制体系，保证药品质量均一、稳定。

（二）古代经典名方药学研究的主要内容

1. 药材研究

（1）药材基原与药用部位应与国家发布的古代经典名方关键信息内容一致，若为多基原的药材，一般应固定一种基原。

（2）鼓励使用优质药材为原料进行中药3.1类的研究和生产。应进行资源评估，保证药材资源的可持续利用。应加强药材生产全过程质量控制，并采取有效措施保证药材质量相对稳定和质量可追溯。鼓励使用符合中药材生产质量管理规范（GAP）要求的药材。

（3）药材的产地应在道地产区和（或）主产区中选择，一般应针对不少于3个产地总计不少于15批次药材的质量进行研究分析，确定药材产地、生长年限、采收期、产地加工及质量要求等信息。应使用研究确定的药材开展饮片研究。应根据药材质量分析和相关性研究结果，制定完善药材质量标准。

2. 饮片研究

（1）饮片的炮制规格应与国家发布的古代经典名方关键信息一致。

（2）国家发布的古代经典名方关键信息明确的炮制规格收载于《中国药典》或省、自治区、直辖市炮制规范等的，应按照相关规定进行炮制，明确工艺参数；尚无相关标准或规范收载的，一般应根据其古籍文献记载并参照《中国药典》炮制通则相关内容进行炮制工艺的研究，明确工艺参数。应明确炮制用辅料的种类、用量和标准。

（3）应根据饮片的质量分析和相关性研究结果，建立完善饮片质量标准。

3. 基准样品研究

（1）应根据国家发布的古代经典名方关键信息及古籍记载内容研究制备基准样品。若国家发布的古代经典名方关键信息或古籍记载内容中仅为“水煎服”等无详细工艺制法的表述，应参照《医疗机构中药煎药室管理规范》并结合具体情况，合理确定制备工艺。基准样品一般为煎液、浓缩浸膏或干燥品，原则上不加辅料，可考虑采用低温浓缩、冷冻干燥或其他适宜的方法，并选择适宜的贮存容器、贮存条件，保证基准样品在研究期间质量稳定。

（2）应固定炮制、前处理、煎煮、滤过、浓缩、干燥等制备方法和工艺参数（范围），重点关注滤过、浓缩、干燥等工艺对质量的影响。应制备不少于15批样品，并根据研究结果确定煎液得量和干膏率范围。研究制备基准样品时，应关注饮片取样的代表性。

（3）应开展基准样品的质量研究，采用专属性鉴别、干膏率、浸出物/总固体、多指标成分的含量、指纹/特征图谱等进行整体质量评价，表征其质量。对研究结果进行分析，确定各指标的合理范围，如：干膏率的波动范围一般不超过均值的±10%，指标成分的含量波动范围一般不超过均值的±30%。针对离散程度较大的，分析原因并采取针对性措施，控制其波动范围，研究确定基准样品的质量标准。

4. 制剂生产研究

（1）工艺路线、给药途径和剂型应当与国家发布的古代经典名方关键信息及古代医籍记载一致，其中以汤剂形式服用的古代经典名方可制成颗粒剂。

（2）应根据生产实际并通过比较研究，以制剂和基准样品的质量基本一致为目标，研究前处理、提取、固液分离、浓缩、干燥和制剂成型等工艺和参数（范围），并完成商业规模生产工艺验证，确定生产工艺。应至少从干膏率、浸出物/总固体、指标成分的含量、指纹/特征图谱等方面，说明商业规模生产制剂的质量与基准样品质量的一致性。

5. 制剂质量和质量标准研究

（1）应加强专属性鉴别、浸出物/总固体、多成分含量测定、指纹/特征图谱等质量控制研究。原则上，处方中各药味应在制剂质量控制项目中体现。指纹/特征图谱一般以相似度或特征峰相对保留时间、相对峰面积等为检测指标，主要成分在指纹/特征图谱中应尽可能得到指认，必要时应研究建立多张指纹/特征图谱。应研究建立多个药味的含量测定方法。应研究与安全性相关（包括内源性毒性成分和外源性污染物）的质量控制方法。

（2）应根据研究结果合理制定制剂的质量标准。其中，指纹/特征图谱应明确相似度、相对保留时间等要求，浸出物/总固体、含量测定等项目应确定上下限。定量检测项目的限度波动范围应与基准样品的要求一致。

6. 相关性研究　应采用指标成分的含量、指纹/特征图谱等指标，对中试规模以上生产的中间体、制剂及所用的药材、饮片进行相关性研究，并与基准样品进行质量对比，说明生产全过程的量质传递情况。根据研究结果确定药材、饮片、中间体、制剂的关键质量属性和质量标准的质控指标，合理确定其波动范围。

7. 稳定性研究　应以生产规模样品的长期稳定性试验结果为依据确定有效期及贮藏条件。一般情况下，申报时应提供 6 个月加速稳定性试验和 18 个月长期稳定性试验研究资料。药品上市后，应继续进行稳定性试验研究。

（三）古代经典名方中药资源评估基本原则

为了保护中药资源，实现中药资源可持续利用，保障中药资源的稳定供给和中药产品的质量可控，依据《中华人民共和国药品管理法》《药品注册管理办法》等有关规定，生产企业需根据自身的产能对一定时间段内所使用药材资源的预计消耗量与预计可获得量之间的关系以及产品生产对药材资源可持续利用可能造成的影响进行科学评估。因此，中药资源评估是指药品上市许可持有人或中药生产企业对未来 5 年内中药资源的预计消耗量与预计可获得量之间的比较，以及对中药产品生产对中药资源可持续利用可能造成的影响进行科学评估的过程。其评估的基本原则如下。

1. 坚持资源保护与产业发展相结合　中药资源评估工作应与“坚持节约资源和保护环境的基本国策”相符，在加强中药资源保护的同时，积极推动中药资源可持续利用。

2. 药材资源的供给与消耗平衡原则　使用药材资源的药品上市许可持有人或生产企业应提供评估资料证明预计药材年消耗量与可获得药材资源量之间平衡。如使用野生药材，应保证药材年消耗量低于相应药品上市许可持有人或生产企业可获得的规定产地药材的年增长量。应强化质量优先意识，在保证质量符合产品要求的前提下评估可持续的产量，从质量和供应两方面进行综合评估。

3. 坚持动态评估原则　中药产品在其立项、研制、上市后等阶段均应开展药材资源评估。根据中药资源预计消耗量和预计可获得量的变化及时更新评估报告。已上市中药产品原则上每 5 年对中药资源重新评估一次。产品再注册时，如处方中含有濒危野生药材，其生产有可能导致相应药材资源枯竭的，药品上市许可持有人或生产企业应在再注册前开展中药资源评估。

（四）古代经典名方中药资源评估基本内容

中药资源评估主要包括预计消耗量、潜在风险和可持续利用措施三个方面。对于经典名方，其处方中所含的每一药味均应当单独进行资源评估。

1. 背景资料　用于中药资源评估的背景资料包括以下内容。

（1）市场规模分析　从产品适应症定位、目标人群、所治疗疾病的发病率、达到治疗效果的每个患者平均所需药品量和生物量、产品潜在的市场规模等方面论述。中药饮片从销售目标市场覆盖范围论述。

（2）处方及实际投料 列出每一药味的名称及其处方量；明确每一药味的实际投料量。

（3）中药资源基本信息 明确药品上市许可持有人或生产企业所用中药资源基原物种及其生物学特性，所使用中药资源的药用部位和产地初加工信息，野生或种植养殖的来源情况。

（4）产地基本信息 中药材产地地理位置（野生提供来源区域）、种植养殖基地面积、生产和组织方式。进口中药材应当提供原产地证明及进口商相关信息。

（5）中药材质量信息 选择中药资源物种、基地位置或来源区域的主要依据；对中药材质量进行的相关研究。

2. 预计消耗量 中药资源预计消耗量是指在评估年限内产品预计消耗掉的中药材总数量。

根据复方和预计年销售量计算被评估产品预计消耗量，计算公式为：

预计消耗量（吨）= 每个最小包装单位消耗中药材量（克）× 预计年销售最小包装总数 × 百万分之一

其中：①每个最小包装单位消耗中药材克数，以处方及实际投料情况为依据计算；②预计年销售最小包装总数可以参考同类上市产品近5年的年销售量，或根据产品自身既往销售情况估算分析预计市场规模。

3. 预计可获得量 重点描述中药生产企业能够获得特定药材资源的途径及可获得量。对来源于人工种植养殖的中药材品种，应当说明基地的范围、基地年产量；对来源于野生的中药材品种，应当说明野生中药材的来源区域范围、可获得量等。

4. 潜在风险 中药资源潜在风险可从中药材再生能力、中药材成药周期、分布区域、濒危等级、特殊价值等方面分析。

（1）再生能力 应当说明所使用中药材是否为可再生资源以及再生的限制条件，包括人工繁殖是否存在障碍、特殊生境需求等。

（2）中药材成药周期 应当说明中药资源从幼苗生长到繁殖器官成熟所需要的时间和生产符合药品标准的中药材所需要的时间，可以引用文献数据或实测数据。

（3）分布区域 应当说明所使用中药资源分布范围，重点从中药资源道地性和品质变异的角度说明，可以引用文献数据或实测数据。

（4）濒危等级 应当关注国家、地方或国际珍稀濒危保护名录的更新情况，并说明所使用中药资源是否被列为保护对象，以及是否收录在相关保护名录中。

（5）特殊价值 应当说明所使用中药资源在生态系统和生物多样性中的特殊作用和价值。例如，甘草、麻黄对防风固沙具有重要生态价值，过度采挖可能导致土壤沙化。

（6）风险特别提示 所使用中药资源含有以下任何一种情形时，需要在中药资源评估报告结论部分对该资源含有的风险进行特别提示。

1）不可进行人工繁育 该类中药材生长条件或繁育机制尚不清楚，不能进行人工种植养殖，中药材可持续供给存在障碍。

2）中药材成药周期在5年以上（含5年） 该类中药材从繁殖体种植养殖开始计算，生长成为达到药用标准中药材的时间超过5年，生产周期长导致产量波动大，供需动态匹配困难。

3）对生境有特殊需求，分布较窄 该类中药材仅分布在特定区域，产量难以扩大，过度采挖极易导致物种濒危。

4）为野生珍稀濒危资源 该类药材已经出现资源问题，已收入野生珍稀濒危资源名录，国内外法律法规对该种资源的使用具有限制措施。

5）质量不稳定 该类中药材不同区域质量变异较大或品种容易混杂，容易出现质量问题。

6）存在严重连作障碍　该类中药材由于病虫害、营养等因素，无法在同一地块反复种植，需要不断更换种植地，质量管理有难度。

7）其他可能造成资源量或质量问题的风险　如进口药材、产地变迁、气候变化、环境污染等。

5. 可持续利用和稳定质量措施　中药资源可持续利用措施的评估需着重说明以下情形。

（1）可持续获得性　对来源于人工种植养殖的中药材品种，应当提供基地发展 5 年规划；对来源于野生的中药材品种，应当明确年产量，说明 5 年自然更新、野生抚育和野生变家种家养等情况。

（2）稳定质量措施　应当明确并固定中药材基原、来源区域、采收时间、产地初加工方法等。来源于人工种植养殖的，还应当说明种植养殖符合中药材生产质量管理规范要求的措施。

（五）中药资源评估决策和动态调整

分析可持续利用措施是否能够有效防范潜在风险，根据预计消耗量与预计可获得量的匹配情况，可做出中药资源评估决策。

1. 可持续利用措施能够有效防范潜在风险，预计消耗量与预计可获得量相匹配的，说明中药产品对中药资源可持续利用带来的风险较低。

2. 可持续利用措施无法有效防范潜在风险，预计消耗量与预计可获得量不相匹配的，说明中药产品对中药资源可持续利用带来的风险较高，则应慎重考虑产品的研发或上市，并需要调整预计消耗量或可持续利用措施。

3. 经过调整，仍无法有效防范潜在风险，预计消耗量与预计可获得量不相匹配的，说明中药产品的生产有可能导致相关中药资源的枯竭。

综上，经典名方中药资源评估研究的内容和报告参考图 6－1。

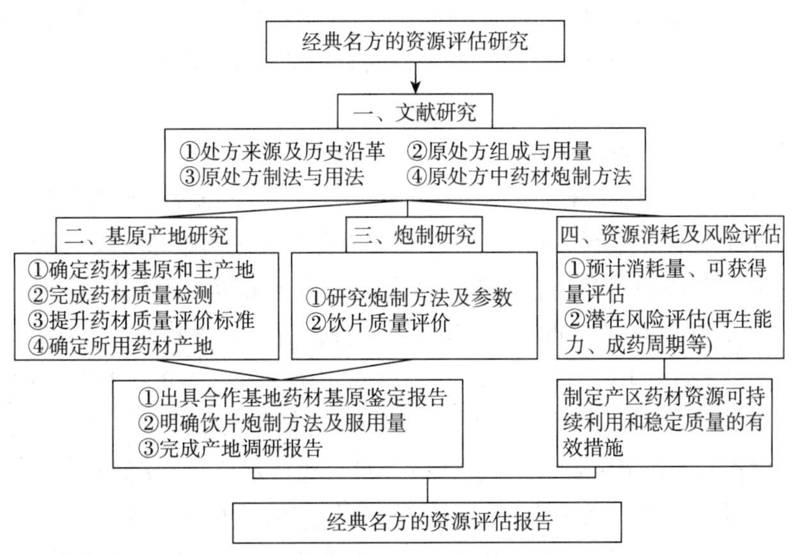

图 6－1　经典名方的资源评估报告思路

第三节　中药资源综合开发利用

中药资源综合开发利用的目的是综合利用各学科先进科学和技术，最合理、最充分地保护、开发和利用中药及其潜在资源。中药资源的综合开发利用不仅体现在深度上，也体现在广度上，即开发深度由中药材原料的开发逐渐深入到中药制剂和其他天然副产品开发以及中药化学成分的开发，开发广度由以中药为主扩展到以中药资源为原料，开发出中药健康产品、中兽药及饲料添加剂、农药、中药化妆品、

中药天然色素和香料以及天然甜味剂等许多产品。同时，对非传统入药部位以及生产中的中药渣进行深入开发利用研究，做到资源化利用、物尽其用，也是中药资源综合开发利用的重要途径。

一、中药保健食品

中药保健食品是中药健康食品的一类。中药健康食品是指以中医药理论基础为指导，以中药为主要原料生产的，以改善人民健康状况、提升人民健康水平为目标的健康食品。中药健康食品包括以食药两用物质等为原料开发的普通食品（又称含中药食品），食品添加剂以及保健食品、特殊医学用途配方食品等特殊食品。中药健康食品的生产和销售需遵照《按照传统既是食品又是中药材的物质目录管理规定》及《食品添加剂使用标准》（GB 2760）等食品安全法律法规及有关标准的规定。

纳入《按照传统既是食品又是中药材的物质目录》（习称食药两用物质）的中药品种可以作为普通食品来生产经营。食品生产经营者使用食药两用物质应当符合国家法律、法规、食品安全标准和食药物质目录的相关规定，产品标签标识和经营中不得声称具有保健功能、不得涉及疾病预防治疗功能。2019 年，国家卫健委、国家市场监管总局联合发布《关于对党参等 9 种物质开展按照传统既是食品又是中药材的物质管理试点工作的通知》规定，对党参、肉苁蓉、铁皮石斛、西洋参、黄芪、灵芝、山茱萸、天麻、杜仲叶等 9 种物质开展按照传统既是食品又是中药材的物质生产经营试点工作。短梗五加、地龙蛋白、雪莲培养物、玛咖粉、刺梨、玉米须、耳叶牛皮消等被纳入新资源食品（现已改称新食品原料）名单管理。当归根油、橙皮苷等可作为食品添加剂（GB 2760），来源于菊苣的低聚果糖、万寿菊的叶黄素等被用作食品营养强化剂（GB 14880）。

中药保健食品通常为以中药为原料或者以添加中药提取物的方式形成的适宜于特定人群食用，具有促进健康、减少疾病发生、调节机体功能等作用的食品或食品成分。保健食品可以长期服用，无副作用，可以选择性地作用于人体或细胞的生理过程，长期服用可以促进健康，减少疾病的发生。保健食品有两个基本特征：一是安全性，对人体不产生急性、亚急性或慢性危害；二是功能性，对特定人群具有一定的调节作用，但与药品有严格的区分，不能取代药物对患者的治疗作用。保健食品不是一般食品，它是为特定人群设计生产的具有特定保健功能的一类食品，是保障和维护人体处于健康状态的产品，还可使处于亚健康状态的人体向健康状态转化。中药保健食品在我国的起源可以追溯到中华民族悠久的食疗养生传统及“药食同源”的理论，中医中药作为传统的医药和养生文化，是我国保健食品开发研制的重要理论基础和有效的物质来源，同时也是我国发展保健食品的独特优势。1995 年版《中华人民共和国食品卫生法》的第 22 条、第 23 条和第 45 条明确规定了保健食品审批和监管制度，正式确立了保健食品的法律地位，随后陆续颁布了《保健食品注册管理办法》《保健食品管理办法》《保健（功能）食品通用标准》《保健食品通用卫生要求》《保健食品良好生产规范》《保健食品检验与评价技术规范》等，涉及产品的研发、生产规范、质量管理、审核审批等。2002 年卫生部颁发《关于进一步规范保健食品原料管理的通知》，列举了“既是食品又是药品的品种”和“可用于保健食品的物品”，同时发布了保健食品禁用物品名单，为中药作为保健食品原料来源提供了重要依据。

我国先民很早就认识到“药从食来、食具药功、药具食性”这一特性，并利用食物的药用价值进行保健养生及防病治病，即“食养”和“食疗”，药食同源的理念早已体现在人们的生活实践中。“安身之本，必资于食”，“食借药之力，药助食之功”，食药相辅相成，突显了“药食同源”在养生保健中的独特优势。神农氏提出“以为行虫走兽，难以养民，乃求可食之物，尝百草之实，察酸苦之味，教人食五谷”，推动了华夏农耕文明。俞慎初在《中国医学简史》中写道：“医药学的最初萌芽就是孕生于原始人类的饮食生活之中的，这应当说是人类医药学发生和发展的一般规律”。商朝伊尹提出“以鼎调羹”“调和五味”，是中国药膳学的鼻祖。周代设立“食医”“疾医”，《周礼》记载食医“掌和王之六食、六饮、六膳、百羞、百酱、八珍之齐”，疾医则是“掌养万民之疾病”，食品和药品开始逐步分离。《黄帝内经》记载“毒药攻邪、五谷为养、五果为助、五畜为益、五菜为充，气味合而服之，以补精益气”。《神农本草经》将本草分为上、中、下三品，一定程度上为药食同源发展奠定了基础。孙思邈在《千金方·食治》中明确记载：“安身之本，必资于食；救疾之速，必凭于药。不知食宜者，不足以存生也，不明药忌者，不能以除病也……”。其学生孟诜总结了唐代以前的食疗成果，著成的《食疗本草》是我国现存最早的食疗专著。宋代《太平惠民和济局方》中收集了历代方书和民间验方，并专门论述了食疗方剂；后世医家论著如《饮膳正要》《食物本草》《救荒本草》《本草纲目》等对药食同源物质和使用进行了不同程度的完善；在清朝，食疗药膳风靡一时，《清宫秘方》《清宫食谱》中均有相关记载，民间也有大量的食养著作，如《养小录》《随园食单》等（表6－1）。

表6－1　我国历代主要的食疗相关典籍

典籍名	成书年代	著作者	可食药品种概述
《黄帝内经》	先秦	托名黄帝	醪醴、海螵蛸、秫米、蜀椒、干姜等，提出“五谷为养，五果为助，五畜为益，五菜为充”的平衡膳食原则
《汤液经法》	汉	伊尹	白术、茯苓、生姜、甘草、阿胶、鸡子黄、粳米、大枣、橘皮等
《神农本草经》	汉	托名神农	50多种：上品22种，如酸枣、橘柚、葡萄、瓜子、大枣、海蛤、鲤鱼胆等；中品19种，如干姜、海藻、酸酱、赤小豆、黍米、粟米、龙眼等；下品9种，如洋桃、羊蹄、桃仁、杏仁等
《五十二病方》	东汉	作者失考	所载50余种病半数左右可以食治之，或以食养之。乳、蜜、盐、酒、猪脂、靡芜（川芎芽苗）等
《武威医简》	汉	作者失考	以食物酒、米汁、酢浆、豉汁等作药引或赋形剂
《伤寒杂病论》	汉	张仲景	当归、生姜、大枣等，服桂枝汤后啜热稀粥以助药力
《肘后备急方》	东晋	葛洪	海藻治瘿瘤（即单纯性甲状腺肿），猪胰治消渴病（糖尿病）等
《千金要方》	唐	孙思邈	食疗食物162种，分“果实、菜蔬、谷米、鸟兽虫鱼”四类
《食疗本草》	唐	孟诜	食疗食物260余种
《食医心鉴》	唐	昝殷	以食疗方为主，集方290，一病数方，方症相应
《太平圣惠方》	北宋	王怀隐等	记载可以食治的疾病28种，并配有大量食治方剂及其制法和用法
《寿亲养老新书》	宋元	陈直	记有食疗方剂162首
《本心斋疏食谱》	宋	陈达叟	素食二十品
《山家清供》	南宋	林洪	以山野所产的蔬菜（豆、菌、笋、野菜等）、水果（梨、橙、栗、杏、李等）、动物（鸡、鸭、羊、鱼、虾、蟹等）为主要原料的食品
《饮膳正要》	元	忽思慧	主要内容为食疗食谱、饮食制作、饮食禁忌、食疗食物等
《食物本草》	元	李杲	全书分水、谷、菜、果、鳞、介、蛇虫、禽、兽、味、草、木、火、金、玉石、土等十六部，共收藏食疗食物1689种
《救荒本草》	明	朱橚	全书分上、下两卷，记载了在灾荒时可利用的野生植物414种，其中出自历代本草著作的有138种，新增加的有276种
《本草纲目》	明	李时珍	共52卷，所收载的药物达1892种，同时还有药图1000余幅
《食物本草会纂》	清	沈李龙	食物分为水部、火部、谷部、菜部、果部上、果部下、鳞部、介部、禽部、兽部计十部
《调疾饮食辩》	清	章穆	专门论述食物及其药用的本草、食疗著作
《养生随笔》	清	曹庭栋	养生学专著
《食鉴本草》	清	费伯雄	谷、菜、瓜、果、味、鸟、兽、鳞、甲、虫、风、寒、暑、湿、燥、气、血、疾、虚、实等20类食物170余种食品310多种食物的性味、功效等

续表

典籍名	成书年代	著作者	可食药品种概述
《随喜居饮食谱》	清	王士雄	共载食物等330种，分为水饮、谷食、调和、蔬食、果食、毛羽、鳞介等七类，各先述其性味；次述营养及可医疾病与效用，有少数饮食述其食用方法及烹调方法，饮食相忌相宜
《养小录》	清	顾仲	分“饮之属”“酱之属”“饵之属”“蔬之属”“餐芳谱”“果之属”“嘉肴篇”等七部分。书中记载了饮料、调料、蔬菜、糕点、菜肴190多种
《随园食单》	清	袁枚	记述了我国14—18世纪流行的326种南北菜肴饭点

药食本同源，随着人们生活经验的积累和认识水平的提高，逐渐分化为食物、药物和药食两用物质，因其成分差异而具有不同特性，分别或共同应用于营养与健康。《“健康中国2030”规划纲要》提出疾病防控要“坚持预防为主，把预防摆在更加突出的位置，积极有效应对当前突出健康问题，必须关口前移，采取有效干预措施”。在健康中国与乡村振兴的大背景下，在农产品供给侧优化升级和高质量发展的迫切需求下，以农产品健康化和中药生活化对具有食药兼用性质的食疗植物进行梳理和开发利用，必将为人类健康做出新的更大贡献。

各地有利用药用植物资源作为食材或辅料的，如潮汕地区的甘草水果、益母草猪血汤、余甘子、油柑、橄榄果，北京茯苓饼，山西酸枣粉，四川保宁醋（药醋），淮安蒲菜，兰州百合，云南玫瑰花饼，广州陈皮、化橘红、药桔、蜜柚饼、凉茶等，四川、贵州等地的鱼腥草、藿香鲫鱼、樟茶鸭等，东北紫苏饺子，滨海白首乌，南京菊花脑，崂山白花蛇草水，河南荆芥（疏柔毛罗勒）、土炒馍、淮阳鸡内金焦馍、新郑枣片、洛阳银条菜/草石蚕（水苏）等，建瓯泽泻苔，江西紫苏酸枣饼，新疆无花果干，贵州刺梨干，洪湖藕带，丽水艾草糕，湖州桔红糕，江西赤土米冻（槐米染色），乐山响皮（猪皮），甘肃浆水，北京豆汁，薄荷炒鸡，神仙豆腐（六道木等），雅安九香虫，以及枸杞芽，清明粑（鼠麹草），豆豉，枣花馍，杏仁露，黄花菜，蒌蒿，芦芽，桂花芡实八珍糕，木姜子汤，沙棘，姜汁软糖，桂花糕，醪糟、稠酒，薄荷糖，黄粄，灰水饭，腊八蒜，冬寒菜粥，麦芽糖，麻糖，蓼花糖，果丹皮，山楂糕，糖葫芦，马蹄糕，魔芋粉，荷叶甑糕，荷叶叫花鸡，冬瓜糖等。

国外也有食用药用植物的悠久历史，原产我国的大黄经丝绸之路传到英国，经杂交选育后，其爽脆的叶柄成为了当地的美食。牛蒡根在日本被称作大力参，经过长期改良，逐渐出现很多菜用优质品种。桔梗咸菜是韩国流行的特色菜。金酒（gin），又名杜松子酒（geneva）或琴酒，是世界第一大类的烈酒，是增添以杜松子为主的多种药材与香料调味后，所制造出来的一种蒸馏酒。啤酒酿造原料所用的啤酒花就是桑科植物蛇麻的雌性穗状花序。在北宋朱肱编撰的《酒经》中也多用到蛇麻、川芎、辣蓼等作为酿酒制曲原料。

仅就植物而言，全球有35万多种高等植物，其中2.8万种有药用记载，可食用的约有3万种。研究发现，全球范围内药用和食用植物类群之间有大量的重叠，即存在大量药食同源植物，那些已被长期食用的植物作药食两用植物，使用风险相对较低。

二、中兽药及饲料添加剂

中兽药是在中医理论指导下，用于动物疾病预防、治疗、诊断并具有康复与保健作用的物质，具有平衡阴阳、祛邪扶正、标本兼治的特点。从长远来看，中兽药由于对食品安全危害较小和对某些疾病的独特疗效，在某些领域将有逐步取代化学药品的趋势，在绿色健康养殖之路上具有广阔的应用和发展前景。

历代本草收载的药物中，都不同程度地包含兽用药方剂，如《神农本草经》有柳叶治马疥等的记载。《中华人民共和国兽药典》（简称《中国兽药典》）是兽药研制、生产（进口）、经营、使用和监督管理活动应遵循的法定技术标准，迄今为止已更新了6版。现行版《中国兽药典》收载品种总计2221种，其中二部收载药材和饮片、植物油脂和提取物、成方制剂和单味制剂等，共计1370种（包括饮片626种）。

中药饲料添加剂是指以中药为原料制成的饲料添加剂，按国家审批和管理归入药物类饲料添加剂。中药用作饲料添加剂，具有来源广、价格低廉、取材容易、较少产生副作用等优点，可提高动物生产性能，如促生长增重、提高繁殖率、增加产蛋量、增加泌乳量，改善动物产品质量，如改善肉、蛋、乳品质量和风味，提高皮毛质量以及增加产茸量或者用于饲料保鲜等。用大蒜、辣椒、肉豆蔻、胡椒、丁香、生姜、花椒等饲喂肉鸡，可以改善肉鸡质量，使鸡肉香味更浓。给蛋鸡服用刺五加制剂，促使鸡输卵管总氮量和蛋白质显著增加，提高产蛋率和蛋重。将花椒研细添加到动物饲料中，可以防止饲料虫蛀变质。原农业部公告第2045号《饲料添加剂品种目录》中其他分类下，列举了杜仲叶提取物、紫苏籽提取物、苜蓿提取物等中药提取物，可用于饲料添加剂。

除用作中兽药和饲料添加剂外，中药还可用作饲料原料。在原农业部公告第1773号《饲料原料目录》中，“7.6其他可饲用天然植物”分类下列举了117种具有药食同源特性的天然植物，企业可以根据产品定位和需要使用《饲料原料目录》中其他可饲用天然植物分类下的植物品种，但是不允许对所使用植物的药用价值进行宣传。

三、中药废弃物的综合开发利用

中药废弃物是指在药材及饮片生产过程、中药提取物制备过程或中药配方颗粒生产过程，以及以消耗中药及天然药用生物资源为特征的资源性产品制造过程中产生的未被开发利用的中药资源生物体废弃组织器官、未被利用的可利用物质以及中药废渣、废水、废气等。药材生产与加工过程产生的废弃物可分类如下：药材采收过程产生的废弃物为非传统入药部位；药材与饮片加工过程产生的废弃物，如药材产地加工、饮片炮制加工过程中产生的根头、尾梢、栓皮、果核等“下脚料”及破碎组织、碎屑粉渣等；资源生物生长过程中产生的废弃物，如药用生物在其生长过程中所产生的未被有效利用的废弃组织器官、分泌物等。中药农业在向中药工业的转化过程中所产生的非传统入药部位及大量的药渣、废水、废渣等形成了巨量的废弃物和环境承载压力。需要遵循“循环利用，变废为宝”的中药资源开发思路，综合利用中药废弃物资源。

（一）非传统入药部位的综合开发利用

中药传统入药部位是基于中医数千年医疗实践经验的积累，形成的相对固定的入药部位。目前使用的中药材往往取自植物或动物体的某一部位，如仅用植物的根、根茎、叶、花或果实等，或者仅用动物的角、骨、甲（壳）等，非药用部位常被作为废料而丢弃。药材采收过程中会产生巨量的“非药用部位”，据段金廒等人统计，目前我国有300余种常用中药材，其生产过程每年直接产生非药用部位约7500万吨，加之药材及饮片加工下脚料，总量逾亿吨。一种药用植（动）物的各部位或器官往往有多种用途，如果分别将它们的非传统入药部位加以利用，便能提高该中药资源的经济价值。对《中国药典》中618味中药进行分析，其中有209味药物的非药用部位具有一定功效价值。中药非药用部位中也存在药用部位的有效成分，可作为替代药品入药，也可作为食品、化妆品、兽用药品等应用。中药非药用部位在发展新药物、扩大药用部位、综合利用药材资源中占据重要地位。发掘中药材生产、加工过程废弃物及副产物的潜在综合利用价值，实现其资源化利用，是提升中药材综合收益的重要途径。

基于非传统入药部位开发新食品原料。新食品原料旧称新资源食品，是指在我国无传统食用习惯的以下物品：①动物、植物和微生物；②从动物、植物和微生物中分离的成分；③原有结构发生改变的食品成分；④其他新研制的食品原料。新食品原料应当具有食品原料的特性，符合应当有的营养要求，且无毒、无害，对人体健康不造成任何急性、亚急性、慢性或者其他潜在性危害。新食品原料应当经过国家卫生健康主管部门安全性审查后，方可用于食品生产经营。人参、枇杷叶、杜仲雄花等被批准为新食品原料。新食品原料的申报和生产要遵守《中华人民共和国食品安全法》《新食品原料安全性审查管理办法》《新食品原料卫生行政许可申报与受理规定》等规定，从新食品原料的选择源头开始管控，做好新食品原料风险的识别和监测管理，尤其是新食品原料的适用范围、限量要求、标签标注规定和产品质量的稳定性等。

基于中药庞大的生物储量及其潜在的资源价值，开展基于药材生产过程副产物的资源化利用与产业化开发，具有较好的发展前景。如酸枣资源丰富，果实可制成果茶、果酱和用于酿酒；种仁为中药材“酸枣仁”；树叶可提取芦丁，或作茶叶；酸枣树较耐寒和耐旱，是优良的固沙和薪材植物。红花的管状花除作为药材外，还可以提取红花色素和多糖；同时，红花种子可以榨油，富含亚油酸，还可以制造油漆和树脂，榨油后的饼粕也是优良的饲料。另外，有的药用植物，不同器官含有不同化学成分，也可以开发出新用途。如远志传统入药部位根中主要含有皂苷，可用于祛痰；而丢弃的地上部分含有蒽酮类成分，可用于安神，因此可以对地上、地下部分加以综合利用，扩展药用价值。

（二）中药渣的综合开发利用

中药材经一定溶剂或方式提取后所剩残渣称为中药渣，通常被作为废弃物扔掉。但是，提取过程中往往只是提出了部分成分，尚有许多成分残留在药渣中，有待进一步利用。

1. 药渣中活性成分的开发利用 研究证实，药渣中确有一定的有效成分存在。如用60%乙醇提取人参有效成分后的药渣，每100g干燥品中仍含有人参总皂苷196mg，尚含17种以上的氨基酸及多种微量元素。因此，人参加工后剩下的蒸参水、参渣均有较高的再利用价值。柴胡注射液仅利用了挥发性成分，而不具挥发性的柴胡皂苷等水溶性成分仍具有较好的抗菌消炎作用。另外，含有挥发油或其他挥发性成分的药材，煎煮时间短，挥发油不能充分煎出。如经测定，半夏厚朴汤中挥发油的含量只有原药材的35%，汤剂药渣中的含量尚有49.8%，这说明相当部分的挥发油损失在药渣中。近年来，国内外已开始重视对药渣综合利用的研究，但尚处于初步开展阶段。

2. 药渣中无明显活性成分的开发利用 中药材中无明显活性或不具有生物活性的成分不少，在提取活性成分后，可根据性质，对非活性成分进行开发利用。当然，中药的活性成分或非活性成分是相对的，下面介绍的几类成分是针对大多数中药材而言。

（1）淀粉 是许多中药材都含有的一类成分，为多糖类化合物，大多不具生物活性。可直接利用，也可水解获得小分子糖或单糖。块根类中药含有大量的淀粉，其药渣可用作饲料、肥料或工业制取浆糊，发酵制酒等。如女贞子药渣可出10%的酒，其他如枇杷、香附、桔梗、前胡等的药渣均已有利用。又如葛根，含有大量淀粉和纤维素，在提取了有效成分总黄酮后，所余药渣可配制饲料或作其他用途。

（2）蛋白质 植物中普遍含有丰富的蛋白质，特别是种子类药材大多含丰富蛋白质，但多在制剂时常被弃去。目前人们也逐渐认识到药渣中蛋白质的回收利用问题，并开展了相关研究，如将提取苦杏仁苷后的杏仁制成杏仁糊供食用。对不能供人食用的，如蓖麻子榨取蓖麻油后，在去除药渣中毒性蛋白质的毒性后可作饲料使用。

（3）脂肪油 多存在于种子类中药中，除少数是中药的重要活性成分外，大多数中药所含的脂肪油是不具有明显生物活性的成分，可考虑提取利用。如杏仁，其脂肪油含量较高，若将其提取可得高级润滑油，而榨油后并不影响活性成分苦杏仁苷的含量。黑芝麻在水煎后，其所含脂肪油仍然留在煎煮后的药渣中。

（4）挥发油　很多花类以及一些种子、果实、皮类中药含挥发油，目前除少数如薄荷、八角茴香、丁香等以其所含挥发油为重要有效成分外，大多数中药所含的挥发油在炮制或制剂生产中浪费了。如能两者兼提，可节省资源，降低成本。此外，有些药渣经加工后又可用于制药工业。如可将穿心莲、麻黄、大腹皮等药渣的纤维制成微晶纤维素，作为药物片剂的赋形剂使用。

综上所述，中药药渣的综合利用前景十分广阔，对提高中药材的使用率、扩大使用范围、开发中药新品种、拓宽中医临床领域具有十分重要的现实意义，同时也减少了药渣带来的污染，对环境保护具有重要意义。

四、其他

（一）天然香料、香精的开发与利用

香料是具有挥发性的有香物质的总称。香料可以提供香的氛围，给人愉悦、轻松感，同时，香料本身还具有抑制微生物繁殖的作用，因此可用于杀菌、防腐、避臭。天然香料包括植物精油、酊剂、浸膏等，一般是复杂的混合物，可通过蒸馏、萃取、结晶等方法和化学处理分离得到单一成分香料。植物类香料常见的有玫瑰油、薰衣草油、橙叶油、檀香油、杏仁油、紫苏油、橙油、香叶油、薄荷油、当归油等，动物类香料常见的有麝香、灵猫香、海狸香和龙涎香等。

我国的芳香性植物资源十分丰富。据调查，香料植物资源约有400余种，如肉桂、八角、花椒、胡椒、荜茇、丁香、薄荷、陈皮、砂仁、干姜、高良姜等。可以直接应用于食品或者饮料，作为调味料或矫味剂的香料植物，称食用香料植物。根据利用部位的不同，食用香料植物可分为：根茎类香料植物，如姜、高良姜、菖蒲等；树皮类香料植物，如斯里兰卡肉桂、中国肉桂、川桂皮等；花类香料植物，如菊花、桂花、玫瑰花等；果实和种子类香料植物，如花椒、柠檬、茴香、胡椒、八角等。食用香料植物的开发利用，在农业和食品领域具有重要的地位。药用植物中食用香料的开发利用，可根据食品口味的基本类型进行分类调配。

近年来，人们对芳香植物和精油的治疗效果日益关注，芳香疗法已得到社会大众的认可。在治疗中以植物精油为基本治疗物质，通过植物精油激发机体本身的治愈力，如柑橘油可散发出使人愉快、有清新感的香气，既能解除疲劳，又能减轻烦恼。有些植物精油对神经系统有兴奋或镇静作用，可根据精油香气特征调配成多种具有保健功能的产品。

>>> 知识链接

食品添加剂

世界卫生组织将食品添加剂定义为：添加到食物中以维持或提高食品的安全性、新鲜度、味道、质地或外观的物质。《食品安全国家标准食品添加剂使用标准》（GB 2760－2014）定义：为改善食品品质和色、香、味，以及为防腐、保鲜和加工工艺的需要而加入食品中的人工合成或者天然物质。食品用香料、胶基糖果中基础剂物质、食品工业用加工助剂也包括在内。

（二）天然甜味剂的开发与利用

甜味分子大多数具有亲水和疏水双重性，一般具有特殊的空间结构，能与味觉中的甜味受体特异结

合，因此能让人感受到甜味。甜味剂包括：常见的糖类，如蔗糖、麦芽糖等，以及化学合成高甜度物质，如糖精、天冬氨酰苯丙氨酸甲酯；还有一类是天然非糖类甜味剂，如甜菊苷、悬钩子苷、甘草甜素、罗汉果苷、水龙骨甜素、青钱柳苷等。这些天然非糖类甜味剂，多数属于萜类、糖苷类或者黄酮类，可以替代糖类添加在食品中，具有广泛用途。

1. 甜菊苷类 原产于南美巴拉圭的菊科植物甜菊茎叶中含有甜菊苷类，可产生甜味，其甜度为蔗糖的 10～300 倍不等，具有低热能、抗龋齿等特性，适合肥胖症、冠心病、糖尿病和高血压患者食用。

2. 悬钩子苷和甜茶素 原产于我国广西等地的蔷薇科植物甜茶叶中含有甜味物质悬钩子苷，同时含有无甜味的配糖体，配糖体在甜茶叶揉搓和干燥的过程中，经发酵水解可得到甜茶内酯，甜茶内酯具有甜味，甜度是蔗糖的 600～800 倍，并且可以防霉防腐，经常用作酱料的甜味剂。

3. 甘草甜素 又称甘草酸，来自豆科植物甘草和光果甘草的根，甜度是蔗糖的 200 倍。由于甘草酸水解后得到的甘草次酸无甜味，一般使用甘草酸钠盐或者铵盐作为甜味添加剂。

4. 罗汉果苷 是葫芦科植物罗汉果果实中含有的配糖体，为无色粉末，甜度约是蔗糖的 300 倍，而且耐热、耐酸，甜味滞留时间长。

5. 水龙骨甜素 是水龙骨科属欧亚水龙骨的根茎中含有的甜味配糖体，甜度为蔗糖的 3000 倍。

6. 青钱柳苷 胡桃科植物青钱柳是我国特有的速生树种，其树皮、叶具有清热消肿及止痛功效，同时树叶中含有青钱柳苷，是一种甜味剂，甜度是蔗糖的 250 倍。

7. 紫苏醛肟 紫苏的茎叶中含有挥发油紫苏醛，紫苏醛本身无甜味，但经酯化可以得到有甜味的紫苏醛肟，其甜度为蔗糖的 2000 倍。

（三）天然色素的开发与利用

天然色素指存在于自然界的有色彩成分，可用于食品、药物和化妆品以及织物等的着色。以食品着色为主要目的的添加剂称为食用色素，常用的有辣椒红、甜菜红、红曲红、胭脂虫红、姜黄、栀子黄、胡萝卜素等。其中，红曲红色素来自红曲，是一种纯天然、安全性高、有益于人体健康的食品添加剂。红曲红色素色泽鲜艳，色调纯正、饱满，光热稳定性好，是天然、绿色、理想的食品着色剂。它应用范围广泛，除了可以用于食品类的着色外，还经常用于药品类和化妆品类的着色。栀子黄色素是来自栀子果实的水溶性色素，耐热、耐光，广泛用于面条、糖果、糕点、医药胶囊、塑料玩具等的着色。

可给织物着色的天然色素称为天然染料。很多植物既是染料，又具有药物治疗功能，常见的主要有茜草、苏木、蓝草、紫草、红花、栀子、槐花、荩草、鼠李、皂斗等。茜草的根呈红黄色，含有色素茜素（红色）和茜紫素，是中国应用最早的红色植物染料。马王堆一号汉墓出土的深红绢和长寿绣袍，其底色就是用茜草染成的。苏木的木芯中含有较多色素，可以染红，苏木内含有隐色素，能在空气中迅速氧化生成苏木红素，为媒染性染料，对棉、毛、丝等纤维均能上染，但必须经过媒染剂媒染，与其中的金属盐络合产生色淀才能有较好的染色牢度。蓝草指含有靛蓝的植物，包括蓼蓝、菘蓝、木蓝、马蓝，从中提炼出来的蓝靛是驰名世界的中国蓝印花布的染色原料。紫草根断面紫红色，含乙酰紫草宁，紫草宁与茜素相似，加媒染剂可使丝、毛、麻等纤维着色。紫草加椿木灰和明矾媒染可得紫红色，紫草有抗菌消炎、抗病毒、抗肿瘤等多种药理作用，如果采用紫草染色的面料做成内衣内裤，对人体皮肤的卫生保健功能是非常明显的。红花主要用于染红色，是红色植物染料中色泽最鲜明的一种，也是古代红色染料及胭脂等的主要原料，为直接性染料，可直接在丝、麻、毛上染色得到鲜艳纯正的深红色。槐的干燥花及花蕾可用于染黄色，色牢度优于栀子。荩草茎叶中含黄色素，可直接在丝、毛上染色，也可以用铜盐（蓝矾）作为媒染剂得绿色，如以不同深浅的靛蓝套染，则可得黄绿色或绿色。鼠李又名山李子、绿子、大绿等，染料色素成分存在于嫩果实和茎、叶之中，称冻绿，也是古代为数不多的天然绿色染料之一，国际上又称中国绿。皂斗来自壳斗科植物麻栎的果实，含多种鞣质，属于可水解类鞣质。鞣质与铁盐反应，在纤维上生成无色的鞣酸亚铁，然后被空气氧化成不溶性的鞣酸高铁色淀，所以染色牢度非常优秀。各种鞣质用铁盐媒染大都可得黑色。

（四）植物性农药的开发与利用

农药在控制有害生物为害和促进农作物增产等方面发挥着重要作用。广义的生物农药，即生物源农药，是指直接利用生物活体或生物代谢过程产生的具有生物活性的物质，或从生物体提取的物质，以及人工合成的与天然化合物结构相同的物质，作为防治农林作物病虫草鼠害的农药，包括生物化学农药、微生物农药、植物源农药、农用抗生素。植物生物农药是指从植物体中提取，具有抗菌、抗病毒或杀虫效果的成分，或从植物体中分离纯化有农药活性的新物质作为结构模板，进行结构的多级优化，从而制造低毒、高效新农药。这类农药也称为植物性农药或植物源农药，不仅具有杀虫、杀菌活性，还兼有调节植物生长、诱导免疫、肥效、保鲜作用，且作用方式多样。

随着人们生活质量的提高和对生态环境的关注，无公害农产品成为大家的需求。植物性农药是无公害农产品生产的重要保证，也是天然源农药的重要组成部分，有着广阔的发展前景。从作用方式来看，植物性农药一般对害虫具有胃毒作用或特异性作用，少为触杀作用，因此对天敌等非靶标生物是相对安全的；并且，往往含有数种有效成分，且作用机制与一般化学农药不同，不易使有害生物产生抗药性。但是植物源农药在使用上也会面临一些新的困难，由于其来源特殊，成分十分复杂，会出现诸如制剂困难、稳定性差、容易分解等影响药效的问题。

植物次级代谢产物被用于制作农药拥有悠久的历史，西方国家早在古埃及和古罗马时期就开始使用植物材料进行病虫防治；1763 年，法国开始将烟草和石灰混合后用来防治蚜虫。早在公元前 7 世纪，我国的《周礼》中就有利用植物来杀虫防病的记载，如《周礼·秋官司寇·司隶/庭氏》记载了防除蠹虫的方法："翦氏掌除蠹物，以攻禜攻之。以莽草熏之，凡庶蛊之事"（翦氏一族的人主要负责用莽草熏杀蠹虫）。在《神农本草经》《齐民要术》及《本草纲目》等古书中，同样也记载了大量具有杀虫抑菌作用的药用植物。中华人民共和国成立初期，我国进行了较为广泛的农用植物普查，并编著了《中国土农药志》，较为详细地记载了大量具有农药活性的植物。

20 世纪 30 年代起，国内多位学者对我国 3000 多种植物进行了农药活性的筛选，已明确具杀虫、杀菌作用的植物约有 30 余科 100 余种，其中具开发价值的主要有楝科、菊科、豆科、芸香科、紫草科、唇形科、番荔枝科、毛茛科、大戟科、天南星科等植物，可用作杀虫剂、杀菌剂的常见品种有苦楝、雷公藤、大茶根、侧柏叶、烟草、桃树叶、黄藤根、皂角树叶、除虫菊、野菊花、芦荟、大黄、桑叶、何首乌、黄芩、黄芪、商陆、了哥王、乌桕叶、苦皮藤、臭椿叶、洋金花、黄杜鹃、银杏外种皮、麻黄油等。截至 2019 年，我国植物源农药产品有 343 种，如硫酸烟碱、印楝素乳油、川楝素乳油、皂素烟碱可溶乳剂、苦皮藤、羊角扭苷水剂、鱼藤酮乳油、茴蒿素水剂和双素碱水剂等植物性杀虫剂。同时，研究还发现，许多药用植物提取液有广泛的杀菌、抑制病菌或病毒等作用。如关于大蒜精油乳化液、银杏外种皮粗提液、苦参提取物等的抑菌活性的研究表明；苦参乙酸乙酯提取物对多种真菌和细菌有显著的抑制作用。烟草、茶饼、鱼藤、雷公藤等植物的提取物能抑制某些病菌孢子的发芽和生长，或阻止病菌侵入植株。另外，还发现茶子、花椒以及某些红树、蕨类植物等具有较强的抑菌活性。大黄提取物可对番茄花叶病毒有抑制活性。紫杉树皮提取液对植物病毒具有较明显的抑制作用。据研究，由商陆、甘草、连翘等几种植物提取物配制而成的复配制剂 MH11－4 对植物病毒有较好的防治效果。

按性能划分，植物性农药可分为九大类：植物毒素、植物源昆虫激素、拒食剂、引诱剂和驱避剂、绝育剂、增效剂、植物防卫素、异株克生物质、植物内源激素。按防治对象划分，植物源农药可分为植物杀虫剂（烟碱、鱼藤酮、除虫菊素、藜芦碱、川楝素、印楝素、茴蒿素、百部碱、苦参碱、苦皮藤素、松脂合剂、蜕皮素 A、蜕皮酮、螟蜕素等）、植物杀菌剂（大蒜素、香芹酚、活化酯——植物抗病激活剂等）、植物杀鼠剂（海葱苷、毒鼠碱等）、植物源植物生长调节剂（吲哚乙酸类、赤霉素、芸苔素内酯、植物细胞分裂素、脱落素等）以及具有除草活性的植物。

（五）中药美容产品开发与利用

中药美容产品是指在中医美容基本理论指导下，辨证施治，通过内服外用内外兼治来调理全身脏腑阴阳平衡，从而达到治本除根、健身延衰、驻颜美容的目的。美容中药主要用于防治损容性皮肤病、皮肤老化和亚健康等。中药化妆品指含中药的化妆品，以中药作为添加剂或基本上用天然产物制成的化妆品。它集美容化妆和保健治疗、化妆品与药品为一体，能够清洁、美化、修饰人体面部、皮肤、牙齿、毛发等部位，同时对人体起一定程度的滋补营养、保健康复作用，甚至还可以对某些皮肤病起辅助治疗作用。常用美容中药分为祛斑类、美白类、润肤祛皱类、祛痤疮类、消疣除赘类、祛风止痒类、乌发生发类、减肥塑身类、香口益齿类、调理身心类等。按不同分类标准，又可以有多种分类。中药化妆品按功能和作用特点，可分为清洁类、护肤类、营养类、治疗卫生类、美化类和健美类等六大类。按使用部位，可分为护肤类、毛发用类、指甲用类、口腔用类、眉目用类和面部用类等。按制备工艺和剂型，可分为十类：膏剂，如洗发膏和护发素等；水剂，如化妆水、香水等；油剂，如防晒油和浴油等；乳化剂，如润肤霜、发乳等；混悬剂，如香粉蜜、增白粉蜜等；粉剂，如香粉、爽身粉等；胶剂，如指甲油、面膜等；锭剂，如唇膏、眼影膏等；块状剂，如粉饼、胭脂等；其他还有喷雾发胶、摩丝和唇线笔等。

我国有高等植物 30000 余种，被开发作为化妆品植物提取物原料的有 3000 多种（原植物有 1000 多种，其制成的植物原料有 3000 多种），占《已使用化妆品原料名称目录》的 1/3。所以，植物原料是尚待挖掘的宝藏资源。新《化妆品监督管理条例》鼓励和支持运用现代科学技术，结合我国传统优势项目和特色植物资源研究开发化妆品。2021 年出版的《天然植物原料护肤功效汇编》等书籍汇总了植物的基本信息以及活性物质的组成、含量，并深入挖掘植物原料的护肤功效与作用机制等。2010 年版《国际化妆品原料标准中文名称目录》收载的植物提取物多达 4549 种，约占总收载原料的 1/3。2015 年版国内发布的《已使用化妆品原料名称目录》中列出涉及中药植物原料的基原共计 586 种。2020 年，国家药品监督管理局组织对 2015 年版《已使用化妆品原料名称目录》进行修订，形成了现行的 2021 年版《已使用化妆品原料名称目录》，共收录 8972 种已使用原料信息。新增包括驼峰油、翅果油、光甘草定等，并对原料信息进行细化，增加如铁皮石斛的来源——细茎石斛等原料。

不同中药化妆品的功效不同，表 6－2 列出了化妆品常用中药品种及使用场景和作用。

表 6－2 化妆品常用中药

使用场景	作用类别	常见中药举例
防治皮肤疾患	抗炎抗过敏	苦参、蝉蜕、白鲜皮、马齿苋、紫草、地附子、菊花、紫苏叶等
	防治粉刺	仙人掌、白柳、积雪草、桑叶、蒲公英、金银花、连翘、桔梗等
	祛斑	当归、益母草、丹参、川芎、桃仁、红花、月季花等活血祛瘀类中药等
	消疣除赘	鸦胆子、巴豆、刺蒺藜、地骨皮、薏苡仁等
改善皮肤外观	美白	茯苓、珍珠、白及、天花粉、白僵蚕、光果甘草、虎杖、佩兰、熊果、当归、赤芍、乌梅、柠檬等
	防晒	薏仁、黄芩、吴茱萸、芦荟、槐米、丹参、菊花、金银花等
	润肤保湿	桃仁、杏仁等富含油脂类的中药等

续表

使用场景	作用类别	常见中药举例
调理皮肤状态	抗衰老	玉竹、甘草、地榆、灵芝、金盏花、接骨木、枸杞、人参、黄芪、三七、地黄、当归、薏苡仁等
	抗皱	小麦、杏、金缕梅、芦荟、白果、火麻仁、天花粉等
	抗氧化	紫苏、沙棘、玫瑰、苹果、金钱草、迷迭香、覆盆子等
发用产品	生发	骨碎补、桑寄生、侧柏叶、生姜、桑叶、辛夷、蜀椒、青蒿、菟丝子等
	乌发	黑芝麻、何首乌、桑椹、核桃仁、黄精、女贞子、墨旱莲、豨莶草、菘蓝等
	去头屑	青蒿、苦参、皂角、桑白皮、桑叶、菊花叶等
其他功效	乳化清洁	皂荚、甘草、知母、麦冬、土茯苓、酸枣仁等
	促渗透	亚麻子、佛手、胡椒、韭菜子等
	抑汗防臭	牛至、百里香、聚合草等
	增香	肉豆蔻、安息香、苏合香、沉香、茉莉、茴香、砂仁、香茅、檀香、薄荷、薰衣草、丁香、玫瑰、迷迭香、柑橘、佛手、葡萄柚等
	色素	姜黄、红花、栀子等

通常以中药提取物或天然营养物质作为化妆品的乳化剂、基质、添加剂。应用较多的植物类中药资源有当归、人参、甘草、五味子、黄芩、黄连、黄柏、桂皮、薄荷、川芎、柴胡、地黄、益母草、半夏、白术、泽泻、大黄、茯苓、何首乌、枸杞子、牡丹皮、防风、独活、羌活、枳实、厚朴、菊花、杏仁、薏苡仁、白芍、麻黄、山楂、党参、槐花、升麻、藁本、紫草、芦荟、白芷、荆芥、生姜、大枣、冬虫夏草和沙棘等。动物药材主要有蛤蟆油、貂油、地龙及蜂蜜等。矿物药主要是滑石粉、麦饭石等。市场上常见的添加中药的化妆品很多，如添加人参提取物以及光果甘草根提取物的防晒霜，添加白术、白茯苓、白芍、白及等中草药成分的面膜，含有红景天活性成分积雪草苷的面霜，添加蛇油的护手霜，添加芦荟提取物的香波，添加首乌提取液的洗发膏，添加金银花提取物的花露水等，还有添加中药提取物的牙膏，添加黄芪的面霜，以珍珠、炉甘石等为原料的眼霜，添加马齿苋提取物的系列护肤品，紫苏水等。

中药在化妆品中的功效是一种或多种有效成分作用的结果。如甘草提取物有美白和防晒作用，主要成分甘草苷和甘草素通过抑制酪氨酸酶和多巴色素互变酶的活性、阻碍5,6-二羟基吲哚的聚合，阻止黑色素的形成，从而达到美白的效果。紫苏提取物富含原花青素等抗氧化物质，具有舒缓、抗敏及一定的美白作用。

除此之外，药用植物作为一种生态和文化资源，还可以在生态文明建设以及植物疗法、园艺疗法、艺术等方面发挥独特的作用。比如竹子，既有竹笋可供食用，还有竹沥、竹茹等药品，同时根系发达，在防洪固土等方面有很好的应用前景。文化方面，“梅兰竹菊”是中国文化中的四种象征君子品德的植物。苏东坡更有“宁可食无肉，不可居无竹”的诗句。

综上，中药资源具有食用、药用、饲用、日用、文化、生态等多重价值，深入挖掘其利用潜力，对提升其价值具有重要意义。

答案解析

目标检测

一、单项选择题

1. 2020年版《药品注册管理办法》规定中药注册分类共有（ ）类。

A. 9　B. 8　C. 5
D. 4　E. 6

2.《古代经典名方中药复方制剂简化注册审批管理规定》第十九条规定，药品生产企业应当将（ ）等情况及相关说明报国家药品监督管理部门药品审评机构。

A. 资源评估　B. 资源调查　C. 资源生产
D. 资源开发　E. 资源利用

3. 利用《按照传统既是食品又是中药材的物质目录》中药材为原料生产的上市普通食品可以（ ）。

A. 宣称治疗一般疾病　B. 促进特定人群健康
C. 使用贝母　D. 添加阿司匹林等成分
E. 使用有毒中药

4. 新资源食品的名称是《食品卫生法》中提出的，为与《食品安全法》相匹配，将“新资源食品”修改为“（ ）”。

A. 新食品资源　B. 新食品原料　C. 新原料食品
D. 新物质食品　E. 新食品

二、多项选择题

1. 中药资源开发利用的原则是（ ）。

A. 效益最大化原则　B. 生态系统平衡原则
C. 生态适应性原则　D. 可持续利用原则
E. 经济效益第一原则

2. 2020年版《药品注册管理办法》规定了中药注册分类，分别是（ ）。

A. 中药创新药　B. 中药改良型新药
C. 古代经典名方中药复方制剂　D. 复方新中药
E. 二次开发中药

3. 中药资源综合开发利用可形成（ ）。

A. 中药健康产品　B. 中兽药及饲料添加剂
C. 植物源农药　D. 中药化妆品
E. 天然香料等

三、填空题

1. ________是通过无菌操作把外植体接种于人工配制的培养基上，在人工控制的环境下进行离体培养，以获得再生的完整植株或生产具有经济价值的其他产品的技术，在濒危中药材快繁、保育、脱毒等方面发挥重要作用。

2. 中药资源评估是指药品上市许可持有人或中药生产企业对未来5年内中药资源的预计消耗量与预

计可获得量之间进行比较，以及对中药产品生产对中药包括资源可持续利用可能造成的影响进行科学评估的过程。其评估的基本原则包括________、________、和________。

3. 食品生产经营者使用食药两用物质应当符合国家法律、法规、食品安全标准和食药物质目录的相关规定，产品标签标识和经营中________和________。

四、简答题

1. 简述中药资源开发利用的途径和方法。

2. 简述中药新药开发的思路。

3. 当前正在开展的中药资源评估体现了中药资源保护和监管一体化的国际化视野，它在我国中药资源保护和管理历史上具有的重要意义有哪些？

4. 举例说明中药资源综合利用及产品开发。

书网融合……

案例 1　　案例 2　　思政导航　　本章小结　　题库

第七章　中药资源保护、更新和可持续利用

微课

学习目标

知识目标

1. 掌握　生物多样性的概念及层次；中药资源保护的概念；中药资源更新的概念；中药资源可持续利用的概念及策略。

2. 熟悉　中药资源保护的主要途径；中药资源种群更新的规律，更新的主要途径；中药资源可持续利用体系及其相互关系。

3. 了解　中药资源保护的现状；中药资源野生更新的措施；中药资源可持续利用的制约因素。

能力目标　培养认识中药资源保护更新和可持续利用中的创新思维；探索新的中药资源保护措施，挖掘中药资源更新在中药资源保护中的潜力；发挥中药资源更新在中药资源保护中的潜在价值，具备创新能力、提出问题及应对策略的基本能力。

素质目标　学习并掌握中药资源保护、更新和可持续利用的理念和方法，具备团队合作精神和创新素质，掌握中药资源保护的相关法律法规，具有保护中药资源及可持续利用中药资源的社会责任感，对中药资源的合理利用和可持续发展具有深刻认识，并在实践中贯彻执行。

随着社会、经济、文化发展水平和人们生活水平的不断提高，中药资源的保护、更新和可持续利用的重要性日益凸显。目前，中药资源一方面被大量破坏和浪费，一方面又严重不足。应科学地保护好中药资源，适时、适度、适量地开发利用中药资源，采取措施实现资源更新和扩大再生产，以实现中药资源的可持续利用。

PPT

第一节　中药资源保护

中药资源保护是指保护中药资源及与其密切相关的自然环境和生态系统，以保证中药资源的可持续发展和药用动、植物的生物多样性，挽救珍稀濒危的药用动、植物物种。中药资源保护与生态环境保护和生物多样性保护三者之间具有相辅相成、相互依赖的关系。

一、生物多样性概述

生物多样性（biodiversity）是指生物及其环境形成的生态复合体以及与之相关的各种生态过程的总和。它包括数以万计的动物、植物、微生物和它们所拥有的基因以及它们与环境相互作用所形成的生态系统和生态过程。生物多样性包含四个层次，分别是物种多样性、遗传多样性、生态系统多样性及景观多样性。物种多样性是生物多样性的核心，遗传多样性是物种多样性的基础，而生态系统多样性则是维系物种多样性的保证。

1. 物种多样性　物种（species）是生物分类学的基本单位，指一类遗传特征十分相似、能够交配繁殖出具有可育后代能力的有机体。具体来讲，物种指具有共同基因库的，与其他类群有生殖隔离的一个类群。生殖隔离指亲缘关系相近的，不能交配或者交配过后不能产生具有可育后代能力的类群。

物种多样性是指某一范围内物种类别的丰富程度和数目多少。物种数目最为丰富的环境是热带雨林、热带落叶林、珊瑚礁、深海和大型热带湖泊。世界上生物多样性特别丰富的国家包括巴西、哥伦比亚、厄瓜多尔、秘鲁、墨西哥、民主刚果共和国、马达加斯加、澳大利亚、中国、印度、印度尼西亚、马来西亚，这些国家拥有全世界60% ~70%的生物多样性。

2. 遗传多样性　其广义概念是指地球上所有生物携带的遗传信息的总和，也就是各种生物所拥有的多种多样的遗传信息。狭义的概念主要是指种内个体之间或一个群体内不同个体的遗传变异总和。一个物种内部有不同的变种、品种甚至品系等，这些个体之间在结构和形态上的差异就是遗传多样性引起的。

一个物种遗传多样性越高或者遗传变异越丰富，对环境变化的适应能力就越强，其分布范围越容易扩展。研究遗传多样性可以揭示物种进化历史，如起源的时间、地点、方式等，为进一步分析物种的进化潜力和未来命运提供重要的资料；同时有益于正确制定生物遗传资源收集、应用和保护的策略。

遗传多样性是多层次的，可在种群水平、个体水平、组织和细胞水平、分子水平体现。研究遗传多样性常用的标记有形态学标记、细胞学标记、生化标记、分子标记。

3. 生态系统多样性　指在特定区域内生境、生物群落和生态过程的多样化以及生态系统内生境差异、生态过程变化的多样性。生态系统由植物群落、动物群落、微生物群落及其栖息地环境的非生命因子（光、空气、水、土壤等）所组成。群落内部、群落之间以及与栖息环境之间存在着极其复杂的相互关系，主要的生态过程包括能量流动、水分循环、养分循环、土壤形成、生物之间的相互关系如竞争、捕食、共生、寄生等。常见的生态系统有农田生态系统、鱼塘生态系统、草原生态系统、荒漠生态系统、湿地生态系统、森林生态系统等。我国是世界上生态系统多样性最高的国家之一，具有非常丰富的生态类型，如具有343个森林生态系统、146个湿地生态系统、122个草地生态系统、48个荒漠生态系统、15个冻原和高山垫状生态系统。

4. 景观多样性　景观是指一些相互作用的景观要素组成的具有高度空间异质性的区域。景观具有一定的结构和功能，并且呈动态变化。

景观多样性指在特定区域内景观的多样化，如农业梯田景观、观光农业景观、城市绿化景观、森林景观、草地景观、荒漠景观等。景观多样性有很大的人为性，如人造林景观常有防火隔离带和传输线，农田景观经常有防护林带和绿篱。

自然干扰、人类活动和植被的全球演替或波动是景观发生动态变化的主要原因。自20世纪70年代以来，全球森林被大规模破坏，造成生态环境片段化，大面积出现结构单一的人工林，形成了极为多样的变化模式，结果是增加了景观的多样性，却给物种多样性的保护造成了严重的障碍。

二、中药资源保护现状

我国是地球上生物多样性最丰富的国家之一，排名第8位，具有丰富的物种多样性，拥有高等植物3万余种，居世界第3位；拥有脊椎动物6347种，占世界总种数的13.97%；鱼类和鸟类资源也很丰富。同时，我国的特有属、特有种数量多，除了大熊猫、白鳍豚、水杉、银杏、银杉和攀枝花苏铁等我国特有种外，据不完全统计，我国的石松类和蕨类植物资源丰富，物种数占世界总数的1/5，约2300种，其中40%为我国特有种。另外，我国的生物区系起源古老，被子植物中很多科属如木兰属、含笑属、五味子科、蜡梅科等都是第三纪孑遗植物。我国的栽培植物、家养动物及野生近缘种质资源极为丰富。

生物多样性是人类赖以生存的基础，然而半个世纪以来人类对自然资源的掠夺式开发造成了生物多样性的严重破坏。中药资源是传统医药和现代医药的重要来源，我国年均中药材消耗近40万吨，在被开发利用的药用植物资源中，80%以上的种类来自野生资源，而民族药和民间药（草药）则绝大多数来自野生动物和野生植物资源。人类无序地开发利用也对中药资源造成了严重的破坏。目前，我国境内野生中药材无论产量还是蕴藏量都普遍下降，常用植物类药材中，野生资源蕴藏量和产量大幅度下降的种类有100余种，有30余种药用植物已经无法提供商品，人参、当归、三七、川贝母等野生个体濒临灭绝。近年来，一些对生态环境要求较高的贵重药用种质资源的灭绝速度更是在逐步加快。如新疆的天山和阿尔泰山原来是高山雪莲的主要产地，但近年来，只有在险峻陡峭的雪山上偶尔才能见到。同时，部分中药材因品种退化、盲目引种导致品质、优级品率下降，许多传统品种主产区已无法生产出优质道地药材。如内蒙古原来是甘草的主要产地，其中，伊克昭盟在中华人民共和国成立初期，野生甘草分布面积有1800万亩，目前该产区的甘草资源已所剩无几。同时，非道地药材产区大面积盲目引种，生产的非道地药材产量高、成本低，严重冲击了道地药材市场，从而使真正的道地药材产区缩减，资源流失，如著名的川郁金和温郁金、宣木瓜和淳木瓜等种植面积都在逐年缩小。

除了药用植物资源遭到大量破坏以外，药用动物和药用矿物资源也面临巨大的压力。我国境内的药用动物如黑熊、林麝、原麝、马鹿、灵猫、蛤蚧、中国林蛙、玳瑁等40个种类的资源已经显著减少，影响了近30种动物药材的市场供应；有的动物种类如赛加羚羊、印度犀、野马、华南虎、东北虎等，野生资源几近绝灭。药用矿物资源也有不同程度的破坏，自然金、辰砂、龙骨等由于滥采乱挖，也在日益减少。

可见，保护和抢救中药资源已成为我国生物多样性保护的突出紧迫任务。自20世纪50年代以来，我国在中药资源的保护方面开展了大量工作，也取得了一定成效。

（一）多次开展中药资源调查工作

我国分别于1960年、1969年和1983年进行了3次大规模的全国性中药资源调查研究，基本摸清了我国中药资源的种类和数量，相继编著并出版了《中国植物志》《中国高等植物图鉴》《中国植物区系的分区》《中国经济植物志》《中国种子植物科属检索表》等植物学专著，《中国药用植物志》《全国中草药汇编》《中药大辞典》《中药志》等中药资源专著以及《中国中药资源》《中国中药资源志要》《中国中药区划》《中国药材资源地图集》《中国常用中药材》等中药资源丛书，对我国中药资源的种类和分布、蕴藏量和产量以及开发利用的历史和现状进行了总结，为我国中药资源的保护管理和开发利用提供了重要依据。

从2011年开始，国家中医药管理局组织开展了第四次全国中药资源普查工作。截至2019年8月，已在全国31个省（区、市）2000多个县级行政区划单元开展了中药资源普查工作，积累了大量与中药资源相关的数据信息。根据“全国中药资源普查信息管理系统”统计汇总结果：共有相关工作者2.3万余人参与中药资源普查，编写了《全国中药资源普查技术规范》，对普查工作组织实施和方法进行了统一规范；发现新物种70余种；初步形成了包括1个中心平台、28个省级中药原料质量监测技术服务中心、65个县级监测站的中药资源动态监测信息和技术服务体系；重点开展190种中药材的价格、流通量和种植面积等6大类的信息服务，中药材质量、田间管理等10大类的技术服务；在全国布局建设了28个中药材种子种苗繁育基地，对近160种中药材的种植种苗进行繁育生产；并在海南及四川建立了2个中药材种质资源库，保存中药资源普查工作中收集的种质资源实物1.2万多份。

（二）颁布了各种资源保护相关法规

1992年，联合国的各签约国在巴西里约热内卢签署了《生物多样性公约》，该公约规定一个国家对其生物资源拥有主权的同时也拥有保护和管理的义务，目前世界上大多数国家已经立法保护野生资源。

自1956年开始至今，我国已公布的涉及生物资源管理与保护的法规、条例等有数十项。如1984年《中华人民共和国森林法》、《中国珍稀濒危保护植物名录》，其中《中国珍稀濒危保护植物名录》参考IUCN（国际自然与自然资源保护联盟）红皮书等级制定，按照濒危程度将濒危植物分为“濒危”“稀有”和“渐危”3个等级，并按重点保护级别分为三个级别。此外，1999年8月4日由国务院批准并由国家林业局和农业部发布《国家重点保护野生植物名录（第一批）》，2021年9月7日《国家重点保护野生植物名录》被批准施行。

>>> 知识链接

生物资源保护的国际公约和我国的政策法规

1. 国际公约　《濒危野生动植物种国际贸易公约》（CITES），1973年，华盛顿；《生物多样性公约》，1992年，巴西里约热内卢。

2. 我国政策法规　《野生资源保护管理条例》《国家重点保护野生药材物种名录》《中华人民共和国野生动物保护法》《国家重点保护野生动物名录》《国家重点保护野生植物名录》《国务院关于禁止犀牛角和虎骨贸易的通知》《中国珍稀濒危保护植物名录》。

同时，我国也制定了一系列保护中药资源的法律法规，如1987年颁布的《野生药材资源保护管理条例》、1988年颁布的《中华人民共和国野生动物保护法》、1994年颁布的《中华人民共和国自然保护区条例》、2017年修订的《中华人民共和国野生植物保护条例》、2022年修订的《中华人民共和国野生动物保护法》，其中《野生药材资源保护管理条例》将国家重点保护的野生药材物种分为三级，一级是指濒临灭绝的稀有珍贵野生药材物种，二级是指分布区缩小、资源处于衰竭状态的野生药材，三级指资源严重减少的重要野生物种。1987年，国家还颁布了《国家重点保护野生药材物种名录》，收载的一级保护药材有虎骨（已被禁止贸易）、豹骨、羚羊角、鹿茸（梅花鹿），二级保护药材有鹿茸（马鹿茸）、麝香、熊胆、穿山甲、蟾酥、蛤蟆油、金钱白花蛇、乌梢蛇、蕲蛇、蛤蚧、甘草、黄连、人参、杜仲、厚朴、黄柏、血竭，三级保护药材有川贝母、伊贝母、刺五加、黄芩、天冬、猪苓、龙胆、防风、远志、胡黄连、肉苁蓉、秦艽、细辛、紫草、五味子、蔓荆子、诃子、山茱萸、石斛、阿魏、连翘、羌活。依据《野生药材资源保护管理条例》，目前我国对野生药材采取如下保护措施：对于一级保护物种，严禁采猎；对于二级和三级保护物种，需要经过县级以上药品监督管理部门会同同级野生动物、植物主管部门提出计划，报上一级医药管理部门批准，获取采药证后才能采猎，此外，进入野生资源保护区进行科研、教学等活动也必须经保护区管理部门批准。国家对重点保护野生药材的出口管理规定如下：一级保护野生药材物种属于自然淘汰的，其药用部分由各级药材公司负责经营管理，但不得出口；二、三级保护野生药材物种的药用部分，除国家另有规定外，实行限量出口；违反保护野生药材物种出口管理的，由相关部门没收其野生药材和全部违法所得，并处以罚款。

除以上相关法律法规外，我国还发布了针对珍稀濒危野生动物保护的相关规定，如2003年发布“关于进一步加强麝类资源保护管理工作的通知”；2004年发布“关于进一步加强麝、熊资源保护及其产品入药管理的通知”；2006年发布“关于豹骨使用有关事宜的通知”；2007年发布“关于加强赛加羚羊、穿山甲、稀有蛇类资源保护和规范其产品入药管理的通知”。2018年“关于严格管制犀牛和虎及其制品经营利用活动的通知”规定：严格禁止法律规定的特殊情况以外所有出售、购买、利用、进出口犀牛和虎及其制品的活动；对于犀牛角或虎骨的特殊药用，仅限从除动物园饲养、繁育之外的人工繁育犀牛和虎获取犀牛磨角粉和自然死亡虎骨。

>>> 知识链接

《国家重点保护野生植物名录》和《国家重点保护野生动物名录》

1.《国家重点保护野生植物名录》 于2021年9月8日经国务院后正式公布，自公布之日起施行。调整后的《国家重点保护野生植物名录》共列入国家重点保护野生植物455种和40类，包括国家一级保护野生植物54种和4类，国家二级保护野生植物401种和36类。其中，由林业和草原主管部门分工管理的324种和25类，由农业农村主管部门分工管理的131种和15类。

2.《国家重点保护野生动物名录》 国家林业和草原局、农业农村部于2021年1月4日联合发布公告，公布新调整的《国家重点保护野生动物名录》，与原林业部、农业部1989年1月首次发布的原《名录》相比，新《名录》主要有两点变化。一是在原《名录》所有物种均予以保留的基础上，将豺、长江江豚等65种由国家二级保护野生动物升为国家一级；熊猴、北山羊、蟒蛇3种野生动物因种群稳定、分布较广，由国家一级保护野生动物调整为国家二级。二是新增517种（类）野生动物。其中，大斑灵猫等43种列为国家一级保护野生动物，狼等474种（类）列为国家二级保护野生动物。

（三）开展了中药材的规范化种植或者人工饲养

为了规范中药材生产技术和管理，国家药品监督管理局于2002年4月17日颁布了《中药材生产质量管理规范》(Good Agricultural Practice for Chinese Crude Drug)，简称中药材GAP，从保证中药材质量出发，控制影响药材生产质量的各种因子，规范药材各生产环节乃至全过程，以达到药材“真实、优质、稳定、可控”的目的。依据该规范，对可能影响中药材品质的多个生产环节在源头上进行了控制，如规定中药材产地生态环境应严格要求，其中，中药材产地的空气应符合大气环境质量二级标准，土壤应符合土壤质量二级标准，灌溉水应符合农田灌溉水质量标准；规定在使用中药材种质和繁殖材料时应正确鉴定物种，保证种质资源质量；在中药材栽培与饲养管理时应制定每种药材生产的SOP（标准操作规程），对土、肥、水及病虫害的防治控制也提出一定要求；明确中药材采收及产地加工应确定适宜采收时期，对产地的情况、加工、干燥也提出了具体要求；关于中药材包装、运输与贮藏，要求每批有包装记录，运输容器要洁净，贮藏要通风、干燥、避光等；对中药材质量管理及检测项目、性状、杂质、水分、灰分、浸出物等也提出了具体要求；对中药材生产涉及的人员及设备也有规定，如生产人员需要受过一定培训，并对生产基地、仪器设施、场地的要求进行了说明；同时对于中药材生产过程产生的一些文件要规范管理，要求详细记录生产全过程，相关文件至少保留5年。

为了进一步推进中药材规范化生产认证工作，国家食品药品监督管理局于2003年印发了《中药材生产质量管理规范认证管理办法（试行)》以及《中药材GAP认证检查评定标准（试行)》，开始对中药材GAP进行认证。GAP实施期间通过认证的129家企业共包含196个中药材GAP基地，涉及81种药材。其中获得GAP认证基地数较多（3个及以上）的企业为北京同仁堂（集团）有限责任公司、四川新荷花中药饮片股份有限公司、雅安三九中药材科技产业化有限公司、宁夏隆德县六盘山中药资源开发有限公司、南阳张仲景中药材发展有限责任公司等7家，共有基地33个，涉及中药材品种29种，占全国认证基地总数（167个）的19.76%，占GAP种植品种总数（81种）的35.80%。

在药用动物野生转家养过程中，一些珍贵药用动物的饲养技术取得了成功并进行了推广，如四川的马尔康、米亚罗，安徽的佛子岭，陕西的镇坪等地建立了养麝试验场，并能成功进行活麝取香。另外，人工养殖龟、鳖和白花蛇以及活熊引流取胆汁等技术也已经成功推广。这样对野生动物进行人工饲养和开发利用，不仅保护和发展了野生资源，而且提高了资源利用率。

（四）设置了各种中药资源保护机构

1. 建立了各种类型的自然保护区 1956年，中国科学院在广东省肇庆市鼎湖区建立了第一个自然保护区——鼎湖山自然保护区，重点保护南亚热带地带性森林植被。到2011年底，全国已建立各种类型、不同级别的自然保护区2640个，总面积14971万 hm^2，其中国家级自然保护区335个，面积9315万 hm^2，地方级自然保护区2305个，面积5656万 hm^2。单以数量来看，广东、黑龙江、江西、内蒙古、四川、云南和贵州等地集中分布了1427个自然保护区，占全国自然保护区总数的54.05%。从面积来看，西藏、青海、新疆、内蒙古、四川、甘肃6个省区的自然保护区面积合计11483万 hm^2，占全国自然保护区总面积的76.70%。根据2018年数据统计，我国共有11800个自然保护区，其中国家级自然保护区3766个，所有野生自然保护区的总面积约占地球总面积的18%，高于世界平均水平。

现有的自然保护区主要分为三大类，包括生态系统类自然保护区、野生生物类自然保护区、自然遗迹类自然保护区。大多数生态系统类保护区和野生生物类自然保护区都分布有野生中药资源。如吉林长白山自然保护区里有1500种中药材受到了保护，其中珍稀濒危野生药用植物涉及34科54属64种，名贵的药用植物有人参、党参、刺五加、黄芪、细辛等。有的自然保护区专门针对药用动、植物进行了保护，如位于黑龙江穆棱的东北红豆杉保护区主要保护东北红豆杉及其森林生态系统，位于广西防城的金花茶保护区主要保护金花茶及其森林生态系统，位于新疆乌苏市的甘家湖梭梭林保护区主要保护肉苁蓉的寄主梭梭及其生境，位于浙江临安的清凉峰保护区主要保护梅花鹿、香果树等野生动植物及其森林生态系统。同时，黑龙江先后建立了五味子、防风、龙胆、桔梗、黄柏、芡实、黄芩、马兜铃等药材的36个保护区。而湖南壶瓶山自然保护区除了保护大约1019种药用植物以外，还保护了大量珍稀药用动物，如华南虎、金钱豹、鬣羚、毛冠鹿、麝、棕熊、黑熊、水獭、大鲵等。另外，辽宁蛇岛自然保护区、湖北石首麋鹿保护区、新疆布尔根河狸自然保护区、安徽扬子鳄自然保护区等都专门针对珍稀濒危野生动物进行了保护。

2. 建设了各级各类野生植物引种保存基地 目前我国已建成野生植物引种保存基地（包括植物园、树木园、各类种质圃）250多个。其中，国家级药用植物种质圃有7个，保存了药用植物种、变种或者野生近缘种大约8493种（表7-1）。

表7-1 国家级药用植物种质资源圃

国家药用植物种质资源圃名称	保存的种、变种及野生近缘种数
海南药用植物种质资源圃	1598种
广西药用植物种质资源圃	2903种
云南药用植物种质资源圃	1122种
新疆药用植物种质资源圃	50种
北京药用植物种质资源圃	1806种
宁夏枸杞种质资源圃	11种
湖北药用植物种质资源圃	1003种
合计	8493种

各类植物园，有的属于中国科学院等各级科学研究机构，是以研究工作为主的综合性植物园；有的属于城市园林部门，是以园林研究或旅游观光为主的植物园；有的属于大专院校，是专用于教学和实习的植物园等。如中国科学院北京植物园引种栽培国内外各种植物4200多种；武汉植物研究所将长江三峡库区内淹没的珍稀濒危植物物种（其中很多是药用植物）引种在宜昌市附近及其所内的种质资源圃内，进行异地保护，有效地保护了三峡库区内的珍稀植物物种。中国医学科学院在北京、云南、海南、广西建有4座药用植物园，总占地面积200多公顷，保存药用植物种质资源4000多种，建立了较为完善的药用植物活体标本保存体系。另外，各大医药类高校或者药用植物研究所也建有具有地方特色的药用植物园，如重庆市药物种植研究所药用植物园（重庆）、广西壮族自治区药用植物园（南宁）、贵阳

市药用植物园（贵阳）、南京中医药大学药用植物园（南京）、成都中医药大学药用植物园（成都）、广州中医药大学药用植物园（广州）、中国药科大学药用植物园（南京）、沈阳药科大学药用植物园（沈阳）、第二军医大学药用植物园（上海）、四川大学华西药学院药用植物园（成都）、江西中医药大学药用植物园（南昌）等。这些植物园或者种质圃很大程度上收集并保护了当地的药用植物资源。

3. 建立了几个大型药用植物种质资源库 2006 年，国家财政部专项投资在中国医学科学院药用植物研究所内建设"国家药用植物种质资源库"，2007 年完成并投入使用。国家药用植物种质资源库是国内第一个国家级药用植物种质资源库，也是全世界收集和保存药用植物种质资源最多的专业库，填补了我国及国际上药用植物种质资源系统保存的空白。国家药用植物种质资源库分为试验区、前处理区和保存区。保存区设有保存年限 40 ~ 50 年的长期库、保存年限 25 ~ 30 年的中期库、短期库、缓冲间及"双十五"干燥间（干燥间的温度 15℃ ±1℃，相对湿度 15% ±1%）。国家药用植物种质资源库目前具备种子与种质的最佳保存条件——温度 -18℃，相对湿度低于 50%，根据理论推算，含水量为 5% ~7% 的种子在上述保存条件下，种子寿命可延长到 50 年以上。国家药用植物种质资源库为开放性平台，面向全国开展种质收集、保存工作，并为全国提供种质交换服务。目前国家药用植物种质资源库保存的种质达 3 万份近 4000 种，是目前世界上保存药用植物种质资源最多的国家级种质库。保存的种质覆盖东北、华北、华东、西南、华南、内蒙古、西北、青藏高原 8 个中药资源分布区。

2007 年，依托中国科学院昆明植物所，在昆明建成"中国西南野生生物种质资源库"。种质资源库主要包括植物种子库、植物离体种质库、DNA 库、微生物种子库、动物种质库、信息中心和植物种质资源圃。目前，该种质资源库已保存我国本土野生植物种子 11305 种 90738 份重要野生植物种质资源，完成 3000 种 10129 份种质资源的标准化整理，实现了 710 种 1764 份种质资源的实物共享，其中包括弥勒苣苔、云南蓝果树、喜马拉雅红豆杉、云南金钱槭等重要珍稀濒危物种。同时，中国西南野生生物种质资源库搭建相关研究平台，建成了野生植物种质资源保护与收藏的支撑体系；积极开展国际交流与合作，先后与英国皇家植物园"千年种子库"签署了关于野生植物种质资源保护和研究的合作协议，与世界混农林业中心（ICRAF）共同签署了树种种质资源保存的合作协议，为世界各国了解中国生物资源搭建了一个新的平台。

三、中药资源保护的主要途径

（一）就地保护

就地保护（*in situ* conservation）是将药用动、植物资源及其生存的自然环境就地加以维护，从而达到保护药用动、植物资源的目的。

1. 建立自然保护区和中药资源保护区 自然保护区指对有代表性的自然生态系统、珍稀濒危野生动、植物的天然集中分布区，有特殊意义的自然遗迹等保护对象所在的陆地、陆地水体或者海域，依法划出一定面积予以特殊保护和管理的区域。建立自然保护区不仅可以保护自然环境与自然资源，还有利于开展各种科学研究，有利于更有效地实施保护开发和利用，同时，自然保护区也是科普及教育宣传基地，并且担负着珍稀濒危野生动植物的培养繁育任务。

根据保护区的保护程度和功能，我国的自然保护区可以分为核心区、缓冲区和实验区。核心区的面积一般不小于自然保护区总面积的 1/3，集中分布了本区所要保护的珍稀濒危物种。核心区可以进行科学观测，但不允许采取人为干预措施。为了防止核心区受到干扰，在核心区外围划定了缓冲区，缓冲区可以进行非破坏性的科学研究，但要经过管理机构的批准。实验区指在自然保护区内可以进行多种科学实验的地区，比如可以在实验区建立栽培和驯化苗圃、种子繁育基地、植物园和野生动物饲养场，也可以在实验区建立进行科学研究的观测站、实验室以及用于教学实习、科普教育及野外标本采集的基地，同时还可以进行资源的永续利用和再循环方面的实验及实施旅游活动。

根据上述规定，可以将中药资源保护区分为珍稀濒危物种保护区、中药资源综合研究保护区和中药资源生产性保护区三大类。其中，珍稀濒危物种保护区相当于自然保护区的核心区，属于绝对保护区，只允许进行科学监测活动，对保护区内的自然环境及中药资源不允许采取任何人工干预。中药资源综合研究保护区相当于缓冲区，主要针对珍稀濒危动、植物资源进行一定的合理的科学研究。中药资源生产性保护区相当于实验区，既能维护自然生态系统，又能提供部分中药材产品，可以具体划分为轮采轮猎区、人工粗管种植区及野生转家种或家养研究基地。

（1）轮采轮猎区　是根据动、植物资源的生长发育规律及资源保护利用技术指标确定一个合理的采收时间和采收面积，从而定期在一定范围内进行适当采集或者捕猎的保护区。内容包括两个方面。一是根据中药资源的生产能力制定合理的资源保护基数标准和开发指标。当该区中药资源达到一定生产能力时，限量开发；反之，当生产能力下降到一定指标时，转为保护状态。一般是几个这样的保护地轮换进行，以达到养护资源、发展生产的目的。二是根据中药材的采收季节，在保证药材质量的前提下，尽量避开药用动、植物的繁殖季节（包括动物的哺乳季节）、药用部位的成熟时间等易阻碍中药资源发展的阶段，划定的保护区。将上述不利于发展资源和不能保证药用质量的时间划为临时禁猎或禁采季节，以保护中药资源。

（2）人工粗管种植区　在该保护区域面积内可以进行人工繁育、野生放养或者野生种植，或者适当进行粗放型管理，当资源达到一定量时，可以适时适量进行采挖或者捕猎。如针对珍稀濒危植物桫椤的人工繁育已取得一定进展，为珍稀濒危植物的保护提供了切实可行的重要措施。

（3）野生转家种或家养研究基地　该区域主要开展药用植物野生转家种的研究，或者对野生药用动物进行人工饲养的研究，试验成功后可以逐步推广生产。如将野生堇叶碎米荠转家种后，其各种营养成分含量明显要高于野生种，具有更高营养价值。

2. 采取有效的生产性保护手段

（1）就地抚育　在药材产地恢复和发展药用动植物资源。常见的方式有封山育林、保护林药，在原适应地播种或将药用动物放归山林，控制某地药材的采猎季节等。就地抚育与保护区的主要区别在于它没有明显的保护区界，要求也没有保护区严格。如新疆、宁夏等地通过大力营造寄主植物红柳林和梭梭林从而发展肉苁蓉的生产。西藏将贝母种子撒播在贝母原适应地，任其自然生长。黑龙江将林蛙放归山林，进行半野生饲养。江西在盐肤木生长区人工释放五倍子蚜虫，促进五倍子药材的生产。黑龙江对野生五味子采取透光抚育、修剪等方法，促进北五味子保护、抚育与栽培相结合的产业发展。

（2）合理采收　表现在采收方法、采收季节和采收量三个方面。

1）采收方法　针对采收方法，一般采取边挖边育、挖大留小、挖密留疏的方法。如吉林省在采收刺五加时，留幼株并保留部分根茎在土内继续生长，从而保护刺五加资源。20 世纪 70—80 年代，我国对皮类药材黄柏、杜仲、肉桂、厚朴等的收获方法进行了改良，采取环状剥皮技术，可以避免植物死亡，从而起到保护这些药用植物资源的作用。此外，采取活熊引流取胆汁、活麝取香、活蚌植珠和牛黄埋核等技术对保护药用动物资源也起到了很好的作用。

2）采收季节　针对采收季节，重点是避开繁殖期，在药用部位主要活性成分积累到最高时采收。在不同采收期下，药材的大小、形状、颜色、味道等外观特征和药效成分存在显著差异，部分产品甚至无法满足药典规定。由于温度、光照、降水等气候因子呈现动态变化，有时导致中药采收延后或提前，进而影响药效成分的含量，如大黄中蒽醌苷在气候因子的驱动下易转化成蒽酚苷，泻下作用减弱，故选择在秋季时采收，质量最佳；一旦遭遇冻害、大风、干旱、暴雨等灾害性天气，将显著延误正常采收进度，甚至导致绝收。

3）采收量　关于采收量，由于我国多年生药材居多，生长周期较长，如白芍、杜仲等，也可根据市场状况决定当年是否采收。随着市场管理、经济形势以及供求关系不断变化和调整导致多年生中药具有重“量”轻“质”的采收趋势，有必要控制中药采收在资源再生量之内，以保证药材常采常生，永续利用。

（二）异地保护

异地保护（*ex situ* conservation）又称为迁地保护，即将珍稀濒危药用动、植物迁移到它们的自然生境之外进行保护，主要包括建立中药资源种质圃，建立中药资源植物园、动物园或者家养家种基地。与就地保护相比，迁地保护通过人为干预减少外界环境的影响，突破时间、空间的限制，在资源保护方面发挥着不可替代的作用。

目前，我国已建立了许多植物园、动物园或种质资源圃，保护了许多药用动植物资源。如中国科学院西安植物园将秦岭大巴山区和陕西黄土高原的37种珍稀濒危植物移植到西安植物园，南京中山植物园从鄂西山区引种了一些珍稀植物。同时，建立动物园，人工养殖东北虎、华南虎、麋鹿、长臂猿、梅花鹿、云豹、猕猴、海里鼠等数十种珍稀濒危野生动物，也实现了药用动物的异地保护。我国在发展养殖业，建立家养家种基地方面也取得了很大成就，如华南热带作物研究所成功引种沉香和海南龙血树，四川省实现了天麻、贝母、天冬、麝香等20多种药材野生转为家种家养，南方沿海地区成功引种了著名的南药，如儿茶、千年健、诃子、苏木、肉桂、益智、芦荟、安息香、马钱子、砂仁、白豆蔻、血竭、槟榔等。

（三）离体保护

离体保护（*in vitro* conservation）即充分利用现代生物技术来保存药用动、植物体的某一器官、组织、细胞或原生质体等。其目的主要是长期保留药用动、植物的种质基因。

离体保存主要采用延缓生长或者超低温保存，前者主要采用降低培养温度或者在培养基中添加生长调节物质；后者主要指超低温冷冻保存，一般以液氮为冷源，使温度维持在-196℃。

1. 建立中药资源种质资源库　物种的种质资源库包括植物的种子库和动物的精子库等。构建中药资源种质资源库一方面可以保存大量种质资源，避免优良种质资源的流失，同时也为新品种选育提供遗传资源，而且利于国际之间进行种质交换，从而有利于开展国际间引种驯化。

植物种质库主要是利用现代化制冷空调技术，保持低温干燥的贮藏条件，植物种子经正常干燥脱水后贮于低温种质库中长期保存而维持其生活力。为了将新收集的和分散保存在全国各地的种质统一保存，通常需要构建国家种质库，以集中保存种质。种子入库保存之前需要进行一系列前处理，如种子生活力检测、干燥和密封包装等，同时为种子创造低温干燥的贮存条件。国家种质库一般包括中期库、长期库和复份库。中期库也称为工作库，温度维持在-4℃±2℃，主要提供科学研究和种质交换的供种；长期库的温度维持在-18℃±2℃，主要用于长期保存；复份库主要是为了防止战争或者天灾引起种质库破坏、造成种质流失从而备份的种质库。种质库中保存的种质要定期繁殖更新，以维持供种需要和满足永久保存。1993年，我国在浙江依托浙江中药研究所建立了第一个中药资源种质保存库。2007年，先后建立了两个大型种质资源库，一个是在中国医学科学院药用植物研究所内建设的“国家药用植物种质资源库”，作为我国第一个国家药用植物种质资源库，该库最多可容纳10万份种质材料，同时具有长期库和中期库；另一个是同年在中国科学院昆明植物所内建成的“中国西南野生生物种质资源库”，该项目对我国野生生物种质资源保护和生物多样性研究工作起到了积极的推动作用。

动物种质细胞包括动物精子、卵细胞和胚胎，动物种质库俗称动物“细胞银行”，主要采取超低温冷冻保存法，将种质细胞保存在-196℃的液氮中，需要时再在常温下“复活”，然后通过培养成为完整个体。中国农业科学院于2017年已完成世界最大的畜禽品种动物体细胞库的建设工作。在药用动物研究方面，麝的精液保存已获成功，为实行麝的人工授精、发展优良麝的种群打下了良好的基础。此外，通过建立梅花鹿种源保护中心的基因库，提供优质冻精，进行长期保存，使品种仍能得到有效保护；对梅花鹿茸成纤维细胞的成功分离与培养，实现了细胞水平上对梅花鹿遗传资源的保护。

2. 组织培养与快速繁殖 组织培养是采用植物某一器官、组织、细胞或原生质体，通过人工无菌离体培养，产生愈伤组织，诱导分化成完整的植株或生产活性物质的一种技术方法。

采用组织培养的方法可以快速繁殖药用植物，从而扩大种苗的供给。目前，我国用组织培养获得试管苗的药用植物约有200多种，许多药用植物如当归、白及、党参、菊花、延胡索、浙贝母、番红花、龙胆、川芎、绞股蓝、人参、厚朴、枸杞、罗汉果、三七、西洋参、桔梗、半夏、地黄、玄参、云南萝芙木、黄连等都可以实现人工繁殖。

采用组织培养的方法，实现了许多珍稀濒危中药材资源的人工繁殖；同时，结合超低温保存技术，对组织培养所需要的离体细胞、组织等也进行了很好的保存。如对中国红豆杉悬浮培养细胞进行超低温保存、对铁皮石斛原生质体进行玻璃化超低温保存、对金钗石斛原球茎进行超低温保存等研究都取得了显著成果，对肉苁蓉、甘肃贝母的组织培养与体外繁育工作也相继取得了一定成效。

四、中药资源保护策略

1. 制定中药资源保护法，提高全民保护意识 目前，我国虽然制定了许多与中药相关的条例法规，但没有一部专门针对中药资源保护的基本法，导致有些相关法规可操作性不强，约束力差。因此，有必要制定专门的中药资源保护法，并细化各项规章制度，使中药资源保护合法化、具体化，从而提高全民保护中药资源的法律意识。

2. 合理开发利用，争取资源最大效益 合理开发利用，必须注意保持中药资源增长量与开发利用量相一致，并争取资源最大效益化。如对人参、三七、三尖杉、甘草、钩藤等稀有濒危药用植物的新的药用部位的开发以及利用药材加工的废弃物、药渣等生产家禽家畜的饲料，加强开发药用之外的新用途，对野生或逸为野生的药用动植物辅以适当的人工抚育和中耕、除草、施肥或喂养等管理。人工模拟野外群落，形成半野生状态的资源居群，探索野生药材的生产模式，为中药资源的持续利用奠定基础，这些措施对于提高中药资源利用效率、节约资源具有重要意义。

3. 加强中药资源物种保护，完善各种保护途径 采取有效措施，对保护区和植物园进行科学管理，以更好地发挥自然保护区和植物园区在保存物种资源和生态系统等方面的积极作用。积极收集药用动、植物种质，将其长期保存于国家药用种质库，并建立种质资源数据库，对各个研究单位实施资源共享、信息共享，以促进中药资源的合理保护与有效开发利用。

4. 加强国际交流与合作 积极开展国际交流与合作，引进资源保护的相关先进技术和科学理念，加强我国中药资源保护工作。

第二节 中药资源更新

PPT

目前，对野生中药资源的调查研究多限于资源种类、分布、生境及蕴藏量等方面，对中药资源更新则少有系统研究和文献报道，这势必会限制中药资源合理科学的开发利用和保护规划。众所周知，大多数中药资源来自植物，而植物药大多以根及地下茎入药，过度采挖会导致该药用资源的破坏，甚至达到濒危程度。所以，只有通过资源更新调查和研究，才有可能实现中药资源的可持续发展。

在中药三大来源中，植物药资源和动物药资源属于可更新资源（renewable resource），更新的方式有自然更新（natural renewal）和人工更新（artificial renewal）两种。前者是指药用动、植物在自然条件下的自我更新和繁殖；后者是根据生物的特性，使用人工技术促进动、植物的更新和繁殖。

药用植物的更新包括种群（species population）更新、群落（plant community）更新与演替以及器官或药用部位（organ part of used）更新。

一、中药资源种群更新

1. 种群更新的概念 种群更新（population regeneration）是指种群内个体的更新与增殖。种群指在一定时间内占据一定空间的同种生物的所有个体，任何生物都是以种群形式存在的。种群有自己独特的性质、结构，同时，种群内个体间以及种群与外界环境间存在一定关系。种群有许多特征，如年龄结构（age – distribution），性别比例（sex ratio），数量特征即密度（density）、多度（abundance）、盖度（coverage）、频度（frequency）等。通常年龄结构与种群更新关系最为密切。

2. 种群更新的影响因素

（1）年龄结构　年龄结构的调查一般采用样方调查法，即在所调查处选择若干个样方，逐个调查，统计其中各个体的年龄。木本植物的年龄可根据年轮或芽鳞痕等特征来判断；多年生草本植物则要根据其个体发育形态变化来判断。如人参的实生苗的形态随生长年限而呈异形叶性，一年生者具1片三出复叶（俗称三花子），二年生者具1片五出掌状复叶（俗称巴掌），三年生者具2片五出掌状复叶（俗称二甲子），以后每年增加一片掌状复叶直至6片（最多6片复叶），再往后则可根据根地上茎残迹（俗称"芦碗"）的多少来推算年龄。又如半夏一年生的实生苗仅具1片单叶，二年及以上的半夏苗则为1片三出复叶。

在一个群落中，组成一个种群的个体可以是同龄的，也可以是异龄的。在栽培植物或一年生植物中，种群内个体通常是同龄的；但在天然群落或多年生植物种群中，种群内个体通常是异龄的。异龄种群中的个体根据年龄的不同分为不同龄级（age class），即幼龄、中龄和老龄，分析一个种群的年龄结构可以间接判断出该种群的发展趋势。如一个种群中幼龄个体占的比例大，说明它是增长型种群（growing population）；幼龄个体和老龄个体比例相当，说明它是一个稳定型种群（stable population）；幼龄个体较少而老龄个体占比例大，说明它是一个衰退型种群（declining population），这类种群更新困难，由于老龄个体过多，死亡率大于出生率，如果不及时给予人工干预，会导致种群最终灭绝。

（2）性别比例　性别比例（性比）是种群结构中另一个主要特征，尤其对单性花、雌雄异株、以有性繁殖为主的种群尤为重要。如果雌雄个体比例相差悬殊，会直接阻碍种群增长，并影响果实、种子类药材的收获，因此，有必要对这些药用植物种群进行性比调查和调整。

任何生物种从发生学角度看，都有一个漫长的形成过程。发展中的种群形态复杂多样，适应性强，分布广，生命力强，天然更新能力强，在群落中多度大，年龄结构属于增长型，对这样的种群以自然更新为主，可辅以人工更新。而衰退及濒危种则相反，形态单一，适应性差，分布狭窄或间断分布，多度小，年龄结构属于衰退型，对于这样的种群必须采取措施进行人工更新，以使衰退的种群得以复壮。

二、中药资源群落更新与演替

任何植物在自然界中都不是孤立存在的，而是与植物、动物及微生物结合形成一定的自然组合，即生物群落。药用植物群落的更新与演替是生物群落自然发展变化过程中的一部分，群落不是停滞不前的，而是在不断运动变化、不断发展的。

1. 群落更新（community regeneration） 是指当群落内某种群的个体死亡后，能由同一种群的新个体所替代的过程，如由枯倒木和间伐、择伐等引起的林隙内新个体的生长，均属于群落的更新。植物群落的更新取决于植物繁殖体（如孢子、种子、块茎、根茎、鳞茎、球茎等）的数量和质量，同时也取决于周围环境是否有利于繁殖体的传播、发芽、生长和定居。例如某些阳性植物虽然繁殖力很强，但由于被茂密的树冠郁闭，阳光无法穿透入林内，导致繁殖出的幼苗不能获得充足的阳光，而影响植株生长和自然更新。

2. 群落演替（community succession）　是指一个群落类型为另一个群落类型所取代的过程。它不像更新是同一种群内新旧个体的更替，而是不同群落类型间的更替，其结果会引起群落总体结构和性质的改变。群落演替是动态变化的，没有一个群落是永远不变的，我们在进行资源调查和对药用植物资源进行开发时必须了解这一点，以便准确计算蕴藏量和制定合理的开发利用计划。

各植物种群在整个群落中的作用地位是不同的，对群落结构和群落环境形成有明显控制作用的物种称为优势种（dominant species），而优势种中的最优者，即盖度最大、多度也大的物种称为建群种（constructive species）。建群种个体数量虽然不一定占绝对优势，但决定了群落内部的结构和特殊环境条件。我们所关注的药用植物种群，一般来说很少是建群种或优势种，大多数为伴生种（companion species）或偶见种（rare species），它们在群落中仅仅是组成部分，有的甚至出现频率很低，这些种群对群落环境影响小，并且一旦建群种遭到破坏，它们也会由于失去了群落环境而无法生存。例如在一个森林群落中，如果对群落中木本植物滥砍滥伐，那么原有森林林下的药用植物就会因环境条件变化而遭到破坏，尤以林下耐阴药用植物明显。因此，要保护和发展药用植物种群，使其在群落中保存相对稳定的数量，就必须首先保护好建群种。

此外，需要对植物群落的演替规律进行研究，并搞清演替过程中建群种居群的发展变化情况。自然群落的演替是有规律、有顺序地进行的，但是在其演替过程中往往会受到外界因子特别是人为因素的干扰，如采伐演替、放牧演替及弃耕演替等。例如，由于不合理放牧以及滥挖野生甘草、麻黄等资源，一些地区土壤沙化严重，植物群落完全被破坏，这应该引起资源工作者的重视。

三、中药资源器官更新

器官更新是指植物药用部位（器官）经过采收后，未被采收或毁坏器官的更新生长过程。不同药用植物在采收时，由于采收器官不同，它们被采收后器官更新恢复的速度是不同的。根及地下茎类药材采收后，资源恢复比较困难，全草类、叶类恢复较快，而花和果实的更新过程一般不会对植物生长造成影响。多数植物可以通过侧苗（侧芽）进行更新和复壮。一些草本植物可以利用植物的更新芽、小块茎、小鳞茎、小球茎及莲座状苗等进行器官更新，如百合科很多植物的叶腋可形成小鳞茎，延胡索、山药的腋芽可形成小块茎，这些小鳞茎和小块茎落地后，利用收缩根的力量，逐步将小的繁殖体拉入土壤，以减少不良环境的侵袭，顺利发育成新个体，从而实现植物群落的更新和复壮，这种更新方法对于自然界中不能通过种子繁殖的植物尤为重要。

研究植物器官的更新，对于资源的恢复和可持续利用有着重要的意义和价值。只有掌握植物器官的发生、发育与形成规律，掌握各部分的发育过程与条件，才可能进行药用植物资源的恢复，促进人工更新，同时还可以通过对器官更新规律和变化情况的研究，确定适宜的采收期和休采期，这对根和根茎类药用植物资源的更新与恢复具有更为重要的意义。

器官更新的研究必须从植物器官的发生、发育和器官的组建方面进行。掌握各种植物不同器官的发育过程和发育所需要的环境条件，才有可能了解植物器官的更新。目前认为，器官更新研究的主要内容有：器官的发生（部位、数量、时间、方式）；器官外部形态和内部解剖结构的建成；苗的分枝方式；器官形成所需的环境条件（如温度、湿度、光照等）；植物的生活型、生态型、植物开花结实的习性、大年小年、营养条件等对器官更新的作用等。

不同药用植物器官的生长发育与更新均遵循一定的自身规律，以实现器官乃至植物种群的更新、恢复和发展。根类药材如人参，其主根由胚根发育而来，但在生长一定年龄后，主根即衰老枯萎，由根茎（芦头）上产生的不定根（艼）取代。艼的生命力、抗病力强于主根，且随着芦头生长，一定年限后老艼被新艼取代，如此交替可生长百年以上。这种现象在很多药用植物如乌头及一些兰科植物中也存在。

皮类药材（如厚朴、杜仲等）过去都采用砍树剥皮的方法。此方法虽然简便，但林木栽植多年，只收获一次，而且这些药用林的更新一般需要十几至二十余年，这样不但严重破坏资源和生态环境，也会影响皮类药用林的更新和可持续利用。经过试验，研究人员总结了一些剥皮方法（如环剥法、条形剥法等），并对新皮再生条件进行研究（如树木生长状态、剥皮季节、气候条件、剥皮方法等），发现皮类药材在剥取时只要不过多伤害木质部及射线薄壁组织，在适宜的气候下，剥皮2~3年后，即可增生新皮，继续生长。

根茎类药材如黄精，其根茎在叶腋处会分化出腋芽。一般接近抽茎芽的腋芽为活动芽，可以发育形成新的根茎；而距离抽茎芽远的腋芽通常为休眠芽，不发育。黄精根茎的有效腋芽生长点每年只能生长一段茎节，而这段茎节的分化又是在上一年完成，因此，在生产上要获得当年产量就需从头一年春季入手，以促进有效腋芽发育和根茎粗壮，使产量提高。根茎的生长发育可以分为单芽发育优势型、二歧腋芽发育型和腋芽阶梯发育型3种类型。其中，腋芽阶梯发育型生长速度快，生产潜力大，在生产上具有一定利用价值。此外，连续生长3年以上的黄精根茎，须根衰老，失去吸收能力，根茎也随之腐烂，故黄精宜在3年左右采收一次，将老的根茎挖取出来，幼嫩的根茎留于地下，继续生长。

四、中药资源野生抚育更新

1. 中药资源野生抚育更新的概念 中药资源野生抚育更新也称为野生抚育，是指根据动、植物药材生长特性及对生态环境条件的要求，在其原生或相类似的环境中，人为或自然增加种群数量，使其资源量达到能为人们采集利用并能继续保持群落平衡的一种药材生产方式。根据抚育对象的不同，分为药用植物野生抚育和药用动物野生抚育，前者是研究的重点，也称半野生栽培。中药资源野生抚育是野生药材采集与药材栽培的有机结合，是中药材农业产业化生产经营的新模式。甘草、麻黄、黄连、人参、雪莲等的半野生栽培是中药资源野生抚育的成功实践。

2. 中药资源药用植物野生抚育更新的基本措施 主要有封禁、人工管理、人工补种、仿野生栽培等。

（1）封禁（enclosing） 指以封闭抚育区域和禁止采挖为基本手段，促进目标药材种群的扩繁。即把野生目标药材分布较为集中的地域通过各种措施封禁起来，借助药材的自然更新增加种群密度。封禁措施有划定区域、采用公示牌标示、人工看护、围封等方式。典型的药材封禁有甘草、麻黄的围栏养护。

（2）人工管理（purposive management） 指在封禁的基础上，对野生药材种群及其所在的生物群落或生长环境进行人为管理，创造有利条件，促进药材种群生长和繁殖。人工管理措施因药材不同而异。

（3）人工补种（additional seeding） 指在封禁的基础上，根据野生药材的繁殖方式和繁殖方法，在药材原生地人工栽种种苗或播种，人为增加药材种群数量。如野生黄芪抚育采取人工撒播种子。

（4）仿野生栽培（wild-mimic cultivation） 指在基本没有野生目标药材分布的原生环境或类似的天然环境中，完全采用人工种植的方式，培育和繁殖目标药材种群。仿野生栽培时，目标药材种群在近乎野生环境中生长，不同于中药材的间作或套种，如林下栽培人参、天麻等。

3. 中药资源野生抚育更新的特征 中药资源野生抚育更新具有如下特征。①具有明显的经济学特点：抚育的目的是增加目标药材种群数量，给人类提供可采集利用的中药资源，由此区别于单纯生物多样性保护、自然保护区建设或植被恢复。②中药材野生抚育的场地是动植物原生环境，不同于退耕还林等人工林下栽培中药材。③野生抚育种群数量增加可以在种群遭到破坏或没有遭到破坏的基础上进行，而植被恢复指已遭到破坏的植被重新生长和恢复。④野生抚育种群数量增加方式有两种。一是人工栽植；二是创造条件，使原有野生种群自然繁殖更新。⑤野生抚育增加了目标药材种群数量，改变了群落中各物种数量组成，但群落基本特性没有改变。

4. 中药资源野生抚育更新适合的药材种类　中药资源野生抚育更新存在独特优势，代表了中药材生产的一个新方向。野生抚育适合如下种类药材：①目前人们对其生长发育特性和生态条件认识尚不深入、生长条件苛刻、种植（养殖）成本较高的野生药材，如川贝母、雪莲、冬虫夏草等；②人工栽培后药材性状和质量会发生明显改变的药材，如防风、黄芩等；③野生资源分布集中，通过抚育能迅速收到成效的药材，如连翘、龙血树等。

中药资源野生抚育更新突破了传统中药材生产经营模式，将中药材大田栽培和野生采集的优势有机地结合起来，较好解决了当前中药材生产面临的药材质量差、资源濒危和生态环境恶化三大难题，实现了生态环境保护、资源再生和综合利用及中药材生产三重并举，有广泛前景和生命力。

五、栽培中药资源更新

1. 通过野生中药资源引种与驯化增加资源品种　对野生药用动、植物进行引种栽培或驯养，增加资源品种，从数量上保证中药资源更新。过去在野生条件下属于濒危或稀少的中药资源，如重楼、白及、川贝母、麝香等，通过引种驯化，现在人工栽培或养殖产品已基本满足市场需求。目前栽培药材种类数量仅占常用中药材品种的30%左右，但产量却达中药产量的80%以上，野生中药材引种驯化是保证中药资源更新的一个重要方面。利用中药资源再生性的特点，变野生药材生产为家种、家养，在我国有着悠久的历史并积累了较丰富的经验。许多药用植物，如川芎、白芍、杏、荷、山药等的栽培历史都达数百年。目前，我国已对2000多种野生药用动、植物资源进行了家种和家养技术研究，已具有生产能力，提供大量商品的有200余种。如人工种植重楼，已从野外采集种源无性繁殖成功转为有性种子繁殖，且基本满足产业要求。同时，在国外药用物种的引进方面，我国也做了大量的工作，解决了一些进口药材资源紧缺问题。通过对野生药用动、植物进行引种栽培或驯养可增加资源品种，保障中药资源更新，促进中药资源产业化，同时有助于抢救濒危资源，有效保护中药资源的生态多样性。

2. 通过中药材规范栽培和养殖确保产量和质量　栽培中药资源品种更新的同时，需要通过中药材规范栽培和养殖来确保其产量和质量。我国是中药资源利用最早、最多的国家之一，早在3000多年就已开始进行中药材的栽培或养殖。近年来，我国的中药农业取得了重要进展，已形成规模最大、体系最完整的中药农业生产体系。以中药材生产为主体的中药农业、工业、商业、知识产业共同形成了完整的中药产业链。整个中药农业的规模从产量上保证了中药资源更新。中药材GAP对中药材生产全过程实施有效质量控制，可保证药材质量稳定、可控、安全、有效，从质量上确保中药资源更新。目前，中药材GAP规范化生产已成为我国中药材生产基地保障中药材质量的常态化要求。建立规范化、规模化的中药材种植基地，能从根本上解决目前我国中药材生产上存在的质量不稳等诸多问题，使中药材生产朝着优质、高产和质量稳定、可控的方向发展，从产量和质量上确保中药资源更新。

3. 通过中药材良种选育保障中药源头　野生资源引种和驯化后，栽培中药资源更新的重点源头就在于中药材的良种选育。在保障栽培中药资源稳定更新的过程中，种质资源的良种选育十分重要，药用动、植物的野生亲缘种和古老地方种是长期自然选择和人工选择的产物，由于天然杂交、基因重组与分离、基因漂变或突变，这些种质中可能蕴藏着丰富的已知或未知的有用基因，具有独特的优良性状和抗御自然灾害的特性，是进行优良品种选育的物质基础，也是品种改良的源泉。中药材良种选育的基本要求是高产优质，经过选育的优良品种生物性状整齐、遗传基因稳定、药用成分含量与产量高且稳定可靠，是生产优质高产药材的基础。因此，开展药用动、植物良种选育是保障栽培中药资源更新、保障中药产业源头的重要一环。

4. 通过控制栽培中药材成药周期确保资源可持续利用 从种植或采集中药材开始到最终制成中药制剂的整个生产周期，就是栽培中药材成药周期。这个周期的长度因中药材种类、生长条件、采收时间和制剂工艺等因素的不同而有所不同，一般为数月至数年。在此期间，中药材需要经过适当的生长、采集、加工、炮制等处理，才能最终制成中药成品。一般情况下，在适宜的土壤和气候条件下人工栽培人参，需要等待4~6年甚至6年以上才能收获成熟的人参，成熟人参的根部应在适当的时机进行采收，然后需要经过炮制等加工过程，以制成成药。因此，从种植到最终制成人参成药的周期为7~10年或更长时间。药用植物当归种植后，通常需要2~3年才能达到适宜的采收阶段，采收后对药用部位根部进行炮制和加工，预计当归的成药周期为3~5年。总而言之，栽培中药材成药周期是中药生产的时间线，而栽培中药资源更新可以确保中药资源的可持续利用，同时保护自然环境，维护生态平衡，并提高中药制品的质量和安全性。

PPT

第三节 中药资源可持续利用

中药资源作为中医药产业的物质基础，其质量和数量决定着中药饮片及中成药工业的发展，也影响着中药现代化和国际化进程。长期以来，对野生药材资源的过度采猎已经成为中药资源严重减少甚至濒危的重要原因，世界自然基金会在2004年1月公布的一份报告中声明：人们对药用植物的采集和消费已经使世界上1/5已认知的药用植物濒临灭绝的危险。在近20年时间里，多种药用生物资源蕴藏量减少50%以上，目前400种常用中药材中有20%以上经常处于短缺状态。能否实现中药资源的可持续利用，是21世纪中药产业能否真正发展成为国家支柱产业的关键，特别是濒危中药资源的可持续利用对我国传统中医药的发展是一个严峻的考验和挑战。

一、中药资源可持续利用的概念与制约因素

1. 中药资源可持续利用的概念 资源的可持续利用是指对资源高效的、可再生性的、兼有保护性的利用。不同生物物种之间相互依存、相互制约，共同构成地球生物圈，它们与人类的生存和发展息息相关，所以对于包括中药资源在内的生物资源，在利用的同时必须要注意保护生物多样性和维持生态平衡。中药资源的可持续利用（sustainable utilization of Chinese medicinal material resources）包含两层含义：一方面要保证优质中药资源能够持续不断地供应，既不短缺或断档，也不过多或过剩；另一方面还要保证中药资源与生态环境能够协调发展，使中药资源赖以生存的适生环境得到有效保护，从而能够长久地生存下去。

2. 中药资源可持续利用的制约因素 尽管可持续利用的理念早已提出，但至今许多药用植物资源的可持续利用尚未实现，究其原因，主要有以下几方面制约因素。

（1）天然药物需求量不断增加 我国中成药工业以前所未有的速度迅猛发展，1985年后新开发的中成药达8000多种，目前我国每年药用植物的需求量达80万吨。除我国外，北美、欧洲、东南亚、日本等国家或地区植物药利用量也逐年增加，大量使用导致中药野生资源逐年减少，甚至枯竭。如野生甘草，20世纪50年代蕴藏量达200多万吨，目前还不到35万吨；麝香资源比20世纪50年代减少了70%。

（2）利用过度加剧了中药资源的濒危 我国处于濒危状态的近3000种植物中，用于中药或具有药

用价值的达60%～70%，过度利用导致了药用植物濒危现象的加剧。

（3）人工栽培或养殖还不能完全取代野生资源　栽培或养殖条件下的药用动植物资源，由于生存环境的改变、良种选育的滞后等问题，目前还不能完全取代野生资源。

中药资源的过度利用和生境破坏是资源量减少和物种受威胁的最重要因素。中药资源逐渐减少的本质是利用量超出了种群更新能力，使种群不能正常补充新个体，或利用不合理，破坏了种群更新器官或更新器官尚未成熟而被采收，致使种群更新受阻。

二、中药资源可持续利用的体系

中药资源可持续利用体系具有描述、评价、解释、预警、决策等功能性作用，遵循可持续性、动态性、生产性、生态性、全面协调性、预见性、稳定性等原则。中药资源可持续利用体系包括中药资源的保护、利用、生产和管理四个方面（图7－1），内容涉及中药资源的直接开发、可再生资源的保护与人工生产以及中药资源的评价、预警与调控等多个方面。现存中药资源的合理利用、人工资源的生产以及新资源的开发是可持续利用的核心；可再生中药资源的生产（资源更新、野生抚育、引种栽培等）与利用保持相对稳定，是中药资源可持续利用得以实现的基本条件。

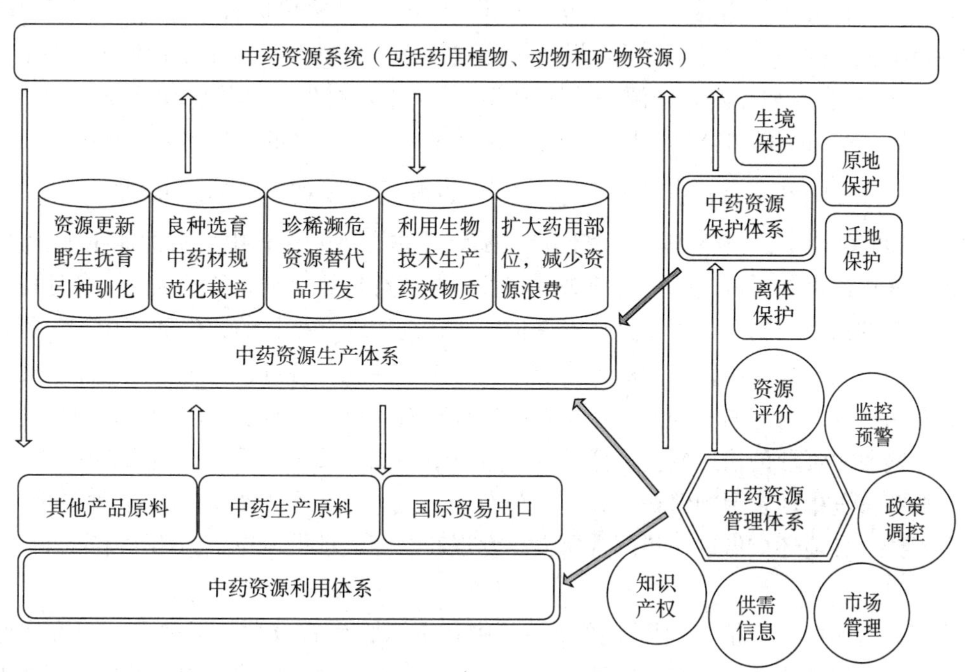

图7－1　中药资源可持续利用体系及其相互关系

中药资源可持续利用体系的四个方面是相辅相成、有机结合的，中药资源保护体系一方面能够保障中药野生资源的种类和数量，另一方面可为中药资源生产体系提供良种选育或规范栽培的种质材料。中药资源生产体系建立在野生可再生中药资源系统之上，以野生中药资源为基础，其发展壮大有赖于野生资源的物种多样性，同时中药资源生产体系的壮大能够从根本上缓解对野生中药资源的破坏，是实现中药资源可持续利用的根本解决方式。中药资源利用体系是中药资源可持续生产的动力与目标，中药资源开发利用的壮大能够反过来刺激中药资源扩大生产规模，满足社会需求，而人工资源的大量生产又会降低社会需求对自然资源的开发压力，起到间接的保护作用。中药资源管理体系以中药资源的评价、预警与监控为基础，根据野生与栽培中药资源的保护、生产与利用的现实状况和发展趋势，采用政策调控、市场监管等方式进行科学管理，从而有效协调中药资源的保护、生产与利用，实现中药资源的永续利用。

三、中药资源可持续利用的策略

中药资源包括药用植物、药用动物和药用矿物，其中药用植物占资源使用量的95%以上。中药资源的可持续利用就是要合理掌握资源的有限性、可解体性、地域性、再生性与多用性等特点，保护资源不断更新的能力。一方面要遵循野生资源更新抚育的科学规律，增加野生可再生中药资源的数量，通过引种驯化、规范化生产培育充足的人工资源；另一方面可通过组织培养、细胞培养等现代生物技术直接生产药效物质，降低中药开发对自然资源的依赖。对于珍稀濒危中药资源，还可根据它们的物质组成与亲缘关系，寻找、开发和创造新的中药资源，以满足社会需求。此外，扩大中药资源的药用部位，减少资源浪费，提高中药资源的综合利用度以缓解中药资源尤其是不可再生中药资源的社会需求，也是中药资源可持续生产的一种有效方式。具体策略包括以下几个方面。

（一）以法为本，保障中药资源可持续利用

中药资源是一种共有资源，在中药资源尤其是野生资源的合理开发与使用中，必须建立一套健全的、切实可行的保护与利用野生中药资源的法律法规，将野生中药资源特别是珍稀濒危药用动植物作为一种国有资产，同其他国有资产一样用法律手段进行有效保护和利用。我国已逐步建立起一些中药资源保护与可持续利用的相关法律体系，如《中华人民共和国野生动物保护法》《中华人民共和国森林法》《中华人民共和国渔业法》《中华人民共和国草原法》《中华人民共和国野生植物保护条例》《中华人民共和国自然保护区条例》《野生药材资源保护管理条例》《中药材生产质量管理规范》等，这些法律法规的实施是实现野生药材资源可持续利用、满足当今及未来社会发展的长期需要的保障。

（二）保护、修复中药资源及其生存环境，奠定资源可持续利用的物质基础

1. 建立中药资源原生地保护区与种质基因库，加大保护力度 保护中药资源原生地，建设药用动、植物自然保护区是中药资源可持续利用的源头。在管理好现有自然保护区的基础上，各地应根据具体情况，逐步建立更多的药用植物、药用动物自然保护区。在药用动、植物的原生环境中，实行保护封育和采收控制，对现有野生中药资源，可利用生物资源具有再生性这一特点，促进自然更新，逐步恢复或增加种群数量，也可在深入研究的基础上，将繁育的良种种植或放养于野生环境中，通过野化人工培育中药资源，实现中药野生资源的快速恢复。保护好现有野生资源及其生存环境，是实现中药资源可持续利用的前提。对野生濒危中药资源的保护，我国已公布了《国家重点保护野生药材物种名录》，除国家目前已公布的种类外，各地还应做进一步调查研究，发现新的濒危种类，应上报相关主管部门，及时进行保护。

建立国家级大型药用动、植物种质基因库要与中药资源野生转家种、引种栽培研究实验基地相结合，收集、保存并运用现代技术研究药用种质基因，夯实中药资源可持续利用的基础。保护我国现有野生、栽培或养殖资源，建立野生药用动、植物种质基因库与常用栽培或养殖药用动、植物种质基因库是中药资源可持续利用的物质基础。

2. 加强野生抚育，合理采收，科学营造野生药用动、植物种群 野生中药资源的抚育与科学采收是实现资源可持续利用的一项重要措施。野生抚育尤其适合那些生长发育特性和生态条件认识尚不深入、生长条件苛刻、种植（养殖）成本较高或者栽培（养殖）药材与野生类型质量差别较大的药用动、植物。野生抚育具有生产投入少、药材质量高、不易产生病虫害和一般远离污染源等优点，也是保持资源特性，保护生物多样性并维护生态平衡的一种重要的绿色药材生产方法，是一种可持续利用的药材生产措施。植物类中药资源不同药用部位的采收对中药资源可再生性的影响不同，可以根据可再生性将不同采收方式划分成不同的等级，以便采取相应的采收和保护措施。“年最大允收量”经验数值：根和根茎类药材为0.1，茎叶类为0.3~0.4，花和果实类为0.5。在药用动、植物原生地，需科学营造野生药用动、植物种群。要对拟培育种类的生物学特性和该地区的生态环境条件进行认真研究，选择适宜的种

类并进行种群间的科学搭配，或者对非药用种群进行适度控制，逐步将原有群落改造为以药用动、植物种群为主的群落，使药用种群得到迅速发展。

3. 进行中药资源普查，建立中药资源监测与预警体系 进行中药资源普查和监测，掌握资源种类与蕴藏量及其动态变化是中药资源可持续利用的重要内容。中药资源普查的主要任务是对中药资源种类、分布、蕴藏量、栽培或养殖情况、收购量、需求量、质量等中药资源本底资料做定期或长期观察和综合统计与分析。中药资源监测系统指根据我国中药区划设立中药资源信息采集点和中药资源监测点，对珍稀濒危、大宗常用、市场需求变化量大的重点品种（分布范围、资源数量、供求等）与品种资源比较集中地区的中药资源的综合（种类、分布范围、资源数量、供求等）变化情况进行监测。在中药资源普查与监测的基础上，建立中药资源预警系统。中药资源监测与预警体系建设涵盖野生中药资源监测与栽培或养殖药材生产基地监控，能够随时掌握中药资源的数量、质量、动态情况及变化规律，协调产、供、销关系，实现中药资源可持续利用的宏观动态管理。

（三）利用现代农业技术促进中药资源可持续利用

中药农业与中药资源可持续发展是整个中医药事业发展的基础，现代农业科学技术在药用动物的饲养、药用植物的栽培、优良品种选育、施肥灌溉、病虫害综合防治方面以及种子处理、地膜覆盖、合理轮作等技术的应用上都取得了一定成果，借鉴和应用先进的农业科学技术，可以使中药资源得到迅速发展，是保障资源可持续利用的一条重要途径。

1. 进行野生中药资源的引种与驯化，促进野生资源家种或家养 对野生药用动、植物进行引种栽培或驯养是保证中药资源数量增加和质量提高的有效措施。目前栽培药材仅占常用中药材品种的30%左右，进行中药材引种驯化是中药资源可持续利用的一个重要方面。人工种植天麻，已从无性繁殖成功转为有性繁殖；野麝经人工驯化后，已达到人工家养繁殖并活体取香的水平。人参、三七、黄连、梅花鹿等，通过引种驯化，现在其产品已基本满足医疗、保健、外贸等市场的需求。药用植物，如牡丹、桑、麦冬、桃、姜、地黄等的栽培历史都超过数百年。近几十年来，中国药用植物引种驯化发展迅速，完成了野生转家种的药材不下百种，如甘草、远志、柴胡、防风、细辛、射干、桔梗、半夏等。在国外药用物种的引进方面中国也做了大量的工作，成功引种了颠茄、西洋参、洋地黄、金鸡纳、番红花等，解决了一些进口药材资源紧缺问题。

2. 进行中药栽培或养殖，建立药材规范化生产基地 前中国已形成了规模最大、体系最完整的中药农业生产体系。中药材 GAP 是对中药材生产全过程实施有效质量控制，保证药材质量稳定、可控、安全、有效的重要措施，也是有效推进中药 GMP、GLP、GCP 的基础。大、中型制药企业采取“公司 + 基地（科研） + 农户”的模式进行原料药材基地的建设，迅速带动了中药材生产的产业化，促进了中国中药材生产集约化和规模化发展。国家中药材标准化与质量评估创新联盟提出的“三无一全”的概念，即“无硫加工、无黄曲霉毒素污染、无公害，全过程可追溯”的标准，也一定程度上促进建立规范化、规模化的中药材种植基地，使中药材生产朝着优质、高产、质量稳定、可控的方向发展，实现中药材资源的可持续利用。

3. 进行良种选育，建立药材良种繁育基地 高产优质是中药资源育种的基本要求，优良品种是生产优质高产药材的基础，只有经过选育的良种才能实现品种的生物性状整齐、遗传基因稳定、药用成分含量与产量高且稳定可靠。因此，开展药用动、植物良种选育是实现中药现代化与产业化的客观要求，也是中药资源可持续利用的重要策略。许多现代农业育种技术已应用于中药资源的良种选育，这些育种方法主要有系统选育、染色体倍性育种、杂交育种、诱变育种、空间育种、组织培养、分子生物学技术以及转基因技术等，这些新技术，尤其是生物技术的发展，为药用植物品种选育提供了有力的技术支持，并在一些品种上取得了较好的育种效果。

（四）利用现代生物技术促进中药资源可持续利用

随着世界范围内天然药物与我国中医药产业的不断发展，国内外对中药资源的需求迅速增加，中药资源消耗加大，给许多濒危中药资源带来了毁灭性危险。中药资源的栽培、养殖或野生抚育等手段不能完全解决资源的压力问题，而生物技术可以在解决中药资源紧缺问题上发挥作用。生物技术在中药资源可持续利用的多个领域都具有良好的应用前景。采用生物技术中的脱毒快繁技术，通过药用植物愈伤组织或体细胞胚的培养，可以在短期内产生许多小植株用于栽培或野生抚育，增加中药资源种群的数量，达到快速生产药用植物优质种苗的目的，这种技术方法可通过无性繁殖用于濒危药用植物资源的保护。采用生物技术中的细胞培养技术，在生物反应器中培养药用动、植物细胞及组织或者器官，可以直接快速获得药用动、植物药效成分，节约对原料药材的使用。此外，还可利用原生质体融合及体细胞杂交等方法培育药用植物新品种。

（五）挖掘新的药用资源或药用部位，促进中药资源可持续利用

1. 中药资源替代品研究 对于保护珍稀濒危资源，促进中药资源可持续利用具有重要价值。挖掘潜在的中药资源，寻找濒危野生中药资源类似品或代用品，是中药资源可持续利用的一个重要方面。各地发现了大量新药源，如国产萝芙木、新疆阿魏、安息香、马钱子等。替代品生产方面，我国已开发出虫草菌丝发酵物，其作为冬虫夏草的替代产品在市场上已经占有一定份额；可用人工牛黄代替天然牛黄，用水牛角代替犀牛角等。

2. 扩大药用部位，减少资源浪费 药用部位的扩大，有利于充分利用中药资源，满足临床及社会需求，从而减少对原动、植物的破坏。扩大药用部位，不是取代传统的药材，而是作为提取有效部位的新资源，以节约成本。人参、三七传统药用部位为根，其茎、叶和花均含人参皂苷，可用于提取皂苷。在传统的药材加工中，桔梗需去皮，人参去芦头，而现代研究表明桔梗皮、人参芦头均含有丰富的皂苷，也有良好的应用前景，目前已有将桔梗皮作为生产兽药原料的例子。

3. 再提取“药渣”，促进中药资源的综合利用 药渣主要来源于单味药提取、中成药复方提取以及医院复方提取。①单味药：如从三七总皂苷提取后的药渣中纯化三七多糖，质量分数可达50%。黄芩药渣中黄芩苷含量是黄芩药材中黄芩苷总量的70%。虎杖中活性成分为黄酮类化合物，根状茎中还富含25%～28%的单宁，可先提取黄酮，再提取单宁，然后将药渣作为造纸原料。②中成药复方处方与工艺相同，提取后的药渣也可进行综合利用，如对中成药玉屏风水提后剩下的药渣进行二次醇提，可以增加有效成分含量。③医院复方处方多样，来源复杂，可以考虑向农业转化利用。再提取后的药渣一般含有大量的粗纤维、粗脂肪、淀粉、粗多糖、粗蛋白、矿物质、氨基酸及微量元素等，可用于生产无公害有机肥料、饲料添加剂及食用菌栽培等方面。

（六）矿物中药资源的可持续利用

矿物中药资源具有不可再生性，随着社会需求量的增长，数量有限与需求无限的矛盾日益突出，要求人们必须加快替代品的研究步伐，减少浪费。矿物资源的保护和可持续利用途径比较局限，主要集中在4个方面：①加强开采的计划性，每年应根据市场需求下达开采任务，不能一味追求经济效益而进行掠夺式开采；②扩大进口数量，适当加大储量小的矿物药资源进口数量，以满足国内市场需求，减少国内资源的消耗；③淘汰劣势种类，对于毒性大、疗效不确切的种类应予以剔除；④加大矿物废物利用研究，通过综合利用减少资源浪费。

答案解析

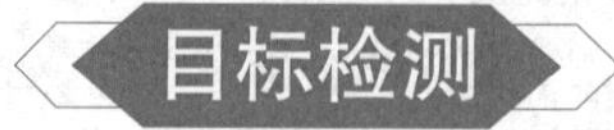

一、单项选择题

1. 按照《野生药材资源保护管理条例》规定，以下不属于一级野生药材物种的是（ ）。

A. 虎骨　　B. 羚羊角　　C. 熊胆
D. 豹骨　　E. 梅花鹿茸

2. 截至目前，我国共进行了（　）次大规模的全国性中药资源调查研究。
A. 3　　B. 4　　C. 5
D. 2　　E. 1

3. 对于中药材生产过程产生的一些文件要规范管理，要求详细记录生产全过程，相关文件至少保留（　）年。
A. 3　　B. 4　　C. 5
D. 6　　E. 2

二、多项选择题

1. 生物多样性包括（　）。
A. 物种多样性　　B. 遗传多样性　　C. 生态多样性
D. 景观多样性　　E. 环境多样性

2. 药用植物的更新包括（　）。
A. 中药资源种群更新　　B. 中药资源群落更新与演替　　C. 中药资源器官更新
D. 中药资源野生更新　　E. 中药资源种子更新

3. 中药资源可持续利用体系包括（　）。
A. 中药资源的保护　　B. 中药资源的管理　　C. 中药资源的生产
D. 中药资源的利用　　E. 中药资源交易

三、填空题

1. ________是对药用动、植物资源及其生存的自然环境就地加以维护，从而达到保护药用动、植物资源的目的。

2. ________是指根据动、植物药材生长特性及对生态环境条件的要求，在其原生或相类似的环境中，人为或自然增加种群数量，使其资源量达到能为人们采集利用并能继续保持群落平衡的一种药材生产方式。

3. 资源的可持续利用是指对________、________、________的利用。不同生物物种之间相互依存、相互制约，共同构成地球生物圈，它们与人类的生存和发展息息相关，所以对于包括中药资源在内的生物资源，在利用的同时必须要注意保护生物多样性和维持生态平衡。

四、简答题

1. 简述中药资源保护的基本策略。
2. 资源形势严峻，为确保中药资源可持续利用，有哪些策略？
3. 为挖掘新的药用资源或药用部位，促进中药资源可持续利用，我们应该如何做？

书网融合……

案例 1　　案例 2　　案例 3　　思政导航　　本章小结　　微课　　题库

第八章　中药资源的人工培育

学习目标

知识目标

1. 掌握　中药资源的人工培育理论与方法；药用植物、动物引种驯化的步骤和方法；中药资源人工培育的常规技术及中药材规范化生产的质量控制技术。

2. 熟悉　中药资源人工培育的常用途径；中药资源的种质创新及优良品种的选育方法；中药资源培育的理论及方法。

3. 了解　我国中药野生资源概况；中药资源的离体培育技术及其他现代技术；中药人工培育资源及中药材规范化生产现状。

能力目标　能够利用中药资源的人工培育理论和方法解决生产实践问题；能用中药材生产质量管理规范指导现实中的中药材生产。

素质目标　具备运用中药资源人工培育的理论和方法以及从事专业工作的基本素质。

中医药作为我国独特的卫生资源、潜力巨大的经济资源、具有原创优势的科技资源、优秀的文化资源和重要的生态资源，在经济社会发展中发挥着重要作用。随着世界经济与人类医疗保健事业的快速发展，中药资源的社会需求量急剧增加。《中医药发展战略规划纲要（2016—2030年）》提出：推进中药材规范化种植养殖。制定中药材主产区种植区域规划。制定国家道地药材目录，加强道地药材良种繁育基地和规范化种植养殖基地建设。促进中药材种植养殖业绿色发展，制定中药材种植养殖、采集、储藏技术标准，加强对中药材种植养殖的科学引导，大力发展中药材种植养殖专业合作社和合作联社，提高规模化、规范化水平。支持发展中药材生产保险。建立完善中药材原产地标记制度。实施贫困地区中药材产业推进行动，引导贫困户以多种方式参与中药材生产，推进乡村振兴。

PPT

第一节　中药资源的人工培育理论

随着我国中医药事业和健康产业的发展，市场对许多药材需求量的增长超过了其自然繁殖的速度，致使许多药材因过度采用而分布减少，导致资源蕴藏量降低，部分中药资源甚至濒临灭绝。为了解决中药产业发展的这一瓶颈问题，20世纪50—60年代我国就开始进行中药资源的人工培育，并取得了很大成就。虽然我国的中药资源品种数量和种植（养殖）规模均处世界领先地位，但仍不能满足各领域对中药资源的需求。因此，应继续开展中药资源的人工培育，对常用大宗中药开展药用植物、药用动物的野生抚育、引种驯化、良种选育与规范化种植（养殖）等工作，以保证中药资源的可持续利用。

一、我国的中药野生资源

中药野生资源是指在自然状态下繁育、生长、非人工栽培、驯养的各种植物、动物及自然形成的矿物。根据《中国中药区划》收载，我国有中药资源12807种，其中药用植物药11146种，药用动物药1581种，药用矿物药80种。虽然我国中药资源种类丰富，蕴藏量大，但仍多以采集野生资源为主，蕴藏量日益减少。在中药饮片和中成药生产使用的近千种药材中，约有70%的种类来自野生资源。目前人工培育的中药材物种数约80个，新品种数在200余种，而栽培成功并获得实际推广的数量有限。

在《中国珍稀濒危保护植物名录》收载的388种濒危植物中，药用植物达168种，占43%。由于生态系统的大面积破坏和退化，我国的许多物种已变成渐危或濒危物种，在《濒危野生动植物种国际贸易公约》（CITES）列出的640个世界性濒危物种中，我国就有156种（14种为药用物种）。《国家重点保护野生动物名录》共有保护动物257种，其中属一级保护的有96种，属二级保护的有161种。据不完全统计，它们中有药用记载且具有药用价值的动物共161种，其中属一级保护的重要药用动物有虎、豹、赛加羚羊、亚洲象、梅花鹿、白唇鹿等67种，属二级保护的重要药用动物有穿山甲、棕熊、麝（类）、大壁虎（蛤蚧）、玳瑁等96种。国家中医药管理局规定的140种紧缺药材中，动物药材占60%。因此，濒危药用动植物资源的保护是大势所趋，也是中医药发展的需要。由于野生资源不能满足用药需求，人们逐渐对某些野生药用生物进行驯化、实施家种或家养（表8－1）。

表8－1　我国野生中药资源濒危状况

资料来源	收载种类	药用资源种类	主要药用资源
《濒危野生动植物种国际贸易公约》（CITES）	640个世界性濒危物种	药用动植物14种	犀角、虎骨等
《国家重点保护野生动物名录》	动物257种	药用动物161种	豹、赛加羚羊、亚洲象、梅花鹿、白唇鹿、穿山甲、棕熊、麝（类）、大壁虎（蛤蚧）、玳瑁等
《国家重点保护野生药材物种名录》	—	药用植物58种，药用动物18种，共76种	虎骨、豹骨、羚羊角、鹿茸、甘草等
《中国珍稀濒危保护植物名录》	濒危植物388种	药用植物168种	桫椤、珙桐、水杉、人参、望天树等

二、中药资源人工培育的理论与方法

中药资源包括药用植物、药用动物和药用矿物资源，此外还包括利用现代生物或化学等技术形成的替代性人工中药原料，如人工牛黄、人工麝香等。中药资源人工培育是指中药资源（主要为药用植物及药用动物）在人工干预下进行资源再生的过程，主要包括野生资源抚育和人工栽培（饲养）两种途径。利用中药资源再生性与地域性特点，采取人工培育措施，促进种群恢复和个体生长，提高中药资源数量和质量，对中医药及相关产业的可持续发展具有重要意义。

（一）药用植物资源的人工培育

药用植物资源人工培育是指药用植物资源在人工干预条件下进行资源再生的过程。我国药用植物资源种类数量和种植规模虽领先于世界其他国家，但仍然满足不了市场对药用植物资源的需求，进行人工培育是保证资源可持续利用的根本途径。药用植物资源人工培育主要包括野生抚育和人工栽培两种方式。

1. 药用植物资源的野生抚育　也称半野生栽培或仿野生栽培，是指根据药用植物生长特性及对生态环境条件的要求，在其原生或相类似的环境中，人为或自然增加种群数量，使其资源量达到能被采集利用的程度，并能保持群落结构稳定而实现可持续利用的生产方式。目前我国仍有70%的药材种类来自野生资源，对以野生资源为主要来源的药材进行野生抚育能够有效缓解资源供应量的不足。药用植物野生抚育的研究重点集中在适生地的选择、保护措施、抚育方法、最大可持续产量、最佳采收时期和采收方法等方面。

（1）药用植物资源野生抚育的理论基础　药用植物资源野生抚育采用资源学、生物学、生态学、药用植物栽培学与药用植物育种学等学科的原理和方法，是多学科交叉的新兴研究领域。药用植物资源野生抚育建立在以下研究的基础之上。

1）资源学研究　包括药用植物资源储量、产地分布，药用植物种质与品质、产地、气候、土壤、地理地貌等的关系，资源合理采收、质量形成、药材道地性成因等。

2）生物学研究　主要研究原生环境下药用植物生活史、繁殖特性、种群更新机制、收获器官生长发育规律等。

3）生态学研究　主要包括生态因子（温度、光、水、气、土壤、海拔、坡向、坡度等）与抚育种群关系研究；种群数量的时空动态、数量调节、生活史对策、种内与种间关系研究；药用植物种群所处生物群落的组成与结构、群落的动态与控制研究等。

4）野生抚育方法学研究　主要包括抚育方式、繁殖方法、种群可持续更新方法、采收方法、抚育生长过程管理方法、生物群落动态平衡保持方法、生态环境保护方法研究等。

（2）抚育基地管理学研究　野生抚育药用植物基地建设不仅涉及抚育药用植物生长管理，还涉及生态环境保护、采挖习惯、药材集约化采挖等，是一项包含经济、生态和社会因素在内的系统工程。药用植物资源野生抚育的基本方式包括封禁、人工管理、人工补种、仿野生栽培等。

1）封禁　指将野生目标药用植物分布较为集中的地域通过各种措施封禁起来，借助药用植物的天然下种或萌芽增加种群密度。封禁措施多种多样，以封闭抚育区域禁止采挖为基本手段，如麻黄、甘草的围栏养护等。

2）人工管理　指在封禁的基础上，对野生药用植物种群及其所在的生物群落或生长环境施加人为管理，创造有利条件，促进药用植物种群生长和繁殖。人工管理措施因药材不同而异，如五味子的育苗补栽、搭架、修剪、人工辅助授粉及施肥、灌水、病虫害防治等。

3）人工补种　指在封禁的基础上，根据野生药用植物的繁殖方式和方法，在原生地人工栽种种苗或播种，人为增加药用植物种群数量。如连翘抚育采取人工撒播栽培繁育的种子，刺五加采用带根移栽等。

4）仿野生栽培　指在野生目标药用植物分布的原生环境或相类似的天然环境中，完全采用人工种植的方式，培育和繁殖目标药用植物种群。药用植物在近乎野生的环境中生长，不同于药用植物的间作或套种，如林下栽培细辛、黄连、天麻等。

5）就地营造　在有野生种群分布的地区，选择适宜的药用植物发展人工群落，如林下参的栽培。建立人工种群要认真研究该植物的习性及该地区的环境条件，选择适宜的种类进行搭配，经过实验，也可引进外地珍贵药用植物，逐步改造本地植物的群落结构及群落环境。

（3）药用植物资源野生抚育的特征　药用植物野生抚育能够提供高质量的野生药材，保护珍稀濒危药用植物，有效节约耕地面积，保护生态环境，有利于药用植物的可持续利用与经济效益的提高，具有明显优势。野生抚育增加了目标药用植物种群的数量，改变了群落中各物种的数量组成，但群落基本特征不变。

2. 药用植物的引种驯化　是研究野生药用植物在自然分布区的人工培育、野生变家种，及其引种到自然分布区以外环境条件下的生长发育、遗传、变异规律的科学。引种驯化的目的是用野生或较为重要的外源性药用植物来充实和丰富本地区栽培药用植物资源，可以通过由野生驯化和异地引种两种方法来实现。

（1）引种驯化的理论基础　植物引种驯化随着农业起源而诞生，我国劳动人民在长期的生产发展中积累了丰富的植物引种驯化实践经验。贾思勰在《齐民要术》中记载“顺天时，量地利，则用力少而成功多；任情返道，劳而无获”，可见对引种已有很深的了解。19 世纪达尔文在《物种起源》中以进化论解释植物引种驯化，使植物引种驯化理论探索达到新的高度。但20世纪以前，世界各国的植物引种工作主体上仍是盲目地或单凭经验进行，成效较小，直至“气候相似论”的提出才打破了这种混乱的引种局面，此后“风土驯化”“栽培植物起源中心学说”的出现使植物引种理论与方法研究进入新的发展阶段。主要的理论学说包括遗传变异学说、气候相似论、风土驯化理论、栽培植物起源中心学说、生态历史分析法等。

（2）药用植物引种驯化的主要对象　生长年限长、需要量大的药用植物，如黄连、厚朴、红豆杉等；野生资源不能满足需要或采挖困难的药用植物，如甘草、麻黄、金莲花、远志、巴戟天、川贝母等，尤其是一些珍稀濒危药用植物种类，如冬虫夏草、肉苁蓉、龙胆、细辛等；长期依靠进口的紧缺药用植物，如乳香、没药、血竭等；对临床确有疗效的新药资源，如金荞麦、水飞蓟、绞股蓝、三尖杉等；市场需求量大，特别是对治疗常见病、多发病有效的药用植物，如甜叶菊、番红花、丹参、罗汉果、豆蔻等。

（3）引种驯化的基本方法　主要有简单引种法和复杂引种法两种。

在相同的气候带内，或差异不大的条件下相互引种，称简单引种或直接引种法。简单引种法不需经过驯化阶段，但需注意栽培技术的配合，为植物创造适宜的生长条件。该法适宜用于原分布区与引种地之间自然环境差异较小，或其本身的适应性强，不需特殊处理及选育过程，只要采取一定的栽培措施就能正常生长发育的植物，即不改变植物原来的遗传性就能适应新环境的引种方法。常用的栽培调控措施主要有生育期和栽培密度的调整、水肥管理、光照处理、土壤pH的调整、防寒防冻、种子处理、株形调整等。

对气候差异较大地区的药用植物，在不同气候带之间相互引种，称复杂引种法，即驯化引种法。驯化引种比简单引种复杂，还经常采用实生苗多世代选择、逐步驯化和引种驯化与杂交选择相结合等方法，以达到改变引种植物遗传性的驯化目的。该法适宜用于原分布区与引种地之间自然环境差异较大，或其本身的适应性弱，需要通过技术处理、定向选择和培育，使之适应新环境的植物。

（4）影响药用植物引种驯化的因子　引种驯化的成功与否取决于影响药用植物引种驯化的几个因子，主要包括如下。

1）目标植物的背景　药用植物的遗传内因对引种驯化的难易有决定性作用，因此，选择理想的引种药用植物种类或种质是引种驯化成功的首要条件。在选择引种材料时，可以参考以下规律：引种时应重视中药材区划，在相同或相近的中药材分布区内引种药用植物能最大限度地保证中药材的有效性；在植物具体的分布区内，从生境条件最接近的地区收集材料，易取得较好效果；现在不是本地植物区系成分但历史上曾在本地有过分布的种类，易于引种成功；演化程度高的药用植物，对新的生态环境潜在适应性大，引种驯化成功的可能性较大。

2）自然环境因子　对于特定的药用植物，自然环境因子是引种驯化成功与否的主要限制因素，这些因素主要包括温度、湿度、光照、土壤、水等。在引种药用植物时，不但要考虑药用植物能否在某种土壤类型中成活，还要考虑其药用部位的产量和质量；药用植物引种成功的标准不能仅以在栽培条件下能够完成整个生长周期，产生可用于繁殖的种子和足够的药用部位作为唯一标准，还必须保证其活性成分种类不发生变化，含量不大幅度减少。在引种驯化的过程中，应对各种自然环境因素，特别是主导因素对药用植物次生代谢过程的影响进行研究，控制和创造适宜的生态条件，对次生代谢过程进行调控，提高药材活性成分的含量。

3）生物因子　在生物的进化过程中，植物与植物之间、植物与动物之间、植物与微生物之间，因协同进化而形成寄生、共生、竞争等现象，这些因素往往成为引种驯化成败的关键，影响药材的产量和品质。在引种寄生性药用植物如肉苁蓉、锁阳等时，必须同时引种其寄主。有些药用植物在引种到新地区后生长发育良好，但病虫害却十分严重，就是因为在新环境中，生态系统发生了变化，各种条件对药用植物病原菌或害虫不能起抑制作用而引起。

（5）药用植物引种驯化成功的标准　主要从以下四个方面来衡量：①与原产地比较，植株不需要采取特殊保护措施，能正常生长发育，并获得一定产量；②能够以原有的或常规可行的繁殖方式进行正常生产；③没有改变原有药效成分和含量；④引种后有较好的经济效益、社会效益及生态效益。

3. 药用植物人工栽培　栽培是药用植物资源人工培育最快捷、最有效的方法之一。药用植物种类繁多，不同的种质、生态环境、栽培技术、采收加工方法等都会影响药材的产量和质量。药用植物是一个庞大的植物类群，有杜仲、连翘、枸杞等木本树种，有金银花、山药等藤本植物，也有黄芪、甘草、丹参等多年生草本和红花、薏米等一年生草本，不同的植物类群栽培的方式及技术各异。栽培的共性技术主要包括如下。

（1）栽培制度　是各种栽培植物在农田上的部署和相互结合方式的总称。它是某单位或某地区的所有栽培植物在该地空间上和时间上的配置，包括种植布局技术、复种技术、间混套作与立体种植技术、轮作或连作技术等。制定药用植物栽培制度应该在符合整个农业种植制度的大前提下，根据药用植物自身的生产特点进行规划和布局。

（2）选地整地　因地制宜，选择适宜的土地，栽培适销对路的品种是药用植物栽培的关键。整地技术包括全面整地、带状整地、块状整地、阶梯整地等。

（3）良种繁育　优良品种是优质药材的源头。良种选育的目标是利用、调整、改良药用植物自身遗传性，培育优良品种，使之更易栽培，并具备更高的药用价值。其主要内容包括：育种目标的制定，种质资源搜集、保存研究利用，人工创造变异的途径、方法和技术，杂种优势利用的途径和方法，目标性状的遗传、鉴定及选育方法，育种不同阶段的田间和实验室试验技术，新品种（系）审定或认定推广和种子（苗）繁育等。

（4）播种　药用植物播种可分为大田直播和育苗移栽两种方式。药用植物种子大多数可直播于大田，但有的种子极小、幼苗较柔弱，需要特殊管理；有的苗期很长，或者在生长期较短的地区引种需要延长其生育期的种类，适合先在苗床育苗，培育成健壮苗株，然后再移栽定植于适宜生长的环境。

（5）田间管理　是从播种到收获整个过程中所进行的一系列管理措施。主要包括间苗、定苗、补苗、中耕除草、培土、遮荫、肥水调控、灌溉、排水、病虫害防治等。此外，对某些药用植物还必须进行修剪、打顶、摘蕾、人工授粉、覆盖、遮荫、防寒冻等特殊管理。

（6）采收与产地加工　采收期确定的原则是在优先选择活性成分含量高、毒性成分含量低的前提下，适当兼顾产量确定最适采收期。药用植物采收后，除少数鲜用，绝大多数均需在产地及时进行初步处理与干燥，称产地加工或初加工。产地加工的目的是纯净药材，防止霉烂变质，保持药效，利于储运。产地加工方法主要有清选、清洗、去皮、修整、蒸、煮、烫、浸漂、切制、发汗、揉搓、干燥等。

4. 药用植物次生代谢的生理生态学　与初生代谢产物相比，植物次生代谢物的产生和变化与环境有着更强的相关性和对应性。次生代谢物的形成积累与环境条件密切相关，生存环境的改变对植物次生代谢产物的形成有非常显著的作用。植物遗传物质感受环境应力信号并控制蛋白质合成的过程是植物次生代谢产物与环境之间相关性和对应性的内在机制。植物次生代谢产物在植物体内的合成和积累是在植物具有相关基因的基础上经环境条件诱导作用的结果。即环境刺激细胞外部的信号受体，激活次生代谢信使产生信号分子，通过信号传递转入细胞，启动合成次生代谢物关键酶相关基因的表达，相关的酶再催化次生代谢的生物化学合成过程，促使植物体内产生次生代谢物。

次生代谢物质在不同药用植物体内的合成和积累是药用植物在一定环境条件下长期生存选择的结果，与产地的生态环境具有紧密的联系，从而形成“道地”药材的特性。外界生态环境条件的不同会导致相同品种的药用植物体内次生代谢过程的变化，从而影响同一品种药材的内在质量。因此，深入研究和了解不同生态环境条件对药用植物次生代谢成分和含量的影响，对于揭示中药材“道地性”的形成机制，培育优良的药用植物品种，合理引种和规划药用植物的道地性栽培产区，规范药用植物的现代化栽培生产具有重要意义。

植物次生代谢在植物对物理、化学环境的反应和适应过程中，在植物与植物之间的相互竞争和协同进化中，在植物对昆虫、草食动物甚至人类的化学防御以及植物与微生物的相互作用等过程中，都起着重要的作用。从动态发展的角度看，植物与环境的关系就是植物对环境的适应与进化的过程。

（1）植物次生代谢与生物进化　由于气候、地理因素的变化，陆生植物只可能有两种选择：适应或灭亡，植物自身不能通过移动来躲避环境中的各种危害，要想生存，就得采取相应的措施，因而进化出多种有效的抗性机制。次生代谢物质就是植物在长期进化过程中适应生态环境的结果，是植物自身防御机制的表现。普遍认为，植物次生代谢所产生的化学成分可以通过保护植物自身不受草食动物和病原菌的侵害和调控枯枝落叶的分解等，从而在生态系统的平衡中起非常重要的作用。次生代谢物的成分种类由简单到复杂的规律与植物由初级向高级进化的规律是基本一致的，所以，次生代谢物成分种类的复杂性也是植物进化的一个重要标志。

（2）植物次生代谢的生理功能　虽然通常认为植物的次生代谢是与植物生长、发育、繁殖等无直接关系的代谢过程，可是近代研究发现，许多植物次生代谢产物不仅具有极其重要的生态意义，在植物的生命活动中也有着重要生理功能。如吲哚乙酸、赤霉素等直接参与生命活动的调节；木质素为植物细胞壁的重要组成成分，纤维素、木质素、几丁质等对维持生物个体的形态必不可少；花青素是一类广泛存在于植物中的水溶性天然色素，在植物的生殖器官如花冠、种子和果实中呈现不同的颜色；叶绿素、类胡萝卜素等作为光合色素参与植物光合作用过程；有些次生代谢物如水杨酸和茉莉酸，还作为信号分子参与植物的生理活动；植物体内合成的维生素 C 在植物抗氧化和自由基清除、光合作用和光保护、细胞生长和分裂以及一些重要次生代谢物和乙烯的合成等方面具有非常重要的生理功能。

（3）植物次生代谢与病原微生物的防御作用　植物次生代谢产物参与植物抗真菌、细菌、病毒甚至线虫的作用，植物的挥发性次生代谢物对微生物具有杀灭或抑制作用。当植物受到真菌、病毒、细菌等病原微生物的诱导后可以产生抗病菌能力，其生化机制是植物产生的次生物质构成植保素或抑菌物质参与免疫反应。参与植物抗病反应的次生代谢产物有些是植物原有的成分，如角质、木栓质、木质素等相对分子质量大的成分，在病原菌侵入前作为物理障碍；而有些植物组成所需的单宁酸、多酚、生物碱类等相对分子质量小的次生代谢物也可以阻止病原菌侵入而起抗病作用；另外，一类诱导型次生代谢产物则是植物体在病原菌或其他诱导因子的作用下，通过抑制或激活相关的酶系基因而合成的新的代谢产物，即植保素，这些物质主要是萜类、异黄酮类、生物碱类等小分子次生代谢产物。这些参与植物抗病反应的次生代谢产物能够提高植物的抗病能力，增强免疫能力。如油茶中的皂苷对炭疽芽孢杆菌有较强的毒害作用；存在于木本植物心材部分的萜类和酚类物质，具有很强的抗腐性。而在植物体内非诱导的次生代谢物可以作为预先形成的抑菌物质暂时贮存在一定的组织中，当植物受到病原体的诱导后转变为植保素、木质素等产生免疫反应。

（4）植物次生代谢对天敌的抵御作用　在植物防御其天敌如昆虫和植食动物的侵食的过程中，次生代谢物作为阻食剂发挥着重要的作用。阻食剂的作用十分复杂，它们可以通过降低植物的适口性或营养价值起作用，也可以通过其毒性起作用，还可通过影响动物体内的激素平衡起作用。

植物对植食性动物取食的防御包括形成钩、刺等物理防御和利用次生代谢产物进行化学防御。有些时候，动物能抗御植物的物理防御，因此，植物对被采食最有效的防卫是利用次生代谢产物进行的化学防御。其防御的机制主要有三种：一是次生物质决定植物可食部分的适口性，使动物拒食，如由生物碱、皂苷类、萜类、黄酮类等化合物形成的苦味对动物有拒斥作用，使动物不以味苦的植物为食；二是利用氰类及生物碱等有毒物质进行防御，由于这类物质易被吸收，在剂量很低时就对动物产生有效的生理影响，从而达到防御目的；三是利用酚类和萜类化合物抑制动物消化，限制觅食。

与抗虫性有关的植物次生代谢物主要是生物碱、萜类和酚类，作用包括直接毒性作用和间接保护作用。直接毒性作用是指植物中的多酚、黄酮类化合物可直接影响植食性昆虫的取食并表现出毒性或排趋性。其中，萜烯中的柠檬烯、蒎烯、香叶烯等许多成分可直接作用于致害昆虫，抑制取食，产生忌避或抗生作用；生物碱中的茄碱、番茄素对马铃薯甲虫的成虫和幼虫均有阻止取食、抑制生长的作用。有些植物在受到植食性昆虫取食攻击时，能够释放出特异性挥发物吸引天敌，以减轻害虫对植物自身的进一步伤害，这种通过吸引天敌来保护植物的防卫措施可视为是一种间接抗性机制。

（5）植物次生代谢与植物对物理环境的适应性　植物对非生物因素的防御主要表现为对物理环境的适应。在自然环境条件下，高温、低温、高盐、干旱、洪涝等物理环境都有可能对植物造成伤害。植物对物理环境的适应可以发生在形态结构上，还可以发生在生理生化上，而次生代谢产物则成为生理生化适应的物质基础。干旱胁迫下，植物组织中一些次生代谢产物的浓度常常上升，如生氰苷、硫化物、萜类化合物、生物碱、单宁和有机酸等，以提高植物的抗逆性。许多盐生植物体内大量积累甜菜碱和脯氨酸，以抵御不良环境，盐生植物通过在细胞内积累这些无毒溶质，可平衡由于液泡内无机离子（如 Na^+等）积累所造成的细胞质渗透压的变化，能对细胞起到保护作用。同样，高温可使植物体内饱和脂肪酸含量增加，从而使细胞膜不易液化，抗热能力增强。由紫外线辐射诱导产生的酚类等次生代谢物可吸收紫外线，具有增强植物抗氧化能力和抗虫食能力、减少紫外线辐射对植物自身的伤害和影响枯枝落叶分解的功能。

（6）植物次生代谢与植物之间的协同和竞争作用　植物间的化感作用主要是指植物产生并向环境释放次生代谢产物从而影响周围植物生长和发育的过程。化感作用有促进和抑制两个方面，包括种群内部和物种间的相互作用。植物间存在着以化学物质为媒介的交互作用，也称克生作用，这些化学物质就是次生代谢物。植物通过次生物质对同种或不同种植物产生相生或克生作用（化感作用），在营养和空间的生存竞争上做出防御反应，以控制种群数量，达到有利种群的持续繁衍。

总之，药用植物人工培育是药用植物资源保护、扩大、再生的最有效手段，也是目前药用植物资源再生的主要方法。

（二）药用动物资源的人工养殖

药用动物是指身体的全部或局部可以入药的动物，它们所产生的药物统称为动物药。药用动物可提供的入药部分很广，包括全体（活体、干燥体）、内脏、肌肉、骨骼、皮毛、鳞甲、贝壳、卵、分泌物、生理和病理产物等。我国现有药用动物1500余种，分布于陆地、内陆水域和海洋。由于天然资源的破坏和生态环境的恶化，紧缺品种日益增多，药用动物的人工养殖日显重要。

1. 药用动物的引种　将外地或野生优良的药用动物种类引进当地，直接推广或作为育种材料的工作称为引种。引种是野生动物变为家养的一个重要环节，由于人工改变了动物的生活环境，对动物的生命力和适应性提出了严峻考验，引种时应做好以下几项工作。

（1）习性调查　是一项基础性工作，通过调查可以摸清动物在野生状态下的生活规律，掌握动物生长所需条件，保证动物正常生活、繁殖、生长发育并获取优良的产品。习性调查内容很多，应特别注意对动物生境、食性和行为的调查。

（2）捕捉　对野生动物的捕捉，除了力求避免对机体的损伤之外，还应注意尽量减少精神损伤，对初捕动物要尽量在原地暂养一段时间，保持安静，给予动物最喜食的食物，养到动物不拒食和精神稳定之后再起运。幼龄动物比成年动物易捕获、运输、驯化与养殖，引种时应以幼龄动物为主，并在年龄与性别比例上适当搭配。

（3）检疫 野生动物家养之前必须严格检疫，初捕之后要在原地暂养和观察一段时间，运回饲养场后，一般也应与原饲养动物群隔离，饲养一段时间之后再合群。

（4）运输 野生动物未经驯化，运输时要尽量缩短时间，避免时走时停和中途变换运输工具。一般来说，成年动物比幼年动物难运输，雄性比雌性难运输，独居性动物比群居性动物难运输，肉食动物比草食动物难运输。运输时应根据动物的体型大小、生理及行为特征，采取遮光运输、麻醉运输、淋水湿运、增水缩食等方式。

2. 药用动物的驯化 驯化是指野生动物经过人类的饲养选择和培育，在体型、外貌、生活习性、生产性能等方面发生根本性变化，完全丧失野性，并依赖人类饲养维持生存和繁衍的过程，即将野生动物驯养成家畜的过程。

驯化是在动物先天本能行为的基础上（无条件反射）建立起来的人工条件反射，是动物个体后天获得的行为。这种人工条件反射可以不断强化，也可以消退，它标志着驯化程度的加强或减弱，因而野生动物的人工驯化需要不断巩固。根据目的和要求的不同，驯化的方式、方法也有所不同。

3. 药用动物的饲养 当前人工饲养的药用动物，多为野生和半驯化的动物，不能生搬硬套家畜、家禽等已有很高驯化程度动物的饲养方式和方法，应用生态学研究对药用动物饲养非常重要，其中种群生态学和系统生态学的理论更有指导意义。

（1）生活环境 应尽量接近动物的野生状态，并要求安静干燥、排水良好、通风向阳、冬暖夏凉，有比较充足优质的水源。水畜的饲养场地必须选择有水塘、河畔、湖泊等水源的边缘地带，划出一定的水面供水禽戏水。

（2）饲养方式 分为散放饲养和控制饲养两大类。

1）散放饲养 是我国多年来沿用的饲养方式，特别是个体饲养业多采用，包括全散放饲养和半散放饲养两种类型。①全散放饲养：是指散养区内的地势、气候植被以及动物群落组成条件有利于本种动物发展，没有敌害，并有限制本种动物水平扩散的天然屏障，即把动物活动范围局限在一定区域内。该饲养方式动物基本处于野生状态，投入少、成本低。②半散放饲养：是指在限制动物水平扩散的天然屏障的基础上，配合人工隔离措施，将动物活动范围限制在一定的区域内，在动物采食天然食料的基础上，适当补充人工食料。在一般情况下，仅是补充精料、食盐和饮水。半散放饲养较全散放饲养活动范围小，养殖密度大，要有适当的投资，单产高。

2）控制饲养 该类型占地面积小，饲养密度较大，单产较高，但投资多，可分为半密集饲养和高密度饲养两类。①半密集饲养：我国目前大多数的药用动物场均采用此方式，是以人工操作为基础对动物进行驯养和半驯养。②高密度饲养：是指单位面积内的动物数量多，环境条件处于最佳状态，饲料、饮水及污物清扫的自动化程度高。

（3）饲料 各种药用动物都有其特殊食性。人工饲养工作必须在充分了解动物食性的基础上，根据其营养要求，合理配制饲料，才能保证药用动物在家养条件下的生存。药用动物的饲料配方必须涵盖蛋白质、脂类、糖类、维生素、矿物质和水等营养元素，满足不同食性动物的需求，并满足药用动物生长的特殊需要。药用动物的饲料性状应符合动物饮食习惯，饲料原料的来源必须稳定、有保障，原料储存和加工应避免遭受害虫、化学、物理或微生物污染物以及其他不良物质的污染。

（4）饲养管理 主要包括人员健康与技术管理、场地环境管理与设施设备管理、动物管理等方面的内容。其中，动物管理包括制定动物常规饲养、繁殖配种、幼仔护理、免疫接种、发病情况以及放牧的管理制度和操作规程，动物青春期和繁殖发情期容易发生斗殴和自残现象，要针对性地采取相应措施予以预防。

4. 药用动物的育种 动物育种是研究如何运用生物学的基本原理与方法，特别是运用繁殖学、发生学等理论与方法来改良动物的遗传性状，培育出更能适应人类各方面要求的高产类群新品系或新品种。我国药用动物养殖和育种工作现状大体有以下4种情况：①已经培育出优良品种的药用动物，如乌鸡等；②已经培育出优良类群但尚未达到品种标准的药用动物；③发现了优良野生种群并进行了引种驯养的药用动物；④与野生型无明显差异、仅做初步驯养的药用动物，占大多数。目前，药用动物育种多数尚无明确的育种目标、实施计划、组织机构和育种谱系等安排，仅是为了增加产品、提高生活力而进行个体或群体的选育工作。科学的育种工作应是有目标、有计划、有组织、有步骤地进行，从工作内容上看大体包括遗传性状、选择（选种和选配）、繁殖（交配、产仔等）、培育（驯变与饲养）等步骤。

（1）遗传性状 动物品种的形成除遗传因素的决定性影响之外，生态条件和人工选育都具有重要作用。气候类型、环境条件、营养物质与人工选择等共同作用，使驯养动物出现具有不同遗传特点和生产性能的各种品种、品系或类群。动物品种选择的目的是保存和发展优良的性状，淘汰不良的性状。通过对动物遗传基因的分析组合和对环境条件的控制运用，才能使动物产生符合人类要求的性状，动物各异的遗传性状是进行药用动物新品种选育的基础与前提。

（2）选择 是人类改良物种的手段。通过选择可以保存和发展动物的某些优良基因，也可以淘汰某些不良基因，从而改变群体的基因频率和基因组合，并导致动物体产生变异。作为育种手段的人工选择包括选种和选配两个方面。

1）选种 是对参加配种的动物，不论雄性或雌性，进行种质优劣、生产力高低、性状好坏的有计划选择，从而不断提高后代的质量，并使其朝着人类需要的方向发展。选种的方法首先是对动物的体质、外形和生产力进行综合鉴定，在各方面都达到标准的前提下，集中力量选择几个主要生产性状，加速遗传进展和提高选种效果。

2）选配 就是对动物的配对加以人工控制，使优秀个体获得更多的交配机会，并使优良基因更好地重新组合，促进动物的改良和提高。选配时，要对参加配种的动物个体或群体在年龄、体质、雌雄比例、配种方式和方法上进行优选，充分发掘动物的生产潜力。选配大体可分为个体选配和群体选配。个体选配主要考虑配偶双方的品质对比和亲缘关系，群体选配则主要考虑配偶双方所属种群的特性，以及它们的异同在后代中可能产生的作用。选配是改良动物种群和创造新种群的有力手段。

（3）交配 是动物的有性繁殖过程，动物交配有随机交配、表型组合交配和基因型组合交配3种方式。

（4）培育 在育种工作中，除了选择作用，对子代的后天培育也非常重要，培育工作跟不上，优良性状在子代中也不一定能显示出来，有些很重要的遗传性状如产仔力、抗病力、生活力和生长速度等都对环境条件与营养状况的优劣反应敏感，基因型的表型可因营养条件而变化。在实际工作中，要切实掌握基因型、环境和表型三者之间的关系，使选择和培育工作有效地结合起来，才能选育出优良的药用动物品种。

三、中药资源人工培育的现状

（一）药用植物资源人工培育现状

1. 药用植物资源人工培育发展动态 药用植物资源是中药材的主要来源，但由于过量采挖，野生药用植物的种类日益减少。因此，药用植物的野生抚育、引种驯化、人工种植与育种是药用植物资源发展的必然趋势。20世纪50年代至今，我国野生变家种成功的药用植物主要有防风、龙胆、柴胡、细辛、甘草、半夏、丹参、天麻、山茱萸、黄芩、知母、何首乌、绞股蓝、钩藤、紫草、猫爪草、雷公藤、罗汉果、麻黄、川贝母等200多个品种。从国外引进的颠茄、西红花、西洋参、豆蔻、儿茶、丁香、檀香、马钱子、古柯、印度萝芙木、狭叶洋地黄、狭叶番泻叶、安息香、大风子、南天仙子、水飞蓟、胖大海等30余种已在我国成功栽培。野生变家种或从国外引进品种的种植，无论在规模上或品种上都达到了历史上未有的水平。

中药资源的人工培育已成为中医药事业的重要组成部分。据调查，全国药用植物种植面积已达到前所未有的规模，中药材的占地面积超过9. 33万km^2，人工生产的中药材占整个药材消耗量的70%以上。我国现有药材基地650个左右，东部地区主要有人参、五味子、党参、浙贝母等大宗药材基地，西部地区则有诸如甘草、麻黄、黄芪、当归、白芍、川贝母、枸杞、防风、三七、新疆紫草、大黄、羌活、红花、胡黄连、黄连、附子、肉从蓉、黄芩、知母等大宗药材的种植基地，占全国总面积约60%。

近年来，中药材品种选育工作在国家大力扶持下已积累了一定基础，但中药材的人工培育现状并不乐观。首先，人工栽培的中药材仍有很大比例无优良品种；其次，许多获得推广的良种，在实践栽培中很快退化，其“优良性”并不持久；再次，从新品种选育方法分析，目前中药材以引种集中选育、无性系繁殖等为主，使用系统选育、杂交育种、化学或辐射诱变、组培脱毒等方法较少，中药材选育方法多呈现出“选”而非“育”的特点。

2. 药用植物资源人工培育面临的主要问题

（1）种子种苗质量标准和优良品种选育工作滞后　我国中药材新品种选育研究尚停留在种质资源评价的初级阶段，育种手段和方法落后，新品种选育体系、评价体系和繁育体系没有建立，多数药用植物缺乏种子种苗质量标准，导致其生长发育参差不齐。以“选多育少”形式获得的优良品种，其引种栽培历史较短，保留有许多野生性状，种质混杂，表现为种内变异的多样性，如栽培的山茱萸果型有石磙枣、马牙枣、珍珠红等类型，形态特征的差异导致产量和质量的不同。因此，我国药用植物的优良品种选育与种子种苗质量标准亟须加强。

（2）中药材的栽培技术不规范不成熟　对道地药材的开发和利用不充分，大宗药材栽培技术研究推广力度不大，中药材的种植没有严格的规程，生产管理粗放，单产低、质量差的现象较为普遍。不少野生变家种植物的生物学特性研究不深入，管理措施有待规范化和科学化，导致栽培药材质量参差不齐。

（3）病虫害防治研究比较薄弱　药用植物培育过程中病虫害种类多、危害大，缺乏防治知识，滥用、误用农药问题突出，对药用植物病虫害发生发展规律也缺乏深入研究，防治工作有一定的盲目性，生物防治相对薄弱，致使培育的药用植物产品中农药残留量、有害重金属含量超标，不仅损害了人体健康，污染环境，破坏生态平衡，而且严重影响了中药在国际市场上的竞争力。

3. 药用植物资源人工培育的发展策略

（1）实现中药材人工培育的标准化，推行中药材规范化种植　中药标准化是中药现代化和国际化的基础与先决条件。中药标准化包括中药材、饮片、炮制品和中成药标准化。其中，中药材标准化是基础，而中药材的标准化有赖于中药材人工培育生产的规范化。中药材的品质是在特定的栽培生产过程中形成的，不同的种质、生态环境、培育技术及其采收、加工与储运等方法均会影响药材的质量和产量。推行中药材规范化种植可以从源头上保障中药质量，生产合格的原料药材，从而保证中药饮片、炮制品、中成药质量的稳定可靠。

（2）按照产地适应性原则，建立稳定的药源基地　在众多的药材品种中，部分中药材的道地性很强。道地性受当地气候、土质等多种因素的影响，这些因素不仅限定了药用植物的生长发育，同时限定了药材次生代谢产物及有益元素种类和存在的状态。生产中应尊重药材的道地性，做好引导规划、合理布局与产地区域化。在实施中药材生产组织创新工程过程中，培育现代中药材生产企业运用企业模式对中药材生产进行组织管理，推进中药材基地共建共享，提高中药材生产组织化水平。

（3）加强科学研究，夯实药用植物资源人工培育的基础　开展紧缺中药材资源再生和可持续利用的研究，对重要野生药用植物的生物学特性、生长发育规律进行研究，变野生为家种，减少对野生资源的依赖和破坏。发展药用植物生态种植，合理轮作，运用间、套作及地膜覆盖等技术，维持田间生物多样性，减轻病虫草害发生。培肥地力，研究不同药用植物的需肥特性，设计不同的平衡配方、施肥方案，建立“能源与肥料”共生体系，发挥“生物、有机、无机复合肥”三维优势，做到有机与无机营养结合、大量与微量元素结合、速效与缓效结合、植物体内酶激活与土壤肥力有效性相结合，从而实现肥料的高效化、多功能化与无害化目标。加强中药资源品种选育、资源评价、产地加工等研究，提高药用植物种子种苗质量，从源头上保证我国中药商业的标准化水平符合国际市场的需求，夯实我国中药资源人工培育的基础。

4. 药用植物生态种植研究策略

（1）药用植物合理种植密度的生态学研究　随着中药现代化的不断发展，中药材产量与品质是中药产业发展的核心问题。药材质量受多方面因素影响，而影响产量的一个重要因素是种植密度。提高密度可增加单位面积上的株数，提高叶面积指数，从而提高单位面积的生物产量和经济产量。但栽植密度并不是越高越好，如果密度超过某一限度，将导致光照状况恶化，反而会削弱光能利用率，降低生物学产量和经济产量。

（2）中药材生产中杂草防控的生态学研究　中药材生长需要特定的生长条件和环境条件，而杂草与中药材之间对这些条件或环境条件存在明显差异，这就使得当杂草对中药材生长造成不良影响时，其生理特性也会发生相应的变化，从而表现为一定程度上抑制中药材的生长。这种竞争不仅表现在不同时期、不同生长状态的杂草与中药材的竞争上，也表现在不同生态环境下不同杂草与中药材之间的竞争上。

（3）药用植物与病虫害的生态学研究　病虫害及其防治是药用植物生态种植过程中最关键的环节之一，是保证药用植物正常生长、有效成分充分积累和合理利用的重要措施。药用植物种类繁多、受环境因素的影响较大，以及种植生产中的粗放管理，导致长期以来病虫害及其防治问题十分突出，成为影响药用植物产量和中药材品质的重要因素。因此，加强药用植物的规范化管理，重视病虫害的有效防治，是保证药用植物稳产、优质、高效的关键措施。

（二）药用动物资源人工培育发展现状

1. 药用动物资源人工培育发展动态　我国野生动物驯养历史悠久，在药用动物的人工培育方面积累了丰富经验，许多药用动物已经完成了从猎杀到人工养殖，从分散养殖到规范化、规模化养殖的过渡。目前我国已成功进行鹿、麝、熊、小灵猫、大灵猫、穿山甲、银环蛇、乌梢蛇、尖吻蝮蛇、全蝎、土鳖虫、蜈蚣、蚯蚓、中国林蛙、海马、甲鱼、珍珠贝类等药用动物的人工养殖，许多地方建立了药用动物养殖场。如对熊科动物的饲养繁育，建立了无痛自体引流技术，从根本上解决了熊胆资源利用问题，为熊胆产品的规模化、产业化、现代化大生产提供了充足的原料。人工养殖不但保护了濒危的黑熊资源，还使熊胆的价格大大降低，为保护野生动物和善待药用动物奠定了良好的基础。

药用动物的引种驯化、饲料生产以及动物药工程化生产等方面都取得了重大进展，特别是动物药工程化生产工艺的发展可以大幅度提高动物药产量，如珍珠、僵蚕的人工培养，蝎、蜈蚣、蛇类的电刺激采毒，鹿的控光增茸，麝的激素增香，鹿茸细胞和麝香腺细胞的组织培养等。

2. 药用动物资源人工培育面临的问题　随着动物药临床应用的不断扩大，药用动物资源的应用与研究显示出不少问题。野生药用动物资源，尤其是某些珍稀药用动物资源大幅减少，甚至濒临绝迹。国际社会对我国使用动物药的高度关注制约了动物药类中药的出口。药用动物资源基础研究薄弱，种质资源保护、规范化养殖、野生品种驯化、品种选育等工作进展缓慢。从事药用动物资源研究的人才匮乏，特别是交叉复合型人才缺乏。我国药用动物资源研究水平仍需进一步提高。

3. 药用动物资源人工培育的对策

（1）开展野生药用动物资源动态调查　研究药用动物资源是临床应用的前提，动物药主要来源于野生、养殖、人工培植及人工合成等，其中野生、养殖是主要途径。掌握准确的药用动物资源品种与数量是药用动物资源可持续利用的前提。药用动物资源是动态变化的，随着工业化进程的加快，动物栖息地正逐渐减少，导致动物迁居、数量减少，甚至濒临灭绝。利用现代科技手段开展野生药用动物资源的动态监测研究，可为药用动物资源开发应用研究提供基础数据。

（2）开展药用动物驯化、养殖研究　我国开展药用动物驯化养殖研究历史悠久，如蜜蜂的驯化与养殖，鹿的驯化和鹿茸的生产，金钱白花蛇、土鳖虫的人工养殖，河蚌的人工育珠等已取得成功，并已形成商品药材供应市场。这一切均为大力开展珍稀、濒危、市场需求量大的药用动物的驯化、养殖提供了成功经验。药用动物规范化养殖技术研究的主要品种应为养殖成功和基本养殖成功的大宗药用动物品种。对现有大规模养殖的药用动物基地，应按 GAP 的要求加快改造，并对其生产的药材商品给予政策扶持和保护，以利于行业健康发展。

（3）重视药用动物生态学、生理学研究　药用动物资源的可持续利用与发展离不开药用动物的生态学、生理学研究，尤其是使用量大或珍稀、濒危药用动物，研究其与生长环境（包括生物和非生物）间的相互关系，药用动物机体功能以及一般生理现象如营养生长繁殖等，积累研究数据，可以为野生药用动物的保护饲养及驯化提供科学的指导。如开展林蛙的生态学研究，研究林蛙在野生环境下种群密度及活动规律，逐步实现由野生过渡到家养。药用动物习性研究是决定养殖业成功与否及成本的另一重要基础研究。如赛加羚羊养殖难以成功的原因，就在于对其繁殖习性研究不够。穿山甲的主要食物是白蚁，因此白蚁繁殖以及穿山甲食性的驯化成为其养殖业发展的基础。银环蛇的养殖已基本成功，但在其食性驯化上依旧存在较大的问题，以单一的鳝鱼来饲喂银环蛇，其成本过于昂贵。

（4）进行动物药材代用品和人工合成品研究　人工代用品和合成品是解决珍稀、濒危动物药资源紧缺的重要途径。在代用品研究方面，一方面，可使用水牛角代犀牛角，塞隆骨代虎骨等；另一方面，利用现代技术在牛、羊的胆囊中人为培植结石，生产牛黄或羊宝。在人工合成品研究方面，除人工牛黄早已上市外，近来人工麝香、人工虎骨粉也相继上市，标志着我国在名贵动物药替代品研究中又取得了新的突破。

第二节　中药资源的人工培育技术

PPT

近几十年里，中药资源的人工培育技术发展迅速，罗汉果、黄精、天麻、黄芩等中药成功由野生变为家种，西红花、西洋参等国外名贵中药亦在我国培育成功。随着现代生物学、农学、生态学、药物学、动物学的新技术开始广泛融入中药资源的人工培育，品种混杂、栽培粗放、农药残留、药材质量不稳定等传统的难题以及新出现的问题正在逐步获得解决。

一、中药资源的引种驯化

（一）药用植物的引种驯化

药用植物的引种驯化，就是把野生、国外或外地的某一药用植物引到本地或本国栽培，经过一年或多年的人工栽培、自然选择和人工选择，使外来植物适应本地自然环境和栽培条件，成为能满足生产需要的本地植物的过程。引种与驯化是一个过程的两个不同阶段，引种是将野生植物移至人工栽培条件下种植或将一种植物从一个地区移种到另一地区；驯化则是通过人工措施使引入的植物适应新的生活条件。

一般而言，植物引种驯化的主要目的是通过栽培实现植物资源量扩增，以满足人类的需要，其引种驯化成功的一般标志是从种子到种子，除此以外，还需要进行引种驯化后的药效成分的定性定量分析，并通过生物实验和临床效果判断药效。

1. 药用植物引种驯化的意义 随着医药卫生事业的发展，一些药用植物的野生资源日益减少，甚至濒临灭绝，而需求量又日益增大，因此对这些种类的野生变家种就尤为重要，通过药用植物的引种驯化工作，可以保护药用植物资源，也可以丰富本地区的药用植物资源。

通过药用植物的引种驯化，对药用植物进行合理的干预和培育，使其有效成分得以保持或提高，使之朝着我们所要求的方向改变，提高药材的产量和质量，以满足医疗卫生事业发展的需要。

通过我国劳动人民和医药工作者长期以来的辛勤努力，在过去的引种工作中已获得丰富的经验和巨大的成就，把许多中药通过引种驯化变为家种；同时，引种驯化了多种原产国外的中药（或天然药物），大大地丰富了我国中药资源和扩大了栽培区域。比如西洋参、穿心莲、番红花、砂仁、槟榔、沉香、金鸡纳、颠茄、毛地黄等。在国内各省区相互引种驯化成功的道地药材以及野生变为家种的种类则更多，如过去产地集中的道地药材，现在已广泛引种推广的有木香、地黄、红花、薏米、白芷、川芎、芍药、牛膝等；野生植物成为家种的有天麻、罗汉果、川贝母、黄芪、儿茶、巴戟天等。因此，在积极保护药源、合理利用野生资源的同时，应大力开展引种驯化工作，对实现就地生产、就地供应，满足人民保健事业的需要，加速我国社会主义现代化建设具有重大意义。

2. 药用植物引种驯化的任务

（1）引种驯化国内常用的中药 为了适应防病治病的需要，对防治常见病、多发病的重要品种，应积极地引种试种和繁殖推广，如地黄、当归、党参、川贝母、黄连等。

（2）引种驯化国外重要的中药（或天然药物） 对国外原产的热带和亚热带的中药（或天然药物），应积极地引种试种，以尽快地满足用药的需要，如乳香、没药、血竭、胖大海等。

（3）引种驯化野生中药 野生中药资源日渐减少，不能满足需要，积极开展野生中药的引种驯化工作成为当前生产上的迫切任务，如石斛等。各地区已引种成功的中药，应迅速繁殖，尽快推广，扩大生产。

（4）开展中药引种驯化的科学研究 如中药的资源调查、品种选育、病虫害防治、优质丰产的栽培技术，种子采收贮藏、发芽问题，南药北移的越冬问题和北药南植的过夏问题等一系列研究工作都有待进一步开展。同时，由于这些研究工作内容多、综合性强，要与植物分类、生态、生理、遗传育种、农业化学、土壤、气象、植物保护、农业机械化等学科密切协作，有计划、有目的地进行综合研究，以期收到较好的效果。

3. 药用植物引种驯化的步骤

（1）准备阶段

1）调查和选择引种的种类 中药的种类繁多，各地名称不一，常有同名异物、同物异名的情况，常给引种工作带来困难。因此，在引种前必须进行详细的调查和研究，根据国家中药材生产计划和当地药材生产与供求的关系，确定需要引种的种类，并加以准确地鉴定。

2）掌握引种资料 引种所需的有关资料包括引种中药原产地的海拔、地形、气候和土壤等自然条件，该植物的生物学和生态学特征，以及生长发育的相应阶段所要求的生态条件，对于栽培品种，还要详细了解该植物的选育历史、栽培技术、品种的主要性状、生长发育特征以及引种成败的经验教训等。

3）制定引种计划 引种计划的确定，必须根据调查研究掌握的资料，结合本地区实际情况进行分析比较，并注意在引种过程中存在的主要问题，如南药北移的越冬问题、北药南植的过夏问题、野生变家种的性状变异问题等，经全面分析考虑后，制定引种计划，提出引种的目的、要求、具体步骤、途径和措施等。

4）技术准备　引种计划确定后，就应根据预定计划迅速做好繁殖材料、技术方面和必要物质的准备。在搜集材料时，应选择优良品种和优良种子，并进行检疫、发芽试验、品质检查和种子处理等工作，还应注意种子、种苗的运输和保管，广泛收集有关栽培技术的文献资料，以备查阅参考。

（2）试验阶段　引种驯化的田间试验，一般应先采用小区试验，然后进行大区试验，在多方面的反复试验中观察比较，将研究所得的良好结果应用于生产实践。在进行田间试验时，目的要明确，抓住生产上存在的关键问题进行试验，并注意田间试验的代表性、一致性和重复性。

田间试验前，必须制定试验计划，其主要内容包括：名称、项目、供试材料、方法、试验地点和基本情况（包括地势、土壤、水利及前作等）、试验的设计耕作、播种及田间管理措施、观察记载、试验年限和预期效果等。

田间试验过程中，要详细观察记载，了解环境条件对植物生长发育的影响，因为环境条件的任何变化都会在某种程度上引起植物性状上的相应变化，只有详细地、认真地观察记载，才能对试验结果做出正确的分析和得出结论。田间试验告一段落后，对观察记载的资料要认真总结，对每个阶段植物生长发育情况提出初步结论，肯定结果，找出问题，以便进一步深入试验研究。

（3）繁殖推广　引种的中药经过试验研究，获得一定的成果，就可以进行试点推广。在试点栽培中要继续观察，反复试验，通过实践证明这种中药引种后已能适应本地区的自然条件，在当地生产上确能起增产作用，即可扩大生产，进行推广。

4. 药用植物引种驯化的方法

（1）直接引种法　是指从外地的原产地将中药（或天然药物）直接种植到引种地的方法。在相同的气候带内，或两地的气候条件相似或植物本身适应性较强的条件下，可采用直接引种法，以下几种情况可采用此法：位于温带的哈尔滨直接引种暖温带河北、山西等地的银杏、枸杞等，能正常生长，安全越冬，因为暖温带和温带相连接，在气候带上，它是温带向亚温带的过渡带，直接引种比较容易成功。

南方山地的中药引种到北方平原或由北方平原向南方山地引种，亦可采用直接引种法，如云木香从云南海拔 3000m 的高山地区，直接引种到北京低海拔 50m 的地区；三七从云南、广西海拔 1500m 的地区，引种到江西海拔 500～600m 的地区；人参从东北海拔 800～1000m 的地区，引种到重庆南川金佛山海拔 1700～2100m 地区栽培，也获得成功。将越南、印度尼西亚等热带地区的一些药用植物，直接引种到我国台湾、海南、云南等地栽培，也获得了成功。长江流域各省之间的气候条件相似，很多中药可直接引种。如四川从浙江引种延胡索、白术、菊花等，江苏从河南引种地黄、牛膝，从浙江引种浙贝母、芍药等，都获成功。将南亚热带的穿心莲，越过中亚热带，直接引种到北亚热带地区，也获成功。

（2）驯化引种法　是经过驯化，使被引种植物获得新的适应性的引种方法。对于气候条件差异很大的地区或适应性差的中药，宜采用此法引种。例如，南方的砂仁、萝芙木等若采用直接引种法移到北方栽培，就难以越冬。因此，要根据药用植物的生物学和生态学特性，采取多种措施加以逐步引种驯化，使之适应新的环境条件。驯化引种主要有下列方法：实生苗的多世代选择，根据植物个体发育的理论，由种子产生的实生苗可塑性大，在植物幼苗发育阶段进行定向培育最容易动摇其遗传性，而产生与新的生态条件相适应的遗传变异性，从而获得适应引种植物的种子，在引种地区进行连续播种，经过几代的选择选出既适应新环境又能保持该品种优良特性的个体。例如毛地黄引种到北京，第一年播种出苗后，加以培育，对能自然越冬而留下的植株，采种后第二年再播种，如此反复进行，逐渐使它增强抗旱性而适应当地的环境条件。此法只适用于气候条件稍有差别的地区之间进行引种驯化。

逐步驯化法就是将所要引种的种子，分阶段逐步移到所要引种的地区。有两种方法，一是将引种的植物实生苗从原产地分阶段逐步向新的地区移植，使植物逐步经受新环境条件的锻炼，动摇其遗传保守性，而获得新的适应性。另一种是将引种植物的种子分阶段播种到过渡地区，培育出下一代，连续播种几代，从中选出适应能力最强的植株，采收种子，再向另一过渡地区种植。如把南药逐渐北移，可用种子逐步引种驯化，成功的可能性较大。但此法要经很长时间，目前较少采用。根据逐步驯化的原理，可采用间接引用相邻地区引种成功所得到的种子，进行引种，短时间内较易达到驯化的目的。此外，还可用无性杂交法、有性杂交法等进行引种驯化。

（3）引种驯化过程中的注意事项　必须认真做好植物检疫工作，防止病虫害传播；引种时最好用种子繁殖实生苗，因实生苗的可塑性大，遗传保守性弱，容易受新环境的影响而产生新的适应性，同时，用种子开始引种可以积累比较系统完整的引种驯化资料，有利于对引种结果进行全面分析，为进一步推广生产、制定栽培措施提供科学依据；从生长期长的地区引种到生长期短的地区，利用种子繁殖时，要注意选择早熟品种，或进行温床育苗，延长植物的生长期；注意对种子和种苗的选择，不能从年龄太大、生长发育差、有病虫害的植株上采收种子；种源的选择，要注意引种种源的范围，一般选择当地或同一气候带的种源，最适于引种；对有些发芽困难或容易丧失发芽力的种子，在引种运输时应注意种子的保存（如用沙藏法），播种前应掌握种子的生理特性，采用适当的种子处理措施，促进发芽，如金鸡纳、细辛、五味子、黄连等；引种必须先行小面积试验研究，获得成功后才进行大面积的繁殖推广；南药北移时应注意越冬问题，北药南植时应注意过夏问题。解决越冬问题时，可以对种子进行低温锻炼，增加植物幼苗抗低温能力；或采取设立暖棚风障、覆草及培土等防护技术措施。解决过夏问题的措施，常采用遮荫降温等。

（二）药用动物的引种驯化

对野生动物的驯化是人类利用自然资源的一种特殊手段，通过驯化达到对野生动物的全面控制管理并进行再生产。根据目的和要求的不同，驯化的方式、方法也有所不同。

药用动物驯化是通过人工措施给各种野生动物创造新的环境，并控制和管理动物行为的过程，保证给予食物及其他必要的生活条件，达到人工饲养的目的。最重要的时期是在个体发育早期阶段，通过人工饲养管理而创造出特殊的条件，并使被驯化动物不受敌害的侵袭，不受寄生虫及传染病菌的感染。另外，驯化是对动物行为的控制运用。由于动物行为与生产性能之间有密切的联系，掌握动物的行为规律和特点，通过人工定向驯化，可以提高生产性能，从而产生明显的经济效果。长期以来，由于人类掌握了对动物驯化的手段，有了使动物按照人类要求的方向产生变异的可能性。到目前为止，全驯化的动物种类有哺乳类、鸟类、鱼类及昆虫等几千个品种，半驯化的有毛皮兽类、鹿类、实验动物等。实践证明，对动物的驯化是完全可能的，随着人类经济生活的不断发展，对药用动物驯化与养殖的种类也会越来越多，动物药的资源也会越来越丰富。

药用动物驯化是在动物先天的本能行为基础上建立起来的人工条件反射，是动物个体后天获得的行为。药用动物驯化是动物本身适应于新环境条件和改善生存条件要求的过程，通过驯化建立起来的人工条件反射可以不断加强，也可以消退，它标志着驯化程度的加强或减弱。所以，人工驯化需要不断地加强巩固。

（三）中药资源适生区预测技术

中药资源需求的快速增长，导致大量药材资源趋于濒危，迫切需要野生变家种，加之很多药材存在连作障碍，特别是人参种植地需要 30 年以上、西洋参种植地需要 20 年以上、三七种植地需要 8 ~ 10 年或以上才能再次种植，因此每年很多药材的生产均面临产区的扩大和重新选地的问题。但盲目引种、扩种会严重影响中药材生产的合理布局，极大削弱药材的道地性，导致药材品质严重下降，许多引种药材有效成分含量远低于药典标准。从生物学角度来看，道地药材是物种受特定生态环境的影响，在长期生态适应过程中所形成具有稳定遗传特征的个体群。因此，开展中药材资源适生区预测有重大的现实意义。

1. 气候因子与药材适生性　目前已广泛开展各种气候因子与药材道地性的研究，如根据模糊集合论（fuzzy sets）分别建立了川乌和附子5个生态气候要素的隶属函数模型，以50个市（县）气象台（站）为代表，综合评价了四川省川乌和附子产地气候条件的适生性，根据评价结果将四川划分为3个川乌不同适生区和4个附子不同适生区。不同药材品种有不同的气候幅，而且气候因子对药材品质的影响是多角度、多层次的，可以综合应用相关性分析和主成分分析等多种统计学方法，揭示药材品质指标和外观性状与气候因素的内在相关性，对不同产区的气候因子与药材品质和外观性状间的相关性进行研究，进而阐释气候因子对药材道地性的影响机制。

2. 土壤及土质与药材适生性　目前，对土壤因素与药材适生性方面的研究主要集中在土壤组分、土壤微量元素、土壤结构、土壤酸碱度等方面。如对土壤元素的主成分分析表明，土壤中微量元素的含量差异是产生松贝（川贝母）品质差异的重要因子；此外，不同土壤类型和三七皂苷含量的相关性研究表明，不同土壤类型对三七皂苷含量影响显著。

3. 地形地貌与药材适生性　中药材空间分布具有明显的地域规律，同种药材的不同产区间不仅存在地理位置差异，而且在地形地貌方面也有很大差异。如黄连同一时期生长在低海拔处的根状茎重量和小檗碱含量均大于高海拔处。

4. 群落因素与药材适生性　群落环境（包括群落组成和群落结构）是植物生长的关键因素，决定着物种的生存、多样性演替、变异等方面。如对群落类型与松贝（川贝母）品质之间的相关性研究发现，绣线菊+金露梅+小珠芽蓼群落、窄叶鲜卑花+环腺柳+毛蕊杜鹃群落、委陵菜+条叶银莲花群落所产的松贝品质为最优。

5. 药材适生性的遗传分析　关于药用植物遗传分析的研究多集中在利用DNA分子标记研究药用植物的DNA指纹和遗传多样性方面。采用DNA分子标记方法，可以分析不同产地药材基因型与品质间的相关性，研究种质资源的遗传分化，确定道地产区药材种质资源的基因型，明确药材道地性形成的遗传机制。因此，DNA分子标记方法不但是药用植物道地性研究的重要手段，而且可以为筛选与寻找药效好、有效成分含量高的药物资源提供分子水平的依据。如对不同产地间的广藿香叶绿体和核基因组的基因型与挥发油化学型的关系研究表明，广藿香基因序列分化与其产地及所含挥发油化学变异类型呈良好的相关性，基因测序分析技术结合挥发油分析数据可作为广藿香道地性品质评价方法及物种鉴定的强有力工具。

在药用植物种质资源遗传多样性研究的基础上，应加强药效成分生物合成途径关键酶基因的表达研究，揭示其在道地产区与非道地产区不同生态环境下的表达差异，建立以其为依据的道地药材适生性分析技术。

6. 中药材产地适宜性分析　地理信息系统（TCMGIS－I）是由中国医学科学院药用植物研究所、中国测绘科学研究院和中国药材集团公司共同研究开发的首次将GIS的空间聚类分析与空间分析应用于中药材适生区的分析系统，它能够科学、快速、准确地分析出与药材道地产区生态条件最相近的地区，结束了依靠传统经营、单药材、单气候因子、单产地等低效、准确性差的单因素分析药材适宜产地的做法。它从药材产地适宜性的角度，给中药材种植和推广提供了依据，为规范和指导我国道地药材引种提供了创新的思路和科学的方法。

例如，应用TCMGIS－I分析人参的适宜产地表明，人参除了适合在长白山一带种植外，内蒙古、黑龙江的大兴安岭山区、北京、河北的燕山山脉、山西的太行山山脉及陕西的秦岭一带也有适合人参生长的山地，从而验证了历史上人参在“上党”有分布的记载。

产地适应性主导因子和限制因子分析是个复杂的过程，确定生态主导因子和限制因子并据此对产地适宜性进行区划，从而对次生代谢物进行调节，排除不利因素，控制其向有利于次生代谢物合成的方向发展，是产地适宜性的研究方向之一。目前，产地适宜性相关的主导因子和限制因子分析多通过主成分分析和关联分析等方法获得，研究范围及取样量容易导致分析结果的不稳定。TCMGIS－I 从大角度研究全国范围中药材的产地适宜性，其结果将为生态主导因子和限制因子分析确定试验范围，而生态主导因子和限制因子的研究结果又将对系统的权重进行重新划定，使分析结果更准确，二者相辅相成。因此，应用 TCMGIS－I 结合主导因子和限制因子分析将为中药材产地适宜性分析的研究开辟广阔的应用前景。

二、中药资源的良种选育技术

中药资源良种选育特指选育药用植物优良品种。优良种质，是指具有优良的遗传物质基础，且能表达出种子种苗质量好、有效成分含量高、无公害、无污染、无病虫害、抗逆性强、优质高产等优良性状的种质。

生物界每一个物种都含有一套特定的种质基因，遗传的作用使得每一个物种的生物体特征和生物学习性得以保持和延续，且相对稳定。但由于外界力量的作用和生物繁殖过程中遗传物质的重新配置，每种生物的子代个体和亲代个体之间表现出或大或小的差异，这就是变异。遗传保证物种种性稳定延续，而变异则造成了物种种质的差异。从生物进化的角度看，这种变异可以从量变累积到质变，从而形成新的类型和产生新的种质，可以说变异是物种进化的动力。

（一）中药资源的种质创新

要想得到新的物种，就要有新的变异产生，可在原物种基础上引入新的遗传物质，或诱导遗传物质发生变化来促使新变异产生。所以，要进行种质创新，就要利用遗传和变异的原理，人为创造变异来源，累积变异，并让其能稳定遗传并保持下来，从而使新的种质产生。但在中药新种质的产生过程中，一定要以疗效保证和有效成分的提高作为种质创新的前提。中药资源种质创新常可采用以下几种方法。

1. 杂交育种 是根据育种目标选择合适的亲本，通过杂交和选育过程来获得新种质的育种方法。杂交是由两个亲本（父本母本），通过有性过程（有性杂交）或营养体结合（无性杂交）产生杂种有机体的方法。有性杂交过程分为去雄、授粉、杂交种子的采收等几个步骤。其方法是：母本是两性花的，在杂交前去掉雄蕊后隔离；待母本的雌蕊柱头分泌黏液时，取来自父本的花粉授到母本的柱头上，立即套袋挂牌（注明杂交组合及授粉日期）；待成熟后，连同挂牌一起按杂交组合采收，从而得杂种一代的种子。

通过杂交获得的杂种一代具有杂种优势。杂种优势是指杂交子代在某些性状上会优于父母双亲，如抗逆性、适应性增强，产量和品质提高等。某些远缘杂交的杂交后代，其杂交优势表现更强。例如，对豆蔻属爪哇白豆蔻与泰国白豆蔻进行种间杂交，成功获得了长势良好、优质高产的杂种后代"豆蔻1号"。杂种优势在生产方面的应用具有很悠久的历史。著名的杂交水稻就是利用杂种优势的范例。中药对杂种优势的利用，可采用的策略是将杂种一代植株进行营养繁殖（如扦插繁殖、分株繁殖、嫁接繁殖），使其后代不经过有性繁殖的遗传物质重新组合和配置的过程，从而直接保持其母体的生物学特性，即保持了杂种一代的杂种优势。

杂种后代的遗传则会由于在有性繁殖过程中其内部的遗传物质的重新组合和配置，而表现出严重的分离现象，群体很不稳定，因此，杂交后代必须通过多世代的培育和选择，定向选择符合育种目标的个体，繁殖成株系，直到杂种后代的群体能稳定遗传，从而达到杂交育种的目的，得到新的具有两亲本优良性状的种质类型。

2. 多倍体育种和单倍体育种 自然界各种生物的染色体数目是恒定的，这是物种的重要特征。遗传学上把一个配子的染色体数称为染色体组，用 n 表示。凡是生物体内细胞核中含有一套完整染色体组（n）的生物体，称单倍体（haploid）；凡是生物体内细胞核中具有两套染色体组（$2n$）的生物体，称二倍体（diploid）；细胞核中具有两套以上染色体组的生物体，称多倍体（polyploid）。自然界的生物多数是二倍体。

多倍体往往具有一般二倍体所没有的经济性状，如种子、果实等器官增大，生长适应性广、抗病性强等。用人工诱导培育多倍体植物的方法称为多倍体育种。人工诱导多倍体的方法多采用秋水仙素进行染色体加倍，即秋水仙素能抑制细胞分裂时纺锤丝的形成，细胞核未能分裂成两个子核，从而产生染色体数目加倍的核。若染色体数目加倍的细胞进行分裂分化，就可能得到多倍体植株。例如，用秋水仙素处理菘蓝的种子和茎顶生长点6～12小时，均可获得四倍体植株，经过数代选育，可获得性状稳定、繁殖力正常，根与叶中活性成分均有较大幅度提高、生产性能良好的品系。利用单倍体植株进行加倍、选择和培育等步骤育成新品种的方法称为单倍体育种。单倍体的获得往往采用花药培养技术，即诱导花粉粒形成愈伤组织，进而诱导分化成单倍体植株的人工离体培养方法。单倍体育种的意义在于，单倍体植株的人工诱变率高，新的变异多，育种成效大；对单倍体植株进行染色体加倍，可快速稳定杂种性状，避免杂种后代的分离，缩短育种年限，从而得到新的种质资源。

3. 选择育种　是指从现有的品种或天然的群体中选择单一植株繁育成株系进而育成新品种的方法。在现有的品种中或天然群体内，由于内因或外因的作用，常有某些个体出现一些变异性状，有些性状是可以遗传的，并具有优良的经济性状，这就为选择育种创造了前提，也就为优良类型的选育提供了物质基础，在此基础上按一定的育种目标进行人工选择，选留符合目标的个体繁殖成株系，使变异方向固定，积累和强化这些优良的变异性状，形成一个优良的新种质类型。在中药的选择育种过程中，应将具有较高的药材产量和获得更多的药用有效成分作为选择育种的目标。例如，以野生三角帆蚌种群为家系选育的基础群，采用家系选择和个体选择相结合的方法，对壳宽、体重2个经济性状进行遗传改良，选育群的形态结构更适于生产培育大、光、圆的淡水珍珠，其生产、育珠性能更优，可作为生产利用的种质孵化群体。

4. 辐射育种　也称人工诱变育种，是用物理或化学的方法对植物某些器官或整个植株进行处理，诱导植物的性状发生突变，即细胞内遗传物质染色体发生断裂和重排，遗传发生变异，继而产生新的性状，然后在诱导变异的个体中选择符合人类需要的植株进行培育，从而得到新的种质类型。中药的诱变育种具有其特殊的育种目标，在注重农艺性状的同时，还要加强对药用性状的选择。例如，通过紫外线、微波复合诱变的蛹虫草菌株，其虫草多糖的含量可以提高17%。

5. 体细胞杂交育种　就是将来自不同种质的植物的体细胞在人工控制的条件下，如同两性细胞受精一样，人工完成全面融合的过程，继而把融合的细胞诱导培养成一个新的杂种植株。采用这种方法可综合两种植物的优良性状，创造新的变异，再从中选取新类型育出新品种。植物体细胞杂交产生的杂种是双二倍体，其可育性和遗传稳定性比远缘有性杂交好得多。例如，用电融合法对人参与胡萝卜进行体细胞融合，获得的8个愈伤组织无性系均含有皂苷成分，其中5个比人参含量高，提高了人参次生代谢产物含量，体现了杂种优势。因此，利用原生质体融合进行体细胞杂交可打破种间隔离，克服远缘杂交不亲和性，从而可广泛进行遗传物质的组合，为培育中药新的种质类型开辟了新途径。

6. 基因工程育种　是将外源目的基因导入宿主植物细胞，使其获得新的遗传基因，表现出新的性状并以此培育新品种的育种方法，是现代生物技术在育种领域的应用，有着广阔的发展前景。基因工程是在分子水平对基因进行体外操作的一项专门技术，植物基因工程是应用基因工程的普遍原理和通用技术，以植物细胞为对象，通过外源目的基因的转移、整合和表达，对植物的遗传物质进行更新和改造，进而改良植物的遗传性状或获得新的基因产品。

（二）优良品种的选育

优良品种是指某些具有有效成分含量高、种子种苗无污染、病虫害少、抗逆性强、优质高产特性的中药种质。要获得优良的种质，必须对其进行筛选，可进行种子、种苗的质量鉴定，也可在优良种质的繁殖过程中进行观察测定和鉴定，进行优中选优。对于优良种质的鉴定，可在其繁殖过程中边观察记录边鉴定。优良品种的鉴定及选育主要从以下几方面进行。

1. 优良品种特征特性的鉴定

（1）农艺性状的鉴定　是指与农业生产或栽培活动关系密切的一些性状的观察和鉴定，如出苗期、现蕾期、开花期、结果期、果熟期等。

（2）植物学性状的鉴定　描述每份材料的主要植物学性状，如各器官的形态大小的测量和记录。植物形态应注意根、茎、叶、花、果实和种子等部位的观察，其中对繁殖器官（花、果实、种子、孢子囊、子实体等）尤其要仔细观察，可借助放大镜等观察繁殖器官的构造。

（3）病虫害性状的鉴定　观察和记载各材料的病虫害情况，即有无受害以及受害程度如何。

（4）抗逆性鉴定　人为给予不良的环境条件，再观察记载抗逆性情况，如耐旱测定、耐贫瘠测定等。

（5）品种鉴定　主要指药用部位或器官的有效成分含量的测定和种子质量测定。

2. 优良品种的选育方法　优良品种的选育也就是优良种质的筛选与繁育，是指根据育种目标进行选择和培育，从而获得能稳定遗传的优良种质的过程，是获得中药优良品种的基础工作。具体内容如下。

（1）确定选育目标　应根据药材生产的需要来确定，如选育含有较多药用活性成分的品种，以及选择产量高、对病虫害及环境胁迫的抗耐性强、早熟及对耕作制度和机械化作业适应性强的品种作为选育目标。

（2）收集原始材料　所有天然群体或人工群体中的个体都可作为选择的原始材料。选择的前提是群体内存在差异或变异，这些差异或变异越大，选出优良类型的可能性越大，选择效益越好。

（3）选育途径　主要通过以下几个步骤来进行：选择优良的边缘个体，在种植原始材料群体的地块中，选择较符合育种目标的优良个体，分别进行脱粒收集，并对其特点加以记录、编号，以备对其后代进行检验。

1）株行试验　一个单株的种子种成一个株行，也称株系。将上季当选的各单株的种子分别种植成株行，每隔几行设一对照行，对照行种植原始品种或已推广的良种，将植株个体之间目标性状表现整齐一致的株行选择出来，作为品系参加之后的品系比较试验，并做有效成分含量的定性定量测定。

2）品系比较试验　一个株系的种子种植成的小区即为品系。将当选的株系种子分别种成小区，种植标准品种以小区作为对照，以供比较。并设置重复，一般重复3～6次，以减小试验误差，提高精确性。试验时，须根据育种目标进行田间性状和室内品质等的鉴定来选出优良品系。品系比较试验一般进行两年。获得新品系经过两年的品系比较试验，根据田间和室内鉴定结果，选出比对照优越的品系1～2个，供区域试验用。

（4）区域试验和生产试验　新育成的品系需要进行区域试验，在不同的地区、不同地方进行试种，以测定其所适应的地区范围；同时进行生产试验，生产试验的面积、种植方法与大田一致，以鉴定其在大面积生产条件下的表现。根据两种试验结果进行品种审定，合格的品种就可以开始大面积推广。

（5）新品种申报　各省区的品种审定暂行条例规定，申报的新品种必须经一定年限的省区的区域试验，证明综合性状优良、稳定、产量高于当地同类型推广品种的原种10%以上；或者品质、成熟期、抗逆性等其中的一项甚至数项性状突出表现者，方可报审。向全国品种审定委员会申报审定的品种必须经省级品种审定委员会审定通过。

（6）新品种审定　新品种审定时，不能按一般品种比较试验依其产量位次评定品种优劣，而是按品种区域试验的鉴定原则，根据各参试品种在不同年份和不同地区的综合表现，分区评选出适合各地区推广的优良品种。经各省、市、区审定通过的品种，其命名由选育单位或个人提出建议，品种审定委员会审议决定，然后统一编号、登记、正式公布，发给品种审定合格证书。向全国品种审定委员会报审的品种通过各专业委员会审定后，整理品种评语，提交全国品种审定委员会正副主任办公会议审定后，统一编号命名，登记，由农业农村部签发审定合格证书。

（7）新种推广　新品种通过品种区域试验和生产试验后，根据试验结果，经各省、自治区、直辖市级或国家品种审定组织审定，通过品种审定后的品种，就可以开始大面积推广种植。

三、中药资源的离体培育技术

离开植物材料母体的培育技术称为离体培育。植物组织培养（tissue culture）就是常见的离体培育技术，它是指用无菌方法使植物体的离体器官、组织和细胞在人为提供的条件下生长和发育的所有培养技术的总称，它的理论基础就是植物细胞全能性的理论。植物细胞的全能性（cell totipotency）是指植物每个个体细胞都具有的、在无菌和离体培养的一定条件下能够诱导其分化成器官和再生形成完整植株的潜在能力。广义的组织培养是指通过无菌操作把植物体各种结构材料（即外植体）接种于人工配制的培养基上，在人工控制的环境下进行离体培养，以获得再生的完整植株或生产具有经济价值的其他产品的技术。根据培养对象的不同，植物组织培养可以分为胚胎培养、茎尖培养、花药和花粉培养、组织培养（狭义）、器官培养、细胞培养、原生质体培养等。植物组织培养已被广泛应用于植物的组织脱毒、快速繁殖、次生代谢物质的生产、工厂化育苗等多个方面，在珍稀、濒危药用植物资源保护和开发方面具有广阔的应用前景。

（一）药用植物组织培养的特点

1. 培养条件可以人为控制　组织培养采用的植物材料完全是在人为提供的培养基质和小气候环境条件下进行生长，摆脱了大自然中四季、昼夜的变化以及灾害性气候的不利影响，而且条件均一，对植物生长极为有利，便于稳定地进行培养生产。

2. 培养物的生长周期短、增殖率高　植物组织培养可以人为控制培养条件，根据植物种类、部位的不同而提供不同的培养条件，因此培养物生长较快。另外，植株一般较小，往往20～30天为一个周期。所以，虽然植物组织培养需要一定设备及能源消耗，但由于植物材料能以几何级数繁殖生产，总体来说成本低，并能及时提供规格一致的优质种苗。

3. 管理方便、利于工厂化生产和自动化控制　植物组织培养是在一定的场所和环境下，人为提供一定的温度、光照、湿度、营养等条件，利于高度集约化和高密度工厂化生产，也利于自动化控制生产。与田间栽培相比，它省去了除草、浇水施肥、防治病虫害等一系列繁杂事务，可以大大节省人力、物力及土地。

4. 使用材料单一，保证遗传背景一致　组织材料只使用植物体的小块组织、根、茎、叶、花、子叶等，这就保证了材料生物学来源单一和遗传背景一致，有利于组织培养的成功，而且所需材料仅几个毫米甚至不到1毫米，获取方便。

5. 降低运输成本　植物材料以组织培养形式保存在培养器皿中运输，便于开展国际地区间种质交换，节省时间、空间，降低运输成本。

（二）药用植物组织培养的应用

1. 利用组织培养技术培育种子和种苗　在人工栽培的药用植物中，有不少名贵药材生产周期较长，如人参、黄连等，如果以常规方法育种或育苗，需要花费较长时间。另外一些药用植物，如川贝母、西红花等，因为繁殖系数小、耗种量较大，发展速度很慢且生产成本增加。还有一些药用植物，如地黄、太子参等，则因病虫害导致品种退化，严重影响其产量和品质。以上植物都可利用植物组织培养技术解决植株再生产与繁殖问题。利用茎、叶、花等进行器官培养的试管苗，可在短时间内提高繁殖率，对珍稀濒危药用植物资源保护和可持续利用具有重要意义。人参、芦荟、川芎等中药利用这项技术，都先后取得了组织快速繁殖的成功。

2. 利用组织或细胞培养技术生产药用活性成分 利用药用植物组织或细胞培养的方法进行药用植物活性成分提取原料的生产，可以不使用野生或栽培药材资源就能够实现活性成 f 分提取工业化生产的目的。植物组织培养技术的发展，使规模化生产愈伤组织与培养细胞成为现实。许多重要的药用植物，如紫草、人参、黄连、毛地黄、长春花、西洋参等植物的细胞培养都已获得成功，采用此法进行药用活性成分的生产多数集中在价格高、需求量大的化合物上，如紫杉醇、长春碱、人参皂苷等。

四、中药资源培育的其他现代技术

现代生物技术包括基因工程、发酵工程、酶工程、细胞工程，是以生命科学与分子生物学为基础，以微生物学、免疫学、遗传学、生物化学、生理学等学科为支撑，结合了化学、化工、计算机、微电子等多学科，相互交叉渗透的综合性科学技术体系。这些技术在中药资源的开发利用与中药资源的人工培育过程中均广泛应用。

（一）基因工程

基因工程是现代生物技术的主体，也是20世纪最重要的技术成就之一。基因工程是用人工方法把特定基因从供体生物DNA中切割下来，进行拼接、重组、复制、表达，实现生物遗传特性的转移，获得人类需要的各种基因重组工程菌或转基因的动植物，从而产生新的领域，如基因工程药物与转基因农产品等。基因工程一般包括四个步骤：一是获得目的基因，二是带有目的基因的重组载体构建，三是把重组载体转入受体细胞，四是目的基因在宿主中表达。基因工程可以克服药用植物遗传育种的盲目性，提高抗逆性和产品的品质，有目的地对珍稀、濒危药用植物进行品质改良，增强其抗病毒和抗虫害能力，提高活性成分生产能力，将为中药资源的可持续利用提供新思路。应用较多的药用植物基因工程是毛状根和冠瘿组织培养。冠瘿瘤离体培养具有激素使用自主、细胞繁殖快、次生代谢产物合成能力较强且稳定性较高等优点，使用丹参冠瘿瘤制备丹参酮类物质，筛选所得丹参酮高产株系的丹参酮含量甚至高于丹参药材。

（二）发酵工程

发酵工程是指利用微生物或动植物细胞的特殊功能在生物反应器内生产有用的物质。它有机地结合了生物学与工程学原理，可在人工可控条件下大量生产人们所需要的产品。微电子与化工先进技术的介入，使生物体培养装置实现了多元化与可控化，极大地满足了现代发酵工业的需求。虫草菌丝体的发酵，是成功利用发酵工程技术培育药用真菌资源并应用于中药保健品原料生产的实例。

>>> 知识链接

我国传统发酵的悠久历史

我国早在5000年前就开始了人工酿酒，并逐渐在不知道微生物存在的情况下利用发酵技术制造酱、酱油、醋等传统食品。我国传统发酵大豆食品主要以大豆或大豆制品为发酵基质，经微生物作用所形成，包括酱油、豆酱、豆豉和腐乳四大类。此外，腌酱菜、乳酪等发酵食品也是我国人民普遍喜爱的传统食品。更为重要的是，传统中药生产中的中药炮制也利用了天然微生物中药发酵，以提高中药药效、消除中药毒副作用、改变中药药性。例如，六神曲、淡豆豉、半夏曲等传统中药均由天然微生物发酵而成。

（三）酶工程

酶工程是将酶学理论与化工技术结合而成的一种新技术，是利用酶或微生物细胞、动植物细胞、细胞器的特定酶功能进行物质转化，从而提供产品的一项技术。例如，在人参中稀有的皂苷类成分人参皂苷 Rh，对肿瘤细胞具有诱导分化、抑制增殖、诱导细胞凋亡等作用，且具有较高的保健功能，而这个活性成分在红参、野山参中含量仅为十万分之几，且化学方法制备的难度高、污染大、收率低。利用皂苷酶处理人参中常见组分人参皂苷 Rb、Rc、Rd 等二醇类皂苷生产人参皂苷 Rh 等稀有皂苷，转化率在 60% 以上，比从红参中直接提取提高了 500 倍。

（四）细胞工程

细胞工程是根据生命体细胞的性质，应用细胞生物学的方法，按照人们预想的方案，在细胞水平进行精细操作，把一种生物的染色体或细胞核等移植到另一种生物细胞中去，从而改变其细胞的遗传性，达到改良物种或创造新物种的目的。如采用 PEG 法体细胞融合技术，将西洋参基因转入胡萝卜，成功实现了五加科植物西洋参与伞形科植物胡萝卜远缘体细胞融合，经过同工酶进行初步杂种鉴定，并用 HPLC 法测定西洋参和胡萝卜体细胞融合培养愈伤组织中人参皂苷 Rb 含量，结果显示，在 10 个杂交体愈伤组织中，有 6 个的人参皂苷 Rb 含量比未融合前西洋参愈伤组织中的含量高。但体细胞杂交技术在药用植物中的研究大多还处于理论探索阶段，尚未有应用的实例。

中药资源培育的现代技术目前尚处于发展的初始阶段，涉及药用植物组织培养技术、药用植物原生质体培养与体细胞杂交技术、药用植物抗性基因工程技术、中药材分子标记技术、药用植物次生代谢调控技术、多肽类中药活性成分生产技术、中药现代发酵工程技术、中药活性成分生物转化技术、生物芯片技术以及药用植物功能基因组学与系统生物学等。概括地说，药用植物组织培养、原生质体培养与体细胞杂交技术等以植物细胞全能性理论为基础，是中药材脱毒、快速繁殖以及创造具有新遗传性状物种的关键技术，也是建立在细胞水平的生物技术育种的主要技术依据；分子标记技术则是分析药材遗传多样性、药材鉴定及替代品发掘等的有效手段，同时也是药材分子水平育种的前提和关键。这些技术是解决中药资源短缺、品质下降、栽培药材病虫害等问题，实现中药资源种质保护与可持续利用的重要保证。

药用植物组织培养技术是目前生物技术中最为成熟的技术之一，在中药材快速繁殖、脱毒培养、种质保护等方面都取得了卓越成效。珍稀濒危药材铁皮石斛的大规模人工培育是一个很好的例证。自然条件下，铁皮石斛繁殖生长较为缓慢，药材远不能满足生产需求。应用快速繁殖技术，首先在实验室获得大量的组培苗，然后在温室进行炼苗，最后转移到具有遮荫设施的温室中进行大面积栽培，由此实现了铁皮石斛的工业化规模繁育和生产。

药用植物原生质体培养与体细胞杂交技术在药用植物高产细胞的筛选、克服传统育种中远缘杂交不亲和、双亲花期不育、雌雄不育等方面取得了一定的进展。

中药材中有许多具有疗效明确的单一的天然活性成分，如果能够通过工业化生产获得这些天然产物，将会大大缓解对野生资源的依赖。利用发酵工程可使生物细胞在人工条件下快速增殖并产生次生代谢产物，为人工资源的生产提供了技术平台。

现代生物技术已在中药资源的培育中取得了一定的成绩，当然有些生物技术尚处于初级阶段，随着生物技术的迅速发展，相信现代生物技术必将在中药资源培育方面发挥更重要的作用。

PPT

第三节 中药材规范化生产与质量控制

中药材规范化生产是以保证药材质量为核心，调控影响药材质量形成的内因和外因，规范药材生产各环节及全过程，以达到使药材安全、有效、稳定、可控的目的。中药材质量控制贯穿药材生产全过程，以植物药为例，就是控制从产地环境的选择，播种，经过植物不同的生长发育阶段到收获，直至形成商品药材的全过程。

一、中药材规范化生产的发展

中药材是中医药事业传承和发展的物质基础。随着中药材社会需求量的增加和野生药材资源的日趋枯竭，人工种植和养殖中药材已经成为解决资源供求矛盾的重要途径。由于人工培育中药材的生产规范化程度不高，缺乏国际认可的质量控制标准，导致药材质量不稳定，部分药材的农药残留量、有害重金属及微生物含量超标，且生产多为个体、分散经营，未形成产业，生产调节困难，市场反馈不力，严重影响了中药材及其下游产品的质量及在国际市场中的竞争力。中药材生产是中药生产和应用的源头，只有从源头抓起，才能从根本上解决中药的质量问题。

2015 年 3 月底备案于国家食品药品监督管理总局进口中药项下的天然药物就有 57 个品种，分布在 9 个国家和地区。其中排在中国香港、德国和新加坡三者的共有 47 种，分别占 47%、23% 和 10%。其中，亚洲进口天然药物原材料质优，检验标准严格，处方相似，质量有别；德国、法国等进口天然药物则呈现工艺先进、质量可控，主要物质含量准确、依从性好，适应症明确三大特点。这就为我国中成药的改进提供了宝贵的意见：我们应该加强质量标准的设定；探索新的检验方法；发展标准提取物模式；推行 GAP，应用先进设备、技术，发扬传统中药优势；推动文化交流，提高国际知名度。

近年来，以化学合成为基础的新药研发周期长、投资大，科研机构和企业将新药开发的目光投向植物药。随着天然药物的迅速发展并受到越来越多国家和地区的重视，国际上在原料药材生产方面采取了一系列管理规范来控制质量。大多数国家和地区不断加强对进口植物药（或天然药物）商品中重金属、农药残留及黄曲霉毒素等有毒物质的限量检查。日本厚生省药物局于 1992 年制定了《药用植物栽培与品质评价》，2004 年颁布了 GACP（Good Agricultural and Collection Practices for Medicinal Plants），涵盖在日本可能栽培的 80 种药用植物；欧共体于 1998 年通过了《药用植物和芳香植物种植管理规范》（Guidelines for Good Agricultural Practices（GAP）of Medicinal and Aromatic Plants），并不断完善；世界卫生组织（WHO）于 2003 年发布了《药用植物的种植和采集质量管理规范》（Guidelines on Good Agriculture and Collection Practices（GACP）for Medicinal Plants）。为了保证药品质量安全、稳定，实施 GAP 是各国植物药生产的共同做法。

为了保证药材质量，规范中药材生产技术和管理，国家药品监督管理局于 1998 年 11 月在海南省海口市召开第一次研讨会，成立了专家组，商讨并提出在我国推行《中药材生产质量管理规范》（Good Agricultural Practice for Chinese Crude Drugs，GAP）。2002 年 4 月 1 日，国家药品监督管理局正式颁布《中药材生产质量管理规范（试行）》，并于同年 6 月 1 日起实施，全文共 10 章 57 条，规定了中药材规范化生产的主要技术内容和要求，是实施中药材生产全程质量控制的纲领性文件。2022 年 3 月 1 日国家药监局、农业农村部、国家林草局和国家中医药局联合发布《中药材生产质量管理规范》，并同时施行（表 8-2），全文共 14 章 144 条，对中药材质量管理、基地选址、种植与养殖、采收与产地加工、包装、放行与储运、质量检验等方面进行了详细的规定，旨在推进中药材规范化生产，强化中药材质量控制，促进中药高质量发展。

表 8－2　中药材生产质量管理规范基本内容（2022 年新版）

章名	项目	条款数	主要内容
第一章	总则	4（1～4）	目的意义
第二章	质量管理	8（5～12）	质量管理及可追溯要求
第三章	机构与人员	6（13～18）	企业及机构的质量管理人员基本规范
第四章	设施、设备与工具	6（19～24）	企业设施、设备与生产设备、工具的基本要求
第五章	基地选址	10（25～34）	种植或养殖基地的基本规范和生产规模及选址要求
第六章	种子种苗或其他繁殖材料	要求：5（35～39） 管理：7（40～46）	种子种苗或其他繁殖材料的要求和管理
第七章	种植与养殖	种植技术规范：5（47～51） 种植管理：11（52～62） 养殖技术规范：6（63～68） 养殖管理：9（69～77）	植物药种植和动物药养殖的技术规范和管理措施
第八章	采收与产地加工	技术规程：8（78～85） 采收管理：6（86～91） 产地加工管理：10（92～101）	采收与产地加工的技术规范、采收管理和产地加工管理
第九章	包装、放行与储运	技术规程：6（102～107） 包装管理：4（108～111） 放行与储运管理：6（112～117）	中药原料及中药材产品的包装、放行与储运技术规程与管理
第十章	文件	8（118～125）	企业文件管理要求
第十一章	质量检验	7（126～132）	企业质量检查要求
第十二章	内审	4（133～136）	企业内审要求
第十三章	投诉、退货与召回	6（137～142）	企业对投诉、退货与召回的基本规范
第十四章	附则	2（143～144）	相关术语及施行时效

自中药材 GAP 推行以来，中药材在规模化和规范化种植、养殖方面取得了重要进展，不少企业及较大型的农场开始了中药材规范化生产，各地形成了企业基地、企业＋农户基地、企业＋科研院所＋农户基地、企业＋合作社（或行业协会）＋农户基地等多种规模化生产管理模式。

二、中药材规范化生产技术体系

中药材需通过一定的生产过程来形成，其中，种质、产地环境、生产技术等因素及采收、加工、贮藏、运输等后期生产环节都会对药材的产量和质量产生影响。实施中药材生产全程质量控制，是保证药材品质稳定、可控，保障中医临床用药安全、有效的重要措施。

（一）生产基地选择

中药材生产具有很强的地域性特点，产地环境与药材的质量、产量密切相关。栽培适宜区域的确定，首选道地药材产区。选地应遵循适宜性、区域性、安全性、可操作性的原则，因地制宜、合理布局。

1. 气候条件　生产基地的气候条件必须符合药用植物或动物的生物学和生态学特性要求，有利于药用部位、器官或组织的生长发育及药用活性成分的形成和积累。生产基地用水要求洁净无污染，水源周围无污染源。灌溉用水应符合农田灌溉水质量标准，药用动物饮用水应符合生活饮用水质量标准。空气质量应符合大气环境质量标准。

2. 土壤条件　土壤生产质量主要是指土壤的肥力水平，其中土壤的物理性质是反映土壤肥力的重要指标，影响药用植物的生长发育。土壤的化学性质是创造优质高产中药材必需的物质条件之一，其中以土壤酸碱度、土壤养分对药用植物生长发育的影响最大。土壤环境质量主要是指土壤中有害物质，如重金属、砷化物含量及农药残留量等。中药材产地的土壤应符合土壤质量二级标准。

（二）种质或其他繁殖材料

种质或其他繁殖材料是中药材规范化生产的基础和源头，是影响药材产量和质量的根本因素。对养殖、栽培或野生采集的药用动、植物，应准确鉴定其物种，包括亚种、变种或品种。应加强中药材种质资源保存和良种选育、配种工作，建设与生产规模一致的良种繁育基地。选育出的种质应具备优良的药材质量性状和经济性状，同时具有较强的适应性和抗逆性等特点。在生产、流通、储运过程中，要求对种子、种苗和动物实行检验和检疫。

（三）栽培与养殖管理

1. 药用植物的栽培管理 是中药材规范化生产技术体系的核心，在把握药用植物生长发育规律的同时，栽培管理应重点抓好选地与整地、播种育苗、对生长发育的调控、土壤管理、灌溉、病虫害防治、收获等主要环节。

（1）基地规划 目的在于合理利用土地，便于生产与管理，保证优质药材生产。主要包括土地功能分区、小区划分、道路和排灌系统规划及管理、配套设施规划等。土地一般分为生产区和管理区，生产区又分为良种繁育区、育苗区和种植区。基地小区的划分对药用植物栽培管理措施及产品批号的确定很重要，小区划分不当会影响药用植物的生长和药材质量，给管理带来许多困难，也不利于基地的水土保持和机械化操作。

（2）施肥管理 合理施肥是大幅度提高药材产量、改善品质的重要生产措施。要实现合理施肥，需要了解药用植物的需肥特性、土壤供肥能力及对活性成分合成与积累的影响等，做到配方施肥、按需施肥。

（3）水分管理 合理的水分管理，要根据药用植物不同生育阶段的需水特性和生育期的降水量，及时灌溉与排水，实现高产优质与水分利用效率的同步提高。

（4）植株管理 可以避免徒长，通风透光，减轻病虫害，减少个体占有的空间，实现优质、高产、高效益。草本药用植物植株管理，主要是整枝、支架和引蔓。以花、果实、种子入药的木本药用植物，整形修剪是优质丰产的一项重要措施。

（5）病虫害防治 以预防为主、综合防治为原则，加强动态监测，了解掌握病虫害的发生与流行规律，做到严格检疫、防早防小，加强无污染防治新技术的研究应用，有效控制农药残留量与重金属含量是这一环节的重点，以保证绿色、无公害中药材生产。

2. 药用动物养殖管理 药用动物的规范化养殖包括基地选择与布局、良种繁育、饲养管理、病虫害防治等技术环节。目前人工养殖的药用动物驯化程度普遍不高，不能生搬硬套家畜、家禽等的饲养方式和方法，探索适应药用动物生物学规律的规范化生产新技术是保证动物药产量和质量的关键。

（四）采收与产地加工

中药材的采收与产地加工是指对已达到生长年限的药用植物、动物或矿物的药用部位进行采收或采集及必要的产地加工，最终形成商品中药材的过程。采收与产地加工是影响中药材质量的重要环节，不仅使中药材外观性状发生变化，而且也影响其内在成分和临床疗效。

1. 采收 包括采收方法和采收时间。采收方法依药材类别的不同而异。采收时间根据药材中活性成分含量及药用部位生物产量来确定。某些中药材中还含有毒性成分，在优先选择活性成分含量高、毒性成分含量低的采收时间的前提下，兼顾产量，以确定最适采收期。采收时间还应考虑采收年限和采收季节，需要通过试验研究，结合生产实践经验来确定。同一药材的产地不同，最佳采收时间也会有差异。

2. 产地加工　药用部位采收后，除少数净制后鲜用以外，绝大多数均需在产地及时进行加工。加工方法包括清选，清洗，刮皮，修制，蒸、煮、烫，浸漂，切制，发汗，干燥等。产地加工会对药材外观性状及化学成分含量产生影响。药用植物种类繁多，产地加工的要求也各不相同，以外观性状良好、含水量适度、有效成分损失少的加工方法为宜。

（五）包装、运输与贮藏

1. 包装　正确的包装方法和优质的包装材料能够保证中药材质量稳定，有利于运输和贮藏管理，便于计数、计量，减少消耗，美化商品，提高经营效率。包装材料要求适用、牢固、经济、美观、安全、可重复利用。每件包装上应注明品名、规格、产地、批号、包装日期、生产单位，并附有质量合格的标志。

2. 运输　运输时不应与其他有毒、有害、易串味物质混装。运载车辆要相对固定，运载容器应清洁无污染，具有较好的通气性，干燥防潮。对于特殊药材如贵细药材、毒性药材、麻醉药材应标识明确，采取相应的储运措施。

3. 贮藏　中药材在存放过程中，受温度、空气、湿度、光照、微生物、虫害等外界因素的影响，易发生霉变、生虫、变色、走油、腐烂等现象。因此，应采取有效措施，根据不同药材的性质选择适宜的储藏方法和条件。

三、中药材规范化生产的质量控制

中药材规范化生产的核心是保证中药材质量，故其质量控制管理尤为重要。中药材质量控制主要包括质量管理、人员和设备、文件管理等内容。

（一）质量管理

中药材规范化生产的质量管理涉及药材生产的全过程，包括产地生态环境、种质和繁殖材料、栽培与养殖管理、采收与初加工、包装、运输与贮藏等。针对生产过程中的各个环节制定科学、合理、可行的质量标准体系和标准操作规程（standard operating procedure，SOP），以及相应的管理制度和规程，是控制和保证中药材质量的前提。

1. 建立中药材质量标准　建立符合企业生产条件的中药材质量标准是中药材规范化生产的重要内容，而熟练掌握中药材质量控制的各种分析技术和方法也是十分必要的。依照《中国药典》的要求制定规范化生产中药材的质量标准，主要包括中药材名称、来源、性状指标、鉴别指标、检测指标、含量测定、加工炮制方法、功能与主治、用法与用量、禁忌、注意事项、贮藏等内容，另外需要附起草说明阐述制定质量标准中各个项目的理由，规定各项目指标的依据、技术条件、注意事项等。中药材质量标准根据等级的不同，又分为国家标准、地方标准和企业标准。

2. 质量管理与质量检验　生产企业设置质量管理部门和质量检验部门，负责中药材生产全过程的监督管理和质量监控，要求配备与药材生产规模、品种检验要求相适应的人员、场所、仪器和设备。质量管理部门主要负责：环境监测；卫生管理、生产资料、包装材料及药材的检验，并出具检验报告；制订培训计划，并监督实施；制定和管理质量文件，并对生产、包装、检验等各种原始记录进行管理，为企业长期稳定地生产出质量合格的药材提供保证。质量检验部门按照规定的方法和中药材质量标准规定的检验项目，对大气、土壤、种质、生产用水、中间体及产品进行检验，做出合格与不合格的判定。

（二）人员和设备

1. 人员 中药材生产企业技术负责人和质量管理负责人是实施《中药材生产质量管理规范》的关键人员，对其学历、资历、专业知识和解决生产、质量管理工作中实际问题的能力应有所要求。对从事具体生产的田间工作人员，要求其熟悉植物栽培技术，特别是农药使用及防护技术；对从事动物养殖的工作人员，要求其掌握饲养动物的习性、饲料配比及有关的疾病防治常识。根据中药材生产企业的实际生产要求，结合中药材生产过程中各环节的严格控制，应有企业法人、人事管理人员、财务管理人员、生产技术人员、质量管理人员等。同时制订计划，对各级人员进行定期培训与考核。

2. 设备 生产企业基地应设置和规范与职工人数相应的卫生设施，卫生设施要求清洁、通畅，不得造成产品及周围环境的污染。生产企业生产和检验用的仪器、仪表、量具、衡器等的适用范围和精密度应符合生产和检验的要求，有明显的状态标志，并定期校验。

（三）文件管理

中药材规范化生产文件是指一切涉及中药材生产和管理的书面标准和标准实施的记录。企业应将质量管理体系中采用的全部要素、要求和规定编制成的各项标准、程序、规程或制度形成文件体系，并将文件的实施过程一一记录下来，形成书面的实施证据，并加以妥善保存。《中药材生产质量管理规范》对中药材生产企业的文件管理做出了明确规定，要求生产企业应有生产管理、质量管理等标准操作规程；每种中药材的生产全过程均应详细记录，必要时可附照片或图像。记录应包括：种子、菌种等繁殖材料的来源；生产技术与过程。所有原始记录、生产计划及执行情况、合同及协议书等均应存档，至少保存 5 年。档案资料应由专人保管。由质量管理人员制订培训计划，并监督实施；质量管理人员负责制定和管理质量文件，并对生产、包装、检验等原始记录进行管理；检验报告由检验人员、质量检验部门负责人签章，存档保存。

1. 文件类型

（1）技术标准　指中药材生产活动中，国家、地方、行政部门及企业颁布和制定的技术性规范，标准、规定、办法、规格标准、规程、程序等书面要求。如《中国药典》、国家标准（GB）、行业标准，企业产品质量标准、产品工艺规程等。

（2）标准管理规程　指企业为了行使生产计划、指挥、控制等管理职能，对每一项独立的管理过程所编制的书面标准及程序。如中药材种植各环节的质量管理规程、GAP 文件系统管理规程、员工上岗培训管理规程等。

（3）标准操作规程（SOP）　指企业内部对每一项独立的生产作业所制定的书面标准程序，或对岗位人员的工作范围、职责权限以及工作内容考核所规定的书面标准及程序。如各种中药材种植、初加工的标准操作规程等。

（4）关于阐明结果或证据的文件　包括：记录，如生产操作记录、批生产记录、批包装记录、初加工记录、产品批档案、各种报表、产品留样检测记录和各种台账等；凭证，如表示物料、设备、环境等状态的单、证、牌以及各类证明文件等，如中药材成品仓库的合格、不合格状态标记牌等；报告，如中药材 GAP 认证申请报告、环保部门对中药材生产基地的环境评估报告、产品质量综合分析报告等。

2. 文件编制要求 中药材规范化生产文件的基本组成部分包括目的、责任人、规程、附件、记录等。所有文件的组成及格式应一致。文件封面均应有企业名称（标记）、文件分类（如管理规程、技术标准、操作规程）、文件名称、第一审核人及各自的审核日期、批准人及批准日期、生效日期等。文件标题应紧扣内容，醒目、简练。引用相关文件必须写明（或记录）名称及编号。

3. 文件编码 应通过妥善的文件系统编号设计，使各种文件、每份文件形成分类有序、有机的整体；使每一份、每一页 SOP，每一份附件、记录均具有受控标记。文件的编号规则应该确保方便查找，系统性及可扩容性强。编号设计应包括的区别要素有：文件的不同性质，如管理类、质量标准类、标准操作规程类等；文件的不同系统类别，如种植田间生产管理或操作规程类，仓储、初加工管理或操作规程类，质量管理或检验操作规程类等；同一文件系统内不同文件之间的联系；同一文件不同附件及记录编号的内在联系。

4. 文件管理规程组成　GAP 文件系统的管理程序一般由一个或多个程序文件组成，可根据文件系统的复杂性，编写核心管理程序与拓展程序，使其各有侧重及覆盖面，共同构成完整的 GAP 文件系统管理框架。如核心管理文件有《GAP 文件系统管理规程》《GAP 文件系统档案管理规程》《GAP 文件系统记录管理规程》等，其他拓展的管理文件有《工程、设备、计量等技术资料管理规程》《GAP 人员培训、上岗管理规程》《GAP 文件保密管理规程》等，可以根据需要逐步增加。

目标检测

答案解析

一、单项选择题

1. 人工诱导多倍体的方法常采用（　）进行染色体加倍。
   A. 秋水仙素　　B. 巯基乙醇　　C. 乙腈
   D. CTAB　　E. EDTA
2. 被誉为“史上最严 GAP”的《中药材生产质量管理规范》发布的时间是（　）。
   A. 2022 年 3 月 1 日　　B. 2002 年 4 月 1 日　　C. 2015 年 3 月底
   D. 1998 年 11 月　　E. 2010 年 10 月 1 日

二、多项选择题

1. 中药资源包括（　）。
   A. 药用植物　　B. 药用动物　　C. 药用矿物
   D. 可替代性人工中药原料　　E. 化学合成的药品
2. 中药资源培育的现代生物技术有（　）。
   A. 植物组织培养　　B. 基因工程　　C. 发酵工程
   D. 酶工程　　E. 细胞工程
3. 下列内容中，属于中药材规范化生产技术体系的有（　）。
   A. 生产基地选择　　B. 种质或其他繁殖材料
   C. 栽培与养殖管理　　D. 采收与产地加工
   E. 包装、运输与贮藏

三、填空题

1. 植物组织培养就是常见的离体培育技术，它是指用无菌方法使植物体的离体器官、组织和细胞在人为提供的条件下生长和发育的所有培养技术的总称，它的理论基础就是________的理论。

2. 针对中药材生产过程中的各个环节制定科学、合理、可行的质量标准体系和________，以及相应的管理制度和规程，是控制和保证中药材质量的前提。

四、名词解释

1. 引种　　2. 驯化　　3. 植物组织培养　　4. 杂交育种
5. 杂种优势　　6. 辐射育种　　7. 标准操作规程（SOP）

五、简答题

1. 中药资源适生区预测技术包括哪些?
2. 优良品种选育的具体内容包括哪些?
3. 中药材规范化生产的质量控制包括哪些方面?

书网融合……

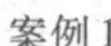
案例1

案例2

思政导航

本章小结

题库

第九章　中药资源管理与经济

学习目标

知识目标

1. 掌握　中药资源管理的定义、基本内容；中药资源经济的研究对象和内容。

2. 熟悉　中药资源信息；中药资源知识产权保护的范围、形式和相关法律法规；中药资源产业结构和配置。

3. 了解　中药资源信息库的建设意义；中药资源产品市场及中药资源国际贸易情况。

能力目标　通过本章的学习，能够运用管理手段和经济学知识进行中药资源管理。

素质目标　具备管理与经济学思维，助力产业发展。

中药资源管理（management of Chinese medicinal material resources）是指中药资源管理相关部门为了科学、合理地保护和开发利用中药资源所采取的行政、法制、经济、技术等手段和途径的总和。中药资源管理是一项受国家经济体制制约的工作，与我国的社会实际情况相适应，涉及自然资源、中药材生产和流通、中药资源的研究开发和综合利用、信息和知识产权等多个领域，而具体管理工作又涉及政府部门、科研机构、企业、行业协会等各方面。目前，中药资源管理制度尚不健全，管理水平有待进一步提高。

PPT

第一节　中药资源管理的基本内容 微课

中药资源是中药产业的物质基础，属于自然资源的范畴，中药资源管理贯穿中药资源的所有活动，管理内容主要包括中药资源保护和开发利用的管理、中药资源生产和市场流通管理、中药资源动态监测管理、中药资源的信息和数字化管理以及中药资源相关的知识产权管理等方面。

一、中药资源管理的相关政策法规

中药资源的保护和开发利用是中药资源管理的一项重要工作，与自然资源和生态环境的保护密切相关。为了保护丰富多样的物种资源，国际国内均有一系列的相关政策法规对中药资源的开发利用加以约束和规范。

国际社会对生物资源的保护和利用十分关注，联合国和国际组织协议制定了许多公约，其中最重要的是《濒危野生动植物国际贸易公约》和《生物多样性公约》。

《濒危野生动植物种国际贸易公约》（Convention on International Tade in Endangered Species of Wild Fauna and Flora，简称 CITES）于 1973 年在美国华盛顿签署，故又称华盛顿公约。该公约于 1975 年 7 月 1 日正式生效。我国于 1980 年 6 月 25 日成为该公约的重要成员国之一。该公约共 25 条，并包括三个附录，收录大约 5000 种动物与 28000 种植物。该公约的宗旨是通过杜绝濒危物种国际商业贸易来保护列入濒危物种名单的野生动、植物。

《生物多样性公约》（Convention on Biological Diversity）是一项具有国际法律约束力的条约，是综合保护全球生物多样性的国际公约，于 1992 年 6 月 1 日在内罗毕讨论通过，于 1993 年 12 月 29 日正式生效，目前共 190 多个签署国，我国于 1993 年作为第 7 个国家签署了该公约。该公约的主要特点是：明确了各国对自己领地的生物资源拥有主权权利，各国有权利利用分享其生物资源，同时也应承担相关的义务；各国有责任确保在其管辖或控制范围内的活动，不得对其他国家的环境或国家管辖范围以内的环境造成损害；《生物多样性公约》的资金机制是由发达国家提供资金，以便发展中国家能够履行规定。

此外，还有《保护野生动物迁徙物种公约》（1979 年，德国波恩）、《关于特别是作为水禽栖息地的国际重要湿地公约》（亦称《拉姆萨公约》，1971 年，伊朗拉姆萨）、《保护南极海洋生物公约》（简称《南极公约》，1980 年，澳大利亚）、《世界文化和资源遗产公约》（简称《世界遗产公约》，1972 年，联合国）、《亚洲和太平洋区域植物保护协定》（1955 年，联合国）等。

我国颁布的与中药生物资源保护和开发利用有关的法规主要有《中华人民共和国森林法》《中华人民共和国渔业法》《中华人民共和国野生动物保护法》《中华人民共和国海洋环境保护法》等。为了更好地执行上述法规的有关规定，国家在颁布上述主要法规的基础上还制定了一系列与药用生物资源保护有关的生物资源保护条例，主要有：国务院于 1987 年 10 月 30 日颁布的《野生药材资源保护条例》、1994 年 10 月 9 日颁布的《中华人民共和国自然保护区条例》、1996 年 9 月 30 日颁布的《中华人民共和国野生植物保护条例》、1992 年 3 月 1 日起实施的《中华人民共和国陆生野生动物保护实施条例》、1997 年 3 月 20 日颁布的《中华人民共和国植物新品种保护条例》等。

为了进一步加强生物资源保护和开发利用的管理，国家还公布了一批生物资源重点保护名录，如原国家医药管理局会同国务院野生动物、植物管理部门及有关专家共同制定出第一批《国家重点保护野生药材物种名录》；1980 年，国务院环境保护领导小组在有关专家反复调研的基础上确定了第一批《国家重点保护植物名录》，1982 年汇编成册，并据此组织编写了《中国植物红皮书》第一册，首次提出了中国珍稀、濒危保护植物种类；1989 年林业部和农业部联合颁布实施了《国家重点保护野生动物名录》。国家发布的生物资源单品种专项保护有关通知有《国务院关于禁止犀牛角和虎骨贸易的通知》《关于禁止采集和销售发菜、制止滥挖甘草和麻黄草有关问题的通知》《关于保护甘草和麻黄草药用资源，组织实施专营和许可证管理制度的通知》等。

有关省、市政府部门根据国家有关规定、条例的要求，结合本地的实际情况相继颁布实施了地方性的有关生物资源保护的条例，以利于更好地保护当地的自然资源和生态环境。主要有《黑龙江省野生药材资源保护条例》《辽宁省野生珍稀植物保护暂行规定》《海南省自然保护区条例》《云南省珍贵树种保护条例》《西藏自治区冬虫夏草采集管理暂行办法》《新疆维吾尔自治区甘草资源保护管理暂行规定》等。

二、中药材生产、流通和监管

为了规范中药材生产，保证中药材质量，促进中药标准化、现代化进程，国家药品监督管理局 2002 年颁布的《中药材生产质量管理规范（试行）》是针对中药材生产制定的专项管理规定。2022 年 3 月，国家药监局、农业农村部、国家林草局、国家中医药局联合发布了《中药材生产质量管理规范》。该规范是中药材规范化生产和质量管理的基本要求，适用于中药材生产企业采用种植、养殖方式规范生产中药材的全过程管理，野生中药材的采收加工可参考本规范。实施规范化生产的企业应当按照本规范要求组织中药材生产，保护野生中药材资源和生态环境，促进中药材资源的可持续发展。

中药材的野生转家种、家养工作受到国家多个部门的鼓励和支持，从广义上讲，也应划归中药资源管理的范畴。国家多个与医药相关的部门共同制定的中医药发展规划对这一工作给予了高度重视，有不少部门独立或联合发文支持其产业的发展及关键技术研究工作。

目前，中药材的使用主要集中在制药企业，但是只有极少数制药企业建立有自己的原料生产基地，因而绝大部分药材都要经过市场流通的环节。目前全国有大小不等的中药材市场上百家，其中由国家相关部门批准的中药材专业市场有17家，其余均为地方性中药材市场。这17家中药材专业市场在全国的分布为：北方地区6个，分别在黑龙江省哈尔滨市、河北省安国市、山东省鄄城县、河南省禹州市、陕西省西安市、甘肃省兰州市；东南及中南部地区有7个，分别在安徽省亳州市、江西省樟树市、湖北省蕲春县、湖南省邵东县和岳阳市、广东省普宁市和广州市；西南地区有4个，分别在广西壮族自治区玉林市、重庆市、四川省成都市、云南省昆明市。根据国家相关规定，中药材的市场交易和流通按照农产品进行管理。中药材的流通受到农产品管理部门以及对外贸易管理部门的管理。流通环节主要采取的管理措施有：对于国家管理的中药材种类，实行以产定销限量收购；对资源较为紧张的多用途品种，在同有关部门协商后，限制非药用的使用量，保证药用供应，减轻资源负荷；实行“先国内，后国外”的出口政策；对资源紧张的药材，限制或禁止出口等。

数字化在中药资源领域的应用日益广泛和深入，目前中药资源信息的数字化集中体现在数据库技术的应用方面。中药资源数据库可以对中药资源的各种信息进行数字化管理，为中药资源的科研、保护利用提供快速、及时、准确的信息。中药资源信息包括有关中药资源的种类、分布、形成、蕴藏量、品质、保护与可持续利用的信息等。信息收集方法有累计法、文献法、调查法等，并对收集的信息进行编辑和整理，以便于管理和应用数据库。例如，中药材市场和流通数据库，可用于中药材生产计划的制定，对可上市的中药材商品量及市场需求进行预测，对中药材库存量进行分析，可为中药材生产、经营提供决策依据。中药资源的数字化管理与应用主要包括如下几个方面。一是中药资源数据库的网络化，可以极大地提高数据库服务的广泛性和快捷性，且通过不同授权，使数据库的更新实现全国化或全球化，也是“互联网+”等国家战略发展方向之一。网络化的同时，必须注重数据库的防护。二是数据挖掘，它是指从数据库的大量数据中提取出隐含的并有潜在价值的信息的过程。主要基于人工智能、机器学习、模式识别、统计学、数据库技术等，通过高智能化的数据分析，做出归纳性推理，从中挖掘潜在的规律和趋势。中药资源信息数据库的数据挖掘，可为中药资源种类变化、蕴藏量变化、产销量的动态、资源区划、资源开发提供有利的分析和预测工具。例如，根据全国各地多年药材种植面积年平均数，可以分析各省（区、市）的植物药材蕴藏量以及蕴藏量变化趋势；通过野生药材蕴藏量与产区分布的关系研究，分析栽培药材新增产区。三是监测中药资源的动态变化，这是中药资源保护与管理工作得以长期正常维持和正确发挥作用的重要一环。监测的主要内容包括物种和区域情况。监测的物种主要是市场需求量大、资源相对不足的药用物种，资源稀少且易受威胁的药用物种和国家保护的野生药材物种。监测的重点区域为中药资源开发破坏区和保护区，其他地区为一般观测区。

三、中药资源危机预警

随着人们自我保健意识、崇尚“回归大自然”意识的不断提高，人类从中药自然资源中寻求医药健康支持的意识越来越强烈，对中药资源的需求量也越来越大，中药产业越来越受到全世界的青睐。但是，由于对中药资源缺乏有效的保护，我国的中药资源受到了严重破坏，有些物种甚至濒临灭绝。《中国植物红皮书》（第一册）收载植物354种，其中药用植物168种，部分已经列入《国家重点保护野生药材名录》以及《濒危野生动植物物种国际贸易公约》（CITES）附录之内。因此，加强中药资源预警系统研究以确保中药资源的可持续利用是十分必要和迫切的。《中药现代化发展纲要》已将“开展中药资源普查，建立野生资源濒危预警机制”列为中药现代化发展的重要内容之一。中药资源危机的预警系统包括资源危机阈值的确定、预警信息的收集和传递、预警信息的评价和对策。

（一）中药资源危机阈值的确定

保护珍稀濒危动植物物种有利于维护生态平衡、保护生物多样性。1980 年我国正式加入《濒危野生动植物国际贸易公约》（华盛顿公约 CITES），此公约的精神在于管制而非完全禁止野生物种的国际贸易，采用物种分级与许可证的方式，以达成野生物种市场的永续利用性。1984 年我国公布了第一批珍稀濒危保护植物名录；1987 年国务院发布了《国家重点保护野生药材物种名单》；1988 年国家环境保护局主持编写了《中国稀有濒危植物》一书，1989 年该书在国内出版，现以《中国植物红皮书》在国际上正式出版发行，该书共收录保护物种 388 种，其中药用约 102 种。《中国稀有濒危植物》参考世界自然保护联盟（IUCN）红皮书系列，依据物种灭绝危险程度分为濒危（endangered）、稀有（rare）、渐危（脆弱或受威胁，vulnearable or threatened）三个类别。

与以上三个类别相对应，珍稀濒危中药物种划分为三个等级，针对不同等级制定有不同的保护要求内容。

1. 一级（濒危 endangered） 为濒临灭绝状态的中药物种，具有以下特点。

（1）数量极少，分布区域狭窄，在分布地带处于灭绝危险。

（2）仅生存在特殊的正在恶化的生境中，对自然变化适应能力不强，或遭受毁灭性的开发和灾害性的病虫害。

（3）资源迅速减少，市场供应紧缺。

（4）具有极重要的医疗、科研、经济价值，《中国药典》收载的常用种。

属于一级的中药物种如人参、冬虫夏草等。要特别重点保护，严禁采收和捕猎。如有特殊的研究需要，需经严格审批，审批权应控制在中央有关部门。

2. 二级（稀有 rare） 为资源处于衰竭状态的重要野生和栽培（饲养）的中药物种，具有以下特点。

（1）数量和分布区域有限，或虽分布省区较多，但只是零星存在。

（2）为单种属或少种属的常用中药物种；国产特有物种，生境有一定的特殊性。

（3）栽培（养殖）条件要求高，资源减少快，市场较紧缺。

（4）来源于高大的木本、大型哺乳动物或珍稀的古化石的中药物种。

（5）在医疗、科研、经济方面有重要意义，《中国药典》收载的较常用品种。

属于二级的中药物种如白果、甘草、杜仲、明党参等。要加强保护，部分控制采收和捕猎。根据客观的野生或栽培（养殖）数量，规定生产指标，其保护措施是要保证自然资源得到不断发展。

3. 三级（渐危 vulnearable or threatened） 为资源处于减少中的重要常用中药物种，具有以下特点。

（1）分布区域较广，但数量不断减少的中药物种。

（2）生境发生改变，不断影响中药物种的发展。

（3）开发利用过度，特别是药厂所需原料，资源骤减的中药物种。

（4）部颁标准或地方标准收载，已形成商品的重要民间药。

（5）受自然或人为的影响，可以预见将来可能成为濒危物种的中药物种。

属于三级的中药物种如石斛、天麻、雪莲、麻黄、川贝母等。要注意保护，可有计划或分区域地采收和捕猎。禁止毁灭性的滥采滥伐、毒杀捕捉等活动。

（二）中药资源预警信息

预警科学是一门尚年轻、正在成长中的学科，属于管理科学的范畴，对它的研究最早源于 20 世纪 60 年代美国对于管理失败的研究。到 20 世纪 90 年代初，我国才开始逐步开展预警科学的研究。

《中药现代化发展纲要》已将“开展中药资源普查，建立野生资源濒危预警机制”列为中药现代化发展的关键内容之一。因此，尽快建立中药资源动态监测体系，准确获得中药资源危机预警信息，确保中药资源危机预警信息及时准确地传递给管理部门将是中药资源管理现阶段的重要工作内容之一。

随着电子计算机技术、空间科学技术、信息技术的发展和“3S”技术在中药资源普查和监测中的应用，人们开始探索建立适宜的中药资源动态监测方法，为中药资源预警系统的建立打下良好的基础。

1. 中药资源预警系统建立应遵循的原则

（1）规范性　预警系统中的监测方法、监测指标、统计方法、软件平台等应规范，并尽量与国际惯例接轨。

（2）可靠性　预警系统应有良好的稳定性、安全性和可靠性。

（3）可扩充性　预警系统应便于扩充，便于升级换代。

（4）重点监控与分类监控相结合　中药种类繁多，应该客观分析当前各种中药资源的基本情况，区别对待，采取重点监控的方法。从资源保护与市场供需的角度来看，对国家统管的药材，包括甘草、杜仲、厚朴和麝香等，可市场自由流通；但对列入《中国稀有濒危植物》《野生药材资源保护条例》和《濒危野生动植物种国际贸易公约》的中药资源，应重点监测。

2. 中药资源预警系统数据信息　为了及时、准确地收集中药资源濒危数据信息，必须建立国家与地方共同参与，分工合作、职责明确的中药资源动态监测体系，该管理体系由管理系统、技术系统和监督系统三部分组成。

（1）管理系统　由国家濒危中药资源管理总站、各大区濒危中药资源动态监测中心站和具体执行单位共同构成。

1）国家濒危中药资源动态监测总站　负责领导全国监测工作，组织专家委员会设计总体实施方案、统一安排工作进程、遴选濒危品种、制定濒危品种招标方案、采用招标方式确定单一品种方案的实施单位、对下级单位的工作检查、对最终建成体系验收、全国濒危中药资源分布区影像的统一订购与处理分发、相关基础数据库的管理等工作。

2）各大区濒危中药资源动态监测中心站　根据全国药用植物的地域分布及中药区划，设东北、华北、华东、西南、华南、内蒙古、西北、青藏八个大区濒危中药资源动态监测中心站，各中心站负责本区濒危中药资源名录提供、本区基础数据库管理、对本区中药资源动态监测系统进行维护、相关信息上传、协助和监督本区域濒危中药资源监测工作。

3）具体执行单位　主要负责监测工作，及时采集样地相关信息并及时将信息上传给各大区中心站。

（2）技术系统　以固定样地结合临时样地为监测对象；依托计算机技术和3S技术；以GPS为空间位置信息采集工具，计算机为属性信息采集工具，建立包括各濒危品种属性数据库和空间数据库在内的濒危中药资源动态监测体系，可随时输出濒危中药资源数据表和资源分布图。国家濒危中药资源动态监测总站针对相关数据建立专家决策支持系统，通过相应的规划、统计、决策和预警评价等模型及时通报濒危状况，发出预警信息，向政府部门提出整改意见。

（3）监督系统　濒危中药资源动态监测体系的监督系统是由国家和各大区二级监督构成，监督的重点是样地原始信息的准确性和及时更新。国家濒危中药资源管理总站、各大区濒危中药资源动态监测中心站对下级单位实施监督的方式有两种：一种是形式监督，即数据和资料的格式要求按合同规定实施；另一种是实质监督，即对样地原始信息进行逐项检查，也可采用抽样的方法，对部分样地进行现场核查。

（4）预警信息的评估和对策　濒危中药资源预警信息的评估与对策是预警系统的核心部分。目前，我国的濒危中药资源保护科研工作已经取得一定的效果，但是，科研工作结果没有得到科学有效的综合分析，决策人员只能通过一些经验和不系统的信息进行决策。因此，需要建立基于系统评价方法的濒危中药资源评价保护体系，对中药资源的濒危现状、资源变化量等进行监测，系统评价相关数据资料，制定更加科学合理的保护及管理对策，以达到中药资源可持续利用的目的。

濒危中药资源系统评价保护体系的构建采用系统评价的方法，包括设计系统评价方案、执行系统评价、以网络为平台提交系统报告、实施动态监测保护行动四个步骤。建立濒危中药资源预警系统是一个长期的过程，既不能照搬其他行业的成熟模式，又需要相关的支持系统，以应对预警情况。该系统应具备预警信息的实时反馈与监控、预警信息的管理和分析，以及对濒危中药资源的预警发布、应急响应和调度指挥的功能，以此对濒危中药资源管理决策进行统筹规划分析。

四、中药资源相关的知识产权

中药是中华文化的瑰宝，几千年来它与中医学一道为中华民族的繁衍昌盛，为中国人民的身体健康做出了巨大贡献。然而，随着中医药的国际影响日益扩大，许多国家及外商加紧了对中药的研究和开发，我国中药的领先地位已受到挑战，加强中药知识产权保护已非常急迫。中药资源的知识产权是中药知识产权的重要组成部分，研究中药知识产权保护的方法和措施对我国中医药事业的发展具有深远意义。

（一）中药知识产权保护的作用

1. 知识产权保护是国内、国际通用的保护科技成果的法律制度，能从法律上确立我国中药资源及其附属内容的合法性。利用专利等方式对中药资源相关的知识产权进行保护，从法律上来保障我国中药产品在国际市场上的竞争力。

2. 知识产权制度可对发明者的合法权益进行有效保护，进一步激励科技人员的积极性和工作热情，对中药企业科技创新投入的市场回报进行保障，鼓励企业进行全面性、多层次的新产品开发，建立科技创新体系，提高我国中药科技创新水平。

3. 中药知识产权制度具有公开科技信息和促进交流合作的作用，对于促进中药研究相互交流，相互启发，避免重复研究，有限配置我国人力、财力和医药资源，避免偏方、秘方、医疗经验的流失具有非常重要的作用。

4. 中药知识产权保护有利于创造民族品牌，促进中药产业规范化发展，推动中药现代化进程。

（二）中药知识产权保护的范围和形式

1. 中药知识产权保护的范围

（1）中药材生产技术　中药材生产是中药产业的源头，其知识产权保护的内容包括中药材栽培（养殖）生产技术、药材品质鉴定技术以及新品种、中药材包装储存技术、新药用部位和新用途等多个方面。

（2）中药炮制技术及中药饮片　包括传统的炮制方法与技术、新型饮片及保鲜技术。特别应注重对创新研究成果的知识产权保护。

（3）中药制药工程技术　包括制药工艺技术、制剂机械设备、制剂辅料、自动化技术、新剂型、药渣的综合利用及污染处理技术等。

（4）中药理论研究　其内涵非常广泛，包括传统的与病、症、证相对应的实验动物模型研究、复方配伍规范研究、中药作用机制研究、活性成分研究、药性理论研究以及利用现代科学技术阐明中药理论和作用机制的研究等。

（5）中药包材　中药产品的包装材料及外观设计。

（6）处方与配方　包括中成药单味药处方、单体药处方、单味药组分处方、复方组分处方等。尤其是对民间流传的一些偏方、秘方，应加强研究和产权保护，防止流失。

（7）中药质量标准及其相关技术　包括标准品、检测仪器及试剂、检测方法等。

（8）中药领域的著作权　包括有关中药的专著、档案、论文、文献、资料、产品说明书、计算机软件、网络、数据库等方面的内容。

2. 中药知识产权保护的形式　目前我国采用的保护形式可分为专利保护、行政保护、边境保护和原产地保护等。

（1）专利保护　是我国目前中药知识产权保护的主要形式之一。专利保护的对象是发明创造的技术方案和含有关键技术的技术方案。我国1985年实施的《中华人民共和国专利法》（以下简称《专利法》）没有对药品和用化学方法获得的物质进行专利保护，只对其生产方法授予专利权。1993年修改的《专利法》开始对药品授予专利权。新的《专利法》规定，凡是属于专利法保护范畴的中药发明创造也可以专利的形式进行保护，包括药物活性成分、剂型、用途、产品外观设计、包装等。值得注意的是，单纯的处方是不能申请专利的，而可以进行工业化生产的中成药产品是可以申请专利保护的。

（2）行政保护　是指除专利、商标之外，依照国家行政机关的行政法规对药品知识产权的保护，主要包括中药品种保护和中药新药保护。

1）中药品种保护　1992年，国务院颁布了《中药品种保护条例》。该条例规定保护的对象是指在中国境内生产的或已经列入国家药品标准的品种。受保护的中药品种分为两级：一级保护是针对特定疾病有特殊疗效的、相当于国家一级保护野生药材的人工制成品以及限于预防和治疗特殊疾病的品种；二级保护是针对特定疾病有显著疗效的品种和从天然药物中提取的有效物质及特殊制剂。其中，一级保护的时间分别为30年、20年、10年；二级保护的时间为7年。保护期满后可申请延长保护期，每次延长的期限不得超过第一次批准的期限，其中二级保护只能延长一次保护期。

2）新药保护　适用对象是在中国未生产过的药品，对新颖性的要求较《专利法》低。但是，新药证书一般只有在完成Ⅲ期临床试验后再经国家药品监督管理部门批准后才能颁布，因此，申请周期要比专利申请长。根据国家药品监督管理局1994年发布的《新药保护和技术转让的规定》，各类新药的保护期限为：第一类新药12年；第二、三类新药8年；第四、五类新药6年。在保护期内的新药未得到新药证书持有者的技术转让，任何单位以及个人不得仿制生产，同时药品监督管理部门也不得受理审批。

3）专利保护与行政保护的比较　专利保护、新药保护和中药品种保护在内容、形式及特点方面都存在较大差异。专利保护要求药品具有三性（唯一性、新颖性、创造性），而中药品种保护的申请条件远低于专利，不要求具有新颖性和创造性，已公开发表和公开使用的药物仍可申请中药品种保护。专利是用来确定技术产权的，所以它必须清楚明确，具有唯一性。专利产权的唯一性，在专利体系的各项规定中得到充分体现和保障，有利于有关规定的操作。新药保护和中药品种保护的对象都可以是两个或两个以上的多个主体，因此允许同一品种有多个新药证书或品种保护证书的持有者，新药保护和中药品种保护不具有排他权和独占性。专利所保护的是含有关键技术的技术方案，虽然专利公开了，但却隐藏了最佳疗效的最佳配方和关键技术。而新药保护和中药品种保护的适用范围仅仅是中药品种，对中药技术开发前期研究活动中的技术秘密、处方组成和工艺制法是无法予以保护的。

中药品种保护会受到专利保护的阻截。如果两个厂商开发同一种产品，其中一方在开发初期将独立研制的产品或以正当方式取得的产品申报了专利保护，另一方即便获得了新药证书，但也不能获得中药品种保护，其生产还是受到获得专利保护的一方的制约。由此可以看出，中药品种保护对于企业不具有战略保护的作用。新药保护和中药品种保护只是国内强制性的行政保护措施，这种保护的范围仅限国内，无法与国际上的通用做法接轨。国内制药企业如果想要走向世界，参与国际药品市场的竞争，就必须依靠专利这一武器。

（3）边境保护　其涉及的中药知识产权范围以中药专利产品及商标产品为主，尤其是中药品牌商标。海关是进出境的监督管理部门，可以对进出口货物进行有效控制，在防止和制止侵权货物进出境方面发挥重要作用。海关对知识产权的保护有助于维护我国出口企业的合法权利和出口商信誉，促进对外贸易事业的健康发展。

（4）原产地保护　是指用来保护表示该商品是源于某国、某地区或某地的一种产品标识，是一种集体性专用权，不具有转让性和独占性。凡在该地的生产企业都可以使用该地名称，而且不受时间限制。申请原产地保护要求产地名称必须实际存在，并且是该产品的真实产地，只有本地企业才能使用该产地名称。申请原产地保护后，其他地区生产的同类产品的名称就不能含有该产地名称。在同一产地，同一种由不同企业生产的产品可用不同商标进行区别与保护。

2001 年，国家对外贸易经济合作部根据《中华人民共和国出口货物原产地规则》等有关法律、《中华人民共和国进出口商品检验法》及其实施条例和世界贸易组织关于《原产地规则协议》等国际条约、协议的规定，制定《原产地标记管理规定》，并于 2001 年起施行。原产地标记是产品或某项服务来源地的重要标准和符号，基本可分为原产国家标记和地理标志两大类。

2005 年 7 月国家质检总局发布了《地理标志产品保护规定》（第 78 号局长令），规定地理标志产品是指产自特定地域，所具有的质量、声誉或其他特殊性本质上取决于该产地的自然因素和人文因素，经审核批准以地理名称进行命名的产品。地理标志产品包括：来自本地区的种植、养殖产品，原材料全部来自本地区或部分来自其他地区并在本地区按照特定工艺生产加工的产品。其目的在于保护地理标志产品，规范地理标志产品名称和专用标志的使用，保证地理标志产品的质量和特色。

（5）商标保护　是对商标的标志性、商业性、专有性的保护，对象是标志。我国于 1983 年开始实施《中华人民共和国商标法》，并于 1993 年 2 月进行了修订。该法中规定人用商品必须使用注册商标，未经批准注册的不得在市场上销售。中药领域商标保护的范围有中药材的品质、中药饮片、中成药、制药专用机械设备、质量检测所用的标准品及检测仪器、包装材料、包装机械以及我国的道地药材等。

（6）著作权保护　我国对著作权实施自动保护原则，即一旦作品创作完成，该作品自动获得著作权的保护。著作权与专利权一样都是专有权，但与专利权不同的是，著作权只保护作者的表达方式，而不保护作者所反映的具体内容。因此，从理论上讲，在中药领域，著作权法的适用范围是有限的，它主要用于保护中药领域的学术研究成果。由于中药技术性质的特殊性，学者们在发表文章时，应充分考虑技术秘密公开后所带来的不利影响，故重要的技术发明等不宜公开发表。

（7）商业秘密保护　商业秘密是指不被公众所知悉、能为权利人带来经济利益、具有实用性并经权利人采取保护措施的技术信息和经济信息。《中华人民共和国反不正当竞争法》第十条明确规定，侵害商业秘密的行为属于不正当竞争行为。中药知识产权保护的主要对象是配方和生产工艺。中药的生产工艺复杂，技术性强，配方也复杂多样，从产品很难应用反向工程倒推出中药的配方和生产工艺。所以从中药领域的技术特征来看，商业秘密保护是中药知识产权保护十分有效的一种方法。我国许多知名中药品种都是用商业秘密保护的形式来保护其知识产权的，如丹参滴丸等。

第二节　中药资源经济

PPT

随着 20 世纪初第二次工业革命结束，世界各国对自然资源的开发利用呈加速发展，资源产业得以快速成熟，资源经济学也应运而生。资源经济学以自然资源与经济发展的关系、资源的最优配置和资源利用的可持续性等为主要研究内容。以中药资源为对象，用资源经济学的原理与方法，研究中药资源的形成、生产、消费及管理等环节与社会、经济、环境之间的可持续关系，便产生了中药资源经济学。

一、中药资源经济研究概述

我国的大规模资源经济研究始于20世纪50年代，中药资源经济为其重要研究内容之一。自1958年开始，我国已先后开展四次关于全国中药资源种类、分布、蕴藏量等的大规模基础调查，并相继开展了中药资源生产区划、评价、动态监测等研究工作，为我国的中药资源经济研究奠定了坚实基础。

随着社会生产力的提高和人口的急剧增加，自然资源被无节制利用，生态环境日益恶化，中药资源的习栖环境遭到破坏。中药资源作为稀缺性资源，为了实现其在时间和空间上的合理配置与持续利用，缓和中药资源的总量、中药产业的发展与社会需求之间的矛盾，中药资源经济研究应运而生。因此，如何公平、合理、高效地配置中药资源，并实现对资源的可持续利用是中药资源经济研究的主要任务。同时，保障中药资源市场及贸易的公平和效率问题，并且在市场失灵与信息不对称的情况下，解决如何通过经济学管理保证稀缺资源的有效利用的问题。

（一）中药资源经济的研究对象和内容

中药资源经济的研究对象涉及中药资源的保护、栽培与养殖、生产与加工、物流与仓储、贸易与产业等各个环节，目的是将稀缺的中药资源有效配置给互相竞争的部门，达到帕累托最优，提高整个领域的福利水平，同时与人口、环境相协调，达到中药资源可持续发展。

中药资源经济的研究内容包括所有与中药资源相关的经济现象，主要包括中药资源与人类健康、环境保护及经济增长的关系，中药资源市场形成与竞争，中药资源的供给与需求，中药资源价值评估与价格的形成，中药资源流通与国际贸易，中药资源生产要素与微观经济组织，中药质量与安全，中药资源的产业研究，中药资源的管理制度以及中药资源保护和持续利用等。

中药资源经济虽然与环境经济、生态经济、人口经济等密切相关，但其基本研究还是集中在中药资源效率、最优配置、可持续性发展三大主题和中药资源生产、配置、利用、保护与管理四个方面。其中，资源生产过程是物质生产过程和价值形成过程的统一；资源配置是资源生产和资源利用的中间环节，其中心任务是分析中药资源的最佳配置；资源利用是通过发展资源产业，提供质优量足的中药资源供社会消费（利用），其中心任务是分析资源的优化利用；资源保护与管理是前几个过程及可持续性发展的前提保障。另外，随着经济、环境与社会的进一步发展变化，中药资源的价值－价格理论、环境价值－价格理论、资源产权、资源经济制度、资源可持续利用理论、资源宏观经济循环、市场机制的缺陷和政府的职能理论、资源金融等方面的研究内容亦将逐渐受到重视。

（二）中药资源经济的研究方法

中药资源经济是综合性强、应用性强且跨度大的边缘交叉领域，须遵循中药资源自身发展规律，运用多层次、多种类的方法体系来进行研究，包括中药资源在形成过程中的自然资源相关理论。其研究方法体系分为三个层次：首先是中药资源经济的基本方法论，讨论中药资源经济的价值观、真理观和科学观之类的根本性问题；其次是中药资源经济的思维原理和方法，如归纳法、演绎法、抽象法、分析和综合法、总量分析法、结构分析法、规范分析法、实证分析法、动态分析法、静态分析法、存量分析法、流量分析法等；再次为中药资源经济的技术性方法，如数学方法、统计方法、心理分析法、边际分析法、投入产出分析法、成本收益分析法、均衡分析法、时间路径分析法、逻辑框图分析法等。经济学方法并不能独立解决中药资源经济问题，还需要配合政策、制度以及技术方法才能共同发挥作用。

二、中药资源产品市场与国际贸易

中药资源产品是指我国各种中药资源（包括民族药和民间药等中药资源）经开发生产出来用以满

足人类医疗保健消费需求的中药类产品，与其他资源产品一样，具有使用价值和固有的市场属性。但中药资源产品又是极特殊的产品，它的生产、市场流通、交换和经营均受国家相关法律、法规的严格约束。

人类健康观念的转变为推广中药资源产品和扩大市场创造了有利条件。中药资源产品在治疗慢性病、免疫性疾病及养生保健、延年益寿、提高生存质量等方面所具有的独特疗效和明显优势，已受到国内外患者的广泛认可，为进一步拓展中药资源产品的国内、国际市场提供了广阔的空间。

（一）中药资源产品市场

我国已成为世界上中药资源产品最大的生产和消费国家。随着中药资源综合利用的开展，中药资源产品的用途和产品形式不断扩大和延伸，现已形成包括中药材、饮片、中药配方颗粒（单味中药浓缩颗粒）、中成药、中药提取物、中药保健食品、中药化妆品、中药日用品、中药饲料添加剂等中药资源系列衍生产品。

1. 中药材 属于中药资源利用的初级产品，中药材产业集群发展明显。1996 年国家有关部门重新批准和保留了 17 个国家级中药材专业市场，目前交易市场中药材流通量已经占全国中药材交易总量的 70% 以上。截至 2019 年，已有 270 余种常用植物类中药材实现了规模化种植，全国中药材种植面积有了大幅度增加。

（1）国内中药材市场流通数据汇总重点品种销售、价格及未来走势　为引导中药材产销衔接，推动产业结构优化，商务部于 2012 年初建立了中药材重点品种流通分析系统，数据来源于 100 余个中药材产地的地方商务主管部门、17 家中药材市场、7 家中药材网站及中国海关。统计发布 2011—2015 年度中药材重点品种流通分析报告，汇总中药材重点品种市场销售情况、中药材价格及走势预测、中药材出口情况等内容。发布 2016—2017 年度中药材流通市场分析报告，分析中药材国内市场行情和进出口贸易行情，展望中药材流通发展趋势。

（2）现代化中药材仓储物流及配送系统的建设推进交易标准化和现代化　我国规划和建设现代化中药材仓储物流中心，配套电子商务交易平台及现代物流配送系统，引导中药材产销双方无缝对接，推进中药材流通体系向标准化、现代化发展，形成从中药材种植（养殖）到中药材初加工、包装、仓储和运输一体化的现代市场物流体系。截至 2021 年底，全国中药材物流基地建设布局已基本完成，布局了 88 家中的 86 家物流基地，总仓储面积达 336.4 万 m^2，可储存中药材达 417 万吨，并配套建设 470 个初加工基地，总投资额达 140.4 亿元；已建成的 19 家中药材物流实验基地，已累计收储中药材 48639 吨，中药材交易 2 亿元，取得阶段性成果。

（3）系列政策法规的出台促进和保障中药产业发展　2017 年我国中医药新政密集出台，尤其是《中华人民共和国中医药法》的实施以及《中药材产业扶贫行动计划（2017—2020 年）》的发布，为中药材产业发展带来了新机遇。在此背景下，全国中药材供给规模继续扩大，流通环节资源优化提升，集约化产地加工方式凸显，“互联网 +” 新型贸易方式兴起，中药材流通市场加快转型升级。尤其重要的是，2019 年中共中央、国务院发布的《关于促进中医药传承创新发展的意见》及重点任务分工方案的通知提出，要加强中药材质量控制，促进中药饮片和中成药质量提升，改革完善中药注册管理，加强中药质量安全监管。

国药监药注〔2023〕1 号文件《关于进一步加强中药科学监管促进中药传承创新发展的若干措施》中明确加强中药材质量管理，包括：规范中药材产地加工，推进实施《中药材生产质量管理规范》（GAP），完善中药材注册管理，建立中药材质量监测工作机制，以及改进中药材进口管理。

2. 中药饮片 是我国中药产业的三大支柱之一。传统中药饮片的现代化、标准化和规范化程度低，缺少龙头企业，规模化和集约化经营有待提高等问题严重影响中药饮片产业的发展。近年，在国家相关政策法规的推动下，我国中药饮片产业正在逐步规范和有序发展。中药饮片产业在传统饮片的基础上，发展以中药配方颗粒和超微饮片（破壁饮片）为代表的新型饮片，适应消费需求，解决了传统中药饮片汤剂存在的使用和携带不便的问题，迎来高速发展。2022 年中药饮片加工市场规模超过 2100 亿元，同比增长 5.5%。饮片市场持续增长，让更多的消费者见证了中药饮片的潜力，从而推动了市场需求的提升。

对于中药饮片市场的监管和整治工作更加严苛。2020 年 2 月，国家药监局再度印发《中药饮片专项整治工作方案》，各省市药品监管部门进行当地的中药饮片专项整治工作，坚决查处行业违法违规行为。《中国药典》针对中药饮片质量标准存在的问题，完善了中药饮片质量标准，涉及的内容包括增收部分中药饮片品种和规格、规范中药饮片名称、重点完善和规范中药饮片炮制方法等 7 大内容。2022 年底，由国家药监局组织国家药典委员会制定并颁布了《国家中药饮片炮制规范》，该规范属于中药饮片的国家药品标准。2023 年，《关于进一步加强中药科学监管促进中药传承创新发展的若干措施》中明确强化中药饮片、中药配方颗粒监管，包括：加强中药饮片审批管理，国家药监局会同国家中医药管理局制定《实施审批管理的中药饮片目录》及配套文件，依法对符合规定情形的中药饮片实施审批管理；完善中药饮片炮制规范；规范中药饮片生产和质量追溯；推动改进中药饮片生产经营模式；强化中药配方颗粒生产过程管理等。

3. 中成药　随着国民经济的快速发展，市场对中成药的需求不断增大，中成药产业快速增长，出现一大批现代中药制药企业。在各类别中药资源产品中，中成药目前已经占到整个中药行业总产值的 80%，且呈现出速度快、效益好的良好发展前景。

国内中成药市场主要由医院市场和社会零售市场两大部分组成。统计显示，中成药涵盖 13 个治疗大类。在医院中成药市场中，2022 年我国公立医疗机构终端中成药产品累计销售额达 2507 亿元，同比增长 0.24%；心脑血管疾病用药、肿瘤用药、呼吸系统疾病用药和骨骼肌肉系统疾病用药占据 70% 以上份额，其中以心脑血管疾病用药为主，占整个中成药医院市场份额的 1/3 以上。在社会零售市场中，2022 年我国零售药店终端中成药销售规模突破 1400 亿元，同比增长 16.8%；其中，呼吸系统疾病用药占据主导地位，其后依次为消化系统疾病用药、心脑血管疾病用药、骨骼肌肉系统疾病用药、气血亏虚疾病用药。

中医药行业同时面临着医保目录谈判降价和“集采”的挑战。药品集采的一个突出特点是以降价换存量。2023 年新版国家医保药品目录新增 111 个药品，谈判和竞价新准入的药品价格平均降幅达 60.1%。最新版国家医保药品目录内药品总数达到 2967 种，其中西药 1586 种，中成药 1381 种，中药饮片仍为 892 种，中成药所占比例接近一半。2022 年 9 月 8 日，全国中成药联合采购办公室正式成立并发布了《全国中成药联盟采购公告》，这是国家药品集采自 2018 年启动以来，首次开展大范围中成药集采。行业预测中成药集采或将成为常态化，中药行业竞争格局面临洗牌。

4. 中药提取物　是以中药材或饮片经过提取、浓缩、纯化后含有有效成分或有效部位的中药资源产品，属中药原料药或中药制剂中间体的范畴，不能直接应用于临床，仅是中药制剂产品、功能性食品、饮料、食品添加剂、化妆品等的原料或辅料。中药提取物主要包含 4 种产品形式：①纯化中药提取物，活性成分单一，纯度在 95% 以上；②标准化中药提取物，含有多组分的活性成分；③单味中药提取物；④复方中药提取物。按产品性状，中药提取物又可分为植物油脂、浸膏、流浸膏、颗粒、粉末、晶状体等。

《中国药典》收载植物油脂和提取物 47 种，如灯盏花素、岩白菜素、穿心莲内酯等纯化中药提取物，丹参水提物、八角茴香油、人参总皂苷等标准化中药提取物。由于中药提取物是中药资源利用的新产品，符合当代国际天然药物产品的发展方向，国内外市场的需求十分旺盛，是中药资源开发利用过程中发展潜力最大的产品类别。如越橘提取物、银杏叶提取物、积雪草提取物等都是出口比重较大的品种，并由我国制定了相应的国际商务标准。其他如红景天提取物、罗汉果提取物等也是我国出口较多的中药商品。目前，我国生产的中药提取物主要销往国际市场，出口额接近我国所有中药资源产品出口份额的一半，而且呈连续增长态势。

5. 中药保健食品 目前，中药保健食品（纯中药及含中药成分）中，中药为主的组方保健食品占比超过50%，且有增长趋势。可用于保健食品生产的中药材超过200种。随着我国居民健康意识的提升和收入与消费能力的提高，中药保健食品高端产品增多，整体价格走高，市场潜力大。

随着整个中药行业监管力度的增加，对保健食品的监管、市场、原料以及安全性管理在逐渐完善。2019年，国家市场监督管理总局公布了《保健食品标注警示用语指南》。另外，《保健食品原料目录与保健功能目录管理办法》自2019年10月1日起正式开始实施，其中第17条规定，保健食品功能描述中将不得涉及疾病的预防、治疗和诊断作用。并且，国家将定期调整并公布保健食品原料目录和保健功能目录，建立保健食品注册备案双轨制，建立开放多元的保健食品管理制度。《药品、医疗器械、保健食品、特殊医学用途配方食品广告审查管理暂行办法》已于2019年12月13日经国家市场监督管理总局审议通过，自2020年3月1日起施行，要求保健食品广告应当显著标明“保健食品不是药物，不能代替药物治疗疾病”，声明保健食品不能代替药物，并显著标明保健食品标志、适宜人群和不适宜人群。

（二）中药资源国际贸易

我国是世界上中药应用最广泛的国家。中药资源的进出口贸易源远流长，官方记载最早可以追溯到汉朝。近几年来，包括中药在内的植物药和传统药日益受到世界各国的重视和青睐，中药的国际贸易额呈现不断递增的趋势。

1. 中医药国际化 中药在不同的国家有不同的归类和习称，在欧洲被归为植物药，在美国习称为草药或膳食补充剂，在日本习称汉方药，在韩国称为韩药。中药在国内外的内涵与中药类产品的内涵相似，包括草药药品、草药原料、草药制品（调味品、草药化妆品、洗涤用品、药酒、药茶）、营养保健食品等。天然药物是指经现代医药体系证明具有一定药理活性的动物药、植物药、矿物药等药用资源。

中医药（含民族药）是我国传统文化的瑰宝，中医药在国外使用的历史也源远流长。在全球化的今天，中药现代化和国际化也取得了突出进展，作为天然药物的中药资源被更多的国家或地区认可，如以中医药为主体的传统医学被纳入《国际疾病分类第十一次修订本（ICD－11）》，国际标准化组织中医药技术委员会（ISO/TC249）已发布了一批中医药国际标准，里约奥运会、G20峰会等都助推了中医药热，丹参等中药大品种质量标准被《美国药典》收录。中医药承担着国际义务，坚持向发展中国家提供力所能及的援助，中药资源进出口贸易规模在不断扩大。

2. 中医药“一带一路”的新格局 2016年12月，国家中医药管理局与国家发展和改革委员会发布《中医药“一带一路”发展规划（2016—2020年）》，中医药已传播到183个国家和地区，我国同外国政府、地区主管机构和国际组织签署了86个中医药合作协议，建设了43个中医药国际合作基地。据WHO统计，目前103个会员国认可使用针灸，其中29个会员国设立了中医学法律法规，18个会员国将针灸纳入医疗保险体系。中医药已在俄罗斯、古巴、越南、新加坡、阿联酋等国以药品形式注册，30多个国家和地区开办了数百所中医药院校，培养本土化中医药人才。世界针灸学会联合会拥有来自53个国家和地区的194个会员团体，世界中医药学会联合会拥有来自67个国家和地区的251个会员团体。中医药已成为我国与东盟、欧盟、非洲、中东欧等地区和组织卫生经贸合作的重要内容，形成了中医药包容开放的发展新格局。

“一带一路”国家对进口中药均制定了相应的法律，在一定程度上保障了我国中药资源对外贸易的合法性。例如新加坡卫生部于1998年颁布《新加坡中成药管理法规》，对中成药的定义、进口等做了详细的规定。日本有 60 多家汉方制剂企业，药局制剂 210 种，列入《药价基准》的品种有 631 种，有 40% 的医师开汉方药和天然药物。美国是全球消耗动植物提取物最多的国家之一，1994 年美国通过《膳食补充剂健康与教育法案》，以膳食补充剂确定了草药的合法地位；2000 年《美国药典》又收载包括提取物、植物油、芳香油在内的 45 种植物药。《欧洲药典》收载植物药材约 60 种，收载植物提取物、植物油、芳香油等 23 种。2004 年欧盟颁布 2004/24/EC 指令，为中药材及药品的销售开辟了新路径，称“简化注册”。德国联邦卫生部批准使用的植物药约有 300 种，德国《药品法》还允许应用更多植物药，且德国还成立了植物药专家委员会。法国政府医疗保险销售前 10 名的药品中有 2 个为天然药物衍生物，临床使用的植物药达 174 种。英国草药协会 1996 年发布的《英国草药典》收载植物药 169 种。

3. 中药资源国际贸易情况　我国出口的中药资源产品包括中药材、饮片、中成药、提取物、保健食品等类别，但在出口产品结构上，长期以来是以粗加工、低附加值的中药材及饮片为主。出口量较大的主要有人参、枸杞、茯苓、冬虫夏草、菊花、地黄、半夏、白术、甘草、白芍等常用中药材。从 2002 年开始，中药材与饮片的出口额占比下降，而具有较高附加值的提取物成为出口的新热点，2016 年占比达到 46.48%，并且以年均约 17% 的速度增长，稳居各类中药资源类产品出口额首位。但知识产权保护意识淡薄、国际贸易壁垒、“洋中药”的冲击以及文化的差异均降低了中药的出口额。我国应增强对中医药的文化传播，注重中药知识产权的保护，进一步优化出口产品结构，提高产品质量并加强剂型和终端产品的开发。

从中药资源产品的出口地域分布上看，国际上四大植物药市场为东南亚及华裔市场，日韩市场，欧美市场和非洲、阿拉伯市场。中药材、饮片及中成药的主要出口市场为亚洲，日本、越南、新加坡、马来西亚、韩国为我国传统中药资源产品的主要市场。植物提取物出口到国外主要用作膳食补充剂、化妆品和保健食品原料。此外，在“一带一路”倡议助力下，我国对“一带一路”国家中药材出口大幅增长，我国的中药资源产品正在逐步开拓拉美、西亚及北非国际市场，南美与非洲已成为我国中药资源产品的新兴市场。

从进出口市场来看，2015 年全球植物药市场销售额为 931.5 亿美元。我国工业和信息化部最新统计数据显示，2018 年中药类产品进出口总额为 57.68 亿美元。我国中药类产品（不包括保健食品）约占国际中草药或传统药物市场的 80%。2018 年随着国际市场回暖，中药材进口出口量实现双增长，分别比上一年度同比增长 19.38% 和 7.39%。随着中药现代化的不断推进及行业标准不断提升，中药材出口品质持续好转，我国的植物提取物产品出口仍将保持良好的上升势头。

4. 国际贸易的影响因素　推动中药资源国际贸易，促进中药资源国际化是我国中药发展的战略目标之一。

（1）文化因素是影响中药资源国际贸易的根本因素　中医药与现代医药间存在文化上的差异和语言上的障碍，中医药的剂型与使用方式不符合西方人的生活习惯等。

（2）标准是影响中药资源国际贸易的关键　中药质量标准是制约中药国际化的关键，既决定着中药能否具有药品的法律地位，又深刻影响着中药竞争力乃至中药的生存。法律法规保证产品安全、质量及疗效，同时也影响中药资源国际贸易，如国际市场对植物药及其原料的重金属含量、农药残留量、微生物及外生性毒素等指标进行了严格的规定，因而存在出口限制和贸易壁垒。

（3）信息技术与互联网的发展为中药资源贸易提供了新契机　当今世界信息技术与互联网发展迅速，电子商务兴起，加上“互联网 +”热潮的推进，为中药资源国际贸易的开拓提供了新思路、新路径。

（4）我国中药资源产业自身因素　我国中药资源行业起点低，发展水平较为落后，包括生产和制造相对落后、企业管理水平和品牌意识相对不足等。

三、中药资源产业结构与配置

我国拥有丰富的药用动植物资源，这为实现中药产业现代化、国际化奠定了可靠的物质基础。近年来我国在中药制剂技术创新、生产规模化自动化、中药产品质量控制等方面取得了可喜的进步，中药产业不断创新发展，形成了现代化的中药产业链条。

（一）中药产业的分化与发展

伴随生产力的发展，社会分工越来越精细，目前我国已形成包括中药知识业、中药农业、中药工业、中药商业和中药健康服务业五大环节的完整中药产业链。①中药知识业：是指为中药生产服务的技术研发部门，如中药新药的研究和开发、药用动植物资源的研究和开发、制药机械的研发与生产等。作为非生产环节，中药知识业位于中药产业链的高端部位，贯穿整条产业链的始终。②中药农业：主要包括中药材的种养殖和药材初级加工。③中药工业：包括中药提取物及中成药的工业化生产，是整个产业链中技术、资金密集程度最高的行业。④中药商业：包括药品的储存、运输、销售等活动，另外，包装材料、中药信息咨询、药品电子商务等配套服务行业也为中药产业提供重要的支持服务。⑤中药健康服务业：主要包括养生、保健、医疗、康复等，但核心是以中药相关产品为主体的健康服务供给。

（二）我国中药产业链的现状与问题

1. 产业链呈单线式结构，效率低下 中药产业链主体结构表现为直链式，产业链上各环节分属于三次产业，而三次产业的发展和演变各有其自身规律，不同产业间的效率差别导致中药产业链难以协调运行，其中的薄弱环节成为发展的瓶颈。例如，市场对某种中成药的需求突然放大时，工业企业有快速扩大产量的能力，但药农受药材种植周期的限制，不能快速调整供给。

2. 技术创新能力偏弱，信息化程度低 我国中药企业在中药产业技术创新中的贡献不足，高附加值产品少，产品处方大多沿袭古方、验方，产品疗效相似，市场竞争依然停留在“广告大战”的层面。科研机构作为当前中药产业技术创新的主体，其研发成果常常与市场需求脱节，产业化程度不高，产品的高新技术含量不足。中药产业信息化程度低导致市场需求反馈缓慢，产业链各节点企业在生产组织、质量监控、信息传输等方面的协调难度加大，产业链不能形成一体化运作的链条，降低了产业链整体竞争力。

3. 产业链上游的优质原材料来源渐少 目前我国中药资源储量和质量不断下降，优质药材来源逐渐减少，整体中药材质量出现下滑趋势。由于生态环境改变和过度采挖捕猎，近千种野生药用植物资源濒危。400 种常用药材中，有 20% 以上已经处于短缺状态。小规模分散种养的中药材质量存在着农药残留量和重金属含量超标、品种退化等问题。基地栽培的道地药材虽然质量优良，但在价格上缺少竞争力，未达到优质优价的预期效益，反而削弱了企业参与中药材 GAP 生产的积极性。

（三）中药产业资源配置

产业的发展离不开劳动力、资金、土地、科技、政策等资源要素的合理配置，中药产业链长，涵盖工农商各业，结构复杂，发展程度不一，资源配置差异大。中药工业的现代化程度最高，产业链中现代化大企业多集于此；中药农业还停留在初级发展阶段，以农户分散种植（养殖）为主，规模化经营还在起步阶段；中药商业领域，药品批发企业数量多、规模小，行业集中度不高。由于产业链上各企业间实力相差悬殊，对劳力、资金、土地等资源要素的吸纳能力差异很大，因此，产业链中各种资源的配置与产业发展的要求常常不协调，导致产业链内的物质流、信息流、价值流流动不畅，影响了产业链的稳定性。

此外，资源配置的不合理加剧了中药产业链各环节间的失衡状态。中药工业产业集中度高，吸引了产业链中大部分资源；而中药农业和商业两个环节的众多企业为获取资源，出现了内部无序、过度竞争，导致价格频繁波动。过度的市场竞争使农户和企业经常改变生产经营策略，市场资源总是处于被动的重新配置过程中。无序、不合理的资源配置会带来很多弊端，甚至引发药品安全问题和生态问题。

答案解析

目标检测

简答题

1. 详述中药资源管理的基本内容。
2. 阐述中药资源知识产权保护的范围和形式。
3. 详述中药资源经济的研究对象和内容。
4. 列举 5 个中药资源产品。
5. 说明影响中药资源国际贸易的因素。
6. 阐述我国中药产业链的结构和资源配置状况。

书网融合……

案例 1

案例 2

思政导航

本章小结

微课

题库

第十章　中药资源各论

学习目标

知识目标

1. 掌握　各中药资源的来源、道地产区、资源质量、资源更新主要因素。

2. 熟悉　各中药资源的生境与分布、资源利用。

3. 了解　各中药资源的资源供给。

能力目标　通过对各类中药资源的学习，培养运用理论知识分析各论资源问题的能力。

素质目标　具备运用所学知识分析中药资源产业发展的基本素养。

PPT

一、人参

【来源】五加科植物人参 *Panax ginseng* C. A. Mey. 的干燥根和根茎。是我国著名的中药材，道地产区为我国东北长白山及小兴安岭地区。

【本草考证】人参最早记载于东汉《神农本草经》中有“味甘微寒。主补五脏，安精神，定魂魄，止惊悸，除邪气，明目、开心、益智。久服，轻身延年。一名人衔，一名鬼盖。生山谷”。南朝陶弘景《本草经集注》记载“人参生一茎直上，四、五叶相对生，花紫色。高丽人作人参赞曰：三椏五叶，背阳向阴。欲来求我，椴树相寻”，是迄今为止最早一部记载人参生长习性及植物形态的本草书籍，同时《本草经集注》还记载“生上党山谷及辽东……世用不入服乃重百济者……次用高丽，高丽即是辽东。形大而虚软，不及百济”。可见唐代之前人参的主要产地为太行山地区的上党和长白山地区的辽东以及朝鲜半岛，以上党为佳。五代的《海药本草》记载“人参，出新罗国，所贡又有手脚，状如人形，长尺余，以杉木夹定，红线缠饰之”，这与野山参的形态及资源稀少相一致。宋代苏颂《本草图经》云：“人参……其根形状如防风而润实。春生苗，多于深山中背阴，近椵漆下湿润处。初生小者，三、四寸许，一椏五叶；四五年后生两椏五叶，末有花茎；至十年后，生三椏；年深者生四椏，各五叶，中心生一茎，俗名百尺杆……根如人形者神”“今河东诸州（潞州、泽州、沁州、箕州、并州等地）及泰山皆有之。又有河北榷场及闽中来者，名新罗人参，然俱不及上党者佳。”是历代本草中对人参描述最为详细的，宋代太行山脉的上党仍是人参的主要产地，其次是长白山脉沿线区域。明代李时珍的《本草纲目》详细记录了当时人参掺伪的乱象，“伪者皆以沙参、荠苨、桔梗采根造作乱之”，李时珍确定“三椏五叶”是识别人参植物形态的重要特征，通过对人参的植物形态、药材性状及产地的描述，确定五加科人参为正品。明代《本草品汇精要》记载“道地：辽东、高丽、上党者佳”，可见上党人参的产量已不及辽东和高丽，已出现主要产区从太行山脉向长白山脉转移的趋势。清代吴其濬的《植物名实图考》记载“昔时以辽东，新罗所产，皆不及上党，今以辽东吉林为贵，新罗次之，其三姓（吉林省东部，旧依兰、临江二府之地）宁古塔亦试采，不甚多”。民国时期的《增订伪药条辨》记载“真人参，以辽东产者为胜。连皮者，色黄润如防风；去皮者，坚白如粉”，可见清代以后人参的主要产区已从太行山区域转移到长白山区域，与现今的产区一致。综上所述，我国古代的人参与我们今天所用五加科人参属植物人参相同，人参的道地产区由宋、明之前的太行山地区转变为明、清之后的长白山地区。

【生境与分布】野生人参主要分布于北纬40°～48°、东经117°6′～134°的温带大陆性季风气候区。此区域内的长白山森林地带，年平均气温4.2℃，1月平均气温-18℃，7～8月平均气温20～21℃，年降雨量800～1000mm（7～8月降水量为400mm），无霜期100～140天。植被为针阔混交林和杂木林，土壤为棕色森林土（又称山地灰化土、灰棕壤、暗棕壤），pH 6.0左右，小地形大都是微坡或斜坡，坡度30°左右，林间郁闭度为0.5～0.8。栽培人参主要产于中国、朝鲜、韩国、日本、俄罗斯。我国栽培人参的主产区是东北三省，韩国和朝鲜人参栽培区分布在北纬35°～42°区域，日本栽培区域分布在北纬35°～44°区域，俄罗斯分布在北纬42°～48°区域。

【栽培与采收】我国人参栽培主要采用农田栽参。人参直播4～5年；移栽采取一四制、一五制、二二制、二三制或三二制。春栽于土壤解冻后进行，秋栽在土壤封冻前完成。畦床横向开沟，斜栽。播种可采用点播、条播或散播方式进行，直播株距宜为3～5cm，行距宜为15～18cm，育苗株距宜为3～5cm，行距宜为5～8cm，春播覆土3～6cm为宜，秋播覆土4～6cm为宜。移栽采用斜栽或平栽，株距×行距一般为(8～15)cm×(18～30)cm。人参栽培需搭棚，棚式可选择平棚、拱形棚或复式棚。除留种田外，其他地块在开花前，当花梗长到5cm左右时，在距花蕾1/3处将其掐掉。留种田当花序有1/2左右小花开放时，将中央的小花疏掉1/3～1/2，外缘的病弱花和散生花全部疏掉。出苗前结合松土施肥，或出苗后在行间开沟拌土追施。深度以不伤根为度，肥料不应与根系接触。展叶后期、绿果期和红果期根据养分丰缺，可喷施叶面肥1次。秋季气温在0℃上下变动时，用稻草、铡碎的玉米秸秆或树叶覆盖畦面，厚度5～7cm，上冻前再覆盖一层参膜，膜上压参网。栽培人参的采收年限一般为4～6年，根据当地气候条件，人参地上茎枯萎时即可进行采收。宜在晴天进行采收，割去地上茎，刨开畦帮，从畦头开始起参，可用人工或机械起参。

【质量评价】鲜人参以主根呈长圆柱形，芦长，主根长，支根长，无分支或有2～3个分支，芦和须根基本齐全，浆气足、饱满，无疤痕、水锈、杂质、泥土，不腐烂为佳。生晒参以单支重量大、主根呈圆柱形、无破损、无抽沟、无疤痕、无红皮、芦头完整、表面白色或黄白色、质地坚实无生心、气香味甘为品质最佳。红参以单支重量大、主根呈圆柱形、支根2～3个、无破损、无疤痕、表面棕红色或淡棕色、有光泽、无黄皮为品质最佳。《中国药典》规定，按干燥品计算，含人参皂苷Rg_1（$C_{42}H_{72}O_{14}$）和人参皂苷Re（$C_{48}H_{82}O_{18}$）的总量不得少于0.30%，人参皂苷Rb_1（$C_{54}H_{92}O_{23}$）不得少于0.20%。

【资源供给】人参多为栽培品。目前，世界人参野生资源几近枯竭，仅在俄罗斯远东地区和朝鲜北部有野生人参分布，其他地区的人参均为人工或仿生栽培。全世界人参种植面积约70万亩，全世界人参主要出产于我国的东北地区、朝鲜半岛、日本以及俄罗斯的西伯利亚地区，此外还有美国和加拿大。产于我国东北的称为“关东人参”或长白山人参、吉林人参；产于朝鲜、韩国的称为“高丽参”；产于美国北部和加拿大的称为“西洋参”，其皂苷种类和人参略有差异。我国作为全世界人参第一大生产国，种植面积最大，仅吉林省的人参种植面积就占全球人参种植面积的40%以上；全国产量占全球70%，种植面积50余万亩，主要分布在吉林、黑龙江、辽宁三省，其中黑龙江20万亩，吉林18万亩，辽宁15万亩；全国人参产量约5.8万吨，其中黑龙江1.8万吨，吉林2.3万吨，辽宁1.7万吨。其中，吉林省人参种植模式最为丰富，包括伐林栽参、农田栽参和林下仿生栽培等种植模式；辽宁省以林下仿生栽培和农田栽参为主；黑龙江省是全国最大鲜参供应产区，主要采取伐林栽参模式。

据统计，2022年黑龙江省人参出口量约32.86吨，同比增长20.58吨，增幅为167.22%；出口金额约0.01亿元，同比减少0.03亿元，降幅为75%。吉林省人参出口量约476.71吨，同比增加118.15吨，增幅为32.95%；出口金额约0.19亿元，同比减少0.77亿元，降幅为80.2%。辽宁省人参出口量约66.59吨，同比增加28.13吨，增幅为73.14%；出口金额约0.03亿元，同比减少0.06亿元，降幅为71.11%。截至2022年，我国共建立人参规范化种植（GAP）示范研究基地12个，总面积达3.6万亩。

【资源利用】人参为药食同源药材，它不仅被用于方剂配伍及中成药原料，还被广泛用于保健食品和一般食品。人参具有大补元气、复脉固脱、补脾益肺、生津养血、安神益智的功能，用于体虚欲脱，肢冷脉微，脾虚食少，肺虚喘咳，津伤口渴，内热消渴，气血亏虚，久病虚羸，惊悸失眠，阳痿宫冷。《伤寒论》中配有人参的药方为22首，《金匮要略》中为19首，《千金备急方》中达358首。采用现代制药工艺制作成的人参中成药多于3000个，其中《中国药典》记载的人参中成药有人参再造丸、人参养荣丸、人参首乌胶囊、人参健脾丸等。

人参保健功能丰富，在目前国家批准的27种保健功能中，已开发的人参保健品具有其中18种功能，国产人参保健食品达1000余种，以胶囊剂型的产品最多（48.68%），其次为口服液（14.61%）、酒（14.21%）、片（9.17%）、颗粒（3.83%）等。以人参为原料的食品种类繁多，如人参咖啡、人参米、人参饮料、人参糖、人参锅巴等。人参可以作为植物化妆品原料，目前含有人参的国产化妆品有672种，进口化妆品289种。

人参的茎、叶、花、果实等部位也得到了充分的开发，以人参茎叶总皂苷为主要成分开发了人参茎叶总皂苷片、胶囊等中成药，人参花已被开发成茶、酒、饮料、药品等多种产品，人参果实也被开发为药品、饮料、化妆品等。

（邱　鹏）

PPT

二、三七

【来源】五加科植物三七 *Panax notoginseng*（Burk.）F. H. Chen 的干燥根和根茎。道地产区为广西田州。在云南亦多有栽培，称“滇三七”，成为继广西之后的新道地产区，以文山质量最好。

【本草考证】三七始载于《本草纲目》，谓：“生广西南丹诸州（今广西西北部河池南丹）番峒深山中，采根暴干，黄黑色。团结者，状略似白及；长者如老干地黄，有节”。《本草新编》曰：“三七根，各处皆产，皆可用。惟西粤者尤妙，以其味初上口时，绝似人参……他处味不能如此，然以之止血，正无不宜”。《本草纲目拾遗》引《识药辨微》云：“人参三七，外皮青黄，内肉青黑色，名铜皮铁骨。此种坚重，味甘中带苦，出右江（广西境内）上司，最为上品”。《本草从新》云：“三七，从广西山洞来者，略似白及，长者如老干地黄，有节，味微甘，颇似人参”。据以上本草中对三七形态和生境的描述，其原植物与现用三七一致。《镇安府志》云：“三七……小镇安土司（广西靖西县南坡乡及安德乡一带）出”。《广西通志》云：“三七，恭城（广西境内）出，其叶七，茎三，故名……”。《滇志》云：“土富州（云南省富宁及周边）产三七，其地近粤西（今广西），应是一类……余在滇时……昆明距广南千里而近，地候异宜，而余竟不能视其左右三七之实，惜矣。因就其半萎之茎而圆之。余闻田州至多，采以煨肉，盖皆种生，非野卉也”。《开化府志》曰：“开化（云南文山）三七，在市出售，畅销全国”。《中国药学大辞典》记载：“三七产广西田州为正道地，近日云南多种亦可用”。综上所述，三七的原道地产区应该是广西的田州，包括今百色、田阳、田东、德保、靖西等地。现云南、广西、贵州、四川、湖北、江西、广东等地均有栽培，其中云南的三七称为“滇三七”，并成为继广西之后的新道地产区，以文山质量最好。

【生境与分布】三七野生山坡丛林下，今多栽培于海拔800～1800m的山脚斜坡或土丘缓坡上或人工阴棚下。三七分布于北纬22°～25°、东经102°～106°之间，主要分布于云南、广西、贵州及四川等地。现野生者少见，多为栽培。

【栽培与采收】三七生产上采用种子繁殖，育苗移栽。选用3～4年生植株所结种子，在10～11月果实成熟呈紫红时采收，于11月上旬至下旬播种。播种前用0.2～0.3波美度石硫合剂浸种消毒10分钟，按行株距5cm×6cm点播，每穴放种子1颗，覆土1.5cm，后用稻草覆盖保湿。幼苗生长1年，于12月至第二年1月移栽。移栽前幼苗（称子条）同样需要消毒，消毒方法与种子相同。将子条大小分级，按行株距15cm×18cm开沟，沟深3～5cm，将子条芽头向下倾斜20°栽下，盖土3cm左右，后盖稻草。每亩栽苗15000～20000株。水肥、阴蔽度和病虫害的防治是影响三七产量的关键因素。三七种植前需搭建1.7～1.9m的阴棚，早春光弱低温，阴棚透光度60%～70%，随着气温上升，阴棚透光度应逐渐减少。施肥以少施多次为原则，出苗期施洒草木灰2～3次，展叶期一般施洒草木灰和复合肥，现蕾期和开花期是三七的吸肥高峰期，施洒草木灰和复合肥。此外，三七存在非常严重的连作障碍，导致根腐病等系列土传病菌的不断积累，从而加重根腐病等各种土传病害的严重发生。三七病虫害种类很多，地上部分经常发生的病害有黑斑病、圆斑病、炭疽病、灰霉病、白粉病和疫霉病等，地下部分经常发生的病害为根腐病。其中，根腐病、黑斑病和圆斑病是三七的主要病害。三七病虫害主要是通过化学农药防治，并配合物理防治和生物防治，如对土壤采取火力或蒸汽进行高温热处理，或采用枯草芽孢杆菌和木霉菌制剂对病害进行控制。

【质量评价】以个大、体重质坚、断面灰绿色或黄绿色、味苦回甜浓厚者为佳。三七主根：呈类圆锥形或圆柱形，长1～6cm，直径1～4cm。表面灰褐色或灰黄色，有断续的纵皱纹和支根痕。顶端有茎痕，周围有瘤状突起。体重，质坚实，断面灰绿色、黄绿色或灰白色。木部微呈放射状排列。气微，味苦回甜。筋条：呈圆柱形或圆锥形，长2～6cm，上端直径约0.8cm，下端直径约0.3cm。剪口：呈不规则的皱缩块状或条状，表面有数个明显的茎痕及环纹，断面中心灰绿色或白色，边缘深绿色或灰色。《中国药典》规定三七醇溶性浸出物不得少于16.0%，人参皂苷Rg_1（$C_{42}H_{72}O_{14}$）、人参皂苷Rb_1（$C_{54}H_{92}O_{23}$）及三七皂苷R_1（$C_{47}H_{80}O_{18}$）的总量不得少于5.0%。

【资源供给】三七药材多为栽培品。主产于云南文山、红河及周边地区以及广西右江、靖西等地，现云南石林、曲靖、普洱及西双版纳等地也有种植。三七根据采收季节的不同分为“春七”和“冬七”，春七根部比较饱满，质量比较好；冬七相对松软，质量稍差。采挖回来的三七根部主要包括三七主根（头子）、根茎（剪口）、支根（筋条）、须根等，经过修剪处理后进行干燥，主要加工工艺是：三七根部→分选→修剪→干燥→分级→商品三七。三七采挖运回加工处，先将病七、受损三七、茎叶、铺畦草及杂质和泥土等拣出，用不锈钢剪刀剪下须根、根茎后，将三七主根在40～60℃条件下烘烤或在阳光大棚里晾晒至含水量为40%～50%，使用机械滚筒或人工搓揉，除去附带在主根上的残余须根及泥土后，将三七主根转移至阳光大棚下继续晾晒至含水量为13%以下，对干燥后的三七进行分级、包装和储存。另外，三七剪口中皂苷类成分较高，筋条、须根也都有药用价值。三七中主要含皂苷类成分，其中三七皂苷R_1，人参皂苷Rb_1、Rg_1、Rd和Re是主要皂苷。据相关文献报道，各地区三七中所含皂苷种类差异不明显，但是各组分间含量的差异还是较大。

据统计，2020年我国三七种植面积约26666.7hm^2，总产量40000吨，其中，云南省三七种植面积39.45万亩，占全国种植面积的98%以上，年产量35900吨，农业产值60.13亿元，由此可见云南是我国三七的主产区。云南省内专家学者针对三七生产全程的关键技术进行了系列研究工作，并在道地产区建立了规范化种植（GAP）示范研究基地。目前，我国对三七的年总需求量在20000吨左右，三七年出口量大约300吨，出口国以日本为主；近年来，通过欧盟出口、美国FDA的GRAS认证，进入美国植物药目录，在美国、德国均有出口需求。综合供需市场分析，三七的储备量充足，能够满足市场和企业的需求。

【资源利用】三七为药食同源药材，它不仅被用于方剂配伍及中成药原料，还被广泛用于保健食品和食品。三七具有散淤止血、消肿定痛的功效，中医临床常用于治疗咳血、吐血、便血、尿血及外伤出血，血滞胸腹刺痛和跌扑肿痛。《中国药典》《卫生部药品标准》《国家中成药标准汇编》等收录的以三七为组方原料的中成药有500多种，以三七为原料的保健食品多达300余种。三七叶和三七花亦供药用。以三七茎叶为原料开发的中成药有田七花叶颗粒、银芩胶囊等，以三七叶提取的总皂苷为原料制成的中成药有七叶神安片、七叶神安丸及眠乐胶囊等。三七花性凉、味甘，具有清热生津、平肝降压的功效，将其作为原料药制成的中成药有三七花冲剂、三七花颗粒等；三七花还可用于泡茶，治疗头晕、目眩、耳鸣等症。

（张爱丽）

微课

PPT

三、大黄

【来源】蓼科掌叶大黄 *Rheum palmatum* L.、唐古特大黄 *R. tanguticum* Maxim. ex Balf. 或药用大黄 *R. officinale* Baill. 的干燥根和根茎。其中掌叶大黄、唐古特大黄以甘肃、青海为道地；药用大黄以四川为道地。

【本草考证】大黄始载于《神农本草经》，列为下品。大黄产地始载于《吴普本草》："或生蜀郡北部，或陇西。"《本草经集注》："生河西山谷（甘肃武威）及陇西……今采益州北部汶山（四川茂汶羌族自治县）及西山（辖今岷山、邛崃山、鹧鸪山等）。"《本草图经》曰："正月内生青叶，似蓖麻，大者如扇；根如芋，大者如琬，长一、二尺，旁生细根如牛蒡，小者亦如芋；四月开黄花，亦有青红似荞麦花者；茎青紫色，形如竹。"从这一段形态描述来看，叶似蓖麻，根如芋，开黄花者，指药用大黄 *R. officinale* Baill.；而开青红似荞麦花者，指掌叶大黄 *R. palmatum* L. 和唐古特大黄（鸡爪大黄）*R. tanguticum* Maxim. ex Balf.。明代《本草品汇精要》《本草纲目》及清代《植物名实图考》等所载大黄，皆与当今三种正品相吻合。综上所述，此三个品种历经中医临床千余年考验一直延续至今，为历版《中国药典》所收载。

《本草图经》："大黄，生河西山谷及陇西。今蜀川、河东、陕西州郡皆有之。……以蜀川锦文者佳，其次秦陇来者。"大黄优劣评价首载于《本草经集注》："好者犹作紫地锦色，味甚苦涩，色至浓黑。西川阴干者胜。"《新修本草》："幽、并以北渐细，气力不如蜀中者。"《本草纲目》："今出宕州、凉州、西羌、蜀地者皆佳。……今人以庄浪出者为最，庄浪即古泾原陇西地。"《植物名实图考》："今以产四川者良。"《药物产出辨》谓："最上等产四川汶县、灌县，陕西兴安、汉中。"综上所述，梁以前大黄道地产区是西北，唐之后道地产区多为四川，明清之后道地产区又再次转移至甘肃。药用大黄以四川为道地产区，掌叶大黄和唐古特大黄以甘肃、青海为道地产区。

【生境与分布】大黄分布于东经85°~115°、北纬28°~40°的温带亚热带气候区。野生大黄性喜冷凉，耐寒，忌高温，生于高寒的山地半阴坡林缘。掌叶大黄生于海拔1500~4400m的山地林缘半阴湿环境，主要分布于甘肃、四川、青海、西藏、陕西、湖北、贵州、云南、宁夏等地。唐古特大黄生于1600~4000m的亚高山和高山沟谷，主要分布于甘肃、青海、四川及西藏东北部。药用大黄多生长于排水良好、海拔1200~4000m的山沟或林下，主要分布于陕西南部、河南西部、湖北西部、四川、贵州、云南等地。

【栽培与采收】大黄生产上常采用种子或根芽繁殖。种子繁殖以9~10月为直播最佳期，通常采用挖穴点播，按行株距70cm×60cm，穴深3cm左右，每穴播种5~6粒，覆土2cm左右，每公顷用种量30~37kg。根芽繁殖是选取母株子叶或浅根的芽眼进行栽种，生长较快。按行株距70cm×70cm，穴深30~40cm，呈品字形。第一年幼苗较小，应及时中耕除草。通常一年生大黄不形成根茎，一般第二年才逐渐形成根茎并开花，除留种植株外，应及时打薹，在晴天用小刀从基部切除；打薹后及时培土覆盖。

第三年植株根基明显增大，开始采收。大黄为喜肥植物，每年应施肥 1 ~2 次。立秋前后施肥效果较好，每公顷追施优质腐熟农家肥 66. 67kg、饼肥 3. 33kg、过磷酸钙 1. 33kg。或于 5、6 月在行间开沟施入磷酸二铵 $10kg/hm^2$，也可叶面施肥，选晴天下午喷施 $0.02kg/hm^2$。第三年秋末茎叶枯萎或次春发芽前采挖，除去细根，刮去外皮，切瓣或段，用绳穿成串干燥或直接干燥。

【质量评价】大黄以个大不糠、轻重适当，质坚实，外表颜色棕黄，内色红黄，"锦纹""星点"明显，有油性，气清香、味微苦而微涩，嚼之粘牙，有沙粒感者为佳。大黄呈类圆柱形、圆锥形、卵圆形或不规则状，长 3 ~17cm，直径 3 ~10cm，有的可见类白色网状纹理及星点（异形维管束）散在，残留的外皮棕褐色，多具绳孔及粗皱纹。质坚实，有的中心稍松软，断面淡红棕色或黄棕色，显颗粒性，根茎髓部宽广，有星点环列或散在，根木部发达，具有放射状纹理，形成层环明显，无星点。《中国药典》规定大黄按干燥品计算，以芦荟大黄素（$C_{15}C_{10}O_5$）、大黄酸（$C_{15}C_8O_6$）、大黄素（$C_{15}C_{10}O_5$）、大黄酚（$C_{15}C_{10}O_4$）、大黄素甲醚（$C_{16}C_{10}O_5$）的总量计，蒽醌或游离蒽醌分别不得少于 1. 5% 、0. 20% 。

【资源供给】大黄多为栽培品。不同产地，按流通渠道可分为南大黄和北大黄。南大黄原植物只有药用大黄，主要分布于四川、湖北、贵州、云南、陕西、河南等；北大黄原植物包括掌叶大黄和唐古特大黄，掌叶大黄主要分布于甘肃、四川、青海等，唐古特大黄主要分布于甘肃、青海、四川、西藏、宁夏等。南大黄表面黄褐色；体结实；断面黄色或黄绿色；气微香，味涩而苦。北大黄药材表面黄褐色；断面具放射状纹理及明显环纹；髓部具有星点或散在颗粒；气清香，味苦、微涩；糠心不超过 15% 。主产于青海同仁、同德、贵德等地，在西宁集散的称为西宁大黄，原植物为唐古特大黄；主产于甘肃铨水、礼县、西固等地的称为铨水大黄；主产于甘肃浪庄等地的称为浪庄大黄，原植物为掌叶大黄；主产于四川九龙等地，于雅安集散的称为雅黄，其基原植物为药用大黄。大黄药材表面黄色或褐色；体重质坚；断面淡红棕色或黄棕色，显颗粒性；气微香，味苦。我国掌叶大黄和唐古特大黄道地产区野生资源分布面积约 $54701km^2$，蕴藏量为 5061 吨。大黄正常年需求量在 12000 吨左右。据统计，甘肃的栽培大黄 2010 年全省种植面积约 $3200hm^2$，产量可达 21000 吨，占全国总产量的 60% ，出口量占全国 90% 以上，为国内最大的大黄药材道地产区。2020 年全国大黄用量约为 12765. 46 吨，2021 年全国大黄用量约为 13010. 63 吨。

【资源利用】大黄属的药用和经济价值较高，市售大黄药材主要为栽培品。作为一种常用大宗药材，大黄具泻下攻积、清热泻火、凉血解毒、逐瘀痛经、利湿退黄的功效。含有大黄的中药方剂达 2500 余种，常与桃仁、桂枝、芒硝等以药对形成配伍。以大黄为组方原料的中成药处方有 780 余种，《中国药典》收载以大黄为原料的中成药 110 余个，其中以大黄为君药或主药的品种有一捻金、一清胶囊、清宁片、六味安消胶囊、大黄散、大黄利胆胶囊、九制大黄丸、大黄清胃丸和三黄片等。临床上，大黄还可用于类风湿关节炎、角膜炎等疾病的治疗，亦有用于防止皮肤老化及防治皮肤病、头癣、毛囊炎、痤疮等。此外，大黄在精神病、心脑血管疾病、健胃乃至保健饮料等方面的作用也逐渐被开发利用。

大黄茎叶非药用部位含有蒽醌类及蒽酮类等活性成分，具有重要的资源化学开发价值。菜用大黄与药用大黄亲缘关系很近，其叶柄作为蔬菜或被制作成甜点、果酱、果酒等食用，在欧美多国饮食文化中历史悠久。

（林贵兵）

PPT

四、川贝母

【来源】百合科植物川贝母 *Fritilaria cirrhosa* D. Don、暗紫贝母 *F. unibracteata* Hsiao et K. C. Hsia、甘

肃贝母 *F. przewalskii* Maxim.、梭砂贝母 *F. delavayi* Franch.、太白贝母 *F. taipaiensis* P. Y. Li 或瓦布贝母 *F. unibracteata Hsiao et* K. C. Hsia var. *wabuensis*（S. Y. Tang et S. C. Yue）Z. D. Liu，S. Wang et S. C. Chen 的干燥鳞茎。按性状不同分别习称“松贝”“青贝”“炉贝”和“栽培品”。

【本草考证】贝母始载于《神农本草经》，列为中品，历代本草均有记载，但品种较为复杂。唐《新修本草》载：“形似聚贝子，故名贝母。……此叶似大蒜……”。宋《本草图经》云：“根有瓣子，黄白色，如聚贝子，故名贝母。二月生苗，茎细，青色；叶亦青，似荞麦叶，随苗出；七月开花，碧绿色，形如鼓子花。”根据描述及《本草图经》所附“峡州贝母”图考证，其所载的贝母主流品种应为百合科贝母属多种植物。明《本草汇言》载：“贝母，开郁，下气，化痰之药也，润肺息痰，止咳定喘，则虚寒火结之证，贝母专司首剂。……必以川者微妙。”此时已据贝母的功效及产地分出“川贝”。清代《本草从新》记：“川者最佳，圆正底平，开瓣味甘。”《本经逢原》也总结“川者味甘最佳”的用药经验。《本草崇原》云：“唯川蜀出者为佳，其子在根下，内心外瓣，其色黄白，如聚贝子，故名贝母。”可见清代已将川贝与其他贝母完全分开。赵学敏《本草纲目拾遗》云：“有友自川中归，馈予贝母，大如钱，皮细白而带黄斑，味甘，云此种出龙安（今四川平武县），乃川贝中第一不可多得。”按其描述，当是炉贝中具虎皮斑纹之虎皮贝，其原植物主要是梭砂贝母。

综上所述，明代以前本草记载的贝母主流品种应为百合科贝母属植物；从明末清初出现“川贝”的论述，至清代则完全独立成为一个药，其为分布于青藏高原等地的多种百合科贝母属植物，主流为川贝母 *F. cirrhosa* D. Don.、暗紫贝母 *F. unibracteata* Hsiao et K. C. Hsia.、甘肃贝母 *F. przewalskii* Maxim.、梭砂贝母 *F. delavayi* Franch.。现代由于川贝母野生资源急剧减少，增加栽培品来源太白贝母 *F. taipaiensis* P. Y. Li 和瓦布贝母 *F. unibracteata* Hsiao et K. C. Hsia var. *wabuensis*（S. Y. Tang et S. C. Yue）Z. D. Liu，S. Wang et S. C. Chen。《增订伪药条辨》载：“四川灌县产者……为最佳；平潘产者……亦佳。”《药物出产辨》载：“以打箭炉、松潘县等为正道地。”可见川贝母以康定、松潘为道地产区。

【生境与分布】川贝母主要为野生，生于海拔 3500～4000m 高寒地区阳光充足及土壤较湿润的地方，主要分布于川西南山地河谷及川西高山峡谷区南段；暗紫贝母主要为野生，亦有栽培，生于海拔 3600～4300m 腐殖质多及土壤疏松、阳光充足的高山灌丛、草甸，主要分布于川西北高原区及川西高山峡谷区北段；甘肃贝母主要为野生，生于海拔 2800～4400m 的灌丛中或草地上，主要分布于川西北高原区及川西高山峡谷区北段；梭砂贝母主要为野生，生于海拔 3800～4700m 的砂石或流沙岩石的缝隙中，主要分布于川西北高原区及川西高山峡谷区；太白贝母主要为栽培，生于海拔 2400～3100m 的山坡草丛中或水边，主产于万源。瓦布贝母主要为栽培，生于海拔 2600～4500m 山坡草丛或阴湿的小灌丛中，主产于四川黑水、茂县、松潘、北川。

川贝母野生植物资源形势严峻，早在 1987 年国务院就将川贝母基原植物中的川贝母、暗紫贝母、甘肃贝母、梭砂贝母列入《国家重点保护野生药材物种名录》，在《中药材保护和发展规划（2015—2020 年）》中将川贝母列入濒危稀缺中药材种植养殖基地建设专项的重点建设基地品种。而贝母属所有种在 2021 年被列入《国家重点保护野生植物名录》二级保护植物。

【栽培与采收】川贝母人工培育主要包括种子繁殖、无性繁殖和引种驯化。种子繁殖发芽率和成活率极低，无性繁殖用种亦是药材，成本高。川贝母来源中，仅少部分种已实现人工栽培，但仍然存在繁殖技术瓶颈、成药生长周期长等问题。川贝母种子采收后，种胚尚未成熟，需完成生理后熟阶段，种子才能出苗。川贝母生长需光，但忌强光，因高温和干旱常与强光伴随，高温强光常使川贝母早枯。在全光照而凉爽的条件下，植株生长健壮，鳞茎发育良好，质地坚实，在荫蔽地方则生长不良。目前已选育品种有川贝 1 号。

川贝母从种子萌发到开花结籽需经 4～5 年时间，地下鳞茎逐年增大、茎长高、叶片增多。第四年可开花、结实，第五年可大量开花结实。种子繁殖第三、第四生长年，商品性状好，可采收鳞茎作种或加工成商品。进入成年期，鳞茎重量在7年以前呈直线增长幅度达到生长盛期，也有种植7~8年采收的。采收时间因地而异，夏、秋二季或积雪融化后采挖，一般在6~7月采挖，西北地区多在雪融后采挖。除去须根、粗皮及泥沙，晒干或低温干燥；栽培品因个大，一般低温烘干，避免淀粉糊化。

【质量评价】以完整、质坚实、粉性足者为佳。松贝：呈类圆锥形或近球形，高0.3~0.8cm，直径0.3~0.9cm。表面类白色。外层鳞叶2瓣，大小悬殊，大瓣紧抱小瓣，未抱部分呈新月形，习称“怀中抱月”；顶部闭合，内有类圆柱形、顶端稍尖的心芽和小鳞叶1~2枚；先端钝圆或稍尖，底部平，微凹入，中心有1灰褐色的鳞茎盘，偶有残存须根。质硬而脆，断面白色，富粉性。气微，味微苦。青贝：呈类扁球形，高0.4~1.4cm，直径0.4~1.6cm。外层鳞叶2瓣，大小相近，相对抱合，顶部开裂，内有心芽和小鳞叶2~3枚及细圆柱形的残茎。炉贝：呈长圆锥形，高0.7~2.5cm，直径0.5~2.5cm。表面类白色或浅棕黄色，有的具棕色斑点。外层鳞叶2瓣，大小相近，顶部开裂而略尖，基部稍尖或较钝。栽培品：呈类扁球形或短圆柱形，高0.5~2cm，直径1~2.5cm。表面类白色或浅棕黄色，稍粗糙，有的具浅黄色斑点。外层鳞叶2瓣，大小相近，顶部多开裂而较平。《中国药典》规定，川贝母含总生物碱以西贝母碱（$C_{27}H_{43}NO_3$）计，不得少于0.050%。

【资源供给】川贝母药材来源有野生品和栽培品。过度采挖导致野生资源急剧减少。暗紫贝母为“松贝”的主要来源，主要产于四川松潘、若尔盖、马尔康、刷经寺、理县，以及青海兴海、河南、果洛、班玛等地；栽培1~3年仅一片叶或两片叶时，俗称“单飘带”“双飘带”，采收的川贝则称为松贝，因典型的性状，价格较高，多出口或在大健康领域作为高端礼品。川贝母和甘肃贝母为“青贝”的主要来源，川贝母主要产自西藏南部至东部、云南西北部和四川西部；甘肃贝母主产于甘肃南部、青海、宁夏，因产量和价格优势，多为饮片主要来源。梭砂贝母为“炉贝”的主要来源，其主要分布在云南西北、四川西部、青海南部和西藏。因表面一般有棕色斑点，像“虎皮斑”，故称“虎皮贝”，多用于中成药投料生产。

太白贝母习称“栽培品”，亦称太贝、秦贝，因主产于陕西秦岭及其以南地区、甘肃东南部、四川东北部和湖北西北部，在重庆、陕西、湖北、甘肃、四川以及西藏林芝等地均有人工种植，该种生长5年采挖最佳。瓦布贝母习称“栽培品”，因其鳞茎个体大，似蒜，又被称为“蒜贝”“大贝”；作为川贝母的近缘种，研究表明其成分与药典收载的川贝母其他品种接近且含量较高，同时较其他品种易成活、生长快，产量高；在四川西北部的黑水、茂县、松潘和北川人工种植。2011年，在四川省阿坝藏族羌族自治州建有川贝母GAP基地。

近年来，贝母年需求量数千吨，正品川贝母可供给量常年仅有200吨左右，供需缺口明显。当前川贝市场多以次充优、以假乱真，用小平贝或小浙贝替代；伪品流通量超过正品，市场混乱。

【资源利用】川贝母作为中药，也可用于保健食品，经济价值较高，地下部分是川贝枇杷颗粒、贝桔止咳糖浆等中成药和清咽下痰汤、百合固金汤等中成药的重要原料药。以贝母属鳞茎开发的保健食品有47种，如西洋参川贝枇杷露、平贝梨汁饮料、川贝雪梨膏等。研究表明，贝母属植物瓦布贝母的地上部分（花、叶及茎）所含成分与地下鳞茎类似，具有相同甚至更好的止咳、祛痰、平喘功效。川贝药渣也可用于制备饲料添加剂；其地上部分也有作鲜切花流通。

（文飞燕）

芽苗利用

水旱轮作

PPT

五、川芎

【来源】伞形科藁本属植物川芎 *Ligusticum chuanxiong* Hort. 的干燥根茎。著名的川产道地药材之一，道地产区为四川省彭州、什邡、都江堰市等地。

【本草考证】川芎入药始载于《神农本草经》，列为上品。《本草图经》载“今关陕、蜀川、江东山中多有之，而以蜀川者为胜。其苗四、五月间生，叶似芹、胡荽、蛇床辈，作丛而基细”并附有永康军芎䓖图，永康军在今四川省灌县（都江堰）境内。宋《益部方物略记》载“人多莳于园槛……蜀少寒，茎叶不萎”“采而掇之，可掺于羹”“成都九月九日药市，芎与大黄如积，香溢于里”。宋《吴船录》记青城山中“有坦夷曰芙蓉坪，道人于此种芎”，表明川芎人工种植已较为普遍。南宋时期的《履巉岩本草》载有“川芎苗味辛无毒，一名蘼芜”，并有绘图，与现代川芎形态相近。《本草纲目》载“蜀地少寒，人多栽莳，深秋茎叶亦不萎也。清明后，宿根牛苗，分其枝横埋之，则节节生根，八月根下始结芎䓖。出关中者，呼为京芎，亦曰西芎；出天台者，为台芎；出江南者，为抚芎。皆因地而名也。”据上所述，现四川省栽培的川芎与本草所述的品种是一致的。民国《灌县志》载“河西商务以川芎为巨，集中于石羊场一带，发约2000～2500吨，水陆传输，远达境外”，表明当时灌县（今都江堰市）川芎产销两旺。《彭州志》记载“早在明代彭州就家种川芎”。目前，彭州敖平镇是我国最大的川芎生产基地，产销量占全国的80%左右，被誉为“中国川芎第一镇”。

【生境与分布】为栽培植物，目前尚未发现野生种。川芎喜温和气候，宜雨量充沛，环境湿润，适宜栽种于土壤质地疏松肥沃、土层深厚、排水良好、腐殖质丰富的砂质壤土。主要分布于四川省彭州、什邡、眉山、乐山、都江堰等地，云南、贵州等地也有。多栽培于川西平原都江堰灌区内。

【栽培与采收】川芎较少开花结实，生产上采用膨大的茎节（俗称苓子或苓种）进行无性繁殖。苓种培育传统上采用高山育苓方式，现产区多采用坝区育苓与冷库储存相结合的方式生产苓种。川芎种植宜采用稻药轮作方式，可提高复种指数和生物（含益生菌群）多样性，减轻病虫草害，改善土壤结构，促进养分循环，减轻连作影响等。8月上中旬水稻收割后，晾地起高厢，按8000～12000株/666.7m^2进行栽种，并在行间覆盖稻草。第二年5月采挖川芎，去掉泥土和须根，干燥过程不宜高温以免挥发油损失。川芎采挖后整地灌水栽种水稻。川芎生育期内有2次倒苗的习性，分别在2月和5月。

【质量评价】川芎药材以个大饱满、质坚实、断面色黄白、油性大、香气浓者为佳。为不规则结节状拳形团块，直径2～7cm。表面灰褐色或褐色，粗糙皱缩，有多数平行隆起的轮节，顶端有凹陷的类圆形茎痕，下侧及轮节上有多数小瘤状根痕。质坚实，不易折断，断面黄白色或灰黄色，散有黄棕色的油室，形成层环呈波状。气浓香，味苦、辛，稍有麻舌感，微回甜。《中国药典》规定浸出物用乙醇作溶剂，不得少于12.0%；本品按干燥品计算，含阿魏酸（$C_{10}H_{10}O_4$）不得少于0.10%。

【资源供给】据统计，四川省川芎种植面积6666.67hm^2左右，年产川芎2万多吨，约占全国总产量的90%。四川彭州等地建有川芎GAP基地，现当地正在大力打造彭什川芎现代农业产业园区。

【资源利用】川芎具有活血行气、祛风止痛的功效。用于胸痹心痛，胸胁刺痛，跌扑肿痛，月经不调，经闭痛经，癥瘕腹痛，头痛，风湿痹痛。它不仅是中医临床处方用药，也是中成药的组方原料。据统计，《中国药典》一部收载中药成方制剂和单味制剂1607种，其中含川芎成方246个，占比15.3%，常见的含川芎的中成药有速效救心丸、十全大补丸、八珍益母丸、柏子养心丸、越鞠丸、再造散、人参败毒散、五积散、四物汤等。川芎还广泛用作保健食品、化妆品、饲料等的原料。川芎中的活性成分川芎嗪及其化学合成物2,3,5,6-四甲基吡嗪被食品安全国家标准《GB 2760—2014食品添加剂使用标准》收录，同时也被国际食品法典委员会食品添加剂和污染物评价（CAC，JECFA 780）以及美国食品化学法典（FCC 7）所收录。日本、韩国和一些东南亚国家也将川芎作为一种传统药材广泛使用，川芎已列入日本、韩国等国家的药典。统计数据显示，2017年川芎出口日本、马来西亚、新加坡、韩国等13个国家和地区共4603.57吨。近年来，随着中医药在西方国家的传播，川芎已在美国、澳大利亚、荷兰等国得到应用。

川芎芽苗具有近千年的明确食用历史，且富含膳食纤维和铁元素等，可开发成芽苗菜、芽苗茶、芽苗面条等产品。川芎苗叶主含辛基酞内酯（octylphthalide），日本某公司将其开发为洗护用品的原料。在英国，川芎叶片和去除苦味后的嫩茎也作食用。

（侯　凯）

PPT

六、广藿香

【来源】唇形科刺蕊草属植物广藿香 *Pogostemon cablin*（Blanco）Benth. 的干燥地上部分。传统商品药材按产地分为牌香（亦称石牌广藿香，广州产）、肇香或枝香（亦称高要广藿香，肇庆产）、湛香（亦称湛江广藿香，湛江产）和南香或琼香（亦称海南广藿香，海南产）4 种。原产于广州市郊石牌的“牌香”被公认为质量最优，为地道药材。肇香品质稍逊，也供药用。南香则主要用于提取广藿香油。

【本草考证】广藿香以“藿香”之名始载于东汉时期《异物志》，谓：“藿香交趾（今越南）有之”。三国时期《吴时外国传》云：“都昆（今马来半岛）在扶南（今柬埔寨）南三千余里，出藿香”。唐《通典》云：“顿逊国（指马来半岛）出藿香，插枝便生”。可推断藿香原产地为现今东南亚一带，后传入我国，初作香料使用。藿香在本草类书籍的记载始见于宋《嘉祐本草》及《本草图经》，《本草图经》记载“今岭南郡多有之……二月生苗，茎梗甚密，作丛，叶似桑而小薄。六月、七月采之，暴干，乃芬香，须黄色后可收”，绘蒙州（今广西蒙山）藿香图，并强调“然今南中所有”。由此可见，宋代藿香的种植已涵盖广东和广西地区。清代吴其濬《植物名实图考》记载了藿香及野藿香，并分别绘图，据其藿香配图中叶对生、叶片卵圆形或三角形、基部圆形、先端长尖、边具粗锯齿、花序顶生等特征，实则与唇形科藿香属植物藿香 *Agastache rugosa*（Fisch. et Mey.）O. Kize. 性状相符；而野藿香图文中，“叶色深绿，花色微紫，气味极香”，兼有花序顶生及腋生的特征，则与今之广藿香 *P. cablin*（Blanco）Benth. 互为印证。民国《增订伪药条辨》记载：“藿香，产岭南最为道地。在羊城百里内之宝岗村及肇庆者，五六月出新，方梗，白毫绿叶，揉之清香气绕鼻而浓厚。味辛淡者，名广藿香……如雷州、琼州等处产者，名海南藿香，即今所谓洋藿香也，其气薄而浊，味辛辣燥烈，叶细而小，梗带圆形，茎长，根重为最次。”即不同产地的藿香可分为“广藿香”及“洋藿香”，推断记载的藿香及海南藿香均为广藿香。《药物出产辨》记载：“藿香产广东，以番禺……石牌为好。肇庆、六步为肇香，次之。琼州属产者为南香，更次。”进一步精准化广藿香的道地产区。以上史料及本草记载中所描述的藿香产地、性状特征及栽培方法均与现在商品广藿香 *P. cablin*（Blanco）Benth. 相符。综上所述，广藿香从原产地越南、马来西亚等国作为香料传入我国后，自宋代作为药用本草在岭南一带引种成功，且种植普遍、用途广泛，逐渐形成了疗效确切的著名岭南道地药材之一；广藿香虽然在广州石牌种植历史悠久、质量最优，但该地区现已无种植，如今广藿香道地主产区在肇庆、高要一带。

【生境与分布】广藿香分布于东经 112°57′～114°3′、北纬 222°6′～23°56′范围内的南亚热带地区，具有温暖多雨、光照充足、霜期短等典型的季风海洋气候特征。原产于菲律宾、马来西亚、印度等国家，后由华侨传入我国，多栽培于广东广州郊区、肇庆、湛江等地，海南、广西、福建、台湾、四川、云南、贵州等省区也有栽培。

【栽培与采收】广藿香生产上常采用扦插繁殖，或借助组织培养技术进行无性快繁。扦插繁殖采用直插法和插枝育苗移栽法。直插法宜选取温暖多雨季节，一般在 2～4 月或 9～10 月，选择当年生 5 个月以上，茎杆粗壮、节密、无病虫害的枝条作插穗，以茎髓部呈白色、折之有响声、断面有汁液流出的枝条作为插条为好，在整好的种植地上按行株距 40cm×30cm，成“品”字形将广藿香新鲜插穗直插大田。插枝育苗，即将鲜枝条插于苗床上，插后 25～30 天便可移栽大田。荫蔽度、水肥、中耕除草、防霜冻和病虫害防治等是影响广藿香产量的关键因素。苗期和定植初期可选用荫蔽度为50%的遮光网搭棚。整个生长期以施氮肥和复合肥为主，一般施3～5次肥和1次麸水，一般每隔60天左右施肥1次，第1次施肥在扦插或种植生根成活后进行。定植初期早晚至少各灌溉1次，每次以润湿畦面为宜，后期根系发达后可根据产地气候及相应土壤的保水程度来确定灌溉次数。春夏期间要结合锄草而松土，立秋后宜大培土1次。在霜冻地区种植时，冬季应用稻草覆盖、搭棚防霜或加盖塑料薄膜，以保暖防冻。另外，缺株时要及时补栽同龄苗和注意病虫害防治。广藿香3～4月扦插者，可在当年11～12月枝叶茂盛时割取地上部分，日晒夜闷，反复至干。

【质量评价】以整齐、茎粗壮、断面发绿色、不带须根、叶肥厚柔软且多、香气浓厚者为佳。本品茎略呈方柱形，多分枝，枝条稍曲折，长30～60cm，直径0.2～0.7cm；表面被柔毛；质脆，易折断，断面中部有髓；老茎类圆柱形，直径1～1.2cm，被灰褐色栓皮。叶对生，皱缩成团，展平后叶片呈卵形或椭圆形，长4～9cm，宽3～7cm；两面均被灰白色绒毛；先端短尖或钝圆，基部楔形或钝圆，边缘具大小不规则的钝齿；叶柄细，长2～5cm，被柔毛。气香特异，味微苦。《中国药典》规定广藿香叶不得少于20%；按干燥品计算，含百秋李醇（$C_{15}H_{26}O$）不得少于0.10%。

【资源供给】广藿香在国内均为栽培品，主产于广东、海南、广西、云南和台湾等省区的热带、亚热带地区。“牌香”为广藿香中质量最佳者，是道地药材。“湛香”和“南香”挥发油化学型属于广藿香醇型，一般认为不作药用，主要用于提取广藿香油供出口。“肇香”挥发油化学型属于广藿香酮型，一般经验认为其品质与“牌香”相近，亦供药用。道地产区的广藿香主茎毛茸密集；叶痕较大突出，断面髓部小；叶片较厚，呈卵形或椭圆形；气味清香或纯香。其他产区的广藿香毛茸稀疏；叶痕较小；髓部较大；叶片较薄，呈长卵形或长椭圆形；香气浓郁。广藿香挥发油是其主要药效成分，主要含有广藿香醇、广藿香酮、刺蕊草烯、α－愈创木烯、δ－愈创木烯、α－广藿香烯、β－广藿香烯等，其中广藿香醇和广藿香酮是广藿香挥发油中的主要成分。据相关文献报道，牌香、肇香、湛香和南香的GC－MS指纹图谱有明显区别，它们均含有β－广藿香烯、β－榄香烯、顺式－石竹烯、反式－石竹烯、刺蕊草烯、α－愈创木烯、α－广藿香烯、δ－愈创木烯、未鉴定A、广藿香醇、广藿香酮这11种成分，这些成分的相对含量约占挥发油总量的80%，具有突出的代表性。

据统计，2021年广东省广藿香种植面积达4.7万亩，总产量5.1万吨，总产值4.4亿元。由科技部立项，在广东进行广藿香的规范化种植研究，广州中医药大学联合广州香雪制药股份有限公司于2000年在萝岗共建广州白云区萝岗镇的广藿香GAP生产基地，成功挽救了濒临灭绝的石牌广藿香，GAP基地也于2002年被批准为国家中药现代化科技产业基地。

【资源利用】广藿香属芳香化湿类中药，它不仅被用于方剂配伍及中成药原料，还是医药工业和轻化工业的重要原料，可用于配制各种药剂、化妆护肤品、定香剂和杀虫剂等。广藿香具有芳香化浊、和中止呕、发表解暑的功效，中医临床常用于治疗湿浊中阻、脘痞呕吐、暑湿表证、湿温初起、发热倦怠、胸闷不舒、寒湿闭暑、腹痛吐泻和鼻渊头痛。《中国药典》《卫生部药品标准》《国家中成药标准汇编》等收录的以广藿香为组方原料的中成药有200多种。广藿香是原卫生部公布的药食同源药材，广藿香、广藿香精油均可以直接用于凉茶、食品添加等用途。广藿香还可当作兽用药，其功效和主治与人用药相似，用量较人的用量稍大。

从广藿香干燥地上部分经水蒸气蒸馏提取的挥发油为广藿香油，市场价格可达每吨20万元左右，既是名贵香料，又是香水和化妆品用香精的定香剂。此外，广藿香还可作为牙膏、香皂、杀虫剂等日常生活用品的生产配料，其市场前景广阔。

（詹若挺）

七、天麻

PPT

【来源】兰科植物天麻 *Gastrodia elata* BL. 的干燥块茎。经历了道地产区变迁，现代多认为贵州大方、云南昭通和陕西汉中为天麻道地产区，其中以云南昭通产者最佳。

【本草考证】天麻原名赤箭，始载于《神农本草经》，列为上品。《吴普本草》载："茎如箭赤无叶，根如芋子……"。《雷公炮炙论》首载天麻之名。《开宝本草》云："叶如芍药而小，当中抽一茎直上如箭杆，茎端结实，状若续随子，至叶枯时子黄熟，其根连一二十枚，犹如天门冬之类，开如黄瓜，亦如芦菔，大小不定。"《本草图经》曰："春生苗，初出若芍药，独抽一茎直上，高三二尺，如箭杆状，青赤色，故名赤箭脂……其根形如黄瓜，连生一二十枚，大者有半斤或五六两，其皮黄白色。"根据各家本草所述特征，赤箭与天麻为同一植物，与今用之天麻相符。有关天麻产地的论述，《吴普本草》云："生于太山（今山东泰山）、少室（今河南登封）等地"。《名医别录》增补曰："生陈仓（今陕西宝鸡）、雍州（今宁夏全境、甘肃部分区域）、太山、少室等地"。由此可见，从秦汉至唐代，天麻为上述四大产区，均紧邻黄河，位于黄河以南的黄河流域。宋元时期，天麻产区集中在黄河下游，并扩增到汉江流域和长江流域，《开宝本草》曰："生郓州（今山东西南部、菏泽市东北部）、利州（四川广元）、太山、少室等地，今多用郓州为佳"；《本草图经》云："今汴京东西、湖南、淮南州郡亦有之"。明清时期，天麻产区又扩增到长江上游金沙江流域，《本草品汇精要》曰："赤箭，道地为兖州……天麻，邵州、郓州者佳"；《叙州府志》曰："贡天麻为叙府之要务，每年派员从乌蒙之小草坝（今云南昭通）购得……"。民国时期天麻主产地则进一步西迁，迁移到金沙江边上的四川、云南、贵州以及陕西汉中产区等新产地，《药物出产辨》中记载："四川、云南、陕西汉中所产者均佳，贵州亦有产，但全无气味，不适用"；《本草药品实地之观察》记载："真正之天麻，多半出于四川，但西藏方面亦有之……"。现代《中国道地药材》记载："近代野生天麻的道地产区在西南，尤以"贵天麻"最为驰名"。综上所述，天麻道地产地由最早我国东部的山东泰安、济宁和南部湖南邵阳、新化变迁到了西南部云南、贵州、四川交界的云南昭通、贵州毕节、四川宜宾、泸州和凉山等地区。

【生境与分布】天麻野生于海拔 300～3200m 的山地林下阴湿、腐殖质较厚、疏松湿润处。我国主要分布于北纬 24°～45°、东经 94°～142°之间，如陕西、云南、湖北及四川等地，现多为栽培。

【栽培与采收】天麻生产上用块茎进行无性繁殖，主要用无明显顶芽、个体较小的白麻和米麻作种麻。天麻是一种特殊的异养型高等植物，需要与蜜环菌属真菌共生。种植天麻需要培养好蜜环菌菌材和菌床。一般的阔叶树都可用来作培养蜜环菌的材料，但以槲栎、板栗、栓皮栎等树种最好。11 月至第二年 3 月为栽种适期，但以 11 月冬种为好。采用菌材伴栽法或是菌床栽培法。亦可用种子进行有性繁殖，以有性繁殖和无性繁殖交替进行，天麻种子极小，由胚及种皮组成，无胚乳及其他营养贮备，发芽非常困难。种子萌发阶段必须与紫萁小菇一类共生萌发菌建立共生营养关系，种子才能萌发。可采用树叶菌床法或伴菌播种法播种。天麻喜阴，喜湿，栽培过程中重点要防寒、防涝和防冻，且要有一定的遮荫。要严格选择排水良好的砂壤土栽培；培养菌枝、菌种时，菌种一定要纯；加大接菌量，抑制杂菌生长，以防天麻的块茎腐烂。天麻的采收宜在休眠期进行。冬季栽培的第二年冬季或第三年的春季采挖；春栽的当年冬季或是第二年春季采挖，收获时先取菌材，后取天麻、箭麻作药，白麻和米麻作种。

【质量评价】以块茎大、质坚实、色黄白、有鹦哥嘴、断面半透明、无空心者为佳。天麻呈椭圆形或长条形，略扁，皱缩而稍弯曲，长 3～15cm，宽 1.5～6cm，厚 0.5～2cm。表面黄白色至黄棕色，有纵皱纹及由潜伏芽排列而成的横环纹多轮，有时可见棕褐色菌索。顶端有红棕色至深棕色鹦嘴状的芽或残留茎基；另端有圆脐形疤痕。质坚硬，不易折断，断面较平坦，黄白色至淡棕色，角质样。《中国药典》规定醇溶性浸出物不得少于 15%，天麻素（$C_{13}H_{18}O_7$）和对羟基苯甲醇（$C_7H_8O_2$）的总量不得少于0.25%。

【资源供给】天麻药材多为栽培品，主产区为云南昭通市和丽江市，贵州大方、德江、施秉，湖北宜昌、恩施、房县、罗田、英山，安徽、陕西、四川、重庆、河南等地亦产。根据天麻箭杆颜色、块茎形状和含水量，天麻可分为红天麻（天麻原变型）、乌天麻、绿天麻、黄天麻和疣天麻5种变型，以红天麻、乌天麻2种变型资源最丰富。红天麻主产于我国黄河及长江流域诸省，遍及西南至东北地区。乌天麻仅分布于云南东北部及西北部、四川与贵州西部，海拔1400～3200m山地。为了防止天麻素的分解和酚类物质的酶促褐变，天麻在干燥前必须进行蒸制“断生”以杀酶保苷。天麻的主要活性成分是酚类化合物，天麻素和对羟基苯甲醇是其药材和中成药质量评价的主要指标成分。据相关文献报道，四川南川、江油、青川和云南彝良等产区天麻的天麻素和对羟基苯甲醇的总含量整体上较其他栽培区高。

据统计，2020年我国天麻种植面积稳定在40000hm^{2}左右，年产鲜天麻约100000吨（折合干品约20000吨，云南省天麻种植面积近三年来稳定在6000～6666.7hm^2，年产鲜天麻约10000吨，农业产值约30亿元。云南省内专家学者针对天麻生产全程的关键技术进行了系列研究工作，并在道地产区建立了规范化种植（GAP）示范研究基地。目前我国对天麻的年需求在20000吨以上。综合供需市场分析，天麻储备量充足，能够满足市场及企业的需求。

【资源利用】天麻为药食同源药材，它不仅被用于方剂配伍及中成药原料，还被广泛用于保健食品和食品。天麻具有平肝、熄风、止痉的功效，中医临床常用于治疗惊痫抽搐，小儿惊风，头痛眩晕、肢体麻木和风湿痹痛。《中国药典》《国家中成药标准汇编》等收录的以天麻为组方原料的中成药有两百多种。以天麻为原料开发的食品涵盖酒剂、片剂、饮料、茶剂、糖果、饼干、糕点、口服液、饮片、胶囊、丸剂、片剂、颗粒剂及调味料等产品。

天麻的果实称为天麻子，亦供药用，具有熄风、补虚、黑发的功效，作为原料制有合掌丸、绛珠膏、毓麟固本膏等中药制剂。天麻的茎秆和种子亦可药用，但临床应用较少。天麻茎秆通常被用来造纸、制造沼气和当作饲料，其提取物亦可作为保健品、食品及护肤类化妆品的添加原料。作为药食两用药材，天麻在民间被与不同食材进行配伍广泛食用，功效作用各有不同。

（张爱丽）

PPT

八、丹参

【来源】唇形科鼠尾草属植物丹参 *Salvia miltiorrhiza* Bge. 的干燥根和根茎。丹参道地产区主要分布于陕西商洛、四川中江、山东泰安、河南桐柏等地，以野生丹参品质为佳，目前以栽培为主。

【本草考证】丹参始载于《神农本草经》，列为上品。以后历代本草均有收载。《吴普本草）载：“茎华小，方如荏（即白苏）有毛，根赤，四月华紫，三月五月采根，阴干。”《本草图经》载：“二月生苗，高一尺许，茎干方棱，青色。叶生相对，如薄荷而有毛，三月开花，红紫色，似苏花。根赤大如指，长亦尺余，一苗数根。”并附有随州丹参图。《本草纲目》曰：“处处山中有之，一枝五叶，叶如野苏而尖，青色，皱皮。小花成穗如蛾形，中有细子，其根皮丹而肉紫。”结合文图，诸家本草所述的主要形态特征完全与唇形科丹参 *S. miltiorrhiza* Bge. 相符。有关丹参产地的记载始于《名医别录》“生桐柏山及太山”，桐柏山今河南南阳桐柏县境内，太山今山东泰安一带。后世诸多本草基本延续此说法。《本草图经》记述为“生桐柏山川谷及泰山，今陕西（今陕西省绝大部分地域）、河东州郡（今山西省大半地域）及随州（今湖北省的大洪山、随州、枣阳等地以及河南省桐柏县之地）亦有之”。可见至宋朝，丹参产地记载为今河南、山东、山西、湖北、陕西，相较于南朝梁代新增陕西、山西、湖北等地。明《本草品汇精要》首次提到了丹参的道地产区为“随州”。清《增订伪药条辨》载：“丹参产安徽古城者，皮色红，肉紫有纹。质燥体松，头大无芦为最佳。”可见清朝时期丹参的产区又新增了安徽。民国时期的《药物出产辨》云：“丹参产四川龙安府（四川平武县）为佳，名川丹参。”从考证来看，丹参的产地越来越广泛，其道地产区明朝时为湖北随州，至民国时期为安徽、四川。历史文献中记载的丹参产地与当今丹参的主要栽培产区（山东、四川、陕西、山西、河南、安徽等地）较为接近。

【生境与分布】丹参野生于海拔 120 ~ 1300m 的山坡、林下草地或沟边。丹参喜温和湿润气候，耐寒，适应性强，多栽培于地势向阳、土层深厚、中等肥力、排水良好的砂质壤土。分布于辽宁、河北、河南、山东、安徽、江苏、浙江、江西、湖北、四川、贵州、山西、陕西、甘肃、广西等地。

【栽培与采收】生产上，丹参的繁殖方法有种子、分根或扦插繁殖。种子繁殖：采收 6 月以后成熟的种子，不宜用陈种子，随采随播或秋季 9 月播种。北方多为春播，于 3 ~ 4 月间条播或点播。分根繁殖：南方各地多在 2 ~ 3 月，随挖随栽（华北在 3 ~ 4 月），种根应选中上段萌芽力强的部分，直径 0.7 ~ 1cm，健壮、无病虫、皮红的一年生根为好，不能用老根、细根作种。生长期中耕除草 3 次，第 1 次在返青工出苗后，苗高 6cm 时进行，第 2 次在 6 月，第 3 次在 7 ~ 8 月，封垄后不再进行。追肥结合中耕除草进行 2 ~ 3 次，第 1 次以氮肥为主，以后配施磷钾肥。遇干旱天气要灌水，雨季及时排水，以免烂根。栽培过程中还应注意防范叶斑病、菌核病、根腐病、粉纹夜蛾及棉铃虫虫害。丹参生长第二年即可采集药材。采收时间为 12 月中旬，地上部枯萎或第二年春萌发前采挖。先将地上茎叶除去，在畦一端开一深沟使参根露出。顺畦向前挖出完整的根条，防止挖断。挖出后，剪去残茎。如需条丹参，可将直径 0.8cm 以上的根条在母根处切下，顺条理齐，曝晒，不时翻动，七八成干时，扎成小把，再曝晒至干，装箱即成“条丹参”。如不分粗细。晒干去杂后装入麻袋则称统丹参。

【质量评价】以条粗壮、紫红者为佳。丹参根茎短粗，顶端有时残留茎基。根数条，长圆柱形，略弯曲，有的分枝并具须状细根，长 10 ~ 20cm，直径 0.3 ~ 1cm。表面棕红色或暗棕红色，粗糙，具纵皱纹。老根外皮疏松，多显紫棕色，常呈鳞片状剥落。质硬而脆，断面疏松，有裂隙或略平整而致密，皮部棕红色，木部灰黄色或紫褐色，导管束黄白色，呈放射状排列。气微，味微苦涩。栽培品较粗壮，直径 0.5 ~ 1.5cm。表面红棕色，具纵皱纹，外皮紧贴不易剥落。质坚实，断面较平整，略呈角质样。《中国药典》规定醇溶性浸出物不得少于 11.0%；以干燥品计，丹参含丹参酮ⅡA（$C_{19}H_{18}O_3$）、隐丹参酮（$C_{19}H_{20}O_3$）和丹参酮Ⅰ（$C_{18}H_{12}O_3$）的总量不得少于 0.25%，含丹酚酸 B（$C_{36}H_{30}O_{16}$）不得少于 3.0%。

【资源供给】丹参药用历史悠久，由于需求量大，野生资源濒临灭绝，目前市场中的丹参药材多为栽培品。其中野生丹参条短粗，多扭曲，表面红棕色，外皮较粗糙，多鳞片状，易剥落，体轻而脆；栽培品较粗壮，全体较野生品肥实，偶有分枝，表面紫红色或黄红色，有纵皱纹，皮细不宜剥落，质地坚实。野生丹参主要分布于山东、河南、陕西、四川以及安徽的滁州和全椒等地；栽培丹参主产于四川中江、德阳，山东临沂，河南卢氏，安徽亳州、太和等地。各地正品丹参药材性状差距不明显，区别也仅在于野生品和栽培品。丹参 *S. miltiorrhiza* Bge. 是《中国药典》收载中药丹参的唯一的基原植物，实则全国作丹参入药的还有白花丹参 *S. miltiorrhiza* var. *miltiorrhiza* f. alba、南丹参 *S. bowleyana* Dunn、甘西鼠尾 *S. przewalskii* Maxim.、褐毛甘西鼠尾 *S. przewalskii* var. *mandarinorum*（Diels）Stib. 和云南鼠尾草 *S. yunnanensis* C. H. Wright 等。从供给侧看，2020 年，我国丹参种植面积 15 万亩，总产量 12 万吨。全国具有 3 个以上 GAP 基地的中药品种共 11 种，其中丹参 GAP 基地数量有 10 个，排名第二，总面积 1.5 万 ~ 3.0 万亩。从需求侧看，随着国内整体人均消费水平提升，健康重视程度整体提升，丹参作为主要治疗肾脏和心脏的重要中药材，需求稳步提升，截至 2022 年我国丹参需求已近 3 万吨。

【资源利用】丹参是国家卫生健康委公布的可用于保健食品的中药，是重要大宗中药材。具有活血祛瘀、通经止痛、清心除烦、凉血消痈之功效，用于治疗胸痹心痛，脘腹胁痛，症瘕积聚，热痹疼痛，心烦不眠，月经不调，痛经经闭，疮疡肿痛。丹参以中药和中成药为主，另外保健食品等也有部分需求。国内丹参相关中成药需求较高的有复方丹参片、丹参滴丸、丹参注射液、冠心丸、脑心通胶囊和香丹注射液等产品。丹参保健品多为饮片类产品，也有胶囊、冲剂、保健茶等产品。此外，丹参地上部分资源性化学成分丰富，具有多种药理作用，如脑梗死的保护作用、抗动脉粥样硬化、抗血栓、抗氧化、改善糖尿病糖代谢紊乱、抑制癌细胞增殖等，丹参茎叶已被收录入《陕西省药材标准》（2015 年版）。丹参药渣不仅可作为一种非常规畜禽饲料使用，也是一种优质的食用菌培育基质、生物质能源和生物吸附剂等。丹参酮重提取和多糖重提取也是丹参药渣的主要资源化利用方式。

（胡　杨）

PPT

九、甘草

【来源】豆科植物甘草 *Glycyrrhiza uralensis* Fisch.、胀果甘草 *G. inflata* Bat. 或光果甘草 *G. glabra* L. 的干燥根和根茎。甘草以内蒙古、甘肃、宁夏的质量最佳，新疆产量最大，道地药材习称为“西甘草”。光果甘草产于新疆，胀果甘草产于新疆、甘肃。

【本草考证】甘草始载于《神农本草经》，列为上品。《名医别录》载：“甘草生河西川谷积沙山胶上郡。二月、八月除日采根，暴干，十日成。”《本草经集注》云：“河西上郡不复通市，今出蜀汉中，悉从汶山诸夷中来。赤皮断理，看之坚实者，是抱罕草，最佳。”抱罕乃西羌地名，即甘肃兰州、陇江、甘谷一带。宋代《本草图经》云：“春生青苗，高二尺，叶如槐叶，七月开紫花似奈，冬结实作角，子如毕豆。根长者三、四尺，粗细不定，皮赤上有横梁，梁下皆细根也。”同时附有府州（今陕西府谷）、汾州（今山西汾阳）甘草图。从历代本草对甘草原植物形态描述、绘图及药材性状“皮赤”的特点和现代植物分布来看，历代应用的甘草皆为乌拉尔甘草 *G. uralensis* Fisch。关于甘草的产地，历代本草有不同记载。唐代《千金翼方·药出州土》记载，关内道 – 岐州（今陕西岐山一带）、河东道 – 并州（今山西太原一带）、河西道 – 瓜州（今甘肃酒泉）贡甘草；《新唐书·地理志》记载：“灵州灵武郡，大都督府。土贡红蓝、甘草……”武陵郡为今宁夏武陵一带；又记载“太原府太原郡，本并州、朔州马邑郡、岷州和政郡洮州临洮郡土贡甘草”。朔州在今山西省北部，岷州为今甘肃岷县一带，洮州在今甘肃省南部。《元和郡县志》记载：“甘州或言地多甘草，故名”，甘州为今甘肃张掖地区；又“九原县，本汉之广牧旧地，其城州隋间俗谓之甘草城，今榆林府西北河套中”，河套平原为今宁夏、内蒙古、陕西的部分地区，九原县即现内蒙古杭锦旗。可见唐代甘草的产区在山西、陕西、甘肃一带，并扩展到内蒙古地区。宋代《本草图经》云：“甘草，生河西川谷积沙山及上郡，今陕西河东州郡皆有之。”《本草衍义》宋寇·宗爽云：“今出河东西界（今山西西部）。”可见当时甘草的主要来源仍为陕西、山西一带，并且府州和汾州是当时著名的甘草产区。明代《本草品汇精要》载：“山西隆庆州者最胜。”《本草蒙筌》载：“产陕西川谷。”清代以及近代对甘草产区的记载文献较多。《植物名实图考》载：“五月按兵塞外，道傍辙中，皆甘草也。”塞外指长城以北，内蒙古、甘肃等地；同时又记载其他地区亦产甘草。清·陈仁山《药物出产辨》载：“产内蒙古，俗称王爷地（内蒙阿拉善左旗）”。可见清代，东北甘草及内蒙甘草逐渐成为市场的一部分，甚至成为市场的主流。现代《中药材品种论述》记载：“甘草的质量，习惯认为以内蒙古梁外（伊盟，黄河以南的杭锦旗一带）、巴盟及甘肃、宁夏的阿拉善旗所产者最佳。综上所述，甘草最初以甘肃、陕西等地区所产为最优，唐宋时期产区扩张，增加了山西、内蒙古等产地；明清时期核心产区向北部迁移。近代以来逐步形成“梁外”（伊盟，黄河以南的杭锦旗一带）、“王爷地”（属内蒙古）、“西正”（属宁夏盐池以及周边的陕西定边等地）3 个主要道地产区。

【生境与分布】甘草生于海拔 650m 左右的河岸阶地、山坡草地，分布于我国内蒙古西部及西北地区宁夏、甘肃、陕西及新疆等地干旱区域的温带荒漠和温带草原区域，北纬 37° ~ 50°、东经 75° ~ 123°

的范围内，主要分布于内蒙古、宁夏、新疆、黑龙江等地。胀果甘草生于海拔650m左右的河岸阶地、山坡草地，主要分布于新疆、甘肃等地。光果甘草生于海拔650m左右的河岸阶地、山坡草地，分布于新疆、青海等地。三者均主要为栽培品，亦有野生。

【栽培与采收】甘草宜选土层深厚、排水良好、地下水位较低的砂质壤土栽种，土壤酸碱度以中性或微碱性为好。生产上采用种子和根状茎繁殖，以根状茎繁殖生长快。种子繁殖播前应在头年秋季进行，土地深翻0.8～1m，施入厩肥作基肥，1hm^2用量37500kg，翻后耙平、作畦，畦宽1m、高17cm，按行距30～40cm开穴条播，沟深6cm，点播行株距30cm×15cm，每穴点5～6颗，覆土后镇压。播种量1hm^2用30～45kg。甘草种子种皮质硬而厚，透气透水性差，播前最好将种皮磨破或用温水浸泡后用湿沙藏1～2个月播种。根茎繁殖于早春、晚秋采挖甘草时，选择细小的根状茎，截成12～20cm的小段，每段须有1～3芽，按行距30cm开沟；沟深10cm，株距15cm，将根状茎平摆沟内，最后覆土耙平，镇压，浇水。甘草种子繁殖3～4年可以收获，根状茎繁殖2～3年可以收获。秋季采挖，除去芦头，茎基，枝叉须根，截成适当长短的段晒至半干，打成小捆，再晒至全干。

【质量评价】以条长、皮紧绷、色红棕、质坚实、粉性足，味甜者为佳。根呈圆柱形，长25～100cm，直径0.6～3.5cm。外皮松紧不一。表面红棕色或灰棕色，具显著的纵皱纹、沟纹、皮孔及稀疏的细根痕。质坚实，断面略显纤维性，黄白色，粉性，形成层环明显，射线放射状，有的有裂隙。根茎呈圆柱形，表面有芽痕，断面中部有髓。气微，味甜而特殊。《中国药典》规定，甘草按干燥品计算，含甘草苷（$C_{21}H_{22}O_9$）不得少于0.50%，甘草酸（$C_{42}H_{62}O_{16}$）不得少于2.0%。

【资源供给】甘草主产于内蒙古、宁夏、甘肃、新疆，以内蒙古伊盟的杭锦旗一带、巴盟的橙口及甘肃、宁夏盐池、陕西定边一带所产品质最佳，目前已有人工栽培，但人工栽培因种植年限原因导致品质下降。习惯认为以内蒙古梁外（伊盟，黄河以南的杭锦旗一带）、巴盟及甘肃、宁夏的阿拉善旗所产者最佳，该地产品外皮多呈枣红色，微有光泽，粗而嫩，两头原断面中心细小的髓部稍下陷（习称“缩屁股”），质脆，易折断，粉性重，断面黄白色而鲜艳，味甜者为一等品。过去刮皮草，强调“抽沟、瓦垅、缩屁股”，表示质嫩之意。东北产者外皮发灰，纤维多，断面色灰黄，品质较次；外皮粗而铁心（心色黑）者为老甘草，质劣。宁夏盐池县是我国乌拉尔甘草的主产区之一，也是宁夏甘草资源集中分布区和历史上“西正甘草”的主产区，野生甘草集中分布区域达235.6万亩，1995年被国务院命名为“中国甘草之乡”。盐池甘草色红皮细、骨重粉足、条干顺直，甘草酸和甘草黄酮含量高，国内外市场需求量也在逐年攀升，价格不断上扬。宁夏盐池县依托当地优质的甘草资源优势，将甘草作为特色产业重点发展，先后建立万亩规模人工甘草种植基地5个，千亩规模种植示范区10个，累计发展人工甘草84.9万亩，成为全国最大的甘草种苗培育基地。甘草已成为当地农业增效、农民增收的重要途径。

光果甘草主产于新疆、青海等地，胀果甘草主产于新疆、甘肃等地。

【资源利用】甘草为药食同源药材，具有清热解毒、祛痰止咳、健脾胃、调和诸药的功效，临床用于脾胃虚弱，倦怠乏力，心悸气短，咳嗽痰多，脘腹、四肢挛急疼痛，痈肿疮毒，缓解药物毒性、烈性等。中医有“十方九草”的说法，甘草为2300余种中成药处方原料，应用于1万余种中药方剂配伍。甘草具有集香味、甜味、保健于一身的特点，是良好的天然保健食品添加剂，甘草及其提取物添加于啤酒、饮料、糖果、冰淇淋、点心、大豆蛋白、肉制品等食品中，能增强风味品质，起到保健作用。甘草中含有的果胶物质是一种植物胶，能促进胶浆形成，含有的蛋白质和多种氨基酸对皮肤、毛发有营养和保湿作用，因此甘草也是制作化妆品的重要原料之一。

（唐中华）

PPT

十、艾叶

【来源】菊科植物艾 *Artemisia argyi* Levl. et Vant. 的干燥叶。湖北蕲春的蕲艾、河南安阳的北艾、浙江宁波的海艾和河北安国的祁艾为四大名艾，即道地药材。

【本草考证】艾叶入药始载于《名医别录》，曰："艾叶，生田野。三月三日采，暴干。作煎，勿令见风。"《本草图经》曰："艾叶，旧不著所出州土，但云生田野，今处处有之。以复道者为佳，云此种灸百病尤胜，初春布地生苗，茎类蒿而叶背白，以苗短者为佳，三月三日，五月五日，采叶暴干，经陈久方可用。"《本草纲目》曰："艾叶，本草不著土产，但云生田野。宋时以汤阴复道者为佳，四明者图形。近代惟汤阴者谓之北艾，四明者谓之海艾。自成化以来，则以蕲州者为胜，用充方物，天下重之，谓之蕲艾。相传他处艾灸酒坛不能透，蕲艾一灸则直透彻为异也。此草多生山原。二月宿根生苗成丛。其茎直生，白色，高四五尺。其叶四布，状如蒿，分为五尖，桠上复有小尖，面青背白，有茸而柔厚。七八月叶间出穗如车前穗，细花，结实累累盈枝，中有细子，霜后始枯。皆以五月五日连茎刈取，暴干收叶。"根据以上所述形态、用途及附图，其原植物基本与本品相符。

【生境与分布】艾生于低海拔至中海拔地区的荒地、路旁河边及山坡等地，也见于森林草原及草原地区，局部地区为植物群落的优势种。分布广，除极干旱与高寒地区外，几乎遍及全国。蒙古国、朝鲜、俄罗斯（远东地区）也有，日本有栽培。主产于湖北、安徽、山东等省，销全国并出口。此外，全国大部分地区有产，多自产自销。

【栽培与采收】艾喜温暖湿润气候，耐旱、耐阴。以疏松肥沃、富含腐殖质的壤土栽培为宜。生产上多采用分株繁殖。3～4 月挖掘株丛，分株栽种，按行株距 33cm×3cm 开穴，每穴栽 3～4 株，填土压实，浇水。每年中耕除草、施肥 2～3 次，可结合收获后进行，一般在 5、7、9 月，施肥以人畜粪肥为主。栽培 3～4 年后，老株要重新栽种。采收加工：当年 9 月、第 2 年 6 月花未开时割取地上部分，摘取叶片嫩梢，晒干。

【质量评价】以叶厚、色青、背面灰白色、绒毛多、质柔软、香气浓郁者为佳。多皱缩、破碎，有短柄。完整叶片展平后呈卵状椭圆形，羽状深裂，裂片椭圆状披针形，边缘有不规则的粗锯齿；上表面灰绿色或深黄绿色，有稀疏的柔毛和腺点；下表面密生灰白色绒毛。质柔软。气清香，味苦。《中国药典》规定，本品按干燥品计算，含桉油精（$C_{10}H_{18}O$）不得少于 0.050%，含龙脑（$C_{10}H_{18}O$）不得少于 0.020%。

【资源供给】艾草是菊科蒿属植物，多年生草本或略成半灌木状，植株有浓烈香气。在我国除极干旱与高寒地区外，均有分布。享有"时珍故里"之称的湖北省蕲春县所产道地药材——蕲艾，全国闻名，驰名海内外。随着社会需求量的增加，农药使用过量、过度开荒、野蛮式采收等造成艾草野生资源逐渐锐减，现在市场供应有野生品和家种品，其中以野生品种为主。野生艾草开发利用 12 万吨。每年的 3～4 月为栽种期，当年 5～9 月为产新期，端午节前后采收的艾叶有效成分含量最高。家种发展迅速，近两三年，副产区如四川、贵州、陕西、云南、湖南、甘肃兴起较多，但种植规模小，且比较分散。随着艾草的产业化发展，对艾草的需求量也与日俱增。据相关调查，我国现有艾草 170 余种，被称为艾叶的同属植物有 20 多种，可谓品种繁多，蕲艾、北艾、红艾、海艾等，形态各异、株高不等。

艾草全产业链发展相对成熟，产业规模也较大，河南南阳艾草种植 20 万亩。除了传统的农户种植，通过直销或分销渠道销售艾草，以及艾草加工商生产艾制品之后再销售的商业模式以外，"政府＋公司＋合作社＋贫困户"模式成为近些年来艾草行业的主流商业模式之一，在这种模式的带动下，艾草种植、收购、加工、销售形成"一条龙"，使越来越多的贫困户实现了稳定脱贫。

【资源利用】艾叶具有温经止血、散寒止痛、外用祛湿止痒的功效。临床用于吐血，衄血，崩漏，月经过多，胎漏下血，少腹冷痛，经寒不调，宫冷不孕；外治皮肤瘙痒。醋艾炭温经止血，用于虚寒性出血。艾叶晒干捣碎得“艾绒”，制艾条供艾灸用，又可作“印泥”的原料。此外，全草作杀虫的农药或薰烟作房间消毒、杀虫药。嫩芽及幼苗作菜蔬。艾晒干粉碎成艾蒿粉，还可以作天然植物染料使用。民间认为艾草还有辟邪、招百福的作用，端午期间挂艾草于门上，相沿成习，遂成端午风俗。

（森　林）

微课　PPT

十一、石斛

【来源】兰科植物金钗石斛 *Dendrobium nobile* Lindl.、霍山石斛 *D. huoshanense* C. Z. Tang et S. J. Cheng、鼓槌石斛 *D. chrysotoxum* Lindl. 或流苏石斛 *D. fimbriatum* Hook. 的栽培品及其同属植物近似种的新鲜或干燥茎。主产于云南、浙江、广西、广东、贵州。霍山石斛是著名的十大皖药之一，以安徽霍山品质最好。

【本草考证】石斛入药始载于《神农本草经》，载：“生山谷”。魏晋《名医别录》云：“石斛，生六安（今安徽六安）山谷水傍石上”。南北朝《本草经集注》曰：“生六安山谷水旁石上。……今用石斛，出始兴（今广东韶关一带）”。唐代《新修本草》载：“今始安（今广西桂林一带）亦出……今荆襄及江左（今湖北中部、中北部及长江以南一带）又有二种”。可见石斛药材来源不一。宋代《本草图经》载：“石斛，生六安山谷水傍石上，今荆、湖、川、广州郡及温、台州亦有之，以广南者为佳”。广南为今广东、广西地区。宋代《证类本草》沿用上述记载，并附有温州石斛和春州石斛图。其中，温州石斛特征与金钗石斛 *D. nobile* 形态较为相似；而春州石斛生于石上，春州为今广东阳春县，结合形态及产地，可能为铁皮石斛 *D. officinale*。由此可知，宋代石斛产地较多，来源多样，并多以广东为优质产区。明《本草蒙筌》云：“石斛，多产六安，亦生两广”。明代《本草纲目》曰：“今蜀人栽之，呼为金钗花。耒阳（今湖南省衡阳市南部）龙石山多石斛，……以蜀中者为胜”。优质产区转至川蜀地区。《本草汇言》载：“近以温、台者为贵，谓其形似金钗之股，端美可观……蜀人呼为金钗花。今充贡者，取川地者进之”。可见明代起石斛的优质产区转移到四川、浙江等地。清代《本草纲目拾遗》首次明确记载了霍山石斛：“出江南霍山，形较钗斛细小，色黄而形曲不直……霍石斛嚼之微有浆，黏齿”，并引《百草镜》：“系出六安州及颍州府霍山县（今安徽六安市霍山县），名霍山石斛，最佳”。此特征与霍山石斛 *D. huoshanense* 相符。民国时期《本草正义》《本草药品实地之观察》也记载了多种石斛类药材的产区及品质评价，不再以川产质量为好，而以安徽、浙江、广东、广西为石斛优质产区。

【生境与分布】石斛属植物多分布在北纬 15°30′～25°12′之间，且越向北延，种类逐渐减少。石斛为多年生附生性草本植物，常附生于密林树干或岩石上，并常与苔藓植物伴生。金钗石斛分布于台湾、湖北、广东、广西、四川、贵州、云南等地，生于海拔 480～1700m 山地林中树干上或山谷岩石上。霍山石斛分布于安徽西南部（霍山）、河南西南部（南召），生于山地林中树干上和山谷岩石上。鼓槌石斛在国内主要分布于云南南部至西部，生于海拔 520～1620m 阳光充足的常绿阔叶林中树干上或疏林下岩石上。流苏石斛在国内分布于广西、贵州、云南等地，生于海拔 600～1700m 密林中树干上或山谷阴湿岩石上。

【栽培与采收】石斛的繁殖方法分为有性繁殖和无性繁殖两大类，生产上主要采用无性繁殖方法。无性繁殖有分株繁殖、扦插繁殖、高芽繁殖和离体组织培养繁殖四种方法。石斛宜在春（3～4 月）、秋（8～9 月）季栽种为好，尤以春季栽种比秋季栽种更宜。此时，适宜的温湿度、日照、雨水等条件有利于刺激石斛茎基部的腋芽迅速萌发，同时长出供幼芽吸收养分、水分的气生根，达到先根、后芽的生长目的。选生长健壮、根系发达、萌蘖多、无病虫的一年或二年生植株作种，连根挖出，视茎数多少分为若干丛，采用贴树栽种方法，将株从根部用竹钉或竹篾固定在树干上，再用牛粪泥浆抹根部及周围树皮皱纹中。若在岩石上栽培，则选阴湿树林生有苔藓的砂页岩，种在凹处或石缝里。栽种后从第2年起开始追肥，每年2次，4月和11月，用牛粪、肥泥和磷肥调匀，薄薄地敷在石斛根际周围。种植于岩石上者，应注意拔除杂草；种于树上者，要修去过密的树枝，使透光度适当。栽后2～3年即可采收，生长年限越长，茎数越多，单产越高。一年四季均可收割。新收之石斛，鲜用者，除去须根及杂质，另行保存。干用者，去根洗净，搓去薄膜状叶鞘，晒干或烘干；也可先将石斛置开水中略烫，再晒干或烘干，即为干石斛。霍山石斛、铁皮石斛等几种石斛还会经特别加工处理，缠绕在钢丝上形成螺旋形弹簧状的干品，称耳环石斛，亦即枫斗。

【质量评价】鲜石斛以青绿色、肥满多汁、嚼之有黏性者为佳。干石斛以色金黄、有光泽、质柔韧者为佳。耳环石斛以肥满、色金黄、有龙头凤尾、嚼之发黏者为佳。鲜石斛：呈圆柱形或扁圆柱形，长约30cm，直径0.4～1.2cm。表面黄绿色，光滑或有纵纹，节明显，色较深，节上有膜质叶鞘。肉质多汁，易折断。气微，味微苦而回甜，嚼之有黏性。金钗石斛：呈扁圆柱形，长20～40cm，直径0.4～0.6cm，节间长2.5～3cm。表面金黄色或黄中带绿色，有深纵沟。质硬而脆，断面较平坦而疏松。气微，味苦。霍山石斛：干条呈直条状或不规则弯曲形，长2～8cm，直径1～4mm。表面淡黄绿色至黄绿色，偶有黄褐色斑块，有细纵纹，节明显，节上有的可见残留的灰白色膜质叶鞘；一端可见茎基部残留的短须根或须根痕，另一端为茎尖，较细。质硬而脆，易折断，断面平坦，灰黄色至灰绿色，略角质状。气微，味淡，嚼之有黏性。鲜品稍肥大。肉质，易折断，断面淡黄绿色至深绿色。气微，味淡，嚼之有黏性且少有渣。枫斗呈螺旋形或弹簧状，通常为2～5个旋纹，茎拉直后性状同干条。鼓槌石斛：呈粗纺锤形，中部直径1～3cm，具3～7节。表面光滑，金黄色，有明显凸起的棱。质轻而松脆，断面海绵状。气微，味淡，嚼之有黏性。流苏石斛等呈长圆柱形，长20～150cm，直径0.4～1.2cm，节明显，节间长2～6cm。表面黄色至暗黄色，有深纵槽。质疏松，断面平坦或呈纤维性。味淡或微苦，嚼之有黏性。《中国药典》规定按干燥品计算，鼓槌石斛含毛兰素（$C_{18}H_{22}O_5$）不得少于0.030%，霍山石斛含多糖以无水葡萄糖（$C_6H_{12}O_6$）计，不得少于17.0%，金钗石斛含石斛碱（$C_{16}H_{25}NO_2$）不得少于0.40%。

【资源供给】石斛药材来源较多，均为栽培品。霍山石斛主产于安徽霍山，质量最佳。金钗石斛主产于贵州、四川等地，产量较大。道地产区霍山石斛鲜条常加工为枫斗，呈螺旋形或弹簧状，通常为2～5个旋纹，呈现“龙头凤尾”的性状。石斛中主要含有多糖、黄酮类和生物碱类成分。据相关文献报道，霍山石斛中多糖含量最高，金钗石斛中总黄酮含量最高，鼓槌石斛中有较高含量的生物碱类成分，不同石斛品种的活性成分含量差异明显。

目前，已实现规模化种植的石斛属药用植物有10余种，主要为铁皮石斛、霍山石斛、紫皮石斛、金钗石斛、鼓槌石斛等。据石斛专业委员会2021年统计，我国石斛属植物种植总面积达45.4万亩，综合产值逾500亿元。其中，铁皮石斛大棚种植9.75万亩，仿野生栽培11.55万亩，总计21.3万亩；紫皮石斛种植面积约3.6万亩，产值40亿元，主要种植地为云南保山市，90%以上在龙陵县；霍山石斛种植面积约1.1万亩，大部分在安徽霍山县，产值35亿元；金钗石斛仿野生种植面积为15.0万亩，其中贵州赤水市种植面积10.0万亩，四川泸州等地有4.5万多亩，云南种植0.5万亩，产值16.5亿元；鼓槌石斛种植面积2.0万亩，主要在云南普洱市种植；叠鞘石斛种植地主要在四川的乐山、眉山，云南的文山等地，面积为1.5万亩；其他石斛种植面积为0.5万亩。目前，贵州石斛种植面积为16.0万亩，仿野生石斛面积、产量和产值均位居全国第一。

【资源利用】石斛兼具观赏和药用价值。近20年来，石斛广泛应用于医药、养生保健品、酿酒及饮料、美容产品、食品等产业。目前，《中国药典》收录的以石斛为主药的主治胃肠道疾病的中成药有胃安胶囊、阴虚胃痛颗粒等，同时收录具有滋阴补肾、清肝明目功效的石斛夜光丸，脉络宁注射液、清睛粉等均含有石斛成分。根据国家药品监督管理部门批准的国内保健品目录和进口保健品目录，目前霍山石斛、铁皮石斛、金钗石斛、铜皮石斛和细茎石斛等均已被开发成保健食品。

（储姗姗）

PPT

十二、白术

【来源】菊科苍术属植物白术 *Atractylodes macrocephala* Koidz. 的干燥根茎。白术药材商品按产地的不同主要分为 3 种，安徽亳州产的称为亳白术，河北安国产的称为祁白术，浙江磐安产的称为浙白术，是“浙八味”“磐五味”之一。传统认为白术的道地产区是浙江磐安，品质最优。

【本草考证】“术”始载于《神农本草经》，列为上品。原无苍术、白术之分，后来才逐渐分开。《本草经集注》记载：“术乃有两种，白术叶大有毛而作桠，根甜而少膏，可作丸散用。赤术叶细无桠，根小苦而多膏可作煎用。”首次根据苍术与白术在植物形态上的不同对二者进行了区分。晋代至唐代早期的文献中“术”和“白术”并存混用，宋代本草开始区分白术和苍术，并把古籍中的“术”修订为“白术”。《本草图经》曰：“一名杨抱蓟，今呼之马蓟，然则杨抱即白术也。凡古方云术者，乃白术也。非谓今之术矣。……白术生杭、越、舒、宣州，高山岗上”，自此白术就有了不同产地差异之说。明清本草沿用《本草图经》风格，以白术的产地、形态特征、加工方式命名。明《本草蒙筌》把白术分为浙术（俗呼云头术）、歙术（俗呼狗头术）。《绍兴府志》云：“白术，新昌多。”表明在明代已栽种白术，其产地为浙江一带。明《本草纲目》曰：“白术，桴蓟也，吴越有之。人多取其根栽莳，一年即稠。嫩苗可茹，叶稍大而有毛。根如指大，状如鼓槌，亦有大如拳者。”所述均与今用之白术相符。清《本草纲目拾遗》较为详细地记载了杭州周边的小和山、翁家山和仙居、青田等县所产的白术。《本草从新》亦言：“产于潜者最佳，今甚难得……种白术，产浙江台州、烟山。”台州、烟山即今新昌、磐安、天台交界的彩烟山、天台山一带。”民国时期陈仁山《药物出产辨》云：“白术产于浙江宁波府。”《增订伪药条辨》云：“白术种类甚多，云术肥大气壅，台术条细力薄，宁国狗头术，皮赤稍大……当以浙江于潜野生者，名于术，为第一。”可见，浙江磐安为白术道地产区。

【生境与分布】白术产区属亚热带气候，气候温和湿润，四季分明。夏初雨热同步，而盛夏多晴热，秋冬光温互补，灾害性天气较多。年平均日照时数 1900 小时，年平均气温 16.6℃，年平均降水量 1500mm，无霜期 240 天。野生白术多分布于浙江和皖南地区，生于海拔 1000～1800m 的山区丘陵、林地及灌木林中。家种白术多分布于江西、湖南等地区，栽培于海拔 300～600m 玄武岩发育而成的红黄壤土为佳。白术道地产区是以浙江绍兴（新昌、嵊州）、金华（磐安、东阳、武义）、台州天台、杭州临安为中心，包括浙东丘陵低山小区、浙中丘陵盆地小区、浙西北丘陵山地小区等周边地区。

【栽培与采收】白术用种子繁殖。生产上主要采用育苗移栽法。3 月下旬至 4 月上旬，选择籽粒饱满、无病虫害的新种，在 30℃的温水中浸泡 1 天后，捞出催芽播种，采用条播或撒播的形式育苗。当年冬季至第二年春季即可移植。以当年不抽叶开花，主芽健壮，根茎小而整齐，杏核大者为佳。宜选地势高燥稍有倾斜的坡地，土层深厚、疏松肥沃、排水良好的砂质壤土栽培为宜，忌连作，最好在新垦地上栽种。种过的地块隔 5 年以上才能再作，否则易发病。前作以禾本科作物为好，不能与易发生白绢病的十字花科、茄科等作物轮作。白术栽种当年的 10 月下旬至 11 月中旬，白术茎叶开始枯萎时采收。采收时，挖出根茎，剪去茎秆，运回加工。烘干时，初用猛火，温度在 90～100℃之间，出现水汽时降温至 60～70℃，2～3 小时上下翻动一次，须根干燥时取出闷堆“发汗”7～10 天，再烘至全干，并将残茎和须根搓去。产品以个大肉厚、无高脚茎、无须根、坚固不空心、断面色黄白、香气浓郁者为佳。一般

$667m^2$产干货200～400kg，折干率30%。

【质量评价】以个大、质坚实、断面黄白色、香气浓者为佳。白术为不规则的肥厚团块，长3～13cm，直径1.5～7cm。表面灰黄色或灰棕色，有瘤状突起及断续的纵皱和沟纹，并有须根痕，顶端有残留茎基和芽痕。质坚硬不易折断，断面不平坦，黄白色至淡棕色，有棕黄色的点状油室散在；烘干者断面角质样，色较深或有裂隙。气清香，味甘、微辛，嚼之略带黏性。

【资源供给】白术有野生和家种两种，野生白术主要包括于术、浙术、徽术等，家种白术主要包括江西术、平江术等。有研究表明，浙产白术中的白术内酯类成分、姜黄烯的含量高于其他产区，说明浙白术品质佳。白术为大宗品种，年需求量1万多吨。据统计，2019年供应量达到2万吨左右，2020年新货产量在15000吨以上，2021年新货产量在9000吨左右。磐安县GAP基地建设推动了白术的发展，也提升了其产量和质量。磐安白术外形似蛙（俗称“蛙术”），为白术中的精品，常年种植面积1.8万亩，年产量3000多吨，约占全国总产量的30%，有“全国白术，磐安四成”之说。浙白术外观黄亮、个大、肉肥、结实沉重、气清香，质量上乘。其主产区均采用烘干加工，所得商品为“烘术”或“炕术”。

【资源利用】白术具有补气健脾、燥湿利水、止汗、安胎等功效。主治脾气虚弱，神疲乏力，食少腹胀，大便溏薄，水饮内停，小便不利，水肿，痰饮眩晕，湿痹酸痛，气虚自汗，胎动不安。白术根茎的挥发油主要成分为苍术酮、苍术醇、白术内酯等，对治疗肝硬化腹水、原发性肝癌、美尼尔氏综合征、慢性腰痛、急性肠炎及白细胞减少症等有一定疗效。白术是补脾益气之要药，临床多以复方应用，是四君子汤、参苓白术散等传统方剂的重要组成部分。白术除了医疗配方用药外，也是参苓白术丸、保儿宁糖浆、安胎丸等40多种中成药制剂的重要原料，并有散剂、丸剂、片剂、口服液等多种剂型。白术是国家卫健委公布的可用于保健食品的中药，被国内外医药、保健品生产企业广泛应用，如韩国和日本的美容护肤品中大量使用白术。产于湖北省恩施土家族苗族自治州咸丰县的白术也是道地药材，是白术品种中唯一的国家地理标志保护产品。白术须根、叶中苍术酮相对含量有较高水平，在以白术挥发性成分为主要药效成分时，白术须根可考虑代替主根入药。白术叶挥发油主要成分为萜烯类化合物，大根香叶烯D的相对含量最高，可应用于艾草精油等相关产品的制作，也可作为趋避剂的天然先导物。D－柠檬烯在白术叶中也有较高的相对含量，具有显著的抗肿瘤、抑菌消炎的活性，在食品领域常用于食品添加剂。在农药方面，白术可应用于天然抗虫药、除草剂。

（胡　杨）

白芷田间

PPT

十三、白芷

【来源】伞形科植物白芷 *Angelica dahurica*（Fisch. ex Hoffm.）Benth. et Hook. f. 或杭白芷 *A. dahurica*（Fisch. ex Hoffm.）Benth. et Hook. f. var. *formosana*（Boiss.）Shan et Yuan 的干燥根。商品白芷分川、杭、祁、禹四大产区，川白芷道地产区为四川省遂宁市及周边安岳、南充、大足等地，杭白芷主产于浙江省杭州、宁波、金华等地及其周边地区，祁白芷主产于河北省安国、定州、晋州等地，禹白芷主产于河南省禹州、长葛等地。

【本草考证】白芷一词最早见于《离骚》，“有辟芷、有芳芷、有白芷、白茝、有芳香”等记载，但未注明是否药用。白芷药用一般认为始载于《神农本草经》，据王梦月等考证认为始载于《五十二病方》。《本草图经》载：“白芷，今所在有之，吴地尤多。根长尺余，白色，粗细不等。枝杆去地五寸已上。春生叶，相对婆娑，紫色，阔三指许。花白微黄，入伏后结子，立秋后苗枯。”并附“泽州白芷”图。“吴地”即今浙江及江苏南部，“泽州”为今山西晋城一带。《本草衍义》载：“出吴地者良”。上述本草所载产地、形态特征及附图，与今所用的杭白芷、祁白芷原植物相近。明代《本草乘雅半偈》

载："所在有之，吴地尤多，近钱唐宽桥亦种蔚矣"；《本草品汇精要》载："道地泽州，吴地尤胜"，由此可见，明以前杭白芷就是白芷的道地药材。《遂宁白芷志》记载明朝时期，有遂州（今四川遂宁）人从浙江带回白芷种籽试种并推广，由于气候、土壤等适宜，栽培技术逐步完善，白芷品质渐入佳境。到20世纪80年代初，白芷在四川得到大力发展，所种植的白芷习惯上称为川白芷。

【生境与分布】白芷分布于我国东北、华北、江南及川渝等地，野生于林下、林缘、溪旁、灌丛、山谷草地。杭白芷多栽培于浙江、湖南、湖北、江西、江苏、安徽及南方一些省区，川白芷多栽培于四川盆地中央丘陵平原区，祁白芷主要栽培于河北安国，禹白芷主要栽培于河南长葛、禹州，北方的一些省区亦有栽培。

【栽培与采收】白芷喜温暖湿润气候，怕高温，能耐寒。宜种植于地势平坦、土层深厚、土壤肥沃、质地松软、排水良好的砂质壤土上。播种方式、播种期及施肥等是白芷产量和品质形成的重要影响因素。白芷移栽苗易产生根分叉，宜采用种子直播繁殖。夏季采挖后，选健壮无病、根型好的白芷植株按1.0m×1.0m稀植，加强水肥管理，摘除顶生及细弱的花序，果实由绿色变为黄白色时采收，置通风处晾干，不可曝晒。当年留种当年播种，陈种发芽率较差。白芷为绿体春化植物，播种过早会提高早期抽薹率。白芷播种量一般为0.75～1.5kg/666.7m^2，出苗后配合间苗，及时拔除过弱及早抽薹白芷。适宜的N、P、K肥的配施有利于川白芷产量和品质的形成。秋播白芷于第二年8月下旬叶片黄枯时采挖，春播白芷则在当年10月中下旬叶黄枯时采挖。除去须根和泥沙，晒干或低温烘干。

【质量评价】以独支、条粗壮、质硬、体重、粉性足、香气浓郁者为佳。白芷药材呈长圆锥形，长10～25cm，直径1.5～2.5cm。表面灰棕色或黄棕色，根头部钝四棱形或近圆形，具纵皱纹、支根痕及皮孔样的横向突起，有的排列成四纵行。顶端有凹陷的茎痕。质坚实，断面白色或灰白色，粉性，形成层环棕色，近方形或近圆形，皮部散有多数棕色油点。气芳香，味辛、微苦。《中国药典》规定白芷浸出物用稀乙醇作溶剂，不得少于15.0%；按干燥品计算，含欧前胡素（$C_{16}H_{14}O_4$）不得少于0.080%。

【资源供给】白芷栽培历史较长，栽培技术较为成熟，全国很多地方都有种植，浙江（杭白芷）、四川（川白芷）、河南（禹白芷）、河北（祁白芷）为四大传统产区。目前，市场上的白芷商品以川白芷、禹白芷和祁白芷为主。川白芷主产于四川遂宁、重庆大足、江津等地区，品质较优。近年来，以安徽、山东等为代表的新产区后发优势明显；除此之外，湖南、湖北、江苏、福建、陕西、青海、贵州等地也有少量种植。据统计，白芷年需求量约2万吨，其中药厂投料约7000吨，饮片等约5000吨，火锅底料、香料等约10000吨。2006年起，四川省在遂宁市船山区、射洪、蓬溪等地建立了GAP基地。2020年遂宁地区白芷种植规模约600hm^2，年产量约4000吨。

【资源利用】白芷为药食同源药材，它不仅被用于方剂配伍及中成药原料，还被广泛用于食品、香料等。白芷具有解表散寒、祛风止痛、宣通鼻窍、燥湿止带、消肿排脓等功效，用于治疗感冒头痛、眉棱骨痛、鼻塞流涕、鼻鼽、鼻渊、牙痛、带下、疮疡肿痛等。组方中含有白芷的中成药有藿香正气水/口服液、加味藿香正气丸和感冒清热颗粒、都梁丸、通窍鼻炎片等500余种。在食品与香料方面，白芷因含有大量芳香类物质，有"植物麝香"之美称，被广泛应用于香料、食品佐使、调味品以及卤料等。白芷尚含具有抑制微生物群体效应而发挥抑菌作用的发卡二醇、香豆素等，四川产地有用白芷防止泡菜杂菌"生花"的习惯。传统上，白芷应用于美白等护肤产品，美容护肤古方中，白芷的使用频次最高，近年来因发现白芷中含有光敏物质而被禁用于化妆品。研究表明白芷不同提取部位美白活性差异较大，对其美白活性成分的分离提纯有待进一步的研究。

（侯　凯）

十四、地黄

PPT

【来源】玄参科植物地黄 *Rehmannia glutinosa* Libosch. 的新鲜或干燥块根。鲜用，习称“鲜地黄”；将地黄烘焙至内部颜色变黑、质地柔软，外皮变硬，习称“生地黄”。以道地产区河南“古怀庆府”一带的怀庆地黄栽培历史最悠久，产量最高，品质最佳，是著名“四大怀药”之一。

【本草考证】地黄始载于《神农本草经》。《本草图经》曰：“二月生叶，布地便出似车前，叶上有皱纹而不光，高者及尺余，低者三四寸。其花似油麻花而红紫色，亦有黄花者。其实作房如连翘，子甚细而沙褐色。根如人手指，通黄色，粗细长短不常，二月、八月采根。”《本草衍义》云：“叶如甘露子，花如脂麻花，但有细斑点，北人谓之牛奶子，花、茎有微细短白毛。”《本草纲目》载：“地黄初生塌地。叶如山白菜而毛濇，叶面深青色，又似小芥叶而颇厚，不叉丫。叶中撺茎，上有细毛。茎稍开小筒子花，红黄色，结实如小麦粒。根长三四寸，细如手指，皮赤黄色，如羊根及胡萝卜根。”上述本草记载及《本草纲目》附图与现今所用地黄原植物基本一致。所述根细如手指者，系指野生品。有关地黄产地的记载，《名医别录》云：“生咸阳川泽黄土地者佳”。《本草经集注》中指出：“生渭城者乃有子实……中间以彭城干地黄最好，次历阳，今用江宁板桥者为胜”（彭城即江苏徐州，历阳即安徽和县，江宁板桥即南京板桥）。唐《新修本草》中关于地黄的描述与《本草经集注》相同。宋代《本草图经》记载：“地黄，生成阳川泽，黄土地者佳，今处处有之，以同州为上……出同州，光润而甘美。南方不复识”（同州即陕西渭南市大荔县）。可见地黄在宋朝已成为广泛使用的药材，优质地黄产区逐渐被认同。至明代中期，怀庆开始成为主要产区。明《本草品汇精要》记载：“今怀庆者为胜”。明代《本草蒙筌》记载：“地产南北相殊，药力大小悬隔。江浙种者，受南方阳气，质虽光润力微；怀庆生者，禀北方纯阴，皮有疙瘩力大”。可以看出，药用地黄分南北，且药效存在差异。明代李时珍所著《本草纲目》指出：“今人惟以怀庆地黄为上，亦各处随时兴废不同尔”。清代延续了怀地黄作为道地药材的认知。《本草述钩元》提到：“产怀庆者，皮有磊珂而力大；江浙壤地者，质虽光润，力微不及”。《植物名实图考》指出：“地黄旧时生咸阳，历城，金陵，同州。其为怀庆之产，自明始，今则以一邑供天下矣”。《本草便读》记载：“地黄出怀庆者佳。今河南河内等处皆种之。”以上本草学论著，均唯“怀庆产地黄”为优。怀庆作为地黄道地产区的认知沿用至今。进入近现代时期，地黄产地发生变化，主要在北方，质量以河南所产为最佳，产量则以山西所产最大。在南方地区地黄也有产出，但基本以野生的鲜地黄为主要用药来源，且质量也无法与北方所产的地黄相比。

【生境与分布】野生地黄通常生长于海拔 50 ~ 1100m 的荒山坡、各种山脚以及日常的墙角、路边等。适宜在阳光充足，深厚、疏松、肥沃的中性砂质土层栽培。主要分布于河南、河北、山东、陕西、山西、甘肃等省区。目前已形成了以黄河中下游沿岸为中心的地黄主产区，其中以河南焦作市温县、武陟、沁阳、孟州、博爱、修武等所产者为道地。

【栽培与采收】地黄分春种和夏种，一般春地黄较多，夏种大部分是为了繁殖栽培用种。春种，结合冬耕亩施粗肥 3000 ~ 5000kg、饼肥 150kg 作底肥，第二年春前浇水，耙后平整修埂保墒。选上年新繁殖的地黄，直径 1.5 ~ 2cm。截成 3cm 长的小段，用 50% 多菌灵 800 倍液或甲基托布津 1000 倍液浸 15 ~ 20 分钟，捞出晾干待种。一般春地黄 4 月上旬种植，地黄最好埂栽（也可畦栽），这样既利于生长期排灌，又利于后期加大温差而增大增重根块。一般每埂双行，平均行距 45 ~ 50cm、株距 45cm。种植时，先在埂上开沟。按株距将栽培种平摆于沟内，然后覆土。密度根据不同品种叶面展开的大小而定，如北京一号应为 6000 株/亩，而温县农科所培育的“85 - 5”应为 5510 株/亩。地黄生长过程分为 4 个时期，分别为苗期、大根拉长期、块根膨大期、增重期，前 3 个时期是田间管理的主要时期。地黄最佳收获期为 10 月底至 11 月初。采挖，除去芦头、须根及泥沙，鲜用；或将地黄烘焙至内部颜色变黑、质地柔软，外皮变硬。随收随加工，初加工的方法一般采用火焙烘干法。上焙前将鲜地黄按大小分级，便于掌握火候。初焙要小火，翻后要大火，无水分（或硬心）时要小火（以防焙“吹”而影响品质）。焙成干货为生地，加酒反复蒸晒则成熟地，即可药用。

【质量评价】鲜地黄地条粗长直者为佳。干地黄以块大、体重、浸出断面乌黑油润、味甘者为佳。鲜地黄：呈纺锤形或条状，长8～24cm，直径2～9cm。外皮薄，表面浅红黄色，具弯曲的纵皱纹、芽痕、横长皮孔及不规则疤痕。肉质，易断，断面皮部淡黄白色，可见橘红色油点，木部黄白色，导管呈放射状排列。气微，味微甜、微苦。生地黄：多呈不规则的团块状或长圆形，中间膨大，两端稍细，有的细小，长条状，稍扁而扭曲，长6～12cm，直径3～6cm。表面棕黑色或棕灰色，极皱缩，具不规则的横曲纹。体重，质较软而韧，不易折断，断面棕黑色或乌黑色，有光泽，具黏性。无臭，味微甜。《中国药典》规定照水溶性浸出物测定法项下的冷浸法测定，不得少于65.0%；含梓醇（$C_{15}H_{22}O_{10}$）不得少于0.20%，含地黄苷D（$C_{27}H_{42}O_{20}$）不得少于0.10%。

【资源供给】地黄多为栽培品，分布于河南、山西、陕西和山东四省的黄河滩两岸。近10年来，宁夏、河北和甘肃等地亦有引种。其中河南的武陟、温县、孟州、沁阳、博爱等，山西的河津、芮城、永济、襄汾、洪洞等，山东成武、定陶、菏泽等和陕西耀州区的种植规模较大。

地黄主要集中在河南武陟、山西襄汾两地加工与集散，河南和山西产量相差不大，总计占全国产量的80%左右。受高价刺激，地黄近两年生产恢复较快，2021年产量18654吨，2022年产量28650吨。近10年来，一些国内知名制药企业为满足产品所需，在道地产区建立了规模不等的规范化种植（GAP）示范研究基地。

【资源利用】鲜地黄具有清热生津、凉血、止血的功效，临床用于热病伤阴、舌绛烦渴、温毒发斑、吐血、衄血、咽喉肿痛。生地黄具有清热凉血、养阴生津的功效，临床用于热入营血、温毒发斑、吐血衄血、热病伤阴、舌绛烦渴、津伤便秘、阴虚发热、骨蒸劳热、内热消渴。地黄自古以来就是中医常用药，是六味地黄丸、知柏地黄丸、麦味地黄丸等中成药的主要原料药。九芝堂、同仁堂等众多厂家均有需求且用量较大，每年的需求量在2.6万吨左右，是40种常用中药材品种之一。地黄性味平和，刺激性小，含有多种营养成分，并有抗菌消炎等作用，所以应用于化妆品时，可制成供儿童及婴幼儿使用的药物花露水、沐浴液、洁肤液等。此外，地黄还可用于发用化妆品如洗发香波、止痒头油等。在保健食品方面，目前已研究开发出含地黄的清凉滋补饮料、啤酒、地黄精、地黄茶、鲜地黄腌制的十香地黄菜、地黄罐头等。

地黄的地上部分长期以来均弃之不用，经测算，鲜地黄地上部分（主要为叶）约占全株鲜重的1/3。从鲜地黄叶中分离出的成分与鲜根中成分类似。地黄叶为中成药地黄叶总苷胶囊的原料，成品具有滋阴补肾、凉血活血、摄精血之功效。因此，地上部分有进一步开发利用的价值。

（郑开颜）

PPT

十五、当归

【来源】伞形科植物当归 *Angelica sinensis* (Oliv.) Diels 的干燥根。当归主产区为甘肃，甘肃省岷县及其周边地区所产的当归为著名的道地药材，称西当归或岷当归。云南省滇西北地区的大理、丽江、迪庆、怒江以及其他高寒冷凉地区所产的当归为云南省道地药材，称云当归或云归。此外，当归的商品药材中，四川省平武县、宝兴县等地所产药材称为川归，湖北省恩施州所产药材称为窑归。

【本草考证】当归始载于东汉《神农本草经》，谓：“当归，味甘，温。……生川谷”。《名医别录》云：“生陇西川谷”。南北朝《本草经集注》云：“今陇西四阳黑水当归，多肉少枝，气香，名马尾当归，稍难得。西川北部当归，多根枝而细。历阳所出者，色白而气味薄，不相似，呼为草当归，阙少时乃用之。方家有云真当归，正谓此有好恶故也”。四阳、历阳指今甘肃省渭源县；黑水指今甘肃省武山县黑水峡附近，靠近武城与冀县的小落门。《新修本草》云：“今出当州、宕州、翼州、松州。宕州最良。细茎者名蚕头当归。大叶者名马尾当归。今用多是马尾当归，蚕头者不如此，不复用。陶称历阳者，是蚕头当归也”。当州即今四川省松潘县叠溪营西北，宕州即今甘肃省宕昌县，冀州即今四川省松潘县叠溪营西，松州即今四川省松潘县。《本草图经》云：“生陇西川谷，今川蜀、陕西诸郡及江宁府、滁州皆有之，以蜀中者为胜”；并附有“文州当归”及“滁州当归”图两幅，所附“文州当归”图与现用当归原植物特征一致，但所附“滁州当归”图似为紫花前胡。《本草纲目》云：“时珍曰：今陕、蜀、秦州、汶州诸处人多栽莳为货。以秦归头圆尾多色紫气香肥润者，名马尾归，最胜他处。头大尾粗色白坚枯者，为镵头归，止宜入发散药尔。”《本草求真》云：“秦产（秦州、汶州所出）头圆尾多，色紫气香肥润，名马尾当归，其性力柔善补。川产尾粗坚枯，名镵头当归，其性力刚善攻，只宜发散”。综上所述，历代本草所用当归以沿岷山山脉的甘、川两省为优，尤以陇西（今甘肃）产者质量最好。

【生境与分布】当归为低温长日照作物，喜高寒、凉爽、湿润的气候，适宜栽培于平均相对湿度为65%～80%、全年平均日照时长为1380～2650小时、年平均气温为3.3～12.8℃、年降水量500～1250mm、海拔1500～3000m的高寒山区及高原平坦牧场地带。栽培资源主要分布于甘肃、云南、四川、青海、陕西、湖北等地。

【栽培与采收】当归一般采用种子繁殖，分为直播和育苗移栽两种方式。直播分为春播、秋播和冬播三种。秋播有更长的生长期，抽薹晚，栽培技术简单、成本低，为生产中的常用方式。在海拔高（1700m以上）的地区，7月下旬至8月上旬播种；海拔低（1700m以下）的地区，8月中旬至9月上旬播种。直播方法分为穴播和条播，以穴播为好。穴播时，作畦，畦上按梅花形开穴，深3～5cm，每穴播种约10粒；条播时，畦面按沟距30cm开横沟，深3～5cm，将种子均匀播入沟内。育苗移栽一般于5月下旬选择成熟度好且纯度较高的头年生种子，25～30℃温水中浸种24小时，取出晒干后按1∶10比例拌入草木灰，撒播时将种子均匀地撒在苗床上，条播时按行距20cm开横沟，沟深3～5cm，在畦沟均匀撒入种子，均需覆盖细土及干禾草保温保墒。待长出3片真叶时按株距约1cm间苗。温度为5℃，地上叶枯黄时起苗，扎把，堆藏或窖藏。

当归移栽分为春栽和冬栽两种。各地海拔、气温不同，又有挖窝栽苗、穴栽和沟栽等方式。挖窝栽苗时窝距30cm，行距36cm，每窝栽苗2～3株。穴栽时按行株距33cm×27cm交错挖窝栽苗，窝深18～21cm，窝径12～15cm，每窝放大、中、小苗各一株。沟栽时在畦面上横向开沟，沟距40cm，深15cm，按3～5cm的株距大、中、小相间摆于沟内。栽植时根应舒展，稍填土压紧后，再施入厩肥，用细土覆盖以防晚霜冻害。5月进行第一次中耕除草，早除浅除；6月第二次除草，除深除净，并培土；苗高25cm时第三次中耕除草。第二、第三次除草时，拔除抽薹植株，增施饼肥、硝酸铵或尿素等。

当归一般生长2～3年，移栽定植的于当年采收，种子直播的于第二年采收。10月中下旬植株枯萎，叶片发黄时即可采挖。采收前，割取植株地上的茎叶，在阳光下曝晒几天，蒸发土壤中水分，方便采挖。采挖时要尽量保证根部的完整，挖起后将当归晾晒在地面半天，除尽泥土，运回进行加工。

【质量评价】以主根粗长、油润、外皮色黄棕、断面色黄白、气味浓郁者为佳。当归略呈圆柱形，下部有支根3～5条或更多，长15～25cm。表面浅棕色至棕褐色，具纵皱纹和横长皮孔样突起。根头（归头）直径1.5～4cm，具环纹，上端圆钝，或具数个明显突出的根茎痕，有紫色或黄绿色的茎和叶鞘的残基；主根（归身）表面凹凸不平；支根（归尾）直径0.3～1cm，上粗下细，多扭曲，有少数须根痕。质柔韧，断面黄白色或淡黄棕色，皮部厚，有裂隙和多数棕色点状分泌腔，木部色较淡，形成层环黄棕色。有浓郁的香气，味甘、辛、微苦。柴性大、干枯无油或断面呈绿褐色者不可供药用。《中国药典》规定当归含挥发油不得少于 0.4%（ml/g）；按干燥品计算，含阿魏酸（$C_{10}H_{10}O_4$）不得少于 0.050%。

【资源供给】现在市场上流通的当归药材多为栽培品，按照产区常分为岷归、窑归、川归、云归 4 种商品类型。甘肃栽培当归约有 1700 多年的历史，为当归的主产区，主产地为岷县、宕昌、漳县、渭源等地，因其油性大、香味浓、质量好、药用价值高于其他产区的当归，被誉为“岷归”，在国内外市场上享有很高的声誉，深受消费者青睐；据统计，岷县及其周边区域的当归产量已占全国的 80% 以上。湖北恩施地区的当归栽培历史也有几百年，因其主产于恩施市红土乡石灰窑一带，且其药材在当地传统、独特的加工工艺下制作而成，具有“皮色橙黄、肉质乳白、柔软芳香、横切面有菊花纹心”等特点而被称为石窑当归，习称“窑归”；窑归种植历史悠久，是恩施的特色传统道地药材之一，其补血效果尤为卓著，被誉为“归中上品”，为历代医家所推崇；现代研究表明，窑归为优质天然富硒当归，精氨酸含量高，且当归多糖含量为全国之冠；在巴东、神农架林区、鹤峰、利川等县区也有栽培，但面积相对较小，多为自产自销于当地的市场。四川的九寨沟、平武、宝兴、汉源等地也广泛栽培，称“川归”，因其生长环境下具有挥发油含量较低而非挥发性结晶性成分如糖、淀粉等组分高的特征，又有“尾粗坚枯”“力刚善攻”等特点。“云归”，云南于 1910 年从甘肃引进当归种子在鹤庆县马厂、新丰、安乐等村试种成功，后逐步扩大到整个滇西北栽培，目前在维西、德钦、丽江、兰坪、宁蒗、中甸、沾益等地均有栽培，商品质量较好，归头较大，较为畅销，目前稳定在 3 万亩左右。其中通过国家认证的当归 GAP 基地有 3 个：甘肃岷县、宕昌县及云南沾益县。

【资源利用】当归为“群药之首”，“治补两益”，具有补血活血、调经止痛、润肠通便等作用，用于血虚萎黄、眩晕心悸、月经不调、经闭痛经、虚寒腹痛、风湿痹痛、跌扑损伤、痈疽疮疡、肠燥便秘。当归更有“十方九归”之称。据统计，以当归或其炮制品为原料的产品有 1398 种，《中国药典》（一部）中含当归的中成药共计 289 种，具有产品种类多且数量大、剂型丰富、功效多样、应用范围广的特点，如中成药剂型有内服的丸剂、胶囊剂、片剂，外用的贴膏剂以及极少数搽剂、湿敷剂等 20 种以上。当归作为药食同源药材，民间早有用当归煮饭的习惯。当归作为食品添加剂，有改善食品结构及调味作用，如当归多糖饮料、当归酒、当归饼干等。当归也被开发用于面部、牙齿及护发产品，如当归人参洗剂能防止脱发，当归复方制剂的化妆品能治黄褐斑、色素沉着等。当归中含有大量的挥发油成分，开发利用价值大。当归亦是三大西藏传统手工产品之一的藏香的原材料之一。此外，当归还可作为工艺品，如当归药枕、干花工艺品、盆景等，深受人们喜爱。

（张　岗）

PPT

十六、肉苁蓉

【来源】列当科植物肉苁蓉 *Cistanche deserticola* Y. C. Ma 或管花肉苁蓉 *C. tubulosa*（Schenk）Wight 的干燥带鳞叶的肉质茎。主要分布于内蒙古、甘肃、新疆、青海等地，主产于阿拉善平原、柴达木盆地、诺敏戈壁、哈顺戈壁、塔里木盆地东部和准噶尔盆地，内蒙古南部的梭梭荒漠中。

【本草考证】肉苁蓉始载于《神农本草经》，云：“味甘、微温。主五劳七伤，补中，除茎中寒热痛，养五脏，强阴，益精气，多子，妇人症瘕。久服轻身。生山谷。”《名医别录》载：“生河西（今陕西、甘肃一带）及代郡（今河北蔚县）、雁门（今山西代县），五月五日采，阴干。”产地及采收时期与今肉苁蓉属植物相符。陶弘景曰：“代郡、雁门属并州（今山西大部，内蒙古、河北的一部分及陕西北部）、河南（今甘肃西南部黄河以南地区）间至多。今第一出陇西（今甘肃临洮县南），形扁广，柔润，多花而味甘。次出北国者，形短而少花。巴东建平间亦有，而不知也。”《吴普本草》载：“生河西山阴地，长三四寸丛生，或代郡、雁门，二月至八月采"，其产地与今肉苁蓉、盐生肉苁蓉的产地接近，而"长三四寸""丛生"等特征则与盐生肉苁蓉更为接近。《本草图经》曰："今陕西州郡多有之，然不及西羌界（今陕西、甘肃一带）中来者，肉厚而力紧……苗下有一细扁根，长尺余，三月采根。"李时珍说："此物补而不峻，故有苁蓉之号"。

【生境与分布】肉苁蓉为寄生植物，生于梭梭荒漠的沙丘，海拔 225 ~ 1150m。寄生在梭梭 *Haloxylon ammodedron*（C. A. Mey.）Bunge 和白梭 *H. persicum* Bunge ex Boiss. Et Buhse 的灌木根上。寄主植物决定了肉苁蓉资源的分布，主要分布于内蒙古、新疆、甘肃和宁夏一带。管花肉苁蓉为新疆地区的特有品种，主产于民丰、皮山、于田、且末、和田、阿克苏等地。

【栽培与采收】肉苁蓉喜生于干旱少雨气候，具有抗逆性强、耐干旱、喜长时间日照的特性，多生于荒漠区，轻度盐渍化，地下水位较高的固定或半固定的沙地、沙丘、湖盆低地、盐化沙地。生产上，肉苁蓉采用种子繁殖。可选沙土或半流沙沙漠地带，适宜寄主梭梭生长，利用天然梭梭林较集中的沙漠地，或培育人工梭梭林，在梭梭林东侧或东南侧方向 50 ~ 80cm 处挖苗床，苗床大小不等，长 1 ~ 2m，宽 1m 左右，深 50 ~ 80cm，或寄生密集处，可挖一条大苗床沟围绕许多株寄主，将种子穴播于苗床上，施骆驼粪、牛羊粪等，覆土 30 ~ 40cm，上面留沟或苗床坑，以便浇水，播种后保持苗床湿润，诱导寄主根延伸至苗床上，春、秋播种，2 年间部分床内即有肉苁蓉寄生，少数出土生长，大部分在 2 ~ 4 年内出土，开花结实。沙漠风大，注意对被风吹裸露的寄主根，进行培土或用树枝围在寄主根附近防风，苗床要经常浇水保墒，除掉其他植物。肉苁蓉 5 月开花时，进行人工授粉，提高结实率，果期 6 ~ 8 月。病害有白粉病，可用 BO - 10 生物制剂 300 倍液或 25% 粉锈宁 4000 倍液喷雾防治；根腐病，可松土，发生期用 50% 多菌灵 1000 倍液灌根。虫害有种蝇，可用 90% 敌百虫 800 倍液或 40% 乐果乳油 1000 倍液喷雾或浇灌根部。大沙鼠可用磷化锌或大隆毒饵于洞外诱杀。

肉苁蓉分春秋两季采收，以春季清明至夏季采收为好。最好在鳞茎刚露出地面时为宜，这是由于鳞茎出土后开花，逐渐木质化，变成中空，影响质量。将根茎采挖后，通常置沙地上，使其在沙土中半埋半露，这样较单纯曝晒干得快，此法所得产品称为"甜大芸"或"淡大芸"。秋季采挖者条肥壮，水分大，不易干燥，故多投入当地天然盐湖中进行腌制，以防腐烂，一般腌制 1 ~ 3 年，称"咸大芸"或"盐大芸"。

【质量评价】以条粗壮、密生鳞叶、质柔润者为佳。肉苁蓉：呈扁圆柱形，稍弯曲，长 3 ~ 15cm，直径 2 ~ 8cm。表面棕褐色或灰棕色，密被覆瓦状排列的肉质鳞叶，通常鳞叶先端已断。体重，质硬，微有柔性，不易折断，断面棕褐色，有淡棕色点状维管束，排列成波状环纹。气微，味甜、微苦。盐苁蓉形状不整齐，黑褐色，质较软，外面带有盐霜，断面黑色，味咸。管花肉苁蓉：呈类纺锤形、扁纺锤形或扁柱形，稍弯曲，长 5 ~ 25cm，直径 2.5 ~ 9cm。表面棕褐色至黑褐色。断面颗粒状，灰棕色至灰褐色，散生点状维管束。《中国药典》规定，本品按干燥品计算，肉苁蓉含松果菊苷（$C_{35}H_{46}O_{20}$）和毛蕊花糖苷（$C_{29}H_{36}O_{15}$）的总量不得少于 0.30%；管花肉苁蓉含松果菊苷（$C_{35}H_{46}O_{20}$）和毛蕊花糖苷（$C_{29}H_{36}O_{15}$）的总量不得少于 1.5%。

【资源供给】肉苁蓉因其生长在荒漠中且有好的药用价值，素有"沙漠人参"之美誉。适生在荒漠地区的沙漠和盐碱地，主要分布在我国西部新疆、甘肃、内蒙古、宁夏等地及俄罗斯、蒙古国、阿富汗。新疆肉苁蓉资源十分丰富，产量排名全国第一，分布面积达 273 万亩。据不完全统计，新疆野生肉苁蓉蕴藏量达 5000 吨以上。肉苁蓉主要分布在山西、陕西、内蒙古、宁夏、甘肃、青海等省区。由于大量采挖肉苁蓉和对寄主梭梭的过度利用，现在山西、陕西基本不产肉苁蓉。近年来，在肉苁蓉资源开发过程中，缺乏对寄主梭梭（或白梭梭）的合理利用与保护，过度采挖和过度放牧引起梭梭（或白梭梭）和肉苁蓉生存环境的进一步恶化，使得肉苁蓉资源严重缺乏。随着国内外市场需求量增加，人工培育肉苁蓉取得了成功，实现了多寄主种植和大规模的种植推广。据不完全统计，新疆肉苁蓉人工接种面积约4.01万hm^2（60.2万亩），其中管花肉苁蓉接种面积1.73万hm^2（25.9万亩），主要集中在和田地区。荒漠肉苁蓉接种面积2.29万hm^2（34.3万亩），南北疆广泛种植，规模较大的有和田地区、吐鲁番市、巴音郭楞州、喀什地区、昌吉州、阿克苏地区。肉苁蓉干品年产量7000～8000吨，占全国的85%～90%。

【资源利用】肉苁蓉为药食两用药材。具有补肾阳、益精血、润肠通便的功效，临床用于肾阳不足，精血亏虚，阳痿不孕，腰膝酸软，筋骨无力，肠燥便秘。临床应用可根据疾病、证型、症状，选择不同中药材与其配伍。补肾壮阳常配伍淫羊藿、牛膝、巴戟天、杜仲、菟丝子、枸杞子等，治疗男科早泄、少弱精症，妇科多囊卵巢综合征、痛经、不孕，以及精神分裂症和帕金森病等；补益精血常配伍黄芪、白术，治疗痿病和眼睑下垂；润肠通便常配伍火麻仁、甘草、芍药，治疗老年性便秘、习惯性便秘。

本草对肉苁蓉素有“补五劳七伤，久服轻身”的记载，其食用历史可追溯到南北朝时期，现今新疆居民仍常以肉苁蓉炖肉、烹汤。现代药理研究表明，肉苁蓉除作为传统的补肾壮阳中药外，还具有抗氧化、抗衰老、调节免疫等多种功能。以肉苁蓉为主要原料的保健食品逐渐发展起来，已批准的含有肉苁蓉为原料的保健食品共47种，其保健功能主要为缓解体力疲劳、延缓衰老、增强免疫力、通便等。以肉苁蓉为主要原料的保健食品产品型态有酒类、茶类、片剂、颗粒、胶囊、口服液等。

（龚力民）

微课

PPT

十七、朱砂

【来源】硫化物类矿物辰砂族辰砂，主含硫化汞（HgS）。贵州的铜仁、万山和湖南的凤凰、新晃、保靖为主产区。

【本草考证】朱砂始载于《神农本草经》，列为上品。南北朝时期的《名医别录》谓：“作末名真朱，光色如云母，可折者良。生符陵山谷。”陶弘景云：“符陵是涪州（今四川合川、铜梁、武胜、大足等地）接巴郡（今四川境内）南，今无复采者。乃出武陵（今湖北长阳、五峰、鹤峰、来凤等县）、西川（今四川成都平原及其以北以西地区）诸蛮夷中，皆通属巴地，故谓之巴砂。《仙经》亦用越砂，即出广州临漳者，此二处并好，惟须光明莹澈为佳。如云母片者，谓之云母砂。如樗蒲子、紫石英形者，谓之马齿砂，亦好。”宋《本草图经》指出：“丹砂，生符陵山谷，今出辰州（今湖南沅陵一带）、宜州（今广西宜山一带）、阶州（今甘肃武都一带），而辰州者最胜，谓之辰砂。”明清产地仍以辰州为主，《本草纲目》曰：“丹砂以辰（辰水，今湖南西部）、锦（锦江，今贵州东部）者为最。麻阳（今湖南西部、沅江支流辰水流域）即古锦州地。佳者为箭镞砂，结不实者为肺砂，细者为朱砂。色紫不染纸者为旧坑砂，为上品；色鲜染纸者为新坑砂，次之。”综上所述，从历代本草所述朱砂的性状来看，药用朱砂即为天然辰砂，系热液作用的产物。除在晶洞中呈簇状的晶体或集合体产出外，亦有呈粉末状者，主要在石灰、白云岩中与方解石或白云石连生。历代本草所记述的朱砂产地以辰州为主，可看出现今的铜仁、万山和保靖、凤凰自古以来即为丹砂的产地。

【生境与分布】多产于石灰岩、板岩和砂岩中。湖南、贵州、四川、广西、云南、山西等地均有产出。

【采收与加工】将天然的辰砂矿石劈开，砸碎矿石，将夹在岩石中的少量朱砂取出。可利用比重不同，把朱砂和岩石分离开。即将砸碎的矿石放在直径约尺余的淘洗盘中，左右旋转之，朱砂因重而下沉，石轻浮于上，分开后将朱砂劈成片块，称豆瓣砂，碎末称朱宝砂（或泽光砂）。采挖后，选取纯净者，用磁铁吸净含铁的杂质，再用水淘去杂石和泥沙。

【质量评价】以色鲜红、有光泽、半透明、体重、质脆、无杂质者为佳。呈不规则薄片状（镜面砂）、大小不等的块状（豆瓣砂）或细小的颗粒状（朱宝砂或泽光砂），亦有呈粉末状的。暗红色或鲜红色，有光泽。质重，质脆，片状者易碎，粉末状者有闪烁的光泽。气微，味淡。《中国药典》规定本品含二价汞以汞（Hg）计，不得过0.10%，含硫化汞（HgS）不得少于96.0%。

【资源供给】贵州的铜仁、万山、务川、开阳、丹寨、玉屏、册亨、松桃、黄平、独山，湖南的凤凰、新晃、保靖、衡东、新田、嘉禾、资兴，重庆的酉阳、秀山，四川的盐源、雷波，广西的南丹和云南的线山、昌宁、滕冲、蒙自、永平等地均有朱砂产出。我国西南地区矿产资源丰富，开发历史长且利用程度高。贵州作为西南地区矿产资源的大省，有“汞都”之称的贵州万山区，曾作为世界大型汞矿山之一和国内规模最大的汞矿生产基地，从秦朝开始，该地区汞矿已开采冶炼至今，历史悠久。万山汞矿共探明22个矿床，累计探明汞金属储量3.7万多吨。中华人民共和国成立以来，贵州汞矿共生产金属汞约3万吨。此外，湖南全省汞矿资源丰富，已查明有资源储量的矿产地（矿床）15处，中型矿产地1处，为凤凰县茶田矿区牛豆坪矿段，小型矿产地14处。全省汞矿累计查明资源储量5761吨。

【资源利用】朱砂属重金属汞化合物类，在中医临床上应用已有两三千年的历史。具有清心镇惊、安神、明目、解毒的功效，临床用于治疗心悸易惊、失眠多梦、癫痫发狂、小儿惊风、视物昏花、口疮、喉痹、疮疡肿毒等症。含有朱砂的著名成方制剂有治瘟病的安宫牛黄丸、紫雪丹、至宝丹，治疗小儿疾患的保赤散，清热解毒、消肿止痛的六神丸，祛风化痰、活血通络的再造丸等。但朱砂的药用价值及毒性作用一直为医家所争论，《中国药典》“注意”项下“本品有毒，不宜大量服用，也不宜少量久服；孕妇及肝肾功能不全者禁用”。

（杜光映）

十八、红花

微课

PPT

【来源】菊科植物红花 *Carthamus tinctorius* L. 的干燥花。主产于四川、河南、新疆、甘肃、云南等地，曾以四川简阳“川红花”、河南“怀红花”为最，目前主产区在新疆及云南。

【本草考证】宋《开宝本草》引《博物志》云：“黄蓝（红花），张骞所得。今仓魏地亦种之。”可见红花是从西域（现在的新疆及西北大部分地区）引入我国内地，且至少在西晋时期，河南省就已经开始种植红花。宋《本草图经》谓：“生梁、汉及西域，今处处有之。人家场圃所种，冬而布子于熟地，至春生苗，夏乃有花。下作梂汇多刺，花蕊出梂上，圃人承露采之，采已复出，至尽而罢。梂中结实，白颗如小豆大。其花曝干以染真红及作胭脂。明《本草纲目》曰：“红花，二月、八月、十二月皆可以下种，雨后布子，如种麻法。初生嫩叶、苗亦可食。其叶如小蓟叶。至五月开花，如大蓟花而红色。”结合《本草图经》附图，茎直立、上部分枝、叶卵状披针形或长椭圆形、头状花序多数等特征与红花基本一致，但茎枝上有毛则与红花不符。《植物名实图考》卷十四所载红花图可确定为今菊科植物红花 *C. tinctorius* L.。宋明时期，江浙等地就大规模种植红花。《简阳县志》中记载：“清乾隆时，州产红花最盛，远商云集，甲于河南、川北等处”。民国《药物出产辨》载：“产四川、河南、安徽为最，云南次之。”综上所述，红花从古至今所用的基原以菊科植物红花 *C. tinctorius* L. 为主流，自汉代以来从地中海等地经西域传入我国，后来各处均有种植。近代以来，更多提及“怀红花”“川红花”等，但如今这几个产地也逐渐萎缩，目前主产区在新疆及云南。

【生境与分布】红花有抗寒、耐旱和耐盐碱能力，适应性较强，多为栽培品。川红花主产区属亚热带湿润气候，多栽培于气候温和、阳光充足、地势高燥、肥力中等、排水良好、质地疏松的砂质壤土，主要分布在四川省的简阳、资阳、金堂一带。新疆红花主产区属温带大陆性气候，主要分布于新疆的裕民县、霍城县、察布查尔县、吉木萨尔县和奇台县等地。另外，甘肃玉门一带，云南巍山县和永胜县等地亦有栽培。

【栽培与采收】红花生产上常采用种子繁殖。选择发育良好、分蘖多、花朵大而色泽好的植株作为种株。采种需采中心花蕾的籽，侧枝上的花籽不宜选作种用。红花茎叶呈黄棕色时种籽即成熟。分收分打，每667m^2可收种子50～75kg。簸出劣籽，置不易受潮的器皿内储藏，以不超过1年为佳。宜选含有多量腐殖质的砂质壤土种植。忌连作，须隔3～4年方可种植。前作以黄麻、大豆、冬瓜、芋头等为宜。前作收获后，翻土1～2次，精耕细耙，翻土20～23cm深，同时施入腐熟的堆肥或厩肥和磷酸钙。红花可根据地区气候，采取春播、秋播或冬播，江浙多于霜降后至立冬时播种，河南、山东多为秋播，新疆和东北寒冷地区多为春播。冬播最迟不得迟于11月底。雨水多的地区，采用高畦。每畦种两行，株距23～33cm，行距33～50cm。可采用点播或条播，每穴或在沟的一定距离（株距）撒下种子六七粒，盖上一层薄细土，种深3～5cm，每667m^2播用种子1.5～2.5kg。播种后10～15天即可出苗，如久未发芽，可浇水1次催芽，并略锄松表土。立夏后开始采收，采收期15～20天。花瓣初开时为黄色，渐呈橙红色，最后呈暗红色，当花呈橙红色时是采收最适宜的时候。每个花序可以采摘3次。由于红花药用部分是花冠，如不及时采摘，容易凋萎，故必须每天采收1次，一般多于清晨露水未干前进行，因红花锐刺甚多，日出后刺硬伤人。采收时用拇指、食指、中指捏紧，抽出花冠，太小的待翌晨采。如天气由晴转阴雨，需组织力量抢收。每667m^2可收干红花10～15kg，高的可达15～25kg。采收后，即行曝晒，晒时每隔半小时或1小时须用竹筷轻翻，晒半日后，用白纸盖晒，需勤翻动，以保持其色泽。如遇雨天可用无烟炭火炕干，火力要温和均匀。晴天采收约4kg湿红花可得干红花1kg。

【质量评价】以花冠长、色鲜红、质柔软无枝刺者为佳。红花为不带子房的管状花，长1～2cm。表面红黄色或红色。花冠筒细长，先端5裂，裂片呈狭条形，长5～8mm；雄蕊5，花药聚合成筒状，黄白色；柱头长圆柱形，顶端微分叉。质柔软。气微香，味微苦。《中国药典》规定红花含羟基红花黄色素A不得少于1.0%，含山柰酚不得少于0.050%。

【资源供给】红花多为栽培品，主产于四川、河南、新疆、云南、甘肃等省区，新疆红花资源最为丰富，产量最大，质优，为市场主流品种。红花采用阴干或晒干法。红花主含羟基红花黄色素A和山柰酚。据相关文献报道，羟基红花黄色素A为红花所特有成分，四川、河南、新疆、云南等地红花的羟基红花黄色素A含量无明显差异，山柰酚及其衍生物含量差异显著。4个省区的红花代谢物种类相同，含量有所差异。

据统计，我国红花商业化种植区域主要集中在新疆、云南、甘肃，以及河南、四川等地。中华人民共和国成立后，红花是简阳中药材中的拳头产品，种植面积扩大到666.7hm^2，占全县中药材面积的80%左右，总产达100000吨，不仅销售至全国各地，还出口美国、德国、日本及东南亚各地。而现今，市场上已经很难发现川产红花。河南是卫红花产区，位于新乡市卫辉和延津县以及商丘市的宁陵县和柘城县，约几万亩。新疆是我国红花主产区，常年种植面积约40000hm^2，主要分布在昌吉地区、塔城地区和伊犁地区，种植面积占全国红花种植面积一半以上，年产量占全国的80%。云南红花常年种植面积约为14000hm^2，主要分布在云南怒江、澜沧江、元江、红河、金沙江及其支流的河谷地带，海拔1000～1600m的地区及同类型生态区域种植。甘肃于20世纪30年代始把红花作为油料作物进行栽培，主要产地在敦煌市，是我国红花产量第三大省。

【资源利用】红花具有活血通经、散瘀止痛的功效，中医临床常用于治疗血瘀痛经、经闭、产后瘀滞腹痛、跌打损伤、心腹瘀阻疼痛、癥瘕积聚、斑疹紫黯等症。红花被广泛用于临床方剂配伍及中成药原料，是《国家中成药标准汇编》《中国药典》等所收录的800余种中成药的处方原料。红花还被广泛用于染料和油料。红花的种子、花叶、花丝、花粉、秸秆等均具有综合利用的价值。红花籽油中的亚油酸含量高达73%～85%，被称为“亚油酸之王”，具有很高的医疗保健价值，在医药工业上，常常用作血液胆固醇调和剂、动脉硬化治疗剂及预防剂的原料；红花油还可用于减轻水果储运中的冻害。用红花叶制作的抗虫剂效果良好。红花丝亦是传统的中药材，具有活血通络、化瘀止痛的功效，以红花丝为主要原料制成的红花菜营养成分丰富，具有理气、健胃、生津之功效。红花花粉亦含有人体所需的各种营养物质，具有强体力、增精神、消除疲劳、美容防衰等作用。红花秸秆晒干可制作饲料。红花色素光热稳定性好，着色性强，抗酸耐碱，用量少，易保存，是理想的食品色素添加剂。

（杜光映）

微课

PPT

十九、麦冬

【来源】百合科植物麦冬 *Ophiopogon japonicus*（L. f）Ker－Gawl. 的干燥块根。道地产区为浙东南杭州湾一带的慈溪、余姚、萧山等县（浙麦冬或杭麦冬）和四川涪江流域的三台等县（川麦冬）。

【本草考证】麦冬始载于《神农本草经》，列为上品，载：“麦门冬，味甘平；主治心腹结气，伤中伤饱，胃络脉绝，羸瘦短气；久服轻身，不老不饥”。历代本草均有记述。汉代《名医别录》中记载麦冬“叶如韭，冬夏长生”，其叶形和四季常青与今麦冬的特征相符。《本草经集注》中记载麦冬“根似穬麦”，与今之百合科沿阶草属、山麦冬属植物纺锤形块根形态相符。结合其果期及果色，应为沿阶草属植物麦冬 *O. japonicus*（L. f）Ker－Gawl。宋代《本草图经》中记载麦冬“叶青似莎草，长及尺余，四季不凋，根黄白色，有须根作连球形似穬麦颗，故名麦门冬，四月开淡红花如红蓼，实碧而圆如球，江南出叶大者如鹿葱，小者如韭，大小有三四种，功用相似，或云吴地尤胜。”其叶形、花期、花色、果实颜色与麦冬 *O. japonicus*（L. f）Ker－Gawl 和湖北麦冬 *Liriope. spicata* var. *prolifera* 相符。“或云吴地尤胜”说明浙江自宋代起成为麦冬优质产区。宋代《重修政和经史证类备用本草》中附有随州麦门冬和睦州麦门冬的图，其中随州（湖北随州）麦门冬花直立，花柄向上，似山麦冬属 *Liriope* 植物；睦州（浙江建德附近）麦门冬形似麦冬 *O. japonicus*（L. f）Ker－Gawl。明代《本草纲目》中记载，麦冬“浙中来者甚良，其叶似韭而多纵文，且坚韧为异。”这说明明代所使用的麦冬与今之所用麦冬 *O. japonicus*（L. f）Ker－Gawl 相符，且浙江在明代已成为麦冬的道地栽培产区。清代《植物名实图考》中所附的麦冬植物图与麦冬 *O. japonicus*（L. f）Ker－Gawl 的特征最为接近。此外，清代《绵州志》中记载“麦冬，绵州城内外皆产……中有油润，功效最大”，这说明四川自清代起发展为麦冬的另一道地产区。综上，古代使用的麦冬来源并不是一种，而是沿阶草属的几种植物，且有栽培与野生之分。浙江和四川均为麦冬的道地产区，且有出产和药用历史，浙麦冬的质量要高于川麦冬。

【生境与分布】麦冬野生于海拔2000m以下的山坡阴湿处、林下或溪旁；浙江、四川、广西等地均有栽培。麦冬原植物在我国分布较广，在四川、浙江、云南、河北、河南、山东、陕西、江苏、江西、安徽、福建、湖北、湖南、广东、广西等省区均有分布，其中以浙江和四川最为道地。浙麦冬的道地产区分布于慈溪西部和北部平原以及余姚市东部和北部平原，地理坐标为东经121°10′～121°24′，北纬30°16′～30°20′。川麦冬的道地产区主要分布在涪江沿岸的Ⅰ、Ⅱ级阶地上，该阶地呈宽窄不一的条带状冲击坝。

【栽培与采收】浙江和四川均采用分株繁殖方式进行麦冬栽培。种苗为采收麦冬块根时选择的健壮植株。将植株切去根状茎下部和须根，用稻草捆成捆，以备栽植。四川麦冬栽植时间为4月，浙江麦冬栽植时间为5～6月。四川麦冬栽培1年采收，浙江麦冬栽培3～4年采收。栽培期间应灌水1～2次。四川麦冬需分别在7月、8月中上旬、11月上旬及第2年的2月下旬各追肥1次；浙江种植麦冬一般在麦冬栽种半个月返青时、3月和9月各追肥1次。四川栽培麦冬在第二年的清明至谷雨节气采收，浙江栽培麦冬则在第三年的小满至夏至节气采收，挖取块根后，洗净晒干。

【质量评价】麦冬以肥大、淡黄白色、质柔、嚼之发黏者为佳（《中国药典》1963 年版）。《麦冬生产加工适宜技术》中要求浙麦冬商品干燥，具油性糖质，呈半透明，形如梭形，外皮黄白或灰白色，内淡白色，无须根、杂质和霉变；川麦冬以颗粒大、饱满、米白色、皮细、木心细、味微甜、嚼之发黏、无乌花、油粒的最佳。麦冬呈纺锤形，两端略尖，长 1.5 ~ 3cm，直径 0.3 ~ 0.6cm。表面淡黄色或灰黄色，有细纵纹。质柔韧，断面黄白色，半透明，中柱细小。气微香，味甘、微苦。《中国药典》规定麦冬药材按干燥品计算，含麦冬总皂苷以鲁斯可皂苷元（$C_{27}H_{42}O_4$）计，不得少于 0.12%。

【资源供给】目前国内麦冬以栽培品供应市场，浙东南杭州湾一带的慈溪、余姚、萧山等县为浙麦冬的道地产区；四川涪江流域的绵阳、三台等县为川麦冬的道地产区。浙麦冬一般采用“三晒三堆”，川麦冬一般采用晒干法或烘干法（55 ~ 65℃）。现代研究表明，麦冬的化学成分主要有皂苷类、黄酮类、多糖、氨基酸、挥发油等。浙麦冬总皂苷含量低于川麦冬，浙麦冬中含有较多的麦冬皂苷 B，川麦冬中含有较多的麦冬皂苷 D。浙麦冬中甲基麦冬二氢高异黄酮 A、甲基麦冬二氢高异黄酮 B 的含量高于川麦冬，浙麦冬多糖含量高于川麦冬，此外，浙麦冬含有川麦冬所不含的龙脑苷。

我国麦冬总产量约 13000 吨。浙麦冬在慈溪市栽培历史悠久，但由于麦冬价格上下波动较大，经济效益显著降低，种植面积逐年减少。如今只在慈溪崇寿镇和三门横渡镇有少量种植，目前，在浙江全省的种植面积约 6000 亩，年总产量约 720 吨。川麦冬形成了相对完整的规范化种植技术体系和质量标准体系，先后建立了四川雅安三九中药材科技有限公司 GAP 麦冬种植基地和四川绵阳中川麦冬种植基地。目前，川麦冬集中栽培于涪江流域的绵阳、三台等县，栽培面积达到数万亩，年产量可达近万吨，为目前商品麦冬的主要来源。

【资源利用】麦冬为可用作保健食品的原料。麦冬具有养阴生津、润肺清心的功效，中医临床常用于治疗肺燥干咳，阴虚痨嗽，喉痹咽痛，津伤口渴，内热消渴，心烦失眠，肠燥便秘。《中国药典》《国家中成药标准汇编》《卫生部药品标准》等收录的以麦冬为组方原料的中成药已近 200 种，多为胶囊、颗粒、口服液、酒、茶、片剂、冲剂及丸剂等产品，麦冬在其中主要起到调节免疫、降血糖、抗炎、抗氧化等作用。

据文献报道，麦冬块根、须根、叶子、果实不同部位中均含有甾体皂苷、高异黄酮类、多糖等麦冬活性成分，但临床应用较少。麦冬须根中所含的黄酮和皂苷类成分与块根基本一致，其总黄酮和总皂苷的含量甚至高于块根，或可作为麦冬块根的替代品，作为药品、保健食品、化妆品等的原料。麦冬叶黄酮类成分含量远高于块根，麦冬果实多糖含量略高于块根，或可用作提取麦冬黄酮和多糖的原料。此外，乙醇提后的麦冬药渣中含有丰富的多糖，因此，麦冬药渣可用来提取麦冬多糖，用作饲料添加剂，也可堆沤作肥料，生产麦冬药渣生物有机肥。

（孙艺琦）

PPT

二十、连翘

【来源】木犀科植物连翘 *Forsythia suspense*（Thunb.）Vahl 的干燥果实。秋季果实初熟尚带绿色时采收，除去杂质，蒸熟，晒干，习称“青翘”；果实熟透时采收，晒干，除去杂质，习称“老翘”。河南卢氏、栾川、嵩县、西峡、三门峡等伏牛山地区为道地产区。

【本草考证】连翘始载于《神农本草经》，列为下品。唐《新修本草》载：“此物有两种，大翘生下湿地，叶狭长如水苏，花黄可爱，着子似椿实未开者，作房翘出众草；其小翘生冈原之上，叶、花、实皆似大翘而细，……”说明在唐代出现了 2 种“连翘”，其中“大翘”特征为果实像“椿实”且“未开"，"椿实"应该是"香椿"之类的果实，而且"房翘出众草"；其叶子"狭长如水苏"，"水苏"为唇形科草本植物水苏 *Stachys japonica*，花为黄色。以上植物特征与藤黄科植物湖南连翘 *Hypericum ascyron* 相似，且生长环境都是在湿地一带。"小翘"特征与"大翘"相似且"叶、花、实"较"大翘"更细，并长在"冈原之上"，推测可能为湖南连翘 *H. ascyron* 的同属植物，如贯叶连翘 *H. perforatum* 和元宝草 *H. sampsonii*。宋代《本草图经》基本沿用了《新修本草》的描述。结合《新修本草》和《本草图经》2 处描述，可以总结出："大翘"叶子狭长；茎红色，不高，较周围一般的草本植物高；花呈黄色；果实似莲子而成"房"状结构；根如"蒿"而色黄。与今藤黄科植物湖南连翘较为接近，二者生境亦相似。明《本草品汇精要》基本沿用《本草图经》中 2 种连翘的说法。明《本草蒙筌》谓连翘"花细瓣深黄，实作房黄黑，因中片片相比，状如翘应故名……"，此描述与木犀科连翘 *F. suspensa* 相符。《本草纲目》附有鳢肠图，结合"一种花黄紫而结房如莲房者"的描述，判断"小连翘旱莲"应是湖南连翘及其同属植物。明《本草原始》载"连翘树高数尺及丈余"，还绘有连翘果实图，该果实与现今木犀科连翘果实无异。《植物名实图考》分别列有"连翘"和"湖南（云南）连翘"2 种药材。1862 年《中国本草备注》将连翘考订为 *F. suspensa* Vahl.（Oleaceae）。中华人民共和国成立后，先后出版的《中药志》《中华本草》等药材专著，及历版《中国药典》《中华大典》《中国植物志》中英文版等现代文献皆将 *F. suspensa* 作为连翘正品基原。综上分析，连翘始载于《神农本草经》，历史上连翘药材品种发生了本质上的变化。自汉魏六朝，一直到宋朝，均以藤黄科植物湖南连翘及其同属近缘植物贯叶连翘和赶山鞭的全草作为最早药用连翘的正品。自宋代以后的连翘以木犀科连翘为主流品种。

关于连翘产地的描述，宋《本草图经》收载连翘产区包括近京（今河南开封）、河中府（今山西永济）、泽州（今山西晋城）、淄州（今山东淄博）、兖州（今山东兖州）、江宁府（今江苏南京）、润州（今江苏镇江）、鼎州（今湖南常德）、岳州（今湖南岳阳）、南康军（今江西九江）、利州（今四川广元），同时指出蜀中（四川）产者为佳。明初《救荒本草》记载产地为密县（山东诸城），明《本草品汇精要》首次在"地"项下明确道地产区为泽州（今山西晋城）。清《植物名实图考》引《湖北通志》谓："黄州（今湖北黄冈）出连翘"。民国《药物出产辨》谓："连翘，产河南怀庆府（今河南焦作），湖北紫荆关、郧阳府（今湖北郧阳），山东、山西等处均有出产。"本草考证表明：连翘唐宋主要产于山西南部、河南中部、山东北部、四川北部等地；明清主要产于山西晋城、山东诸城、湖北黄冈；民国时期主要产于河南、湖北、山东、山西等地。

【生境与分布】 连翘野生于海拔 250～2200m 的山坡灌丛、林下或草丛中。我国野生连翘资源丰富，主要分布于太行山西麓、五台山、中条山、太岳山、太行山南部、吕梁山南部、伏牛山、桐柏山和秦岭山脉中部、东部等地。

【栽培与采收】 以种子繁殖和扦插育苗为主，亦可压条、分株繁殖。种子繁殖可直播，亦可育苗移栽。直播时，在备好的深约 3cm 穴坑中，播 5～10 粒成熟、饱满、无病害的种子，覆土后稍压。育苗苗床整平耙细，按行距 20cm 开 1cm 深的沟，将种子掺细沙均匀地撒入沟内，覆土后稍压，每亩用种子 2kg。苗高 5cm 时定苗，高 10cm 时松土锄草。移栽时按行株距 150cm × 120cm，穴径 30cm，栽苗 2～3 株。若土壤干旱，移栽后要浇水，水渗下后再培土保墒。扦插育苗于夏季阴雨天，将 1～2 年生的嫩枝中上部剪成 30cm 长的插条，在苗床上按行株距 30cm × 5cm，开 20cm 深的沟，斜摆在沟内，然后覆土压紧，保持畦床湿润，当年即可生根成活，第二年春萌动前移栽。一般 3～4 年后开花结实。青翘于 8 月至 9 月上旬采收未成熟的青色果实，用沸水煮片刻或蒸半个小时，取出晒干即成。黄翘于 10 月上旬采收熟透的黄色果实，晒干，除去杂质，习称"老翘"。将果壳内种子筛出，晒干即为连翘心（少用）。

【质量评价】"老翘"以色黄、瓣大、壳厚者为佳。"青翘"以色较绿、不开裂、无枝梗者为佳。呈长卵形至卵形，稍扁，长 1.5～2.5cm，直径 0.5～1.3cm。表面有不规则的纵皱纹和多数突起的小斑点，两面各有1条明显的纵沟。顶端锐尖，基部有小果梗或已脱落。青翘多不开裂，表面绿褐色，突起的灰白色小斑点较少；质硬，种子多数，黄绿色，细长，一侧有翅。老翘自顶端开裂或裂成两瓣，表面黄棕色或红棕色，内表面多为浅黄棕色，平滑，具一纵隔；质脆；种子棕色，多已脱落。气微香，味苦。《中国药典》规定，青翘含挥发油不得少于2.0%（ml/g）；连翘按干燥品计算，青翘含连翘苷（$C_{27}H_{34}O_{11}$）不得少于0.15%，含连翘酯苷A（$C_{29}H_{36}O_{15}$）不得少于3.5%；老翘含连翘酯苷A（$C_{29}H_{36}O_{15}$）不得少于0.25%。

【资源供给】历版《中国药典》及《七十六种药材商品规格标准》（1984年）所载连翘均分为"青翘"和"老翘"2个规格，现今市场上的连翘基本以青翘流通为主。现行版《中国药典》将秋季果实初熟尚带绿色时和果实熟透时采收的连翘药材分别定义为青翘和老翘，且采集的青翘需要进行蒸煮和干燥。现代研究表明，蒸煮可以起到"杀酶保苷"的目的。蒸煮后的青翘干燥方式有晒干、烘干和炕烤干燥3种。从主产区资源和历史收购情况来看，山西约占全国的50%，主要位于陵川、安泽、屯留、平顺、垣曲、闻喜等县。河南林州、辉县的太行山区也有大量的野生连翘。新乡市辉县是全国连翘主要三大主产区之一，具有"品质好、产量大、加工量大、技术开发空间大"的资源优势和特点，在全国享有盛誉。目前，全市野生抚育和种植连翘面积达40多万亩。河南卢氏、栾川、嵩县、西峡、三门峡等伏牛山地区等地的连翘多年来一直作为道地药材为医宗、药家所钟爱，其中卢氏连翘每年产量占全国连翘总产量的25%。其余主要分布于陕西、湖北、河北、山东等省。我国除华南地区外，其他各地均有栽培。

【资源利用】连翘为大宗药材。具有清热解毒、消肿散结、疏散风热的功效，临床用于痈疽，瘰疬，乳痈，丹毒，风热感冒，温病初起，温热入营，高热烦渴，神昏发斑，热淋涩痛。《中国药典》收载的含有连翘的成方制剂有100个，占比达到6.7%，为双黄连口服液、清热解毒口服液、抗病毒口服液、双黄连粉针、银翘解毒合剂、银翘解毒丸、VC银翘解毒片等常用中成药的主要原料，市场需求非常大。连翘还被中国香港以及日本、美国、韩国等国家和地区收录。目前，全国连翘企业深加工能力有限，新产品开发滞后。连翘加工企业均以产品初加工为主，深加工产品少。连翘非药用部位开发不足，连翘叶仅仅用于制作连翘叶茶，连翘花、连翘茎等尚未得到利用。

（李先宽）

微课

PPT

二十一、阿胶

【来源】马科动物驴 *Equus asinus* L. 的干燥皮或鲜皮经煎煮、浓缩制成的固体胶。以山东产者最为著名，浙江产量最大。山东省聊城市东阿县和山东省济南市平阴县东阿镇为道地产区。

【本草考证】阿胶的药用始见于《五十二病方》，《神农本草经》始有"阿胶""傅致胶"之名，但未指明是由何种材料制成。《神农本草经》称其"久服，轻身益气"。唐《本草拾遗》载："诸胶皆能疗風……而驴皮胶主风为最。……今时方家用黄明胶多为牛皮，本经阿胶也用牛皮，是二皮通用。"明《本草纲目》曰："大抵古方所用多是牛皮，后世乃贵驴皮，当以黄透如琥珀色，或光黑如漆者为真。"清《本草纲目拾遗》载"以乌驴皮和阿井水制成"，开始把牛皮胶当作阿胶伪品。本草有关阿胶产地的明确记载始见于《名医别录》"出东阿，故曰阿膠也。"《本草经集注》记载："出东阿，故曰阿胶也。今东都下亦能作之。""东阿"的地理位置在历史上经历了多次变迁，大体都在山东省聊城市阳谷县、济南市平阴县的东阿镇、聊城市东阿县几处。现代有学者进行考证后，基本认同阿胶的发源地在今山东省阳谷县阿城镇岳庄村。

【生境与分布】德州黑驴在我国北部地区均有饲养，以庆云县为中心，宁津、乐陵，滨州市的无棣、惠民等县也有饲养，经杂交改良后大量繁育，2007 年已被国家列为地方品种保护名录。

【养殖与采收】驴性情较温驯，饲养管理方便，饲料粗劣。主要以麦秸、谷草为食，也吃高粱、大麦、豆类。家庭饲养以拴养、固定槽位，公、母分槽饲养为主。春、夏、秋以饲喂或放牧青草为主，早、晚两次补饲精料，冬季全程舍饲。由于驴的胃小，饲喂时要少量勤添，利用夜间不影响其休息的特点加喂夜草。驴皮全年均可采收。一般在 10 月至第二年 5 月为阿胶生产季节。将驴皮浸泡去毛，切块洗净，分次水煎，滤过，合并滤液，浓缩（可分别加入适量的黄酒、冰糖及豆油）至稠膏状，冷凝，切块，晾干，即得。目前，熬胶一般选用山东德州的乌头黑毛驴，在黄河滩边天然放养，饮黄河水，因其皮大且厚，含胶率高，熬制的阿胶质量特别好。

【质量评价】以色匀、质脆、半透明、断面光亮、无腥气者为佳。呈长方形块、方形块或丁状。棕色至黑褐色，有光泽。质硬而脆，断面光亮，碎片对光照视呈棕色半透明状。气微，味微甘。《中国药典》规定阿胶含 L－羟脯氨酸不得少于 8.0%，甘氨酸不得少于 18.0%，丙氨酸不得少于 7.0%，L－脯氨酸不得少于 10.0%；含特征多肽以驴源多肽 A_1（$C_{41}H_{68}N_{12}O_{13}$）和驴源多肽 A_2（$C_{51}H_{82}N_{18}O_{18}$）的总量计应不得少于 0.15%。

【资源供给】德州黑驴是华北地区著名的优畜良种之一，是我国五大优良驴种之一，其皮质柔韧厚实，是用于熬制名贵中药“阿胶”的最佳原料。阿胶主产于山东东阿、平阴及浙江杭州。此外，上海、北京、天津、辽宁、河北、河南等省市亦产。目前我国有 200 多家具规模的阿胶生产企业，2020 年阿胶产量达到 11000 吨，市场规模为 420 亿元，山东省是阿胶发源地和主要生产聚集区域，占据我国大部分阿胶市场份额。

【资源利用】阿胶为药食同源药材。阿胶属于补血药，具有补血滋阴、润燥、止血功效。用于血虚萎黄，眩晕心悸，肌痿无力，心烦不眠，虚风内动，肺燥咳嗽，劳嗽咯血，吐血尿血，便血崩漏，妊娠胎漏。此外，可以用来治疗热病伤阴，心烦失眠的症状，以及肺阴虚导致的燥咳的症状。阿胶在我国已有 2000 多年的历史，应用广泛。《中国药典》收载的相关成方制剂有坤泰胶囊、加味生化颗粒、孕康口服液、再造生血片等。阿胶市场形成了阿胶块主导、其他阿胶类衍生品百花齐放的格局，与阿胶相关的药品、保健品、食品，如阿胶颗粒、阿胶浆、阿胶羹、阿胶糕等阿胶衍生产品大量推出。

（刘芳瑞）

二十二、陈皮

微课

图片

PPT

【来源】芸香科植物橘 *Citrus reticulata* Blanco 及其栽培变种的干燥成熟果皮。药材分为“陈皮”和“广陈皮”，其中广陈皮即柑皮，主要为茶枝柑（新会柑）*C. reticulata* cv. Chachiensis、行柑（四会柑）*C. suhoiensis* cv. Hanggan 的成熟果皮。陈皮产于四川、浙江、福建、江西、湖南等地。广陈皮产于广东新会、四会等地，品质佳，供出口。

【本草考证】陈皮原名橘皮，始载于《神农本草经》“橘柚”项下，谓：“橘柚，味辛温……一名橘皮。”陈皮之名始见于《食疗本草》。《汤液本草》云：“橘皮以色红日久者为佳，故曰红皮、陈皮。”根据文献记载，陈皮的道地产区从长江流域变迁至广东。陈皮的道地产区在南北朝时期的《本草经集注》中开始论述，陶弘景云：“橘皮以东橘为好，西江亦有而不如。须陈久者良。”宋朝开始，江浙一带已成为陈皮的道地产区。宋《本草图经》对橘的植物性状做了详细描述：“桔、柚，生南山川谷及江南，今江浙、荆襄、湖岭皆有之。木高一、二丈，叶与枳无辨，刺出于茎间。夏初生白花，六月、七月而成实，至冬而黄熟，乃可啖”。与今之芸香科植物橘的植物特征一致。广陈皮作为陈皮的道地药材，最早出现于元代《山居四要》，明清时期被医家认可并广泛推崇。《本草品汇精要》云：“道地广东。”《本草纲目》云："今天下多以广中来者为胜，江西者次之。"清《本草备要》记载："广中陈久者良，故名陈皮，陈则烈气消，无燥散之患"。凌奂在《本草害利》中首次明确广东新会所产陈皮质量最佳，云："广东新会皮为胜。"新会陈皮亦受到朝廷的推崇，御医在开药方时注明中药的产地，在广陈皮下注："产广东，以新会县署内者最佳"。清末著名中医学家张寿颐曰："新会皮，橘皮也，以陈年者辛辣之气稍和为佳，故曰陈皮……其通用者新会所产，故通称曰新会皮，味和而辛不甚烈"。此后，新会陈皮被历代众多医家所推崇，奉为道地药材。2006 年国家对广东新会产地的陈皮实施了地理标志产品保护。

【生境与分布】陈皮栽培于丘陵、低山地带、江河湖泊沿岸或平原。主要分布于江苏、安徽、浙江、江西、台湾、湖北、湖南、广东、广西、海南、四川、贵州、云南等省区。

广陈皮除广东新会主产外，广东的开平、高要、云浮、广州、四会、博罗、廉江、汕头和广西容县、灵山、合浦以及湖南等地也有种植。

【栽培与采收】橘生产上以嫁接繁殖为主。嫁接砧木可选生长快、根系发达、抗逆性强、与接穗亲和力强、抗寒的品种，有枳橙、枸头橙、红柠檬、酸橘、椪柑、香橙、酸柚、宜昌橙等。接穗选稳产高产、树势健壮、无病虫害的优良品种的成年果树，剪取树冠外围中、上部芽眼饱满的枝梢。春接的接穗可在萌芽前将穗沙藏备用，夏接的可随采随接。嫁接前 1 个月，将砧木离地 15cm 以下的萌芽枝除去，并进行摘心。春季嫁接用切接法，一般在 2 月下旬至 4 月中旬进行。夏季 8～9 月用芽接法。嫁接苗在嫁接后 15～20 天进行检查，如果芽苞新鲜，接口愈合，叶柄易脱落，即为成活，否则要及时补接。嫁接成活后除去扎缚物，除去砧木上的萌蘖，剪砧应在芽接上 0.5cm 处剪除，芽眼一面稍高，背面稍低，待主枝新梢抽发后要设立支柱，以防苗木弯曲，同时要摘心、抹芽、整形，结合施肥，喷农药防病虫危害。从砧木至嫁接苗出圃需 3 年时间。春季 2～3 月中旬或秋季 10～11 月定植，种植地宜选阳光充足、地势高燥、降水充裕、土层深厚、通气性能良好的砂质壤土为宜。嫁接苗挖掘时应带土团，将主根及大侧根伤面修光，剪除弱枝、病虫枝，蘸泥浆，按行株距 3m×5m 开穴栽种。此外，尚需注意田间管理和病虫害防治。

柑树从栽种后 5 年即有收成，年收 1 次，以 6～7 年果实收成最好。采摘成熟果实，剥取果皮，晒干或低温干燥。广陈皮主产区通常在不同时期，采收不同规格的柑果，制成不同规格和不同批次的柑皮商品。青皮：农历 3～4 月，未成熟果实，称原子青（圆子），大小与龙眼接近；四花青皮（四化青皮）6 月收，4 瓣，柑皮色青黑；7 月收的早水皮大壳青皮，由早摘的柑果皮制成，果皮呈青黑色。红皮：8 月收，称简红，俗称柑尾；农历 9 月中旬至 10 月中旬，果皮着色三成多而未完全成熟时，称"微红皮"。11 月下旬至 12 月中旬，果实成熟，果皮呈深橙黄色、橙红色，称大红皮。

【质量评价】以瓣大、完整、颜色鲜、油润、质柔软、气浓、辛香、味稍甜后感苦辛者为佳。陈皮：常剥成数瓣，基部相连，有的呈不规则片状，厚 1～4mm。外表面橙红色或红棕色，有细皱纹和凹下的点状油室；内表面浅黄白色，粗糙，附黄白色或黄棕色筋络状维管束。质稍硬而脆。气香，味辛、苦。广陈皮：常 3 瓣相连，形状整齐，厚度均匀，约 1mm。外表面橙黄色至棕褐色，点状油室较大，对光照视，透明清晰。质较柔软。《中国药典》规定陈皮含橙皮苷（$C_{28}H_{34}O_{15}$）不得少于 3.5%；广陈皮含橙皮苷（$C_{28}H_{34}O_{15}$）不得少于 2.0%，含川陈皮素（$C_{21}H_{22}O_8$）和橘皮素（$C_{28}H_{20}O_7$）的总量不得少于 0.42%。

【资源供给】柑橘在我国长江以南各地区有广泛种植，所以陈皮的产区很大，主产于广东、四川、福建、江西、浙江等省份，以广东所产的广陈皮质量最好，是著名的地道药材。四川所产的川陈皮（川皮）、福建所产的建陈皮（建皮）和江西的赣陈皮（赣皮）为主流品种。另外，浙江、湖南两省的陈皮产量也非常大，但是它们大都为多个品种混合的杂陈皮。广陈皮通常必须是三花（3 瓣），其他陈皮为 4 瓣或划成不规则的片张。广东新会柑皮干燥后方可使用，新采的当年制的或贮存还不足三年的，一般被称为柑皮或果皮。三年以上陈化的才可称为陈皮。贮藏采用传统的陈化方法，一般的人家用麻绳穿好挂在灶尾，或用麻袋装放在阁楼上。商户则用麻袋（或是草袋）装进仓库贮藏，放置三年以上让其自然陈化。

广东新会区建设有新会陈皮国家现代农业产业园，并建立有科技部新会陈皮规范化种植（GAP）标准产业基地。目前新会柑种植面积约 10 万亩，新会陈皮产业企业超 1700 家，已形成药、食、茶等 6 大类 35 细类 100 余品种的系列产品规模。2022 年，新会陈皮全产业链总产值达 190 亿元，新会柑鲜果总产量为 14. 75 万吨，新会陈皮产量 7350 多吨。《江门市新会陈皮保护条例》已于 2020 年 7 月 1 日起施行，这是广东省内首部针对单个地理标志保护产品制定的地方性法规。

【资源利用】陈皮是药食同源、食养俱佳的国家地理标志保护产品。它不仅被用于方剂配伍及中成药原料，还被广泛用于新会柑茶、食品、保健食品、食品添加剂、药膳、调味品、美容产品、收藏品等。陈皮具有理气健脾、燥湿化痰的功效，中医临床用于脘腹胀满，食少吐泻，咳嗽痰多。中药处方中含有陈皮的中成药多达 900 种以上，如二陈丸、蛇胆陈皮片等。陈皮已被开发为多种保健品，多为片剂、口服液、胶囊、茶等。以陈皮为原料开发的食品有果丹、饼干、糕点、月饼、汤圆、果酱、调味酱、酱油、腊肠、饮料、酒、柑普茶等产品。

此外，橘皮含有丰富的蛋白质、脂肪、纤维、维生素、氨基酸等营养物质，可作为动物饲料。陈皮也可用于美容防晒品、抗皮肤衰老产品等方面。四化青皮多用来制作香料，如配制神香用。橘的果肉可鲜食，也可加工成柑橘果冻、橘瓣罐头、柑橘天然浓缩汁及果汁、柑橘酒等多种产品；利用现代生物技术可将柑肉酿制成酵素；利用陈皮金虫吃掉柑肉，长大的陈皮金虫营养丰富，富含蛋白质、氨基酸、脂肪酸等，可以丰富人们的餐桌，满足“吃货”的需求。

（黎　理）

微课　图片　PPT

二十三、鸡血藤

【来源】豆科植物密花豆 *Spatholobus suberectus* Dunn 的干燥藤茎。主产于广西、广东、云南等地，广西将其列为本省的“大宗道地药材”。

【本草考证】鸡血藤之名始见于《本草备要》。《顺宁府志》中记载：“鸡血藤，枝干年久者，周围四五寸，少者亦二三寸，叶类桂叶而大，缠附树间，伐其枝，津液滴出……其茎皮有光身与有刺者二种。”《顺宁府志》除了记载鸡血藤的形态，还记载了产地云南凤庆县和熬制鸡血藤膏的方法。《本草纲目拾遗》载有鸡血藤胶，详细描述了鸡血藤形态、产地以及真伪鉴别的方法，其所述产地与来源皆在云南。近代云南产的鸡血藤有凤庆（旧称顺宁）鸡血藤膏和禄劝鸡血藤膏两种。据杨竞生和曾育麟考证，凤庆鸡血藤的原植物为凤庆南五味子 *Kadsura interior* A. C. Smith、异型南五味子 *K. heteroclita*（Roxb.）Craib.、黄龙藤 *Schisandra propinqua*（Wall.）Baill. var. *intermedia* A. C. Smith，禄劝鸡血藤为豆科的巴豆藤 *Craspedolobium schochii* Harms。而古今均以凤庆鸡血藤膏为上品。

自 1977 年版起，历版《中国药典》所载鸡血藤为豆科植物密花豆的干燥藤茎，其历史可以追溯到 1959 年《药材资料汇编》，载有鸡血藤的植物形态：“本品藤叶红如鸡血，故命。豆科多年生蔓性藤本。叶互生，椭圆形，四时常绿。茎粗长，蔓绕树上，有厚栓皮，内色红，有细孔，横剖之有红色液汁流出，干后呈红黑色。其茎供药用，或熬成胶用。”1974 年《广西本草选编》收载的鸡血藤亦为豆科植物密花豆的干燥藤茎。据报道，1977 年版《中国药典》鸡血藤起草专家组经深入各产区进行标本采集与核对，认为应以使用历史长、应用面广、产量大的植物密花豆为正品鸡血藤。《新华本草纲要》认为“粗如竹竿，略有纵棱，质硬，色棕红，刀切处有红墨色汁者为佳”以及文献记载“剖断流汁，色赤如血”“砍断汁出如血”等特征与密花豆相符，故以密花豆藤作为鸡血藤正品药材符合现时国内多数地区的用药情况。

【生境与分布】鸡血藤为木质攀缘藤本，生于海拔 200 ~ 1700m 的山地疏林、密林沟谷或山地灌丛，坡度多为 40° ~ 80°，坡向以西南、西北为主。生境地水源充足，空气湿度较大，土壤含水量较高，伴生大量蕨类植物、苔藓类植物及一些高大的乔木树种，下层荫蔽度较大，上层光照比较充足。我国鸡血藤野生资源主要分布于北回归线以南的南亚热带地区，东起福建南部，粤北、粤东北、粤中及粤西，广西的桂西北、桂西、桂北、桂东、桂西南，西至云南南部各州县。东南亚越南、老挝、缅甸等国家均亦有分布。现今，我国广东、广西、云南等地有规模化栽培。

【栽培与采收】鸡血藤对土壤要求不严，在富含腐殖质的森林土壤或含沙砾的山地土壤中均可生长。鸡血藤喜湿，耐阴，耐干旱，有一定的耐寒性，喜爱深厚肥沃的土地。因不易结实，生产上，鸡血藤主要采用扦插繁殖。目前种植的模式主要有两种，即单品种大面积种植和天然林下仿野生栽培。一般单作于排灌方便，向阳、背风、潮湿的山坡地。移栽后苗期主茎先期直立生长，成株则平铺于地面，主茎先呈圆柱形后逐渐变扁，植株分枝多且细，叶片也较多，植株下部的老叶冬季易脱落，逐步封行后地面基本上无其他植物生长，种间关系极为简单。仿野生栽培于次生林中的鸡血藤，生长状态与野生种群较为相似，也有采用与油桐林套种的方式，有一定的田间管理措施，如施肥、除草等。秋季采收茎藤，除去枝叶，锯成段，晒干。或鲜时切片，晒干。有研究表明，7 年生以上栽培鸡血藤藤茎全年均可采收。

【质量评价】以树脂状分泌物多者为佳。鸡血藤为椭圆形、长矩圆形或不规则的斜切片，厚 0.3 ~ 1cm。栓皮灰棕色，有的可见灰白色斑，栓皮脱落处显红棕色。质坚硬。切面木部红棕色或棕色，导管孔多数；韧皮部有树脂状分泌物呈红棕色至黑棕色，与木部相间排列呈数个同心性椭圆形环或偏心性半圆形环；髓部偏向一侧。气微，味涩。《中国药典》规定鸡血藤醇溶性浸出物不得少于 8.0%。

【资源供给】市场上商品鸡血藤药材主要来源于野生资源，主产于广西的武鸣、宁明、邕宁、平南、荔浦等地；广东各山区县均有药材产出，以粤北和西北部地区出产较多；福建的华安、南靖、漳浦、诏安等县及贵州、云南等地亦产。与我国接壤的越南、老挝、缅甸、泰国野生资源较丰富，产量较大，多进口至我国。目前，国内鸡血藤商品比如安国、亳州、荷花池、玉林 4 大药材市场上的鸡血藤多为进口药材。

自 2000 年以来，广东平远县、广西贺州市等地先后建有鸡血藤野生转家种规范化种植基地，其中华润三九药业股份有限公司与广东南领药业在平远县合作共建的鸡血藤规范化种植基地达 667000m^2，广西灵峰药业有限公司在贺州市八步区建立了约 70000m^2 的鸡血藤仿野生栽培种植基地。鸡血藤为大宗药材，年需求量在 5000 ~ 10000 吨。长期以来，由于过度采伐，造成其野生种群更新速度慢，加之生态林地的保护，国内鸡血藤野生资源已远远满足不了药用需求。又因其生长周期长，尚未形成规模化人工种植，目前市场上的鸡血藤药材多为从越南、缅甸等国进口。未来，随着国外开始采取措施保护本国的生态环境和资源，限制出口量，鸡血藤市场供需矛盾将日益突出。

【资源利用】鸡血藤不仅被用于方剂配伍及中成药原料，在民间还被用于保健食品、药膳。鸡血藤具有活血补血、调经止痛、舒筋活络的功效，临床上用于月经不调、痛经、经闭、风湿痹痛、麻木瘫痪、血虚萎黄。以鸡血藤为原料生产的中成药近 180 种，如鸡血藤颗粒、花红片等。以鸡血藤为原料开发的保健品主要有乳鸽胶囊、祛脂减肥茶、低度鸡血藤酒。以鸡血藤为原料开发的药膳有鸡血藤大枣茶、鸡血藤炖肉。鸡血藤提取物可用于防治水产养殖的鱼类指环虫病等。废弃的鸡血藤药渣可用于去除废水中的 Cu^{2+}。

（黎　理）

微课 PPT

二十四、板蓝根

【来源】十字花科植物菘蓝 *Isatis indigotica* Fort 的干燥根，称“北板蓝根”。普遍认为河北安国、安徽临泉和阜南、江苏南通等地为板蓝根的道地产区。

【本草考证】《神农本草经》以蓝实之名载，列为上品，实为蓼蓝的种子。《本草图经》曰：“蓝有数种，有菘蓝，可以为淀者，亦为马蓝。”《证类本草》载：“福州有一马蓝，江宁有一吴蓝。”《救荒本草》载有大蓝，谓：“苗高尺余，……结小荚，其子黑色，本草谓之菘蓝，可以靛染青，其叶似菘蓝。”“板蓝”一词最早出现于《本草纲目》，载：“蓝凡五种，各有主治，蓼蓝叶如蓼，菘蓝叶如白菘，马蓝叶如苦荬，即郭璞所谓大叶冬蓝，俗中所谓板蓝者。”在岭南、福州、江宁均有种植。“板蓝根”一词首次出现于《本草述钩元》中，记述板蓝根即马蓝根。《本草便读》载：“板蓝根即靛青根”。经考证，靛青根与现在十字花科植物菘蓝的根相一致。《中药志》中，板蓝根主产于河北安国、安徽临泉和阜南、江苏南通和天津郊区。《中华本草》记载，板蓝根主产于河北安国、江苏南通等地。《中国药材学》中提到板蓝根主产于河北、安徽、江苏、河南等地。可见，板蓝根的传统道地产区为河北、安徽、江苏等地。

【生境与分布】板蓝根喜湿暖气候，对气候适应性强，耐旱，怕涝。适宜土层深厚、疏松肥沃、排水良好的砂质土壤，pH 6.5~8 的土壤都能适应，以内陆及沿海一带微碱性的土壤最为适宜。全国各地均有栽培，从黄土高原、华北大平原到长江以北的暖温带为最适宜生长地区。主产于安徽、河北、江苏、黑龙江等地。野生主要分布于长江流域。

【栽培与采收】生产上采用种子繁殖。一般 4 月上旬于春季土壤解冻后播种，可采用宽行条播或撒播。播前把种子浸湿，晾干，随即拌泥或细沙进行播种，播后再施一层薄粪和细泥，每 667m^2 用种量 1~2kg，播种后 7~10 天出苗。苗高 3~4cm 时，按行株距(20~25)cm×(7~10)cm 进行间苗和定苗。及时进行中耕除草。间苗时施清水粪。结合中耕除草，追施一次氮肥，如腐熟稀人粪尿 800~1000kg 或尿素 3~4kg/667m^2。割第二次叶后，重施腐熟粪肥。菘蓝生长前期水分不宜太多，后期可适当多浇水。多雨地区和季节，畦间沟加深，大田四周加开深沟，以利及时排水，避免烂根。如遇伏天干旱天气，可在早晚灌水。春播菘蓝地上部分每年可收割大青叶 2~3 次，第一次在 6 月中旬，第二次在 8 月下旬前后，伏天高温季节不能采收大青叶，以免引起成片死亡，以第一次质量最好。秋季地上部分枯萎后挖出板蓝根，去净泥土，剪下芦头及叶子，摊在芦席上晒至七八成干，扎成小捆，再晒干。

【质量评价】以根长直、粗壮、坚实、粉性足者为佳。呈圆柱形，稍扭曲，长 10~20cm，直径 0.5~1cm。表面淡灰黄色或淡棕黄色，有纵皱纹，横长皮孔样突起及支根痕。根头略膨大，可见暗绿色或暗棕色轮状排列的叶柄残基和密集的疣状突起。体实，质略软，断面皮部黄白色。气微甜后苦涩。《中国药典》规定板蓝根按干燥品计算，含(*R*,*S*)-告依春（C_5H_7NOS）不得少于 0.020%。

【资源供给】板蓝根多为栽培品，主产于河北安国和定县、江苏南通、安徽临泉和阜南、甘肃陇西、黑龙江大庆等地。道地产区安徽太和县建立了规范化种植（GAP）示范研究基地。根据对主产区的不完全统计，2018 年我国板蓝根种植面积达到 35 万亩，2019 年国内种植面积在 38 万亩左右，2020 年我国板蓝根种植面积达 66 万亩，产量增至 17 万吨。21 世纪后，板蓝根的主产区逐步转移至甘肃、黑龙江、河南、新疆、内蒙古、宁夏等地，目前黑龙江、甘肃已成为板蓝根的主要生产基地。甘肃张掖市民乐县种植面积达 10000hm^2，黑龙江齐齐哈尔市泰来、泰康两县年种植板蓝根面积达 6666.7hm^2。

【资源利用】板蓝根具有清热解毒、凉血消斑、利咽止痛之效，不仅被用于方剂配伍及中成药原料，还被广泛用于保健食品。以板蓝根为主要原料的中西成药、中药饮片、兽药已经超过 2000 种，比如板蓝根颗粒剂、板蓝根冲剂、板蓝根注射液以及复方板蓝根冲剂。板蓝根还是连花清瘟胶囊的主要组成之一。此外还有板蓝根糖浆、片剂、滴眼液等。板蓝根对于治疗和预防牛腮腺炎、禽类腹泻、鸭病毒性肝炎、牛流行热等有一定作用。板蓝根粗提物可用于防治罗汉果花叶病毒。高剂量板蓝根能有效抑制果蝇的生长和生存。

菘蓝地上部分含有大量生物活性物质，叶中含有靛蓝、靛玉红、芥子苷、靛苷等，具有较高药用价值，作中药“大青叶”使用。菘蓝的叶或茎叶经加工制得的干燥粉末或团块为中药青黛。菘蓝也是重要的色素植物，叶子可用于提取蓝色色素。

（林贵兵）

微课

PPT

二十五、金银花

【来源】忍冬科植物忍冬 *Lonicera japonica* Thunb. 的干燥花蕾或带初开的花。亦名双花、二花、银花，为我国常用中药材之一。山东的平邑、费县和河南的封丘、新密为主要道地产区。

【本草考证】“忍冬”一名始载于《名医别录》，曰：“味甘，温，无毒……十二月采，阴干”。据此，众多文献均认为当时药用的是藤和叶。“金银花”一名见于北宋《苏沈良方》，明确以花入药则见于明代《滇南本草》和《救荒本草》。《本草品汇精要》在“忍冬”项下明确“茎、叶、花”药用。《本草纲目》载：“茎叶及花，功用皆同”。自此，藤叶与花以“忍冬”或“金银花”为名同作一药使用。清代《本草从新》在“金银花”项下载“其藤叶名忍冬”，以后逐渐将花与藤叶分开入药。自明代以后，开始有“金银花”或“忍冬”的产地记载。明《救荒本草》载：“今辉县山野中亦有之”。吴其濬曰：“皆中州产也”。《植物名实图考长编》中收录《曲洧旧闻》载：“郑许田野间二三月有”。民国时期曹炳章的《增订伪药条辨》曰：“以河南所产为良，……产河南淮庆者为淮密，……禹州产者曰禹密。……济南出者为济银，……亳州出者，……更次。湖北广州出者，……不堪入药”。另外，清嘉庆《密县志》（公元 1817 年）即记载该县所产之金银花“鲜者香味甚浓，山中种植者多，颇获利”；新版《密县志》记载“民国八年（公元 1919 年）密银花出口换取白银八万两”。综上所述，本草所述金银花与近现代的主产地均为河南和山东。

【生境与分布】忍冬野生生于山坡灌丛或疏林中、乱石堆、山足路旁及村庄篱笆边，海拔最高达 1500m，现多栽培。忍冬分布区域很广，我国各省均有分布。北起辽吉，西至陕甘，南达湘赣，西南至云贵，在北纬 22°~43°、东经 98°~130°之间均有分布，以山东、河南两省的低山丘陵、平原滩地、沿海淤沙轻盐地带分布较广而集中。此外，河北巨鹿、陕西商洛等地也有大面积种植。朝鲜和日本也有分布。

【栽培与采收】忍冬生产上可采用播种、扦插、分株、压条等方式繁殖，以扦插繁殖为常见。春、夏、秋季均可扦插，以春、秋季为宜。春插宜在新芽萌发前进行，秋插于 8 月上旬至 10 月上旬进行。扦插时宜选择雨后阴天进行，扦插后成活率较高，小苗生长发育良好。畦上搭阴棚，或盖草遮荫，待插条生根后撤除遮盖物。适时浇水，保持土壤湿润，半个月左右即可生根发芽。春插育的苗可于当年秋季移栽，秋插育的苗可于第二年早春移栽。种植地宜选择平地或海拔 200~500m、背风向阳的山坡。深翻土地，按行株距(1.5~1.7)m×(1.2~1.4)m 挖穴，穴径 50cm 左右，深 30~50cm。定植后的前 2 年，每年中耕除草 3~4 次，第一次在植株春季萌芽展叶时，第二次在 6 月，第三次在 7~8 月，第四次于秋末冬初。中耕时植株根际周围宜浅，其他地方宜深。第三年以后，视杂草生长情况，可适当减少中耕除草的次数。冬季宜土壤追施，以有机肥料为主，配合施用无机肥料，在植株基部周围 40cm 处，开宽 30cm、深 30cm 的环状沟，将肥料施入沟内与土混匀，然后覆土；每茬花蕾孕育之前宜叶面追肥，以无机肥料为主。一般每年追肥4次，分别在春季植株发芽后及第一、二、三茬花采收后。在人工栽培条件下，一年中从5月中旬至9月中旬能开4茬花，花期相对集中，第一、二茬花占总产花量的70%，第三、四茬花量较少。5~10月均可采收，宜选择晴天早晨进行。传统上以采摘含苞待放的大白期花蕾为宜，但根据金银花药材外观性状与活性成分收率进行评价，以花蕾由青转白的二白期采收最为适宜。采收后的金银花需要及时干燥，不同干燥方法加工出的金银花药材质量有较大差异，山东产区多晒干，河南、河北产区多烘干。

【质量评价】以花未开放、色黄白、肥大者为佳。呈棒状，上粗下细，略弯曲，长2~3cm，上部直径约3mm，下部直径约1.5mm。表面黄白色或绿白色（贮久色渐深），密被短柔毛。偶见叶状苞片。花萼绿色，先端5裂，裂片有毛，长约2mm。开放者花冠筒状，先端二唇形；雄蕊5，附于筒壁，黄色；雌蕊1，子房无毛。气清香，味淡、微苦。《中国药典》规定含绿原酸（$C_{16}H_{18}O_9$）不得少于1.5%，含酚酸类以绿原酸（$C_{16}H_{18}O_9$）、3,5-二-*O*-咖啡酰奎宁酸（$C_{24}H_{24}O_{12}$）和4,5-二-*O*-咖啡酰奎宁酸（$C_{25}H_{24}O_{12}$）的总量计，不得少于3.8%；含木犀草苷（$C_{21}H_{20}O_{11}$）不得少于0.050%。

【资源供给】金银花多为栽培品。金银花的种植区域主要集中在山东、陕西、河南、河北、湖北、江西、广东等地。截至2021年，山东平邑县金银花商贸工业已形成一定规模，普遍采用“企业+基地+合作社+农户”的生产模式。现有金银花种植合作社320家，良好生产规范认证企业9家，产品供应规范认证企业15家，建设金银花产业技术推广科研机构5个，合作机构13个；全县金银花种植面积达$4.33\times10^4hm^2$，年产干花1.8×10^4吨，年产值45亿元；建成国家良好农业规范认证基地$3.47\times10^3hm^2$，绿色食品原料标准化基地$6.67\times10^3hm^2$。其中，郑城镇作为平邑金银花的主产区，栽培面积已占据平邑县及周边地区栽培总面积的70%，全镇有95%的农户从事金银花种植。平邑县现拥有全国最大的金银花交易物流中心，每年可吞吐以金银花为主的道地中药材1万余吨，交易额达到15亿元以上，占据全国金银花交易量的60%。河南封丘县已形成集“育种研究-育苗推广-种植生产-烘烤制干-市场流通-产品研发-提取加工-生产销售”于一体的金银花产业链，开展了从种植技术到商品交易全流程的系列标准制定和实施，并通过国家GAP认证等，种植面积近10万亩，年产金银花1000余万公斤，年平均销售收入近20亿元。

【资源利用】金银花为药食同源药材，它不仅被用于方剂配伍及中成药原料，还被广泛用于保健食品和食品。金银花具有清热解毒、疏散风热的功效。用于痈肿疔疮，喉痹，丹毒，热毒血痢，风热感冒，温病发热。目前，金银花制剂主要有银黄注射液、银翘解毒片、银黄片等。以金银花为原料的健康产品包括金银花饮料、金银花花茶、金银花保健食品和金银花日化用品等。金银花是目前市场上清咽润喉类保健食品的主要原料之一，主要原料含有金银花的保健食品共160余个。

（刘芳瑞）

二十六、茯苓

微课

PPT

【来源】多孔菌科真菌茯苓 *Poria cocos*（Schw.）Wolf 的干燥菌核。以云南产品质较佳，为道地药材，安徽、湖北产量较大。

【本草考证】茯苓始载于《神农本草经》，列为上品。《名医别录》中记载：“其有抱根者名茯神，生太山（今山东泰山）大松下”。南北朝《本草经集注》云：“今出郁州（今江苏连云港）”。宋《本草图经》载：“茯苓，生泰山山谷，今泰、华、嵩山皆有之。出大松下附根而生，无苗、叶、花、实，作块如拳……皮黑，肉有赤白两种”，对茯苓进行了较为详细的描述，结合所附图，与今之茯苓 *P. cocos* 特征相符，并指出产地包括泰山、华山、嵩山，涉及今山东、陕西和河南三省。北宋《证类本草》中记载泰山茯苓已经不复采用，以华山为第一，雍州南山亦不如。可见，在宋朝，茯苓产地以华山为最，已经有了道地药材的概念。南宋《宝庆本草折衷》称“生太山山谷大松下，及嵩高、三辅、泰华、西京，郁、雍州”，茯苓产地范围包括今天的嵩山，陕西中部、西部、南部，河南洛阳，江苏连云港等地。明《太乙仙制本草药性大全》称“云南、贵州者独佳”，即今天“云苓”道地药材的最早记载。清《本草从新》称其“产云南。色白而坚实者佳。去皮。产浙江者，色虽白而体松、其力甚薄，近今茯苓颇多种者、其力更薄矣”。可见在清朝，已经肯定了云苓的道地性，而且与其他产地对比了药效。《滇海虞衡志》载：“茯苓天下无不推云南，曰云苓……往往有一枚重二三十斤者，亦不之异，唯以轻重为准”。当时云南茯苓每年择两个重十多斤大苓向朝廷进贡，颇受赞赏。《药物出产辨》：“以云南产者为云苓，最正地道……产安徽省者名安苓……刨片者俱用安徽苓”。《中药材产销》载：“野生者以云南为著名，栽培者以安徽量大、质优”。可见，云苓作为道地药材历史悠久，品质最佳，但野生资源短缺，而栽培以安徽产量大，质量较优。

【生境与分布】野生茯苓多生于松树根上，分布在北纬 18° ~ 37°、东经 98° ~ 121°之间的亚热带、热带，气候温暖、雨水充沛、光照较强的松树林中。主要分布于吉林、安徽、浙江、福建、台湾、贵州、云南等地区。全国多地均可栽培。

【栽培与采收】茯苓为兼性寄生菌，生于松树根上，可用段木、树蔸及松针栽培，但目前仍以段木栽培为主。段木栽培茯苓以松木为主，主要采用的松树品种有马尾松、黄山松、云南松、赤松、红松、黑松等。选直径 10 ~ 45cm 的中龄松树，砍伐后每隔 3 ~ 7cm 相间纵削 3cm 宽的树皮，深入木质部 5cm，称“剥皮留筋”，当松木断口停止排脂，敲之有声时锯料，截成长 65 ~ 85cm 的节段，放通风向阳处，按“井”字形堆垛备用。选背风向阳、微酸偏砂的缓坡地，挖直径 90cm、深 50 ~ 65cm 的窖，窖距上下为 33cm，左右 17cm，四周挖好排水沟。取木段 3 ~ 5 根，粗细搭配，分层放置于窖中。用 PDA 培养基从菌核组织中分离出纯菌种，栽培种培养基用松木屑 76%、麸皮 22%、石膏和蔗糖各 1%，含水量 65%，装入广口瓶，灭菌后接入纯菌种，在 25 ~ 28℃条件下培养半个月，翻转瓶在 22 ~ 24℃下再培养半个月，即为菌丝引。肉引是在接种前半个月内采挖鲜菌核为引。木引是在接种前两个月选直径 4 ~ 10cm 的梢部无节筒木，锯成长 50cm 的木段，每 5 根为一堆，分两层堆叠，将新鲜菌核 250g 贴在木段上靠皮处，覆土 3cm，60 天左右菌丝可长满筒木。早春 3 ~ 4 月接种，用菌丝引接种，宜选晴天将窖中细木段削尖，插入栽培瓶，粗木段靠在周围，覆土厚 3cm。肉引接种时用刀剖开苓种，将苓肉面贴在筒料的上端截面或侧面，苓皮朝外。木引可锯成 5 ~ 6cm 长，靠在料筒的上端截面或将引木锯成二段、三段，夹在料筒中间。结苓期应注意随时扒开土层检查菌丝生长发育和菌核形成情况。越冬期可根据当地的气温选择适时加盖塑料膜、作物秸秆或加厚覆土保温，防止结冻土层过深冻烂茯苓。野生茯苓常在 7 月至第二年 3 月到松林中采挖；人工栽培茯苓于接种后的第二年 7 ~ 9 月间采挖。菌核表皮呈黄褐色，未出现白色裂缝时即可收获。选晴天，先将表面泥土挖去，掀起椴木，轻轻取出菌核，放入箩筐。有的菌核一部分长在椴木上，若用手掰，菌核易破碎，可用锄头背轻轻敲打段木，将菌核完整地震下来，然后拣入箩筐。采收后的茯苓，应及时运回加工。挖出茯苓团后，先将鲜茯苓除去泥土及小石块等杂物，然后按大小分开，堆放于通风干燥室内离地面 15cm 高的架子上，一般放 2 ~ 3 层，使其“发汗”，每隔 2 ~ 3 天翻动一次，翻转时动作要轻，每次翻半边，不可上下对翻，以免茯苓“发汗”不匀。

【质量评价】茯苓个以个大形圆、体重坚实、皮褐色、有光泽、无破裂、断面白色、细腻、嚼之黏牙者为优。茯苓个呈类球形、椭圆形、扁圆形或不规则团块，大小不一。外皮薄而粗糙，棕褐色至黑褐色，有明显的皱缩纹理。体重，质坚实，断面颗粒性，有的具裂隙，外层淡棕色，内部白色，少数淡红色，有的中间抱有松根。气微，味淡，嚼之黏牙。茯苓块为去皮后切制的茯苓，呈立方块状或方块状厚片，大小不一。白色、淡红色或淡棕色。茯苓片为去皮后切制的茯苓，呈不规则厚片，厚薄不一。白色、淡红色或淡棕色。《中国药典》规定茯苓浸出物照醇溶性浸出物测定法（通则2201）项下的热浸法测定，用稀乙醇作溶剂，不得少于2.5%。

【资源供给】茯苓药材多为栽培品。主产于安徽、湖北、湖南、云南等省区，以云南所产品质较佳，以安徽岳西产量最大，其次为湖北罗田县、英山县，安徽金寨，贵州黎平，湖北麻城等地。据相关文献报道，栽培茯苓在湖北罗田县、安徽岳西县和金寨县、云南景谷县和剑川县等主产地的整体质量相对稳定，无明显地域上的差异。

目前我国茯苓人工栽培仍以大别山产区、云南产区为主，据统计，2020年两大产区年产量约占全国产量的80%。茯苓药材的特殊性在于产地产鲜、异地加工。目前国内公认的两大茯苓集散地分别为安徽省安庆市岳西县和湖南省怀化市靖州县，全国每年约90%以上鲜茯苓通过药商运往两地进行加工。近年来，云南省普洱市景谷县与楚雄州双柏县已初步形成云南茯苓两大集散中心，加之云南得天独厚的气候优势，推测未来也将带动云南本地的茯苓加工业。全国通过认证的茯苓GAP基地共有3个，分别属于北京同仁堂湖北中药材有限公司、九州通医药集团公司、湖南补天药业股份有限公司，这些企业大大推动了当地茯苓规范化栽培水平。通过查询农业农村部及国家知识产权局相关网站，截至2023年1月国内与茯苓相关的国家地理标志保护商标包括“九资河茯苓”“英山茯苓”“靖州茯苓”“商茯苓”“金寨茯苓”“岳西茯苓”“黎平茯苓”“昭化茯苓”8个，涉及湖北、湖南、河南、安徽、贵州、四川。

【资源利用】茯苓为药食同源药材，它不仅被用于方剂配伍及中成药原料，还被广泛用于保健品和食品。茯苓具有利水渗湿、健脾宁心的功效，在中医临床运用程度极高，有“四时神药”之谓，被誉为除湿之“圣品”，健脾之“要药”。《中国药典》中以茯苓为主要原料的中成药高达253种。其中茯苓处方量占比较大的有化积口服液、四君子丸、柏子养心丸、桂枝茯苓丸等。茯苓在食品领域经过近40年的发展，目前已涵盖膏、粉、粥、茶、饮料、汤料等多个食品类别。据统计，以茯苓命名的保健食品多达130余种，总体以增强人体免疫力、改善睡眠为主要保健功效。

（储姗姗）

PPT

二十七、枸杞子

【来源】茄科植物宁夏枸杞 *Lycium barbarum* L. 的干燥成熟果实。夏、秋二季果实呈红色时采收，除去果梗，晾至皮皱后，晒干，除去果梗。新疆、青海、内蒙古、甘肃、河北等地为道地产区。

【本草考证】枸杞首载于《神农本草经》。《本草经集注》载：“生常山平泽及诸丘陵阪岸上……其叶可作羹，味小苦”。从产地看，应是广布种枸杞 *L. chinense* Mill. 以及变种北方枸杞。对比枸杞属植物的分布图，此处提到的枸杞应为宁夏枸杞 *L. barbarum* L. 或新疆枸杞 *L. dasystemum* Pojarkova。《本草图经》记载：“春生苗，叶如石榴叶而软薄堪食，俗呼为甜菜；其茎干高三、五尺，作丛；六月、七月生小红紫花；随便结红实，形微长如枣核；其根名地骨”。对比可知“叶如石榴叶”与现代宁夏枸杞子叶“狭披针形或披针形”的记载不一致。据此可推断，本草中所记载的枸杞子原植物不仅包括宁夏枸杞，也包括我国产其他枸杞植物。清《中卫县志》道：“宁安（中宁县一带）一带家种杞园各省入药甘枸杞皆宁产也”，品种上呈现出从枸杞 *L. chinense* Mill. 或其变种北方枸杞到宁夏枸杞 *L. barbarum* L. 的变化。综上所述，我国古代所用枸杞子原植物经变迁最终与现今用宁夏枸杞 *L. barbarum* L. 一致。

《名医别录》开始明确枸杞子产地，随着枸杞子基原植物的变化，产地历经变迁，最终以宁夏一带为道地产区。魏汉时期开始推崇甘州（张掖市），陕西极边产（甘肃兰州以及宁夏银川）枸杞“真、甘美、独佳”，肯定了甘州枸杞在药效上的优势，较北方枸杞味甜，与宋代本草结论一致。明《本草纲目》载：“后世惟取陕西者良，而又以甘州者为绝品。”。再次点明甘州枸杞的品质优于其他产地。清代早期《本草备要》《本草新编》延续宋朝与明朝多以甘州为道地产区。清《中卫县志》道："宁安（中宁县一带）一带家种杞园各省入药甘枸杞皆宁产也"，由此枸杞的道地产地从甘州逐渐迁移至宁夏。

【生境与分布】常生于土层深厚的沟岸、山坡、田埂和宅旁，耐盐碱、沙荒和干旱，因此可作水土保持和造林绿化的灌木。原产于我国北部，河北北部、内蒙古、山西北部、陕西北部、甘肃、宁夏、青海、新疆有野生，由于果实入药而栽培；我国西北部、中部和南部不少省区也已引种栽培，尤其是宁夏及天津地区栽培多、产量高。宁夏作为枸杞子主要产区之一，因其适宜的气候、土壤条件以及丰富的阳光，宁夏的枸杞品质出众，分布遍布宁夏各地，包括银川、吴忠等城市，其中又以宁夏的中宁和中卫县的枸杞子量大质优。本种栽培在我国有悠久的历史。现在欧洲及地中海沿岸国家也普遍栽培并成为野生。

【栽培与采收】栽培地选址应地势平坦，有排灌条件，地下水位 100～150m，土壤较肥沃的沙壤、轻或中土壤，含盐量 0.5% 以下，pH 8 左右，活土层 30cm 以上。通常在春季或秋季开垦土地，耕地和施肥。选择适宜品种，如宁夏枸杞 *L. barbarum* L. 的"宁杞 1 号"，或"大麻叶"。通常在春季播种，直播或育苗后移栽。育苗期提供足够阳光和适宜温度。定期浇水、施肥、除草和病虫害防治，适度地修剪和支架，以促进通风和采摘的便捷。在枸杞造林后，2～3 年开始结果，5～6 年至 30 年可进入盛果期，30～40 年进入结果后期，在 40 年后进入枸杞的衰老期。枸杞子采收一般在芒种后（即 6 月 10—20 日）至秋分或早霜冻前。当果实色泽鲜红，表面光滑光亮，果体变软，富有弹性，果肉增厚，果实与果柄易分离时采摘。采收方法有人工和机械采摘两种。以人工采收为主，轻拿轻放避免碰伤或压碎果实；机械采摘避免损伤果实或枝条。采摘后晾晒或烘干，日晒以保留果实颜色和营养，于干燥通风处储存，防潮和霉变。

【质量评价】枸杞子以粒大、肉厚、种子少、色红、质柔软者为佳。形状类纺锤形略扁稍皱缩，不含杂质，果皮呈鲜红色、紫红色或枣红色，具有枸杞应有的滋味与气味。《中国药典》规定，枸杞子按干燥品计算，含枸杞多糖以葡萄糖（$C_6H_{12}O_6$）计，不得少于 1.8%；含甜菜碱（$C_5H_{11}NO_2$）不得少于 0.50%。重金属及有害元素，铅不得过 5mg/kg；镉不得过 1mg/kg；砷不得过 2g/kg；汞不得过 0.2mg/kg；铜不得过 20mg/kg。

【资源供给】市场上的枸杞子大部分为栽培品。全球范围内的枸杞种植总面积约为 176 万亩，我国是全球最大的枸杞生产国，年均枸杞种植面积稳定在 150 万亩左右。据统计，2011—2021 年间，全国枸杞子总产量从 19.5 万吨上升至大约 42.16 万吨，产量增加了约 22.66 万吨，增长了 1.16 倍。宁夏的枸杞种植已扩展到周边省区，包括青海、甘肃、新疆等地。各省区公布的统计年鉴数据显示，至 2021 年，宁夏、青海、甘肃、新疆的枸杞种植总面积已经超过 100 万亩，达到 149.17 万亩，其中青海占比为 30.68%，达到 45.77 万亩，而宁夏占比约为 29.5%，达到 44 万亩。宁夏回族自治区统计局公布的数据显示，截至 2022 年底，全区枸杞种植面积约 44 万亩，较 2021 年增长了 2.3%，实际保有 38 万亩，鲜果产量 30 万吨，干果产量 8.63 万吨，基地标准化率 80%。宁夏的枸杞年出口量约占全国总量的 30% 左右。新疆的枸杞种植面积约为 31.4 万亩，年产干果约为 4.78 万吨。甘肃的枸杞种植面积约为 28 万亩左右，年产干果约为 4.1 万吨。中宁县杞瑞康商贸有限公司在中宁县舟塔乡孔滩村建立了中药材枸杞子 GAP 生产基地。

【资源利用】枸杞子是我国重要的药食两用植物资源，也是重要的经济植物资源。枸杞滋补肝肾，益精明目。可用于虚劳精亏，腰膝酸痛，眩晕耳鸣，阳痿遗精，内热消渴，血虚萎黄，目昏不明。包含枸杞的中成药有杞菊地黄丸、五子衍宗丸、右归丸以及七宝美髯颗粒等。枸杞也是许多保健品的成分之一，例如枸杞提取物或枸杞油，因为具有抗氧化和改善免疫力的功效作用，被广泛用于保健品。在食用方面，枸杞子营养丰富，口感甜美，可以鲜食，也可以干燥后作为干果食用，还被用于各种菜肴、茶、酒和甜点。枸杞因抗氧化特性还被广泛应用于美容产品，如将枸杞提取物添加到化妆品和护肤品中，用来改善皮肤健康。枸杞也被用于制作各种饮料，包括枸杞代茶饮和枸杞原汁等。

除果实之外，枸杞根皮（地骨皮）、枸杞叶（枝叶）和枸杞籽也有很多种用途。地骨皮常用于阴虚潮热、骨蒸盗汗、肺热咳嗽、咯血、衄血等证的治疗，为地骨皮散、泻白散、枸杞散等经典名方的主要组成药物，为现代成方制剂十味降糖颗粒、地骨降糖胶囊、养血退热丸等的主要组成药物。枸杞叶含有丰富的营养成分和活性物质，具有多种功能。以枸杞嫩叶为原料可制作枸杞叶保健茶，也可作为时鲜蔬菜食用。枸杞籽油富含亚油酸、油酸、亚麻酸等不饱和脂肪酸，具有丰富的营养保健作用。此外，有专利报道枸杞籽及提取枸杞籽油后的残渣中提取分离得到 α－葡萄糖苷酶活性抑制剂，可用于糖尿病治疗药物及保健食品的开发。

综上所述，枸杞子在药品、保健品、食品、化妆品等领域具有广泛的应用，对于当地经济和文化的发展也具有重要意义。

（崔治家）

PPT

二十八、厚朴

【来源】木兰科植物厚朴 *M. officinalis* Rehd. et Wils. 或凹叶厚朴 *Magnolia officinalis* Rehd. et Wils. var. *biloba* Rehd. et Wils. 的干燥干皮、根皮及枝皮。主产于湖北、四川、浙江、安徽、福建等地。四川、湖北产者称“川朴”，质量较佳。

【本草考证】厚朴始载于《神农本草经》，列为中品。后历代本草、方书和各种中医药书籍中均有记载。厚朴的产地记载始见于《名医别录》，其所说厚朴是否与今种源相同，尚难以证明。陶弘景明确记载了厚朴的产地与形态：“厚朴出建平、宜都，极厚，肉紫色为好，壳薄而白者不佳。”建平、宜都在重庆湖北交界处，建平在今巫山县，宜都今属湖北，位于当今普遍认同的厚朴道地产区（四川东部和湖北西部）之中；结合对药材形态的描述“极厚，肉紫色为好，壳薄而白者不佳。”以及当今厚朴 *M. officinalis* 的生长分布情况，推测陶弘景记载的厚朴种源为厚朴 *M. officinalis*。自此，厚朴这一产地和形态的记述被历代延续记载下来。宋代苏颂《本草图经》云：“今京西、陕西、江淮、湖南、蜀川山谷中往往有之，而以梓州、龙州者为上。”其在叙述了厚朴的产区后，强调了道地药材产地。《本草衍义》也有类似的记载，并强调了道地药材的优点：“今西京伊阳县（今河南嵩县）及商州（今四川宜宾）亦有，但薄而色淡，不如梓州（今三台县）者厚而紫色有油。”综上，宋代川厚朴已经成为道地药材。南宋时方志，如《宝庆会稽续志》及《新安志》载浙江、安徽也有厚朴出产。从现今江浙一带主产凹叶厚朴 *M. officinalis* var. *biloba* 来看，南宋方志所记载的厚朴可能是凹叶厚朴。明清时期厚朴的产区扩大，当时的南直、陕西、四川、浙江、河南、湖北、贵州、江西都有厚朴出产的记载。明代《本草品汇精要》在引述了历代本草中厚朴的产地后，指出道地产区为“蜀川、商州、归州、梓州、龙州最佳”，“皮紫厚者佳”。《本草蒙筌》载：“陕西川蜀多生，梓州出者独胜。”《本草原始》云：“始出交趾、冤句，今京西、陕西、江淮、湖南、蜀川山谷中往往有之，而以梓州、龙州者为上。”而清代本草多沿袭前人对厚朴的记载。综上所述，厚朴的道地产地从南朝梁陶弘景时已经比较明确，其与今天的道地药材产区基本一致，位于湖北和重庆交界地域，其原植物推测为木兰科植物厚朴 *M. officinalis*。自宋代以来记载的产于浙江、安徽、福建、江西等地的厚朴可能是凹叶厚朴 *M. officinalis* var. *biloba*。

【生境与分布】厚朴生于海拔 300～1500m 的山地林间，常混生于落叶阔叶林内，或生于常绿阔叶林区。分布于我国陕西南部、甘肃东南部、安徽、河南东南部（商城、新县）、湖北西部、湖南西南部、四川（中部、东部）、贵州东北部；广西北部、江西庐山及浙江有栽培。

凹叶厚朴生于海拔300～1400m的林中。分布于安徽、浙江西部、江西（庐山）、福建、湖南南部、广东北部、广西北部和东北部。多栽培于山麓和村舍附近。

【栽培与采收】厚朴喜温和湿润气候，怕炎热，能耐寒。幼苗怕强光，成年树宜向阳。以选疏松肥沃、富含腐殖质、呈中性或微酸性粉砂质壤土栽培为宜。山地黄壤、黄红壤也可栽种。生产上用种子、压条和扦插繁殖。种子繁殖：在9～10月或10～11月采收成熟果实，即可播种，或用湿砂贮藏至春季播种。播种前浸种48小时，用砂搓去蜡质层。条播为主，行距30cm×33cm，按粒距3～6cm，将种子播于沟内，并覆土盖草。每1hm^2用种量150～225kg。苗期要经常除草，每年追肥1～2次，多雨季节要防积水，并搭棚遮荫。压条繁殖：在11月上旬或2月选择生长10年以上成年树的苗蘖，横割断蘖茎一半，向切口相反方向弯曲使茎纵裂，在裂缝中夹一小石块，培土覆盖。第二年生多数根后割下定植。扦插繁殖：2月选茎粗1cm的1～2年生枝条，剪成长约20cm的插条，扦插于苗床中培育。繁殖的幼苗，均于2～3月或10～11月落叶后定植，按行株距4m×3m或3m×3m开穴，每穴栽苗1株。每年的4～6月剥取根皮和枝皮，直接阴干；干皮置沸水中微煮后，堆置阴湿处，“发汗”至内表面变紫褐色或棕褐色时，蒸软，取出，卷成筒状，干燥。

【质量评价】以皮厚、肉紫、油润、味辛者佳。干皮呈卷筒状或双卷筒状，长30～35cm，厚0.2～0.7cm，习称“筒朴”；近根部的干皮一端展开如喇叭口，长13～25cm，厚0.3～0.8cm，习称“靴筒朴”。外表面灰棕色或灰褐色，粗糙，有时呈鳞片状，较易剥落，有明显椭圆形皮孔和纵皱纹，刮去粗皮者显黄棕色。内表面紫棕色或深紫褐色，较平滑，具细密纵纹，划之显油痕。质坚硬，不易折断，断面颗粒性，外层灰棕色，内层紫褐色或棕色，有油性，有的可见多数小亮星。气香，味辛辣、微苦。根皮（根朴）呈单筒状或不规则块片；有的弯曲似鸡肠，习称“鸡肠朴”。质硬，较易折断，断面纤维性。枝皮（枝朴）呈单筒状，长10～20cm，厚0.1～0.2cm。质脆，易折断，断面纤维性。《中国药典》规定，含厚朴酚（$C_{18}H_{18}O_2$）与和厚朴酚（$C_{18}H_{18}O_2$）的总量不得少于2.0%。

【资源供给】厚朴广泛栽培于长江流域及以南地区，形成了“川朴”“永道”“温朴”3大传统主产区及一些新兴产区。湖北、四川、重庆和陕西4省（市）是我国“川朴”主产区，该区以种植厚朴为主，面积最大，质量最好，传统的品牌有恩施州的“恩施紫油厚朴”。2012年，“川朴”主产区厚朴种植总面积和总产量分别达92459hm^2和46404吨，分别占全国的54.39%和27.99%。伴随着“川朴”主产区种植面积的稳步增长，该区域的厚朴产量也稳步增长，总产量由2012年的46404吨上涨到2018年的65531吨，年增长率达5.92%。

“永道”和“温朴”主产区以种植凹叶厚朴为主，“永道”主产区产量最高，但质量不及“川朴”和“温朴”。永道产区是我国厚朴的第二大种植区，也是我国厚朴种植增长最快的地区，以江华县和桑植县为例，2012—2018年，分别新增种植面积11211hm^2和16000hm^2，年均增长35.84%和30.77%，增长率高于其他厚朴主产区。近年来，永道主产区产量实现了稳步增长，总产量由2012年的105619吨上升到2018年的117340吨。相比于川朴主产区和永道主产区，温朴主产区种植面积较小，2012年，温朴主产区种植总面积8921hm^2，占全国的5.25%。

【资源利用】厚朴具有燥湿消痰、下气除满的功效，临床用于湿滞伤中、脘痞吐泻、食积气滞、腹胀便秘、痰饮喘咳。厚朴为300余种中成药和1700余种中药方剂的处方原料。现代药理研究表明，厚朴具有抗菌、抗氧化、抗炎症、抗抑郁、抗肿瘤以及保护肝脏等作用，同时还具有促进肠胃蠕动的功能，对食积气滞、腹胀便秘、腹泻均有显著的治疗效果。厚朴制品也被广泛用于日用品中。临床试验结果表明，用厚朴提取物制成厚朴牙膏、漱液等对牙周炎和牙髓炎均有较好疗效，同时具有除口臭、止血、消炎作用。从厚朴中提取的芳香油等成分具有除菌作用，也可以制成香皂、沐浴露、洗发水、美白乳（膏）等产品。在保健品开发方面，主要为调节肠胃、安神助睡眠、降胆固醇、提高免疫力类保健品。

（唐中华）

PPT

二十九、砂仁

【来源】姜科豆蔻属植物阳春砂 *Amomum villosum* Lour.、绿壳砂 *A. villosum* Lour. var. *xanthioides* T. L. Wu et Senjen 或海南砂 *A. longiligulare* T. L. Wu 的干燥成熟果实。我国著名的四大南药之一，以阳春砂的品质为最，道地产区为广东省阳春市及周边高州、信宜、新兴等地。

【本草考证】砂仁始载于唐·甄权《药性论》，谓："缩沙蜜出波斯国（今伊朗），味苦、辛，主冷气腹痛"。五代·李珣《海药本草》云："今按陈氏，缩沙蜜生西海（今印度洋、波斯湾、地中海）及西戎诸国，……多从安东道来"。可见唐代所用砂仁多为进口砂仁，主要来自西亚地区和东南亚。宋代本草始记载我国也产砂仁，《开宝本草》云："缩砂蜜生南地。苗似廉姜，形如白豆蔻。其皮紧厚而皱，黄赤色，八月采"。《本草图经》曰："缩砂蜜生南地，今惟岭南山泽间有之。苗茎似高良姜，高三四尺。叶青，长八九寸，阔半寸已来。三月、四月开花在根下，五六月成实，五七十枚作一穗，状似益智而圆，皮紧厚而皱，有粟纹，外有细刺，黄赤色。皮间细子一团，八隔，可四十粒，如黍米大，外微黑色，内白而香，似白豆蔻。七、八月采之。"并附有新州（今广东新兴县）缩砂蜜图一幅，特征与文描述一致。宋代的岭南包含广东、海南、广西的大部和福建的部分地区，正与现今的阳春砂植物资源的自然分布区一致。由此可见，宋代本草所记载的缩砂蜜与姜科豆蔻属植物阳春砂 *A. villosum* 特征十分相似。明、清两代本草基本上沿袭宋代本草关于缩砂蜜的记载，所附图谱应系引自《本草图经》。综上所述，我国古代所用砂仁有国产与进口之分，据其特征的描述与附图来看，与我们今之所用姜科豆蔻属植物阳春砂、绿壳砂相同，进口缩砂基原为绿壳砂 *A. villosum* Lour. var. *xanthioides* T. L. Wu et Senjen，产岭南者基原即今阳春砂仁。《增订伪药条辨》载"产广东肇庆府阳春县者名阳春砂……最为道地"，可见广东的阳春为砂仁的道地产地。

【生境与分布】阳春砂分布于东经99°56′~112°26′、北纬21°27′~23°27′的热带亚热带季风气候区，多栽培或野生于气候温暖、潮湿、富含腐殖质的山地林下阴湿处。主要分布于广东的阳春市及其周边地区，云南南部及西南部地区，以及广西、福建等省区。

绿壳砂分布于云南南部的勐腊、沧源等地，生于海拔600~800m的林下潮湿处。

海南砂广泛分布于海南省境内，以海南崖县、儋县较多，野生或栽培于山谷密林中。广东粤西地区亦有栽培种群分布。

【栽培与采收】阳春砂生产上常采用分株繁殖，亦可种子繁殖。分株繁殖时，从历年丰产、生长健壮、分生能力强、无病虫害、穗大果多的母株中挑选茎秆粗壮的苗作繁殖用。根据地形地势开垦成梯田，丘陵平原区耕翻作畦。栽植时将顶芽向下或向水平方向，老根茎覆土6~9cm压实，嫩根茎则用松土覆盖。每亩栽苗800~1000株。水肥、阴蔽度和人工辅助授粉等是影响阳春砂产量的关键因素。种植后的1~2年以农家肥为主，开花结实时施以磷钾肥。要保持土壤湿润，开花期和幼果形成期空气相对湿度宜在90%以上。新种植株荫蔽度以70%~80%为宜，开花结实年龄阶段调整为50%~60%。人工授粉的最佳时期在盛花期的早上8~10时。阳春砂植株的旺盛生长可达7~8年，当植株群体的生长发育和开花结实均呈逐渐衰退现象时，要注意加强田间管理以促进衰退苗群的更新和复壮。此外，尚需预防落果、保护和引诱传粉昆虫等。阳春砂种植后2~3年开花结实。每年当果实由鲜红色转为紫红色，种子变为深褐色或黑色，破碎后有浓烈辛辣味时采收。用小刀或剪刀将果序剪下，不宜用手摘，以防伤害匍匐茎的表皮，影响第二年开花结实。

【质量评价】以果实均匀、果皮紧贴种子团、种子团饱满棕褐色、具有润性、气香浓、味辛凉浓厚者为佳。阳春砂、绿壳砂：呈椭圆形或卵圆形，有不明显的三棱，长1.5～2cm，直径1～1.5cm。表面棕褐色，密生刺状突起，顶端有花被残基，基部常有果梗。果皮薄而软。种子集结成团，具三钝棱，中有白色隔膜，将种子团分成3瓣，每瓣有种子5～26粒。种子为不规则多面体，直径2～3mm；表面棕红色或暗褐色，有细皱纹，外被淡棕色膜质假种皮；质硬，胚乳灰白色。气芳香而浓烈，味辛凉、微苦。海南砂：呈长椭圆形或卵圆形，有明显的三棱，长1.5～2cm，直径0.8～1.2cm。表面被片状、分枝的软刺，基部具果梗痕。果皮厚而硬。种子团较小，每瓣有种子3～24粒；种子直径1.5～2mm。气味稍淡。《中国药典》规定阳春砂、绿壳砂种子团含挥发油不得少于3.0%（ml/g）、海南砂种子团含挥发油不得少于1%（ml/g），乙酸龙脑酯含量不得少于0.90%。

【资源供给】砂仁药材多为栽培品。阳春砂主产于云南、广东、广西、福建等省区，资源最为丰富，产量最大，质优，为市场主流品种。绿壳砂主产于云南，资源量小，产量少，质次。海南砂主产于海南、广东，资源与产量均小，品质较差。道地产区春砂仁的鲜果采用焙干法，果实较小，表面多棕褐色至棕黑色，果皮紧贴种子团，种子团紧实，气芳香而浓厚，味辛凉、微苦；云南产区则多采用晒干法，果实较大，表面通常呈红棕色或黄棕色，果皮不紧贴种子团，手捏松泡，假种皮较厚，每室种子粒较多，味酸泛甜。春砂仁主含挥发油，其中乙酸龙脑酯、樟脑、龙脑、柠檬烯、樟烯、月桂烯、萜烯-3α-松油醇等化合物的含量较高。据相关文献报道，云南产阳春砂的GC指纹图谱的相似度接近广东产，且二者挥发油主成分乙酸龙脑酯含量无明显差异，但各组分间的相对含量存在较明显的差异，其中罗勒烯、甲酸龙脑和檀香烯为云南产阳春砂仁所特有。

据统计，2021年广东省阳春砂种植面积达3668hm^2，总产量2203吨，总产值12.5043亿元。近20余年，广东省内专家学者针对阳春砂生产全程的关键技术进行了系列研究工作，并在道地产区建立了规范化种植（GAP）示范研究基地。从20世纪90年代末起，云南阳春砂的种植面积和产量一直位居全国之首。据报道，云南西双版纳勐腊县亦建设有阳春砂仁标准化种植示范基地。当前，我国对砂仁的年需求量为5000～5500吨，国产砂仁满足不了市场的需求，多进口价廉的越南或缅甸砂仁，而进口砂仁长期存在基原混杂、品种不纯、来源或产地不明、质差等问题。

【资源利用】砂仁为药食同源药材，它不仅被用于方剂配伍及中成药原料，还被广泛用于保健食品和食品。砂仁具有化湿开胃、温脾止泻、理气安胎的功效，中医临床常用于治疗湿浊中阻、脘痞不饥、脾胃虚寒、呕吐泄泻、妊娠恶阻和胎动不安。《中国药典》《卫生部药品标准》《国家中成药标准汇编》等收录的以砂仁为组方原料的中成药有三百多种。以砂仁为原料的保健食品多达60余种，多为酒、胶囊、口服液、含片、冲剂及茶等。以砂仁为原料开发的食品涵盖蜜饯、糖果、酒、汤料、茶、饮片、口服液、胶囊、丸剂、片剂及颗粒剂等产品。

阳春砂叶油、花朵及花梗亦供药用，但临床应用较少。春砂仁花性平、味辛，无毒；具有利淋通膈、调中和胃、理气化痰等功效。西双版纳傣族有用砂仁根切片晒干，水煎服，治腹痛、腹部扭痛、消化不良、食积腹泻。

（刘军民　詹若挺）

PPT

三十、重楼

【来源】百合科植物云南重楼 *Paris polyphylla* Smith var. *yunnanensis*（Franch.）Hand.-Mazz. 或七叶一枝花 *P. polyphylla* Smith var. *chinensis*（Franch.）Hara 的干燥根茎，分别俗称“滇重楼”和“华重楼”。

重楼的主要产地在云南、四川、贵州等地。

【本草考证】重楼以"蚤休"之名始载于《神农本草经》，列为下品。《滇南本草》始以重楼作为其正式药名。《本草图经》载："蚤休，即紫河车也，俗呼重楼金线，生山阳川谷及冤句……苗似王孙、鬼臼等，作二三层，六月开黄紫花，蕊赤黄色，上有金丝垂下，秋结红子，根似肥姜，皮赤肉白，四五月采根，晒干用"。《植物名实图考》毒草卷之二十四载："蚤休，本经下品……通呼为草河车，亦曰七叶一枝花，为外科药用，滇南谓之重楼一枝箭，以其根老横纹粗皱如虫形，乃作虫娄字，亦有一层六叶者，花仅数缕，不甚可观，名逾其实，子色殷红……"。《本草纲目》的记载更为详尽："虫蛇之毒，得此治之即休，故有蚤休、螫休诸名；重楼三层，因其叶状也；金线重楼，因其花状也；甘遂，因其根状也；紫河车，因其功用也。"此处第一次提出了"蚤休"药材有两种的说法，"七叶一枝花"一名亦来源于《本草纲目》。《本草纲目》所载植物，根据形态描述应为《中国药典》所收载的七叶一枝花 *P. polyphylla* var. *chinensis*；《植物名实图考》载"滇南谓之重楼一枝箭"，《滇南本草》所载植物应为《中国药典》所收载的云南重楼 *P. polyphylla* var. *yunnanensis*。关于重楼产地，《本草图经》载："今河中，河阳，华、凤、文州及江淮间也有之"；《植物名实图考》载："江西，湖南山中多有，人家亦种之"；《本草纲目》记载："重楼金线处处有之。"可见历代本草对重楼的分布记载较为广泛。

【生境与分布】云南重楼野生或栽培，生于海拔 1400～3100m 的常绿阔叶林、云南松林、竹林、灌丛和草坡，主要分布在我国云南、四川攀西地区和贵州，缅甸北部也有分布。云南多地均有栽培，四川和贵州也有少量栽培。有机质、腐殖质含量较高、排水良好、土层深厚的微酸性砂土和壤土为宜。

七叶一枝花野生或栽培，生于海拔 1100～2800m 的常绿阔叶林、竹林、杂木林、箭竹灌丛中，主要分布在我国江苏、浙江、安徽、江西、福建、台湾、湖北、湖南、广东、广西、四川、贵州、云南，越南北部也有分布。四川多地均有栽培，陕西、湖南和湖北多省也有栽培。

重楼野生资源已濒临枯竭，重楼属 *Paris* spp.（所有种，北重楼 *P. verticillata* M. – Bieb. 除外）已被列入 2021 年《国家重点保护野生植物名录》二级保护植物。

【栽培与采收】重楼属植物采用根茎无性繁殖和种子有性繁殖，生产上以种子繁殖为主。因重楼种子有形态生理休眠，种子需要后熟，除去种皮利于萌发，直播育苗第二年出苗，2～3 年苗移栽大田，约 20cm 苗距。云南地区高日照，滇重楼有"宜荫畏晒，喜湿忌燥"的习性，喜温湿，耐阴，惧霜冻和阳光曝晒，尤其是幼苗期避免曝晒，进行遮荫管理，成苗可降低遮荫度。根据生产需要可进行摘蕾，促进根茎生长。在丽江地区有通过国家 GAP 认证的种植基地。目前已选育的优良品种主要有"滇重楼 1 号""滇重楼 2 号"，多芽品种"云全 1 号"，"华重楼 1 号"等，在繁殖速率、产量和有效成分含量上分别有良好表现力。人工栽培重楼在第 8 年的 11 月采收最佳，地上茎枯萎后，割除茎叶，刨挖根茎，把带顶芽部分切下用作种苗，其余部分除去须根，用清水洗净，晾晒干燥或烘干。

【质量评价】重楼以体粗壮、质坚实、断面色白、粉性足、身干无杂、无须根、无霉变者为佳。重楼呈结节状扁圆柱形，略弯曲，长 5～12cm，直径 1.0～4.5cm。表面黄棕色或灰棕色，外皮脱落处呈白色；密具层状突起的粗环纹，一面结节明显，结节上具椭圆形凹陷茎痕，另一面有疏生的须根或疣状须根痕。顶端具鳞叶和茎的残基。质坚实，断面平坦，白色至浅棕色，粉性或角质。气微，味微苦、麻。《中国药典》规定，重楼含重楼皂苷Ⅰ（$C_{44}H_{70}O_{16}$）、重楼皂苷Ⅱ（$C_{51}H_{82}O_{20}$）及重楼皂苷Ⅶ（$C_{51}H_{82}O_{21}$）的总量不得少于 0.60%。

【资源供给】目前重楼药材以栽培品为主。滇重楼在云南的种植面积较大，多地均有栽培，四川和贵州也有少量栽培。华重楼在四川多地均有栽培，陕西、湖南和湖北多省也有栽培。重楼属植物种类繁多，多达 20 余种，除《中国药典》来源的滇重楼和华重楼外，多地不注意区分品种来源，主要采用各地自然分布种发展人工栽培，导致人工栽培药材来源混乱。因对重楼属植物生物学特性了解不深入，栽培技术管理落后，导致栽培重楼药材质量低下，尤其是华重楼中皂苷含量难以达到药典 0.60% 的要求，云南产栽培滇重楼也难达 50% 的合格率。虽然云南部分地区提出了《滇重楼林下规范化种植生产标准操作规程（SOP）》，但因各省自然环境差异大，重楼品种各异，各地栽培管理措施有待因地制宜进行优化。

随着重楼野生资源枯竭，栽培产业起步，近十年重楼价格波动剧烈。2010 年前后，栽培重楼逐渐发展，但由于生长周期长，育苗 3 年，移栽后要 5 年以上采挖。直到 2015 年逐渐有栽培重楼药材产出，也开始大面积发展人工栽培。然而栽培技术积累缓慢，加之种植成本较高，使得产量难以明显提高。2018 年以前市场货源常呈紧缺状态，导致重楼药材价格在 2018 年高达到 1300 元/kg。随着各地栽培药材陆续出产，重楼价格一路下跌，因企业对重楼药材的需求量 2000 ~ 3000 吨并未显著增加，2023 年价格跌至 200 元/kg。早年市场也从缅甸、越南、老挝等东南亚国家进口价格低廉的重楼药材，近年也因来源和质量低下等问题而大大减少。

【资源利用】重楼为云南白药、宫血宁胶囊等 262 种中成药的主要原料，在中医药行业中具有重要的经济、社会价值。《滇南本草》认为重楼是治疗一切疮疡肿毒的至药；白族、彝族等少数民族明确将重楼醋摩外擦治疗“疮疡溃破久不收口”，为外科要药。市售含重楼的中成药有 83 种，其中，有明确生产厂家的 81 种。中医药古籍中，有七叶一枝花、云南重楼等 16 种重楼在民族医药或者民间医药应用中有记载，有如意黑白散、白驳片等 16 个中药经典药方需要以重楼为引。但还有很多少数民族用药的方剂未见成药开发，如肝炎、肠炎、气管炎、腮腺炎、胃病等。现代研究发现，重楼有效成分重楼皂苷具有多种药理活性，除传统止血外，还具抗炎、抗菌和抗肿瘤等多种活性，因此对于重楼药材的成药开发空间仍然很大。此外，重楼提取物也可用于促进皮肤愈合。但目前，在重楼产业化的进程中，栽培种虽已在云南、四川和贵州等地实现大规模种植，但多数基地种植品种混乱，同一品种表型多样，且栽培药材质量问题突出，难以保证品种和品质。

（文飞燕）

PPT

三十一、党参

【来源】桔梗科植物党参 *Codonopsis pilosula*（Franch.）Nannf、素花党参 *C. pilosula* Nannf. var. *modesta*（Nannf.）L. T. Shen 或川党参 *C. tangshen* Oliv. 的干燥根。现今道地药材有“潞党”“台党”“东党”“西党”“纹党”“条党”“白条党”等。“潞党”主产于山西长治、潞城、平顺、黎城等地；山西吕梁山、五台山的野生党参称为“台党”；“东党”为东北三省产的野生党参；“西党”主产于四川平武、青川、九寨沟、理县、松潘等地；甘肃文县所产党参习称“纹党”；“条党”主产于湖北、陕西、四川等地；“白条党”产于甘肃渭源，皮肉坚实，清香甘甜，质量优良。

【本草考证】党参之名始见于清代的《百草镜》，云：“党参，一名黄参，黄润者良，出山西潞安、太原等处，有白色者，总以净软壮实味甜者佳，嫩而小枝者名上党参，老而大者名黄党参。”清代吴仪洛著的《本草从新》，首次将党参单列药名，并指出党参的特征是“根有狮子盘头者真，硬纹者伪也”，这也证明党参是当时的新出之药。《本草纲目拾遗》载：“翁有良辨误云：‘党参功用，可代人参，皮色黄，而横纹有类乎防风，故名防党。江南徽州等处呼为狮头参，因芦头大而圆凸也，古名上党人参。产于山西太行潞安州等处为胜，陕西者次之，味甚甜美，胜如枣肉。’，近今有川党，盖陕西毗连。移种栽植，皮白味淡。类乎桔梗，无狮头，较山西者迥别，入药也殊劣，不可用”。清末吴其浚《植物名实图考》中指出：“党参今系蔓生，叶不对，节大如手指，野生者根有白汁，秋开花如沙参，花色青白，土人种之为利。俗以代人参，殊欠考覈”，并且附上了党参的图片，为我们认识党参提供了最早的图片信息。《本草纲目拾遗》载：“产于山西太行潞安州等处为胜，陕西者次之，……”；《本草便读》载：“党参出山西潞安者为上，其余所处者皆次之。”可见主产于山西潞城、长治、平顺、黎城等地的党参最为道地。

【生境与分布】党参野生于海拔1560~3100m的山地林边及灌丛中，主要分布于西藏东南部、四川西部、云南西北部、甘肃东部、陕西南部、宁夏、青海东部、河南、山西、河北、内蒙古及东北等地区，我国各地有栽培，主要商品“潞党”“白条党”在山西长治、甘肃渭源等地均有栽培。素花党参野生于海拔1500~3200m间的山地林下、林边及灌丛中，主要分布于四川西北部、青海、甘肃及陕西南部至山西中部，主要商品“纹党”“凤党”在甘肃文县、陕西凤县等地均有栽培。川党参野生于海拔900~2300m间的山地林边灌丛中，主要分布于四川北部及东部、贵州北部、湖南西北部、湖北西部以及陕西南部，主要商品“板桥党”在湖北恩施、贵州等地均有栽培。

【栽培与采收】生产上采用种子繁殖。选择2~3年生、无病虫害的党参植株当年所结的种子，秋播或春播。育苗地应选在山坡底部或谷地、半阴半阳坡，靠近水源、排水良好的砂壤田块，前茬以禾本科为好，要求土质疏松肥沃、腐殖质含量高、无宿根杂草、无地下害虫。施足底肥后精细翻耕，耙细整平，作成畦。定植地应选在山坡中上部土层深厚、排水良好、光照充足、地势高燥、易耕作的缓坡、梯田及平地，农田、生荒地均可，低洼易涝地不宜种植。党参移栽分春栽和秋栽，以秋季移栽为好，每亩需参苗25~30kg。幼苗期应进行遮荫，移栽出苗后要及时除草松土、搭架、疏花等。党参主要病害有锈病、根腐病、霜霉病、紫纹羽病。虫害主要为地下害虫，有蛴螬、地老虎、蝼蛄等，另有红蜘蛛和蚜虫危害茎叶。要做到预防为主、综合防治。党参一般经过1年育苗，在移栽田生长1或2年后秋季采收。在地上部枯萎至土壤结冻前采收，以霜降前后采收品质最佳。将挖出的党参，去掉残茎，洗净泥土，按大小、长短、粗细分为老、大、中条分级进行晾晒，晒至三、四成干呈柔软状时，按粗细、大小用手顺握捆成小把，置木板上，用手揉搓后再晒，反复3~4次至晒干。也可用火炕60℃左右烘烤，炕时要经常翻动，炕至根条柔软时，取出揉搓，再炕，同样反复4~6次直至炕干。

【质量评价】均以条粗壮、质柔润、气味浓、嚼之无渣者为佳。党参呈长圆柱形，稍弯曲，长10~35cm，直径0.4~2cm。表面灰黄色、黄棕色至灰棕色，根头部有多数疣状突起的茎痕及芽，每个茎痕的顶端呈凹下的圆点状；根头下有致密的环状横纹，向下渐稀疏，有的达全长的一半，栽培品环状横纹少或无；全体有纵皱纹和散在的横长皮孔样突起，支根断落处常有黑褐色胶状物。质稍柔软或稍硬而略带韧性，断面稍平坦，有裂隙或放射状纹理，皮部淡棕黄色至黄棕色，木部淡黄色至黄色。有特殊香气，味微甜。素花党参（西党参）长10~35cm，直径0.5~2.5cm。表面黄白色至灰黄色，根头下致密的环状横纹常达全长的一半以上。断面裂隙较多，皮部灰白色至淡棕色。川党参长10~45cm，直径0.5~2cm。表面灰黄色至黄棕色，有明显不规则的纵沟。质较软而结实，断面裂隙较少，皮部黄白色。《中国药典》（一部）规定党参药材浸出物不得少于55.0%。

【资源供给】党参为商品党参的主要品种，全国多数地区引种栽培。在华北，党参主要分布于山西平顺、陵川、屯留、长子、武乡、壶关及黎城等地，商品称“潞党”，野生于五台山地区的党参称“台党”；在东北，主产于吉林长白山地区的安图、敦化、蛟河、通化，辽宁的丹东、锦州、凤城、宽甸，黑龙江尚志、五常等地，称“东党”。党参也是“西党”的来源之一，主产于甘肃武都、定西、天水、兰州等地，四川的阿坝藏族自治州、巫山县，以及陕西南部山区；其他如云南省的昆明、曲靖、玉溪、丽江、大理等地区，贵州的安顺、毕节、遵义，湖北恩施地区也都出产。素花党参主要分布于甘肃、陕西、青海及四川西北部，为“西党”的主要来源。西北产的党参和素花党参统称为“西党”。甘肃文县、武都、舟曲产者称“文党”或“纹党”；陕西凤县、太白、留坝和甘肃两当产者则称“凤党”；四川平武、南坪、巫溪、松潘产者称“晶党”。川党参主要分布于四川北部和东部的巫山、奉节、万源、云阳、万县、南川等县；陕西南郑、洋县、镇巴、石泉、紫阳、安康产的党参称为“汉中党”，平利八仙镇产的称“八仙党”；湖南西北部恩施地区产的称“板党”；此外，贵州北部毕节地区、湖北西部也有栽培，商品原称单枝党、八仙党，因形多条状，又称“条党”。不同来源的党参药材的性状有所不同，党参较川党参、素花党参根头部膨大明显，“狮子盘头”（党参根头部有多数疣状突起的茎痕及芽痕）明显；川党参表面有明显的不规则纵沟，而党参和素花党参表面为环状横纹；党参质地较硬略带韧性，川党参软而结实有一定韧性，素花党参较软易折断。

【资源利用】党参为常用大宗药材，也是药食同源药材。具有补中益气、健脾益肺的功效，是我国传统的补益中药。据对《全国中成药产品目录》统计，以党参为原料的约有300多种，如参茸丸、党参归脾丸、党参固本丸、党参健脾丸、脾胃双补丸、锁阳固精丸、步长稳心颗粒、步长脑心通等。党参含有大量人体必需的多糖、氨基酸、微量元素等，有较高的营养价值和保健功能，尤其是在提高人体抗病能力、增强机体免疫力等方面效果显著，以党参为原料制成的党参膏、党参酒、党参糖、党参饮料等层出不穷。党参还是保健药膳的常用原料，在各种火锅、汤、煲等中常见。现代更将党参制成糖浆、片剂、颗粒剂、果脯以及茶品等。党参茎叶中含有挥发油、多种氨基酸、大量及微量元素及微量生物碱等，可作为保健食品、药膳的常用原料。近年来，综合利用党参各部位资源的产业开发较为成熟，党参叶茶、党参叶添加剂及食疗方面均形成了系列产品。党参在兽医药中应用也较广泛，主要用于饲料添加剂，中国农业科学院中兽医研究所的试验表明，以党参茎叶拌饲料能促进仔猪增重，可提高蛋鸡产蛋率、产蛋量，蛋均重也有所提高，并可降低胆固醇含量。

（李先宽）

PPT

三十二、海马

【来源】海龙科动物线纹海马 *Hippocampus kelloggi* Jordan et Snyder、刺海马 *H. histrix* Kaup、大海马 *H. kuda* Bleeker、三斑海马 *H. trimaculatus* Leach 或小海马（海蛆）*H. japonicus* Kaup 的干燥体。主产于广东、福建及台湾等省。

【本草考证】海马始载于《本草经集注》鼺鼠项下，曰："又有水马，生海中，是鱼虾类，状如马形，亦主易产。"《本草衍义》曰："水马，首如马，身如虾，背伛偻，身有竹节纹，长二三寸，今谓之海马"。《本草图经》云："海马，生南海，头如马形，长五、六寸，虾类也。"《本草蒙筌》曰："海马种也虾属，二三寸长；雌雄相对不离，色泽黄褐。首类马仍系虾身，背有纹，仿佛竹节。每每得之，下胎易来，果难产圣药。"《本草拾遗》最早使用海马名称，一直沿用至今，赵学敏引《百草镜》云："海马之属有三：小者长不及寸，名海蛆，不入药；中等者长一二寸，名海马。"《本草原始》云："似海马而小者，名海蛆，又名海蝎子，亦呼小海马"。历代本草关于海马的体色描述有"黄褐色""雌者黄色，雄者青色""或黄或黑"，关于海马的长度描述有"不及寸""长五六寸""大小如守宫""长二三寸"不等，除了历代度量衡单位变异外，海马的种类及生长期不同也是主要原因。根据本草记述海马的多样体色及体长，可判定古代海马的药用品种较多，结合对海马种类的现代研究推断，《本草原始》之前的本草使用的是除小海马（海蛆）之外的四种海马，在这之后小海马也开始入药。海马产地记载不一，如《本草拾遗》曰海马生"西海"，而《本草图经》则记载海马生"南海"。"西海"这一地名在我国各时期因时而异，先秦史籍所载"西海"泛指西方海域，以后又指今波斯湾、红海、阿拉伯海及印度洋西部。"南海"西汉以后即为现今的南中国海，故此处"西海"可能应为"南海"，因而《本草纲目》在引用时纠正为"藏器曰海马出南海……"。可见我国南海海域为海马的主产地。

【生境与分布】海马栖息于内湾的中潮线以上至中潮线左右地带的海藻丛生、水质澄清、石砾底质、水温12～32℃、氧溶解度大于3.0mg/L、盐度7‰～33‰的沿海海域，常有鱼、虾、蟹、海豆芽、海胆、端足类、桡足类底栖动物和植物、砂石或无毒物体等固定物体附着，常用尾部钩住物体。线纹海马、刺海马和三斑海马分布于我国东海和南海，其中线纹海马主产于广东、福建、台湾和海南等沿海地区，刺海马主产于广东、福建、浙江等沿海地区，三斑海马在浙江、福建、广东沿海有人工养殖。小海马在我国沿海均有分布，主产于辽宁、河北、山东、浙江等沿海地区。大海马分布于广东和海南沿海地区。马来半岛、菲律宾、印度尼西亚及澳洲、非洲等地均有分布。

【养殖与采收】海马人工养殖模式有水缸（水桶）养殖、池塘养殖和工厂化养殖3种。水缸（水桶）养殖：养殖容器为宽口陶缸、塑料桶、塑胶桶、木桶等。水体一般深1.3m左右，养殖水体小，易于操作、观察及日常管理，但换水量较大，每天需换水1/2左右且每2～3天需倒缸1次，对容器进行彻底的清洗及消毒，养殖密度一般为50～100尾/m^3。池塘养殖：通过自然海域涨潮落潮进行进水和排水。投放密度以2万～3万尾/667m^2为宜，每3～5天通过潮汐的涨落换1/4～1/3的海水。池塘中的海马适宜进食鲜活小虾，将小型虾与海马混养，利用小虾自身的繁殖为海马长期提供饵料，不投或少投人工饵料。工厂化养殖：工厂化养殖车间具有遮阳、通风、保温、防雨等效果。该养殖模式可以达到较高的养殖密度，一般为100～200尾/m^3。通过调控水温及水质理化因子和生物因子，在稳定优良的水环境中海马生长较快，成活率也较高。工厂化养殖有利于对养殖尾水进行集中处理和循环利用，减少环境污染，是目前普遍采用和大力推广的养殖模式。夏、秋二季捕捞，洗净，晒干；或除去皮膜和内脏，晒干。

【质量评价】以个大、色白、体完整、坚实、洁净者为佳。线纹海马：呈扁长形而弯曲，体长约30cm。表面黄白色。头略似马头，有冠状突起，具管状长吻，口小，无牙，两眼深陷。躯干部七棱形，尾部四棱形，渐细卷曲，体上有瓦楞形的节纹并具短棘。习称“马头、蛇尾、瓦楞身”。体轻，骨质，坚硬。气微腥，味微咸。刺海马：体长15～20cm。头部及体上环节间的棘细而尖。大海马：体长20～30cm。黑褐色。三斑海马：体侧背部第1、4、7节的短棘基部各有1黑斑。小海马（海蛆）体形小，长7～10cm。黑褐色。节纹及短棘均较细小。

【资源供给】据调查，我国有四个海域产海马，分别是渤海、黄海、东海和南海，海马至少有13种，其中86%～94%的海马分布在福建、广东、台湾、广西和海南等沿海。渤海海域分布为冠海马 *H. coronatus* 和日本海马 *H. mohnikei*，现平均每船每次仅可捕捞1～2只，资源量明显下降，所捕获的海马大小多为2～3cm，体型亦趋小。黄海海域产日本海马和三斑海马，以日本海马为主，三斑海马偶见，近年种群数量下降明显。东海海域海马以日本海马和线纹海马为主，海马大小多为7～14cm，海马资源量大有下降，东海每年的捕捞量为430万～861万只。我国南海海域海马种类较多，包括刺海马、库达海马 *H. kuda*、日本海马、三斑海马和克氏海马5种，南海海马的种类及资源量都十分丰富，海马大小为5～27cm，每年可捕捞量为2524万～3029万只。全国每年海马捕捞量大体为3919万～6626万只。根据《中华人民共和国野生动物保护法》和农业农村部公告第69号《濒危野生动植物种国际贸易公约附录水生物种核准为国家重点保护野生动物名录》规定，海马属所有种为国家二级重点保护野生动物。非经省、自治区、直辖市人民政府野生动物保护主管部门批准，禁止非法出售、购买、利用海马及其制品。目前，广东、福建等地均有海马人工养殖，但药材产量远远满足不了市场需求，价格昂贵。有报道称，我国每年对海马的需求量高达100～200吨，国内收购仅10～20吨，90%以上依靠进口。

【资源利用】海马具有温肾壮阳、散结消肿的功效。临床用于治疗阳痿、遗尿、肾虚作喘、癥瘕积聚、跌扑损伤；外治痈肿疔疮。它是海马三肾丸、麝香海马追风膏等40余种中成药的处方原料，也是20余种中药方剂的组成部分。民间有“北人参、南海马”之说，将其用于医药保健和食疗膳补。海马由于形态独特，数量稀少，还可作为水族宠物供人们观赏。海马死后经加工还被制成各种不同的装饰品、吉祥物、古玩、宗教护身符、耳环、吊坠、艺术品、纪念品等。

（张红梅）

PPT

三十三、黄芩

【来源】黄芩为唇形科植物黄芩 *Scutellaria baicalensis* Georgi 的干燥根。河北为黄芩的道地产区，即“热河黄芩”。

【本草考证】黄芩始载于《神农本草经》，列为中品。《本草图经》云："苗长尺余，茎干粗如箸，叶从地四面作丛生，类紫草，高一尺许。亦有独茎者，叶细长，青色，两面相对，六月开紫花，根黄如知母粗细，长四五寸。二月、八月采根，暴干用之。"《本草图经》又引《吴普本草》云："二月生，赤黄叶，两两四四相值，基空中，或方圆，高三四尺，四月花紫红赤。五月实黑，根黄。二月、九月采。"《本草纲目》载："宿芩乃旧根，多中空，即今所谓片梦。子芩乃新根，多内实，即今所谓条芩。或云西芩多中空而色黔，北芩多内实而深黄。"上述产于山东、山西、陕西的黄芩原植物为今用的正品黄芩。有关黄芩产地的论述，《名医别录》中首次记载："生秭归川谷及冤句"（秭归即湖北秭归，冤句即山东菏泽）。陶弘景在《本草经集注》指出："秭归属建平郡，今第一出彭城，郁州亦有之"（彭城即江苏徐州铜山县，郁州即江苏灌云县东北部）。唐《新修本草》记载："今出宜州（今湖北宜昌），鄜州（今陕西北部富县），泾州（今甘肃泾县）者佳，兖州（今山东西南及河南东部）者大实亦好"。由此可见，黄芩的产地进一步扩大，涵盖湖北、陕西、甘肃、山东、河南等地。孙思邈在《千金翼方》中提到黄芩产地为"宁州（今甘肃东部宁县），泾州（今甘肃泾川县北泾河北岸）"，指出黄芩的产区在甘肃，即黄河上游以南的西北部黄土高原地区。宋代《本草图经》"今川蜀（今四川）、河东（今山西）、陕西近郡皆有之"，并附潞州（今山西长治）黄芩和耀州（今陕西耀县）黄芩药图。说明当时黄芩主产于四川、山西、陕西。明代《本草品汇精要》提出道地产区为宜州、鄜州、泾州、兖州。李时珍在《本草纲目》中提到两种黄芩"西芩""北芩"，二者应为根据产地划分，西芩指今四川、陕西、甘肃一带所产黄芩，北芩指今陕西、山西、山东、河北一带所产黄芩。清代《植物名实图考》中仍以"秭归"所产黄芩为优。民国时期《药物出产辨》中记载黄芩"山西、直隶（今河北省中南部，包括北京、天津等地）、热河（河北省承德市燕山山地丘陵）一带均有出"。此后，河北成为黄芩的重要产地，成为近代以来较为推崇的道地产区，即"热河黄芩"。

【生境与分布】黄芩生于海拔 60 ~ 1300（1700 ~ 2000）m，向阳草坡地、休荒地上。广泛分布于长江以北大部分地区，包括我国暖温带与中温带的干旱半干旱地区，在内蒙古、黑龙江、吉林、辽宁、河北、山西、甘肃、陕西、山东、河南等省区，以及北京市、天津市均有不连续的零星分布。道地产区河北承德及其周边地区是黄芩野生资源集中分布的地区。

【栽培与采收】黄芩喜温暖气候，耐旱耐寒，怕积水，忌连作。对土壤要求不严，一般土壤均可种植。栽培地宜选择阳光充足、排水良好、土层深厚、肥沃的沙质土壤。播前结合整地亩施入有机肥 2500kg、过磷酸钙 100kg、硫酸钾肥 20kg，依地势作成宽 1.2m 的畦。黄芩繁殖方法有种子繁殖、分根繁殖和扦插繁殖 3 种，生产上主要采用种子繁殖，以春季直播为主，一般在 3 ~ 4 月进行，亩用种 1.0 ~ 1.5kg。播种前将畦面楼平，按行距 25 ~ 30cm 开 2 ~ 3cm 深的浅沟，将种子均匀播入沟内，覆土 1cm 左右，播后轻轻镇压，播后若遇干旱应及时浇水。出苗后及时中耕除草，一般 1 年进行 2 ~ 3 次。若幼苗生长较弱，可于苗高 10 ~ 15cm 时追施 1 次清淡人畜粪水，或每亩施尿素 10kg。6 月底至 7 月初封垄前，每亩追施过磷酸钙 20kg、尿素 15kg，或腐熟稀释的人粪尿水。第二年及第三年返青后各追施一次腐熟人粪尿或尿素 20kg。开花期叶面可喷施磷酸二氢钾，6 ~ 7 天 1 次，连续 2 ~ 3 次。干旱特别严重时要适当浇水，雨季应及时排除田间积水。第一和第二年不采种子的地块，在抽出花序之前及时将花梗剪掉。冬季割除地上干枯部分，清除枯枝落叶，行施一薄层土杂肥越冬。第二年管理方法与第一年相同。一般在第 2 年或第 3 年的 10 月上中旬茎叶枯萎后，或于第二年早春萌发前采挖。采挖时要深挖，避免伤根和断根。收获下来的根部，去掉茎叶，抖落泥土，晒至半干后剥去外皮，然后迅速晒干或烘干。晾晒过程中既要防止曝晒，又要防止雨淋，以免使根条发红或发霉，影响质量。

【质量评价】以条长、质坚实、色黄者为佳。呈圆锥形，扭曲，长 8 ~ 25cm，直径 1 ~ 3cm。表面棕黄色或深黄色，有稀疏的抚状细根痕，上部较粗糙，有扭曲的纵皱或不规则的网纹，下部有顺纹和细皱纹。质硬而脆，易折断，断面黄色，中间红棕色。老根中心呈枯朽状或中空，暗棕色或棕黑色。气弱，味苦。栽培品较细长，多有分枝。表面浅黄棕色，外皮紧贴，纵皱纹较细腻。断面黄色或浅黄色，略呈角质样。味微苦。《中国药典》规定醇溶性浸出物用乙醇作溶剂，不得少于 40.0%；含黄芩苷（$C_{21}H_{18}O_{11}$）不得少于 9.0%；饮片含黄芩苷（$C_{21}H_{18}O_{11}$）不得少于 8.0%。

【资源供给】目前甘肃黄芩单产量大，为育苗移栽，种植 1 ~ 2 年即可收获，且不占用优质地块，山坡丘陵都可种植，耐旱耐贫瘠，深受西北和中部地区农户欢迎。近年来种植面积随着价格波动而增加或减少，价格较低；而陕西、山西是黄芩的主产区，占据全国黄芩整体产量的 70% 左右，面积在 20 万亩左右，多用作提取。山东临沂、日照等地也是优质黄芩主产区，高峰期时产量可达 5000 吨以上。野生黄芩主要分布在我国内蒙古中东部和东北三省大部分地区，其中包括河北承德、内蒙古赤峰等几个最具规模的主产区，但野生资源存量有限。2020 年黄芩产量在 24875 吨，2021 年产量约为 28089 吨。目前黄芩的年用量在 1.5 万 ~ 2 万吨。

另据黄芩属植物的分布及药材商品的使用情况考察，推断产于甘肃的应是甘肃黄芩 *S. rehderiana* Diels 和黄芩，产于四川及云南的黄芩可能主要是滇黄芩 *S. amoena* C. H. Wright 和丽江黄芩 *S. likiangensis* Diels。除上述 4 种原植物外，尚有同属植物的根在部分地区作黄芩药用。内蒙古、山东、吉林等地分布有粘毛黄芩 *S. viscidula* Bge.，四川西部分布有连翘叶黄芩 *S. hypericifolia* Lévl.，四川西南部及云南东北部有展毛韧黄芩 *S. tenax* var. *patentipilosa*。这些品种中除黄芩外，产量均较少，多自产自销。

【资源利用】黄芩具有清热燥湿、泻火解毒、止血、安胎的功效，临床用于湿温、暑湿、胸闷呕恶、湿热痞满、泻痢、黄疸、肺热咳嗽、高热烦渴、血热吐衄、痈肿疮毒、胎动不安。黄芩主要含黄芩苷、黄芩素、汉黄芩素、汉黄芩苷、黄芩新素等成分，临床上多作为抗菌消炎类中药组方。黄芩还有降血压、镇静、利尿、保肝、利胆、抗过敏、解除平滑肌痉挛等作用。黄芩为麝香保心丸、连翘败毒丸、龙胆泻肝丸等 282 个中成药的组方原料。黄芩不仅被用于制作深加工饮片、冲剂，还可用于提取制药原料黄芩素、黄芩苷。黄芩地上部茎叶富含黄酮，可开发代茶饮，具有消暑解凉的功效，也可开发为保健饮品，市场前景广阔。

（郑开颜）

微课

PPT

三十四、黄芪

【来源】豆科植物蒙古黄芪 *A. membranaceus* (Fisch.) Bge. var. *mongholicus* (Bge.) Hsiao 或膜荚黄芪 *A. membranaceus* (Fisch.) Bge. 的干燥根。是我国著名的北药之一，以绵芪的品质为最，道地产区为山西、内蒙古、甘肃等地。

【本草考证】黄芪原作"黄耆"，始载于汉代《神农本草经》，谓："味甘微温。主痈疽久败创，排脓止痛，大风，痢疾，五痔，鼠瘘，补虚，小儿百病。一名戴糁。生山谷"。南北朝《名医别录》云："生蜀郡（今成都及周边地区）、白水（今四川、甘肃两省的白水江）、汉中（今陕西汉中地区）"。唐《新修本草》："今出原州（今宁夏固原）及华原（今陕西铜川耀州）者最良，蜀汉（蜀郡和汉中）不复采用之。宜州（今陕西铜川）、宁州（今甘肃宁县）亦佳"。可见唐代四川地区的黄芪已经不再应用，道地产区由甘肃中南部地区向东扩大至相邻的宁夏固原及陕西铜川。宋《本草图经》云："今河东（今山西大部分地区）、陕西（今陕西大部分地区）州郡多有之。根长二、三尺已来。独茎，作丛生，枝杆去地二、三寸；其叶扶疏作羊齿状，又如蒺藜苗；七月中开黄紫花；其实作荚子，长寸许。八月采根用。并附有宪州（今山西娄烦及静乐部分地区）黄芪药图一幅，特征与文描述一致。由此可见，宋代本草所记载的黄芪与豆科黄芪属植物蒙古黄芪或膜荚黄芪特征十分相似。《本草别说》云："黄芪本出绵上（今山西介休东南）为良，故名绵黄芪。今《图经》所绘宪水（即宪州）者即绵上，地相邻尔"。因此，当时黄芪道地产区在原有基础上又向东扩展，增加了河东、陕西等地。元代、明代也有类似记载。清代黄芪产地扩大到内蒙古，吴其濬《植物名实图考》云："有数种，山西、蒙古产者佳"。民国时期黄芪产地扩大到东北地区，《药物出产辩》记载：“（黄芪）正芪产区分为三处。一关东（今东三省），二宁古塔（今黑龙江宁安市），三卜奎（今黑龙江齐齐哈尔）。产东三省”。随着黄芪用量大增，野生资源难以满足市场需求，20 世纪 70 年代起，逐渐以栽培为主，目前栽培黄芪的道地产区主要是在山西、陕西、甘肃和内蒙古。

【生境与分布】蒙古黄芪多栽培或野生于气候干旱、背风向阳、土层深厚、富含腐殖质的山坡地或荒地，分布于中温带大陆性气候区，主要分布在山西、内蒙古、河北、黑龙江、吉林等省区。

膜荚黄芪多栽培或野生于地势向阳、土层深厚、土质肥沃的山地或平地，主要分布于黑龙江、吉林、辽宁、河北、内蒙古、山西、陕西、宁夏、甘肃等省区。

【栽培与采收】黄芪生产上有种子直播和育苗移栽两种方式。直播的根条长，质量好；移栽的保苗率高，产量高，但主根分枝多，外观差。有栽培黄芪和仿野生栽培两种栽培方式。栽培黄芪采用移栽黄芪 1 年生苗，移栽生长 1 ~2 年；或采用直播方式栽培，生长 2 ~3 年。仿野生栽培是采用种子直播，生长年限为 5 ~6 年，并具有野生黄芪特征。黄芪栽培时，在山地或平原区耕翻作畦。栽培时种子条播或穴播，覆土 1. 5 ~2cm，镇压，播种期至出苗期要保持地面湿润或加覆盖物以促进出苗。每亩播种 1kg。水肥、土壤透水性和透气性、光照是影响黄芪产量的关键因素。定苗后要追施氮磷钾肥。通常追肥 2 ~3 次。第 1 次追肥在 5 月上旬，苗高 10 ~20cm 时，每亩施用农家肥 750kg。第 2 次追肥在 6 月上旬，黄芪苗高 30 ~40cm 时，每亩施用尿素 25 ~30kg。如果生长前期出现叶片颜色发黄的现象，可在苗高 60 ~80cm 时再次追肥。播后出苗期和开花结荚期这两个需水高峰期要保持水分供应，但应少量多次浇水，且要注意排水，防止积水烂根。在 7 月植株长至 60 ~70cm 时，可打顶摘心，能增产 5% ~10% 。到采挖年限后，在春季植株萌动前或秋季茎叶枯萎后采挖。采挖时要避免挖断主根或挖伤外皮。

【质量评价】以根条粗长、皱纹少、质坚实、断面黄白色、粉性足、味甜者为佳。黄芪呈圆柱形，有的有分枝，上端较粗，长 30 ~90cm，直径 1 ~3. 5cm。表面淡棕黄色或淡棕褐色，有不整齐的纵皱纹或纵沟。质硬而韧，不易折断，断面纤维性强，并显粉性，皮部黄白色，木部淡黄色，有放射状纹理和裂隙，老根中心偶呈枯朽状，黑褐色或呈空洞。气微，味微甜，嚼之微有豆腥味。《中国药典》规定本品含黄芪甲苷不得少于 0. 080% ，含毛蕊异黄酮葡萄糖苷不得少于 0. 020% 。

【资源供给】黄芪多为栽培品。蒙古黄芪是目前主流栽培品种，主产于山西、陕西、甘肃、内蒙古等省区，栽培面积大，产量大，质优。仿野生栽培的蒙古黄芪生长年限长，似野生黄芪，有绵黄芪、北芪、恒山黄芪、浑源黄芪等道地药材。其药材长度一般在 70cm 以上，主根较少分枝，表面粗糙，呈淡黄棕色至棕褐色，有纵皱纹，质地松泡绵软，断面皮部裂隙明显，“肉白心黄”特点明显，味甜，豆腥味浓，品质较好，主流种植区域在山西（大同、忻州、浑源）、陕西子洲、内蒙古武川等地。移栽黄芪药材长度多在 30cm 左右，表面光滑，多呈黄白色，质地坚实，断面皮部裂隙不明显，“肉白心黄”特点不明显，其质量较仿野生栽培黄芪差，主流种植区域在甘肃、内蒙古。膜荚黄芪主产于陕西、河北、山东、东北等地，栽培面积较小，产量小。黄芪尚有野生药材产出，有子洲黄芪、黑皮芪、宁古塔芪、卜奎芪、正口芪等道地药材。野生药材主根分枝多或少，表面灰黄色、黄棕色至淡褐色，纵皱纹沟深。质地较硬，不易折断，断面纤维性强且有粉性；皮部窄而稍松，白色或淡黄白色；木部较紧结，黄色，习称“皮松肉紧”。味甘香，有豆腥味。其主流种植区域是陕西（子洲县）、黑龙江（齐齐哈尔及周边、牡丹江及周边）、内蒙古（呼伦贝尔）等地。

据文献报道，蒙古黄芪主含皂苷类、黄酮类及多糖类成分，其中黄芪甲苷、黄芪皂苷Ⅰ、黄芪皂苷Ⅱ、黄芪皂苷Ⅲ、黄芪皂苷Ⅳ、毛蕊异黄酮苷、毛蕊异黄酮、芒柄花苷、芒柄花素等成分含量较高。据相关文献报道，蒙古黄芪和膜荚黄芪的指纹图谱的相似度无显著性差异；蒙古黄芪的黄芪总皂苷、黄芪皂苷Ⅱ、黄芪皂苷Ⅳ、毛蕊异黄酮苷、毛蕊异黄酮、芒柄花苷、芒柄花素的含量显著高于膜荚黄芪。

据统计，2020 年全国黄芪种植面积达 150. 96 万亩，年产量 5. 8 万吨，年需求量达 5. 2 万吨。每年有部分黄芪药材供出口。近 20 余年，国内专家学者针对黄芪生产的关键技术开展了一系列的研究工作，并在道地产区建立了规范化种植（GAP）示范研究基地。目前甘肃、山西和陕西的种植面积和产量一直位居全国前三位。据报道，在甘肃陇西、岷县，山西浑源，陕西子洲，内蒙古固阳等地建立了规范化种植示范基地。

【资源利用】黄芪为大宗中药材品种，它不仅被用于方剂配伍及中成药原料，还被广泛用于保健品、饲料、饲料添加剂。黄芪具有补气升阳、固表止汗、利水消肿、生津养血、行滞通痹、托毒排脓、敛疮生肌的功效，中医临床常用于治疗气虚乏力，食少便溏，中气下陷，久泻脱肛，便血崩漏，表虚自汗，气虚水肿，内热消渴，血虚萎黄，半身不遂，痹痛麻木，痈疽难溃，久溃不敛。《中国药典》《卫生部药品标准》《国家中成药标准汇编》等收录的以黄芪为组方原料的中成药有一千余种。以黄芪为原料的保健食品配方也多达一千余种，多为口服液、冲剂及茶等。

此外，黄芪亦可作为饲料添加剂，普通饲料中添加黄芪后能显著提高猪、牛、羊等牲畜的生长性能和免疫功能。黄芪的药渣养分丰富，可作为有机肥原料和栽培基料。黄芪的茎叶可作为畜牧用饲料。

（张建逵）

PPT

三十五、黄连

【来源】毛茛科植物黄连 *Coptis chinensis* Franch.、三角叶黄连 *C. deltoidea* C. Y. Cheng et Hsiao 或云连 *C. teeta* Wall. 的干燥根茎。以上三种来源药材分别习称为“味连”“雅连”“云连”。植物黄连 *C. chinensis* 主要分布于四川、重庆、湖北、陕西、湖南、甘肃、贵州等省市；三角叶黄连 *C. deltoidea* 主产于四川洪雅西南部，峨眉山西麓。喜高寒而潮湿的气候，通常生于荫蔽林下；云连 *C. teeta* 分布于云南西北部及西藏东南部，在缅甸等地也有栽培。除上述三种外，同属其他品种如峨眉黄连 *C. omeiensis*（Chen）C. Y. Cheng（习称“岩连”）、短萼黄连 *C. chinensis* Franch. var. *brevisepala* W. T. Wang et Hsiao 等的根茎在部分地区也作黄连入药。

【本草考证】黄连之名始见于《神农本草经》，书中记载“黄连出蜀郡”，这是有关黄连产地的最早记载。从历代本草文献所载黄连产地来看，宋代之前，东至鲁南泰山，西达肃东秦州，黄连在黄河以南广大地区多有分布。但四川、重庆一直是黄连的主产地，并普遍使用黄连（产巫阳山谷）；唐宋时期转以湘、皖产者为佳，使用短萼黄连为主流药材；到了明清时期，黄连产地又回到重庆、四川一带，趋向使用黄连、三角叶黄连和峨眉黄连。三角叶黄连、峨眉黄连分布狭窄，仅分布于四川峨眉山周边县市。短萼黄连、三角叶黄连和峨眉黄连为濒危植物。味连在品质上虽稍逊于云连和雅连，但产量较大，易于人工栽培。20 世纪 60 年代，味连在各地被广泛引种，成为主流品种。

雅连之名始见于明代陈嘉谟的《本草蒙筌》所附“雅州黄连”，清代吴仪洛的《本草从新》简化为“雅连”。雅连主产于四川成都、乐山、雅安三角地带洪雅县的山区丘陵地带。产区固定、产量稳定、药效极强，历史上皆为贡品药材。

云连之名始见于明代兰茂的《滇南本草》，称“功效胜川黄连百倍”，主产于云南怒江地区的高黎贡山和碧罗雪山上，但多为野生，采收极难，产量极低，加之海拔高度高，难以在云贵高原之外觅其踪迹。

【生境与分布】黄连产区东起大巴山—七曜山—武陵山脉毗邻的中高山，以渝东北为中心、年平均气温在 12～18℃的施巴；西止邛崃山脉—龙门山—岷山山脉包括毗邻中高山区；以四川峨眉、乐山、洪雅、雅安为中心，包括川西龙门山脉中高山地区。黄连的主产区纬度在北纬 28°～30°。黄连最适宜生长在腐殖质的黄棕壤、红壤中。黄连喜阴凉。

雅连对生长环境要求极严，海拔高度要求虽低于云连，但仍属于高山地区。

云连道地产区为云南怒江福贡、泸水、贡山及保山腾冲等冷凉地区。生于林下的高山寒湿地区；土壤大多呈弱酸性至中性。

【栽培与采收】黄连性喜冷凉阴湿。耐肥力很强，酸性至微酸性土生长良好。黄连为阴生植物，有较大的叶面积群，可利用林间间隙照射的阳光。土壤上层以富含腐殖质、肥沃疏松的沙壤土，下层以保水保肥力较强的黏壤最适宜；选早晚有斜射光照、土层深厚、排水良好、坡度在20°以内、富含85%腐殖质的壤土或砂壤土地块种植。用树枝杂草、秸秆等物铺在地上点燃熏土，可减少病虫害及杂草、提高土壤肥力。熏后亩施腐熟厩肥3000～5000kg作基肥，深翻25cm整平耙细作成宽1～1.7m畦，畦向以东西为好，畦面略呈龟背形高畦。林间种植应选择并调节遮荫程度；如与玉米等套作应调整套种作物的播种期，以保障遮荫效果。缺少自然荫蔽或自然荫蔽度不足的地方均应架设阴棚以满足黄连不同生长期对荫蔽度的要求。以移栽后5～6年采挖，其产量和质量都达到最佳。黄连的最适时收获时期为10～11月。选晴天挖连，使用两齿铁抓子把黄连植株抓扯出地面，抖掉基部泥土，再用剪刀剪去叶柄、须根，注意勿剪伤根茎以免影响产量。

【质量评价】形态上以粗壮、坚实、断面皮部橙红色、木部鲜黄色或橙黄色者为佳。味连：多集聚成簇，常弯曲，形如鸡爪，单枝根茎长3～6cm，直径0.3～0.8cm。表面灰黄色或黄褐色，粗糙，有不规则结节状隆起、须根及须根残基，有的节间表面平滑如茎秆，习称“过桥”。上部多残留褐色鳞叶，顶端常留有残余的茎或叶柄。质硬，断面不整齐，皮部橙红色或暗棕色，木部鲜黄色或橙黄色，呈放射状排列，髓部有的中空。气微，味极苦。雅连：多为单枝，略呈圆柱形，微弯曲，长4～8cm，直径0.5～1cm，“过桥”较长，顶端有少许残茎。云连：根茎弯曲呈钩状，略呈连珠状圆柱形，多单枝，较细小。长2～8cm，直径2～7mm。表面灰黄色，粗糙，具残留鳞叶、须根及叶柄残基，少有“过桥”。质轻而脆，易折断，断面不平整，金黄色，木部的颜色较浅，常见中央髓部呈空洞。气微，味极苦。《中国药典》规定：水分不得过14.0%，总灰分不得过5.0%，醇溶性浸出物不得少于15.0%。以盐酸小檗碱（$C_{20}H_{18}ClNO_4$）计，味连含小檗碱（$C_{20}H_{18}NO_4$）不得少于5.5%，表小檗碱（$C_{20}H_{18}NO_4$）不得少于0.80%，黄连碱（$C_{19}H_{14}NO_4$）不得少于1.6%，巴马汀（$C_{21}H_{22}NO_4$）不得少于1.5%；雅连含小檗碱（$C_{20}H_{18}NO_4$）不得少于4.5%；云连含小檗碱（$C_{20}H_{18}NO_4$）不得少于7.0%。

【资源供给】黄连生海拔500～2000m间的山地林中或山谷阴处，野生或栽培，在我国的产地主要有四川、重庆、贵州、湖南、湖北、陕西等地。湖北竹溪县：竹溪县位于大巴山脉东段北坡腹地，与陕西、重庆毗邻，是“秦归川连”的主要产地之一，是最早受到国家表彰的“黄连之乡”。重庆石柱县：石柱县位于重庆市东部、长江南岸、三峡库区腹心，素以黄连栽培历史悠久、种植规模大、产量高、品质优良而闻名，2001年11月被科技部确定为“优质中药材（黄连）示范种植基地”，1954年“石柱黄连被列为国药”，2003年12月23日“石柱黄连原产地保护”已获专家评审通过。

黄连是大宗药材品种，年需求量逐年上升，2017年统计为3000～3500吨。黄连生长期较长且产量低，栽培5年后亩产量为100～200kg。这类药材的价格随市场波动，在2000年出现过最高280元的价格，2005年出现过30元的最低价格，自2016年下半年以来，黄连行情进入上升通道，目前价格在140元左右。

【资源利用】黄连的主要有效成分是小檗碱（黄连素），含量较高的生物碱还有黄连碱、表小檗碱、巴马汀、非洲防己碱、药根碱等。因此，黄连也作为小檗碱的重要提取原料。小檗碱和巴马汀除了医药用途外，也被收载于《中国兽药典》，硫酸小檗碱注射液等小檗碱制剂主要用于治疗猪、马、牛、羊等家畜的肠胃炎、细菌性痢疾等肠道感染，效果明显。兽用黄藤素（巴马汀）注射液等制剂主要用于猪羊菌痢肠炎。

《中国药典》规定黄连药用部位是根茎，叶、须和花薹等都是黄连药材的副产品，均具有与原药材相似的有效成分和药理作用。这些非传统药用部位作为医药和保健品原料，可开发成为系列深加工产品，如黄连叶茶和黄连花茶，不仅能减少资源的浪费，还能实现黄连药用资源的可持续利用。

（森　林）

PPT

三十六、菊花

【来源】菊科植物菊 *Chrysanthemum morifolium* Ramat. 的干燥头状花序。药材按产地和加工方法的不同，分为"亳菊""滁菊""贡菊""杭菊""怀菊"等道地药材。

【本草考证】菊始载于《神农本草经》，列为上品，认为其"生川泽及田野"，在多地均有广泛的分布，明确指出"正月采根，三月采叶，五月采茎，九月采花，十一月采实，皆阴干"。魏晋陶弘景在《名医别录》中指出："菊有两种，一种茎紫气香而味甘，叶可作羹者为真；一种青茎而大，作蒿艾气，味苦不堪食者，名苦薏，非真；其叶正相似，惟以甘苦别尔……又有白菊，茎叶都相似，惟花白。"所述味甘之菊花和白菊即今之药用菊花，苦薏即今之药用野菊花，分别用以食服与药用，奠定了之后菊花的分类基础。自宋代起，关于菊花各品种的形态描述逐渐增多。宋代苏颂除对药食菊花进行形态描述外，还对河南南阳白菊与黄菊的形态进行了记载："白菊，叶大似艾叶，茎青，根细，花白，蕊黄；其黄菊，叶似茼蒿，花、蕊都黄。然今服饵家多用白者"。明清为药用菊花发展最为繁盛的时期，也是形成菊花道地性的关键时期，对于菊花各品种的形态描述有着诸多丰富的记载。明代李时珍指出："菊之品凡百种，宿根自生，茎叶花色，品品不同。其茎有株蔓紫赤青绿之殊，其叶有大小厚薄尖秃之异，其花有千叶单叶，有心无心，有子无子，黄白红紫，间色深浅，大小之别，其味有甘苦辛三辨，又有夏菊、秋菊、冬菊之分。大抵惟以单叶味苦者入药，菊谱所载甘菊、邓州黄、邓州白者是矣。"清代赵学敏在《本草纲目拾遗》中言："茶菊较家菊朵小多心，有黄白二色，……徽人茶铺多卖焙干作点茶用。凤凰山产菊花不甚大，蒂紫味甘取以点茶绝佳。"从以上考证可见，历代本草记载都与《中国植物志》中菊科草本植物菊 *C. morifolium* Ramat. 的形态描述相同。自古以来，菊花品种较多，在由野生变家种的过程中，又培育出形态各异的品种，既有药用的，也有观赏的。药用的有黄白两种，也作茶用。后经自然及人工的选择，菊花的一些优良品种逐渐兴起，并形成了固定的产地，以安徽亳州的亳菊、安徽滁州的滁菊、安徽徽州的贡菊、浙江杭州的杭白菊、河南焦作的怀菊为优。

【生境与分布】药用菊花适应性较强，东经113°~120°、北纬29°~38°的山地、丘陵及平原地区均可栽培。喜温暖湿润气候，四季分明，阳光充足，年平均气温13.6~16℃，年降水量800~1800mm，无霜期210~238天，海拔高度7~600m。适宜生长于土层深厚、肥沃疏松、排水良好、富含腐殖质的砂壤土或壤土。主要分布于安徽、浙江、江苏、河南、湖北、河北、山东、四川等地。

【栽培与采收】药用菊主要用扦插、分株繁殖。扦插繁殖时，于4月下旬至5月上旬截取母株的幼枝作插穗，随剪随插，插穗长10~12cm，顶端留2片叶，除去下部2~3节的叶片，插入土中5cm，顶端露出3cm，按行距25cm左右开沟，沟深15cm左右，每隔15~20cm，扦插1株，覆土压实，浇水。扦插后要遮荫，经常浇水保湿，松土除草，每隔半个月施稀人粪尿1次，约经15~20天生根，待生长健壮后即可移栽。分株繁殖时，于11月选优良植株，收花后割除残茎，培土越冬。4月中下旬至5月上旬，待新苗长至15cm高，选择阴天，挖掘母株，将健壮带有白根的幼苗，适当剪去枝叶，按行株距40cm×40cm开穴，每穴栽1~2株，剪去顶端，填土压实，浇水。新植株生长期间需中耕除草3~4次，每隔半个月1次，后两次中耕除草结合培土。苗高30~40cm进行打顶，第2次在6月底，第3次不迟至7月。菊花喜肥，但应控制施氮肥，以免徒长。一般在幼苗成活后施稀人粪尿或尿素，开始分枝时施人畜粪及腐熟饼肥，9月施浓粪肥，增加过磷酸钙，施肥应该集中在中期。生长前期少浇水，9月孕蕾期注意防旱。雨季要排除积水，以防烂根。10月至11月初开花，待花瓣平展，由黄转白而心略带黄时，选晴天露水干后或午后分批采收，这时采的花水分少，易干燥，色泽好，品质好，北方地区需在霜降前采收。

【质量评价】以花朵完整不散瓣、色白（黄）、身干、香气浓郁、无杂质者为佳。亳菊：呈倒圆锥形或圆筒形，有时稍压扁呈扇形，直径1.5~3cm，离散。总苞碟状；总苞片3~4层，卵形或椭圆形，草质，黄绿色或褐绿色，外面被柔毛，边缘膜质。花托半球形，无托片或托毛。舌状花数层，雌性，位于外围，类白色，劲直，上举，纵向折缩，散生金黄色腺点；管状花多数，两性，位于中央，为舌状花所隐藏，黄色，顶端5齿裂。瘦果不发育，无冠毛。体轻，质柔润，干时松脆。气清香，味甘、微苦。滁菊：呈不规则球形或扁球形，直径1.5～2.5cm。舌状花类白色，不规则扭曲，内卷，边缘皱缩，有时可见淡褐色腺点；管状花大多隐藏。体轻，质柔润，干时松脆。气清香，味甘、微苦。贡菊：呈扁球形或不规则球形，直径1.5～2.5cm。舌状花白色或类白色，斜升，上部反折，边缘稍内卷而皱缩，通常无腺点；管状花少，外露。体轻，松脆。气香浓郁，味甘。杭菊：呈碟形或扁球形，直径2.5～4cm，常数个相连成片。舌状花类白色或黄色，平展或微折叠，彼此粘连，通常无腺点；管状花多数，外露。体轻，质柔润，干时松脆。气清香，味甘、微苦。怀菊：呈不规则球形或扁球形，直径1.5～2.5cm。多数为舌状花，舌状花类白色或黄色，不规则扭曲，内卷，边缘皱缩，有时可见腺点；管状花大多隐藏。体轻，质柔润，干时松脆。气清香，味甘、微苦。《中国药典》规定菊花绿原酸（$C_{16}H_{18}O_9$）含量不得少于0.20%，木犀草苷（$C_{21}H_{20}O_{11}$）含量不得少于0.080%，3,5-*O*-二咖啡酰基奎宁酸（$C_{25}H_{24}O_{12}$）含量不得少于0.70%。

【资源供给】药用菊花主要为栽培种，在我国大部分地区有栽培，基原仅一个，即菊科植物菊 *C. morifolium* Ramat.，9～11月花盛开时分批采收，阴干或焙干，或熏、蒸后晒干。药用菊花主要分布于安徽、浙江、江苏、湖北、河南、河北、山东、四川等地。亳菊产于安徽亳州，包括涡河流域及周边地区，在药用菊花中品质较佳，但种植规模小、产量较少，鲜品多采用阴干法；滁菊产于安徽滁州南谯、全椒，包括滁河流域、池河流域及周边地区，是公认的药用菊花优质品种，但现阶段滁菊以茶用为主，鲜品多采用硫磺熏、蒸后晒干法；贡菊产于安徽歙县的金竹岭、大洲源一带，其在应用中以茶用为主，兼顾药用，鲜品多采用两次烘焙后阴干法；杭菊产于浙江桐乡，包括杭嘉湖平原、金衢盆地及周边地区，目前杭菊的栽培规模较大，鲜品多采用蒸汽杀青加气流干燥法；怀菊产于河南焦作（武陟、温县、沁阳、博爱、孟州、修武），以及焦作周边地区，药用菊花栽培最久，鲜品多采用阴干法。据相关文献报道，通过指纹图谱的相似度、聚类分析，已证明南阳菊花与多种菊花在化学层面上存在亲缘关系，提出南阳菊花自汉朝以后流传至各地、后世众多药用菊花均受南阳菊花影响的观点。

据统计，2022年河南省焦作市怀菊种植面积达440hm^2，总干花产量达1300吨，总产值达1.3亿元，在道地产区建立了标准化种植示范研究基地。2022年浙江省桐乡市杭白菊种植面积达2293hm^2，产量6422吨，产值近2.4亿元，浙江省桐乡市亦建设有杭白菊标准化生产示范基地；2021年安徽省滁州市滁菊种植面积约413hm^2；2023年，歙县黄山贡菊种植面积约2000hm^2，产量约2500吨，产值近4亿元。2004年，歙县获国家质监总局授予的黄山贡菊原产地域产品保护标识使用权，成为全国唯一的黄山贡菊生产基地；2006年，国家标准《地理标准产品黄山贡菊》（GB/T 20359-2006）颁布；2021年安徽亳州菊花种植面积达5333hm^2。

【资源利用】菊花为药食同源药材，其药用价值、食用价值及观赏价值均较高，它不仅被用于方剂配伍及中成药原料，还被广泛用于保健食品、美容美肤产品、日用品等。处方中含有药用菊花的中成药有一百余种，如杞菊地黄丸、桑菊感冒丸、牛黄上清丸、珍菊降压片、小儿清肺止咳片等。目前含有药用菊花的保健食品有二十余种，如丹参菊花茶、金银花菊花凉茶颗粒、菊花决明子片、菊花枸杞决明口服液等。药用菊花还被开发用作枕头、香囊、足浴粉、牙膏、空气清新剂、药皂、洗手液、爽肤水等。菊花也常用于切花、花篮、盆景、壁饰等。菊花还可烹制各种佳肴，如河南的菊花饼，广州的腊肉菊花饼、菊花蛇羹，杭州的菊花咕噜肉、菊花肉丝，江苏射阳的菊花宴，北京的菊花鱼球、菊药肉，安徽的菊花鸡丝等；同时还可用作茶用菊、菊花晶、菊花酒等。另外，药用菊花在采收及加工花序时产生大量根、茎、叶及脱落的花瓣，可作为青储饲料、饲料添加剂、禽畜用药的原料。

（纪宝玉）

三十七、麻黄

【来源】麻黄科植物草麻黄 *Ephedra sinica* Stapf、中麻黄 *E. intermedia* Schrenk et C. A. Mey. 或木贼麻黄 *E. equisetina* Bge. 的干燥草质茎。草麻黄主产于河北、山西、新疆、内蒙古；中麻黄主产于甘肃、青海、内蒙古及新疆。木贼麻黄主产于河北、山西、甘肃、陕西、内蒙古、宁夏、新疆等地。

【本草考证】麻黄始载于《神农本草经》，列为中品；历代本草均收载。《名医别录》谓："麻黄生晋地（今河北省境内）及河东（今山西省境内）立秋采茎阴干，令青。"梁代陶弘景《本草经集注》曰："今出青州（今山东省境内）、彭城（今河北省境内）、荥阳、中牟（均在今河南省境内）者为胜，色青而多沫。"苏敬曰："郑州鹿台（今河南郑州）及关中沙苑（今陕西省境内）河旁沙洲上最多。今近汴京（今河南开封）多有之，以荥阳、中牟者为胜。春生苗，至夏五月则长及一尺以来。梢上有黄花，结实如百合瓣而小，有似皂荚子，味甜，微有麻黄气，外皮红，里仁子黑。根紫赤色。"李时珍曰："其味麻，色黄，故名麻黄。"根据上述的植物形态，颇似草麻黄。

【生境与分布】麻黄主要生长于我国中温带、暖温带的干旱荒漠、草原及山地区域。从海拔 150m 的吐鲁番盆地至海拔 4500m 的青藏高原，均有生长。具有喜光、耐干旱、耐盐碱、抗严寒的特性。适应性强，对土壤要求不严，干燥的沙漠、高山、低山、平原等地均能生长。草麻黄多野生于山坡、平原、干燥荒地、河床、干草原、河滩及固定沙丘，常成片丛生。分布于华北及吉林省、辽宁省、河南省西北部、陕西省、新疆维吾尔自治区等地。木贼麻黄多野生于干旱荒地、多砂石的山地、干旱的山脊、山顶多石处，喜凉爽干燥气候，耐严寒，对土壤要求不严格，沙质土壤均可生长。分布于华北及陕西省西部、甘肃省、新疆维吾尔自治区等地。中麻黄多野生于海拔数百米至 2000m 的干旱荒地、沙漠、戈壁、干旱山坡或草地上。分布于华北、西北及辽宁省、山东省等地。

【栽培与采收】麻黄在我国北方各地均宜栽培。对土壤要求不甚严格，应选沙质壤土、沙土为宜。忌黏土、酸性土及排水不良的低洼地。选好地块，经过耕翻，作成平畦，以待播种。生产上麻黄主要有种子繁殖和分株繁殖。种子繁殖多采用平畦播种育苗。选用成熟饱满的种子，春季 4 月开始播种。条播：开 5cm 深的沟，行距 30 ~ 40cm，将种子均匀地播在沟中，细土覆盖，镇压后，小水浇灌。点播：穴距 30cm，每穴播种 20 粒左右，覆土 3 ~ 5cm，镇压和小水浇灌。种子发芽率一般为 60% ~ 80%，7 ~ 15 天出苗。出苗后不需间苗，应注意松土、除草。秋天或第二年春天即可移栽。分株繁殖多在秋季或早春解冻后，将成年植株挖出，根据株丛大小分成 5 ~ 10 个单株，按行株距各 30cm 开沟、栽种、覆土至根芽，将周围土压实后浇水，要精心管理，促进正常生长发育。麻黄耐旱，种植成活后，一般不需浇水，水多易引起烂根。春季返青前，可适当施一些厩肥。麻黄很少有病害发生，但常见有虫害使小枝端卷曲，影响植株生长。植株生长 2 年即可收获。8 ~ 9 月割取地上绿色草质茎，以 9 月为最佳。此时茎心充实，髓内呈黄棕色或棕红色，有黄色粉状物，生物碱含量高。过早收割，则质嫩、茎空无粉；过迟因受霜冻而色变红，影响质量。如冬季或夏季采收麻黄，其生物碱仅为秋季的 50% 左右，且折干率也低于秋季。采收后去净沙土拣出杂草，置于通风干燥处晾干，不宜长久日晒或露天堆放，以免褪色发黄，影响质量或发霉变质。

【质量评价】麻黄以茎粗、淡绿色、内心充实、味苦涩者为佳。草麻黄：呈细长圆柱形，少分枝，直径 1 ~ 2mm。有的带少量棕色木质茎。表面淡绿色至黄绿色，有细纵脊线，触之微有粗糙感。节明显，节间长 2 ~ 6cm。节上有膜质鳞叶，长 3 ~ 4mm；裂片 2（稀 3），锐三角形，先端灰白色，反曲，基部联合成筒状，红棕色。体轻，质脆，易折断，断面略呈纤维性，周边绿黄色，髓部红棕色，近圆形。气微香，味涩、微苦。中麻黄：多分枝，直径 1.5 ~ 3mm，有粗糙感。节上膜质鳞叶长 2 ~ 3mm，裂片 3（稀 2），先端锐尖。断面髓部呈三角状圆形。木贼麻黄：较多分枝，直径 1 ~ 1.5mm，无粗糙感。节间长1.5 ~ 3cm。膜质鳞叶长 1 ~ 2mm；裂片 2（稀 3），上部为短三角形，灰白色，先端多不反曲，基部棕红色至棕黑色。《中国药典》规定本品按干燥品计算，含盐酸麻黄碱（$C_{10}H_{15}NO \cdot HCl$）和盐酸伪麻黄碱（$C_{10}H_{15}NO \cdot HCl$）的总量不得少于0.80%。

【资源供给】目前各地市场主流品种多为草麻黄。栽培品种草麻黄占绝对多数，且多数栽培基地的种子购于内蒙古自治区。现今野生草麻黄主要分布于内蒙古、山西省、河北省、吉林省、陕西秦岭地区等。其中内蒙古、山西大部分地区资源较丰富。草麻黄栽培品在内蒙古、甘肃省、宁夏回族自治区银川市、青海省、新疆维吾尔自治区均有栽培。中麻黄野生资源较丰富，但未见种植品。主要分布地区有宁夏、青海、甘肃、新疆等。由于野生麻黄资源破坏严重，极少见木贼麻黄资源。野生木贼麻黄主要在新疆有发现，这些产地多位于阿勒泰山脉地区，资源量极少（单株或数株，不成片分布），且生境多特殊，生长在山崖、峭壁的石隙中，不易获得。

近年来由于草原退化和人们乱采乱挖导致麻黄的分布面积锐减，为了保护野生资源和生态环境，国家鼓励发展人工种植，目前人工驯化栽培麻黄已经取得成功。大力发展栽培也是保护野生资源的一个手段。目前麻黄种植存在2个较显著的问题：栽培品种单一，绝大多是草麻黄，少数中麻黄，未见木贼麻黄；二是种植者的利益得不到保障，种植者（尤其是小规模种植的农户）栽培麻黄的热情更容易被市场左右。多数农户种植麻黄的原因是观察到前一年麻黄价格走高，而种植之后往往又发现收益达不到预期，因此，种植麻黄多为一次性行为，结果是麻黄药材的稳定供应得不到保障。

【资源利用】麻黄味辛、微苦，性温。归肺、膀胱经。具有发汗散寒、宣肺平喘、利水消肿的功效，临床主治伤寒表实、发热恶寒无汗、头痛鼻塞、骨节疼痛；咳嗽气喘；风水浮肿，小便不利；风邪顽痹，皮肤不仁，风疹瘙痒。蜜麻黄润肺止咳，多用于表证已解，气喘咳嗽。含麻黄碱类复方制剂是常用药品，有的是处方药，有的是非处方药，并未列入易制毒化学品管理。该类品种临床上主要用于治疗感冒、咳嗽、哮喘等常见疾病，疗效较好。经典方麻黄汤用现代制药方法进行成方制剂开发，以方便贮存、运输，包括合剂（口服液）、片剂、胶囊、颗粒剂等。临床制剂有复方木麻黄片、麻黄止咳胶囊、复方甘草麻黄碱片、氨酚伪麻胶囊、复方盐酸伪麻黄碱缓释胶囊等。以麻黄组成的方剂也很多，如麻黄加术汤、麻黄连翘赤小豆汤、桂枝麻黄各半汤、麻黄连轺赤小豆汤、麻黄附子细辛汤等。

（龚力民）

PPT

三十八、鹿茸

【来源】鹿科动物梅花鹿 *Cervus nippon* Temminck 或马鹿 *C. elaphus* Linnaeus 的雄鹿未骨化密生茸毛的幼角。前者习称“花鹿茸”，后者习称“马鹿茸”。梅花鹿主产于吉林、辽宁、内蒙古；马鹿主产于黑龙江、吉林、青海、新疆、四川、福建等省区。

【本草考证】鹿茸始载于《神农本草经》，附录鹿角，列为中品。《名医别录》云：“四月、五月解角时取，阴干”。《本草图经》云“鹿茸……今有山林处皆有之。四月角欲生时取其茸，阴干。以形如小紫茄子者为上，或云茄子茸太嫩，血气犹未具，不若分歧如马鞍形者有力。茸不可嗅，其气能伤人鼻。七月采角”并附有郢州鹿及砍茸图，其图所示鹿之背部有斑点，即今之梅花鹿。沈括《梦溪笔谈》云：“北方戎狄中有麋、麈，麈极大而色苍，夙黄而无斑，亦鹿之类。角大而有文，莹莹如玉，其茸亦可用”。《本草纲目》记载：“鹿，处处山林中有之。马身羊尾，头侧而长，高脚而行速。牡者有角，夏至则解。大如小马，黄质白斑”。沈括描述者当是今之马鹿 *C. elaphus*，李时珍所言者为今之梅花鹿 *C. nippon*，皆与现代药用鹿茸来源一致。《增订伪药条辨》记载：“须颜色紫红明润有神，顶圆如馒头式者佳。鹿茸……东三省产及青海、新疆均佳”。《药物出产辨》记载：“产中国边境，长白山为最佳，关东亦佳”。此时所描述为梅花鹿的茸，且认为产自长白山者最佳。综上所述，古代所用鹿茸与现代所用鹿茸来源一致。现今鹿茸生产主要集中在东北与西北等地，如黑龙江、内蒙古、吉林、辽宁、新疆、甘肃以及青海等地。

【生境与分布】梅花鹿适应性强，分布很广。东北、华北、华东、中南、西南及台湾等地均有，以东北最多。主要栖息于海拔 450～1200m 的针阔混交林中。梅花鹿垂直迁移上限可达 1600m 的针叶林带，下限可至 450m 以下的阔叶林外缘。梅花鹿是国家一级保护动物，属于珍稀动物，不允许随意捕杀、贩卖、贸易。

马鹿主要分布于西北、东北及内蒙古等地。栖于大面积的混交林或高山森林草原之中。不同马鹿亚种，其栖息地有所差异，东北马鹿主要活动在海拔 500～1100m 的山林地带，上迁移限于海拔 1800m 以上的白桦林或苔原带，下迁移至海拔 200m 左右的阔叶林外草地或沼泽地带；西北马鹿主要活动在天山、阿尔泰山脉、祁连山、冈底斯山脉海拔 500～4500m 针阔混交林、高山草甸，以及塔里木盆地的阔叶林、灌丛芦苇与水草丰盛之处。马鹿是国家二级保护野生动物，它的角、皮、毛都在保护的范围之内。

【鹿茸采收】一般分为锯茸和砍茸两种方法。锯茸：一般 3 年龄的雄鹿就可以开始收茸，二杠茸每年采收 2 次，第一次在清明后 45～50 天（头茬茸），采后 50～60 天采锯第 2 次（二茬茸）；三岔茸则每年只采 1 次，约在 7 月下旬。锯下的花鹿茸进行排血、洗茸、钉钉扎口、煮烫和干燥等加工。马鹿茸加工方法不同处是煮烫时不要求排血，煮烫和干燥时间比花鹿茸要长。现在为保持茸的有效成分，有的地方不管鹿的品种，多加工带血茸，即将锯下的鲜茸，先用烧红的烙铁烫封锯口，使茸血不流出，再放入烘箱，烘干。砍茸：这种方法现在用得很少，只适合 6～10 年龄的老鹿、病鹿或死鹿。通常在 6、7 月采收，具体方法为：先砍鹿头，再锯下鹿茸和脑盖骨，然后刮掉残肉和筋膜，并用架子固定，开水烫 6～8 小时后，对脑皮和脑骨进行阴干处理。

【质量评价】梅花鹿茸以毛细、短、稀，杏黄色，质地红黄；分枝正常，比例协调，主干及嘴头粗圆嫩状者为佳。

花鹿茸：呈圆柱状分枝，具一个分枝者习称“二杠”，主枝习称“大挺”，长 17～20cm，锯口直径 4～5cm，离锯口约 1cm 处分出侧枝，习称“门庄”，长 9～15cm，直径较大挺略细。外皮红棕色或棕色，多光润，表面密生红黄色或棕黄色细茸毛，上端较密，下端较疏；分岔间具 1 条灰黑色筋脉，皮茸紧贴。锯口黄白色，外围无骨质，中部密布细孔。具两个分枝者，习称“三岔”，大挺长 23～33cm，直径较“二杠”细，略呈弓形，微扁，枝端略尖，下部多有纵棱筋及突起疙瘩；皮红黄色，茸毛较稀而粗。体轻，气微腥，味微咸。二茬茸与头茬茸相似，但挺长而不圆或下粗上细，下部有纵棱筋。皮灰黄色，茸毛较粗糙，锯口外围多已骨化，体较重，无腥气。

马鹿茸：以毛细、长、密、柔软，灰白色；分枝正常，比例协调，主干及嘴头挺圆、粗壮、丰满者为佳。马鹿茸较花鹿茸粗大，分枝较多，侧枝一个者习称“单门”，两个者习称“莲花”，三个者习称“三岔”，四个者习称“四岔”，或更多。东北产者习称“东马鹿茸”，品质较优；西北产者习称“西马鹿茸”，品质较次。东马鹿茸“单门”大挺长 25～27cm，直径约 3cm。外皮灰黑色，茸毛灰褐色或灰黄色，锯口面外皮较厚，灰黑色，中部密布细孔，质嫩；“莲花”大挺长可达 33cm，下部有棱筋，锯口面蜂窝状小孔稍大；“三岔”皮色深，质较老；“四岔”茸毛粗而稀，大挺下部具棱筋及疙瘩，分枝顶端多无毛，习称“捻头”。西马鹿茸大挺多不圆，顶端圆扁不一，长 30～100cm。表面有棱，多抽缩干瘪，分枝较长且弯曲，茸毛粗长，灰色或黑灰色。锯口色较深，常见骨质，气腥臭，味咸。

《中国药典》中收载鹿茸的质量评价标准主要包括性状、鉴别两方面。在鉴别中，鹿茸粉末与茚三酮反应显蓝紫色，与 10% 氢氧化钠反应显蓝紫色。

【资源供给】现今鹿茸生产主要集中在东北与西北等地，如黑龙江、内蒙古、吉林、辽宁、新疆、甘肃以及青海等地。其中，东北适合养殖的山地林区，以长白山地区为核心。目前市场上的鹿茸主要来源于人工养殖群体，生产方式主要有圈养和半散养模式，其中以圈养养殖模式为主。据不完全估计，截至 2022 年全国梅花鹿和马鹿总量约 130 万只，其中梅花鹿 100 万只，马鹿约 30 万只。年产鹿茸近 500 吨，马鹿茸约 50 吨，约占 10%；梅花鹿茸 450 吨，约占 90%。截至 2022 年，共建立鹿茸规范化种植（GAP）示范研究基地1个，系位于吉林省敦化市的吉林敖东鹿业有限责任公司，该公司拥有大型养鹿场3个，梅花鹿存栏5000余头，年产鲜鹿茸9吨，年产仔鹿1000余头，是亚洲最大的梅花鹿养殖基地。

【资源利用】鹿茸是中药材中可以与人参媲美的著名滋补药。研究表明，鹿茸具有兴奋机体、改善食欲和睡眠的作用；对心血管有明显的影响，可以消除心肌的疲乏和衰弱，提高心脏的供血能力；还具有十分明显的性激素样作用，对子宫的影响极为显著。鹿茸具有调节机体新陈代谢、促进各种生理活动等功能，其药理作用非常广泛。

鹿茸的炮制品主要有鹿茸片、鹿茸粉、乳制鹿茸、酒鹿茸等。以鹿茸为主要成分的药品种类较为丰富，据统计，《国家中成药标准汇编》《卫生部药品标准》等收录含有鹿茸成分的中成药221种，其中《中国药典》收录有19种。目前，以鹿茸为原材料的保健品有300余种，主要具有缓解体力疲劳、耐缺氧、增强免疫力、改善骨密度、辅助降血脂和调节血糖等保健功能。

（邸　鹏）

微课

PPT

三十九、蔓荆子

【来源】马鞭草科植物单叶蔓荆 *Vitex trifolia* L. var. *simplicifolia* Cham 或蔓荆 *V. trifolia* L 的干燥成熟果实。蔓荆子在我国的主产地在长江以南，尤其是东南沿海的省区，其中以山东产量最大，品质最佳，为蔓荆子的道地产区。

【本草考证】蔓荆子始载于《神农本草经》，名蔓荆实，列为上品。唐代《新修本草》云："蔓荆，苗蔓生，故名蔓荆。生水滨、叶似杏叶，而细茎长丈余，花红白色。"其形态和生境与单叶蔓荆相似。又云："今人误以小荆为蔓荆，遂将蔓荆子为牡荆子也。"可见，古代蔓荆与牡荆二者常混淆。宋代《本草图经》即误将牡荆作为蔓荆，谓："苗茎高四尺，对节生枝、初春因旧枝而生，叶类小楝……说作蔓生，故名蔓荆，而今所有并非蔓也。"明代《本草纲目》中曾予以纠正，谓，"其枝小弱如蔓，故曰蔓生。"清代《植物名实图考》中仍将牡荆误作蔓荆。综上，古代蔓荆子的品种来源混乱，历史上牡荆属 *Vitex* 的多种植物都被作为蔓荆子的药用品种使用，如蔓荆 *V.* trifolia（《本草纲目》）、单叶蔓荆 *V. trifolia* var. *simplicifolia*（《新修本草》《蜀本草》《本草衍义》《本草蒙筌》《本草崇原》《中国药学大辞典》等）、山牡荆 *V. quinata* var. *quinata*、黄荆 *V. negundo* var. *negundo*、牡荆 *V. negundo* var. *cannabifolia*（《本草图经》《本草原始》《植物名实图考》等）。造成这种混乱的源头在于早期（南北朝以前）不区分蔓荆子与牡荆子，医书中通常将二者作为同一药物使用。《药物出产辨》云："产山东牟平县为多出"，可见山东自民国时已成为蔓荆子的主产区。目前山东胶州湾各县的蔓荆子产量最大，质量亦优，为蔓荆子的道地产区。

【生境与分布】单叶蔓荆喜生长于海滨沙滩地及湖畔，亦有栽培，分布于辽宁、河北、山东、江苏、安徽、浙江、江西、福建、台湾、广东。蔓荆生于海边、沙滩、河边、平原及村寨附近，分布于福建、台湾、广东、广西、云南。

【栽培与采收】单叶蔓荆和蔓荆均可采用播种、扦插、压条、分株等方法繁殖，但以扦插繁殖为主。扦插繁殖：春、秋均可进行，但以春季扦插为好。在3月下旬或9月下旬，选取一年生健壮枝条，取其中段，截成长20～30cm带有2～3个节的插穗，按行株距15cm×6cm插入苗床；苗期应经常浇水，保持苗床湿润，并适当追肥。秋季扦插的第二年4月上旬移栽，春季扦插的当年秋季定植。种子繁殖：在秋季采收成熟果实，与2倍湿细沙拌匀，堆放于阴凉通风的室内，第二年4月上中旬播种。将果实搓去外壳，用35～40℃温水浸泡一昼夜，捞出稍晾后，与混合粪肥的火灰拌匀，条播于苗床，每1hm^{2}播种量75～105kg；苗期注意浇水，适当追肥；苗高30～40cm时定植。压条繁殖：5～6月间，选一二年生的健壮长枝，用波状压条法，每隔 40～50cm 埋入土中，深约 15cm，压实；待长出不定根后，分段截断，带根定植。分株繁殖：在 4 月上旬或 7 月上旬，随挖随栽。定植在秋季或春季，植株落叶后至萌芽前进行，按行株距 13×1m 开穴，施土杂肥与土壤混匀，每穴栽 2～3 株，填土压实，浇透水。种子繁殖的栽后 3～4 年结果，扦插繁殖的栽后 2～3 年结果，在 7 月上旬至 10 下月旬果实陆续成熟，应边成熟边采摘，先在室内堆放 3～4 天，然后摊开晒或烘干，筛去枝梗，扬净杂质即成。

【质量评价】蔓荆子以粒大、饱满、气香者为佳。蔓荆子呈球形，直径 4～6mm。表面灰黑色或黑褐色，被灰白色粉霜状茸毛，有纵向浅沟 4 条，顶端微凹，基部有灰白色宿萼及短果梗。萼长为果实的 1/3～2/3，5 齿裂，其中 2 裂较深，密被茸毛。体轻，质坚韧，不易破碎，横切面可见 4 室，每室有种子 1 枚。气特异而芳香，味淡、微辛。《中国药典》规定蔓荆子按干燥品计算，含蔓荆子黄素（$C_{19}H_{18}O_8$）不得少于 0.030%。

【资源供给】蔓荆主产于广东、海南、广西、云南等地，多自产自销。单叶蔓荆主产于山东、江西、浙江、福建等地，习惯以山东产者为佳。采回的蔓荆子直接晒干，一般要晒 4～6 天，以晒至全干；也可白天曝晒，晚上堆积，连续 3 天后再晒至全干。然后将干燥的蔓荆子扬去叶片，除尽杂质，装入麻袋或其他包装内，于干燥处保管。单叶蔓荆果实中主含挥发油，其中莰烯（camphene）和蒎烯（pinene）含量较高，并含有微量生物碱、维生素 A、牡荆子黄酮（vitexicarpin）、紫花牡荆素（casticin）和 γ-氨基丁酸（γ-amino-butyric acid）；蔓荆果实中除上述成分外，尚含有蔓荆子碱（vitncin）。

据统计，蔓荆子全国一般年均生产约 2000 吨，纯购约 1500 吨，纯销约 1500 吨，供应出口约 60 吨。其中，山东年均纯购约 400 吨，江西纯购约 250 吨，浙江纯购约 200 吨，福建纯购约 200 吨，河南纯购约 150 吨。其他地区纯购约 300 吨。近年来，蔓荆子用量突然增大，价格上涨，市场上一直处于畅销紧俏状况。

【资源利用】蔓荆子不仅被用于方剂配伍，也是中成药的原料。蔓荆子具有疏散风热，清利头目的功效，中医临床常用于治疗风热感冒头痛，齿龈肿痛，目赤多泪，目暗不明，头晕目眩。《国家中成药标准汇编》《中国药典》《卫生部药品标准》中收录的以蔓荆子为组方原料的中成药有 21 种。以蔓荆子为原料的中药方剂多达 300 余种，多为散剂、丸剂、汤剂、丹方等。

蔓荆叶、根亦供药用，但临床应用较少。蔓荆根微苦、涩，温。归肺、肝、脾经；具有清火解毒、除风止痛的功效。蔓荆叶辛、微苦，凉；具有祛风散热、消肿止痛的功效。

（孙艺琦）

PPT

四十、麝香

【来源】鹿科动物林麝 *Moschus berezovskii* Flerov、马麝 *M. sifanicus* Przewalski 或原麝 *M. moschiferus* Linnaeus 成熟雄体香囊中的干燥分泌物。主产于四川、西藏及云南等省区；其次陕西、宁夏、甘肃、青海、新疆、内蒙古及东北等地亦产；四川省都江堰市、马尔康、米亚罗，湖南湘潭，安徽霍山养麝场均已进行家养繁殖，现已能提供商品药材。

【本草考证】麝香首载于《神农本草经》，列为上品，记载其“主辟恶气，杀鬼精物，温疟，蛊毒，痫痓，去三虫。久服除邪，不梦寤厌寐。”古时对麝的品种记录有 4 种，均不尽详实。《本草图经》载有水麝、肉麝。水麝与麝香鼠相似，均具水生习性，后者产香多为乳白色液体，具有与麝香类似的独特气味。但麝香鼠原产于北美，20 世纪 50 年代才引入我国，且古文仅记载虞人捕捞水麝并圈养一事，其形态、习性等未有描述。《本草纲目》有“土麝”一说，指其为东南地区的麝，推测为现代的林麝。《药物出产辨》载“北麝”，又名西麝、苏麝，依据其生长环境被认为是马麝。《中国药典》1963 年版首次收录麝香，规定其基原动物为原麝 *M. moschiferus* Linnaeus，自《中国药典》1977 年版起麝香的基原

动物明确为林麝 *M. berezovskii* Flerov、马麝 *M. sifanicus* Przewalski 或原麝 *M. moschiferus* Linnaeus 3 种。麝香历代所记载出产范围常有变迁，自唐起川、陕两地较为恒定，现仍为道地产区。

【生境与分布】麝属山地森林动物，可栖息在 1000～4000m 的多石针叶林、针阔混交林及灌木丛、草坪地带。林麝多栖于海拔 2400～3800m 的多岩石山地的针叶林区，分布于四川、甘肃、陕西、西藏、青海、宁夏、湖北、贵州等西南、西北地区，分布数量多，产麝香量大。

马麝分布于甘肃、四川、云南及青藏高原高寒地带。

原麝分布于东北大、小兴安岭和长白山，安徽大别山、河北的山地混交林或针叶林。

【养殖与采收】麝的人工养殖分为半散养和圈养两种方式。半散养是在适合麝生存、有丰富植被环境、一定面积下，麝自由采食野生植物，同时人工补充适量的蛋白质、能量、维生素、微量矿物质饲料，定时、定点投放，定期清洁环境卫生的养殖方式。这种方式的养殖处在研究试探阶段，还未列入人工养殖的主体。圈养是完全人工条件下的养殖，我国于 1958 年开展人工养麝研究，结束杀麝取香的历史，人工养麝目前已进入中试养殖阶段。

杀麝取香是天然麝香传统的取香方式，为猎杀野生麝来获取麝香。麝香功效奇特，需求量大，经济价值高，导致野生麝群被过度捕杀，加之森林的过度砍伐，麝栖息地减少等因素，致使我国野生麝资源已濒危，我国政府已将麝属各种提升为一类保护动物，禁止猎捕，为此，用杀麝取香获取天然麝香的方法已被杜绝。人工养麝活体取香是在圈养条件下，大力繁衍后代扩大麝群的同时，对麝采用不麻醉、不手术、人工保定、无伤害的活体连续多年取香方式获取天然麝香。人工养麝活体取香方式是保护野生麝资源、可持续利用天然麝香的有效途径。

【质量评价】毛壳麝香：以饱满、皮薄、仁多，捏之有弹性、香气浓烈者为佳。为扁圆形或类椭圆形的囊状体，直径 3～7cm，厚 2～4cm。开口面的皮革质，棕褐色，略平，密生白色或灰棕色短毛，从两侧围绕中心排列，中间有 1 小囊孔。另一面为棕褐色略带紫色的皮膜，微皱缩，偶显肌肉纤维，略有弹性，剖开后可见中层皮膜呈棕褐色或灰褐色，半透明，内层皮膜呈棕色，内含颗粒状、粉末状的麝香仁和少量细毛及脱落的内层皮膜（习称“银皮”）。麝香仁：以当门子多，颗粒色紫黑，粉末色棕褐，质柔润，香气浓烈者为佳。野生品质软、油润、疏松；其中不规则圆球形或颗粒状者习称“当门子”，表面多呈紫黑色，油润光亮，微有麻纹，断面深棕色或黄棕色；粉末状者多呈棕褐色或黄棕色，并有少量脱落的内层皮膜和细毛。养殖者呈颗粒状、短条形或不规则的团块；表面不平，紫黑色或深棕色，显油性，微有光泽，并有少量毛和脱落的内层皮膜。气香浓烈而特异，味微辣、微苦带咸。《中国药典》规定按干燥品计算，麝香含麝香酮（$C_{16}H_{30}O$）不得少于 2.0%。

【资源供给】麝类是亚洲特有物种，我国野生麝主要分布在四川、西藏、青海、甘肃等地，黑龙江、吉林等地也有。我国野生麝资源从 20 世纪 50 年代约 250 万头，锐减到 90 年代的不足 10 万头，并呈岛状分布，野生麝资源已濒危。我国所有麝种群在 CITES 为附录Ⅱ动物，2003 年国家林业局发布第 7 号令，将麝从二级保护动物提升为一级保护动物，明令禁止猎杀野麝和收购野生麝香，以全面加强麝资源保护。同时，国家退耕还林政策实施至今，麝栖息地增加，野生麝资源得到一定程度的恢复。除野生外，人工驯化和养麝的范围较广，截至 2020 年，人工繁育麝约为 3 万只，以林麝为主，分布于陕西、四川、甘肃、湖北等地，山西、福建、上海、内蒙古、东北等地也有报道。

【资源利用】麝香是中医药不可缺少的传统名贵中药材，我国药用已有 2500 多年的历史，具有芳香开窍、活络化瘀、镇静镇痛等作用，为近 300 种中成药的主要原料。麝香除药用外，香料工业、化妆品也广泛使用，亦是回族传统的寿物。

（张红梅）

答案解析

目标检测

一、单项选择题

1. 云南产的三七称为"滇三七"。云南成为继广西之后的新道地产区，以（　）质量最好。

A. 昭通　　B. 文山　　C. 西双版纳
D. 普洱　　E. 保山

2. 国内最大的大黄药材道地产区是（　）。

A. 青海　　B. 四川　　C. 甘肃
D. 湖北　　E. 云南

二、多项选择题

1. 广藿香的种质类型有（　）。

A. 广州牌香　　B. 肇香　　C. 湛香
D. 海南香　　E. 粤香

2. 品质佳的天麻一般具有的形态特征有（　）。

A. 块茎大、质坚实、色黄白　　B. 有鹦哥嘴　　C. 断面半透明、无空心
D. 有肚脐眼　　E. 质脆

三、名词解释

1. 枫斗　　2. 朱砂

四、简答题

1. 简述麦冬药材的性状特征。
2. 简述道地产区与非道地产区阳春砂药材性状特征的区别。
3. 简述草麻黄的质量评价。

书网融合……

思政导航

本章小结

题库 1 ~ 10

题库 11 ~ 20

题库 21 ~ 30

题库 31 ~ 40

附　录

附录一　中药资源学实习指导

中药资源学是一门实践性较强的，包括理论知识、应用技术和操作方法的应用学科。实习是中药资源学学习的重要环节。通过实习，可以巩固和强化所学的理论和基本知识、训练操作技能，培养和提升专业素质。

本实习指导是针对中药资源调查所需的基本知识和技能进行训练，使学生在实践中对所学的理论知识有较好的消化、吸收和验证，从而掌握中药资源学的调查方法和实践技能。培养学生能对某种中药资源或某个专题开展调查，撰写出调查报告，锻炼学生的实践能力和人际沟通能力，培养学生理论联系实际和综合分析解决复杂问题的能力、组织协调能力、心理承受能力、团队合作能力、社会实践能力及吃苦耐劳的精神，并激发学生勤奋学习、勇于创新的积极性和主动性。

根据中药资源学的特点，在实习中采取分组与专题实习、普遍调查与专题调查相结合、野生资源调查与栽培资源调查相结合、野外调查与内业整理相结合的实践教学方法。

一、区域环境条件调查

（一）目的和要求

区域环境调查的目的是熟悉当地社会环境、地理环境、气候条件和生物群落调查的基本内容，掌握人文环境、地理位置、地形、地貌和气候、土壤及生物群落的基本调查方法，进一步分析当地中药产业的发展方向和潜力，为今后发展提出可行性建议。通过实地调查，培养学生野外独立工作能力和与人沟通合作的能力。

（二）器具和材料

地形图、植物志等图文资料；GPS 仪等仪器设备（或者功能相同的设备或软件）；土壤剖面挖掘和修整用的铁镐、铁锹、土壤剖面刀等；测量尺、放大镜、比色卡、铅笔、标签和采集记录表、枝剪、标本夹、标本采集筒、土壤样品袋等工具和材料。

（三）调查内容和方法

1. 地理位置和社会环境调查　主要内容包括：调查区域所在的行政区划位置，该区域周边的山脉、河流、湖泊、耕地、交通干线、城镇村落和工业基地等，特别要重点调查如排污的企业等对环境影响较大的工矿企业。以访谈客观记录分析为主（附表 1－1）。

附表 1－1　地理位置和社会环境调查表

地理位置（省、县、乡、村）：	调查日期：	
被调查人姓名：	年龄：	出生年月：
文化程度：	职业：	记录人：

续表

地理环境：
社会环境：

2. 地形地貌条件调查 主要内容包括：地形（凹、凸、平）、地貌（河床、河滩、阶地、平地、坡脚、坡面、坡顶）、海拔高度、坡向（阴坡、阳坡、半阴坡、半阳坡）、坡度（缓坡、急坡、陡坡）等。

3. 气候条件调查 由于调查时间的限制，一般以调查区域整体为对象，收集该区域内或附近气象观测站的资料。需要记录的项目包括：温度、积温、湿度、降水、无霜期、日照及灾害性天气发生情况等。

4. 土壤条件调查 调查内容包括：土壤种类、土壤剖面形态特征、土壤理化性质和肥力特征、土地利用现状等。

调查样点的设置，一般随资源种类及蕴藏量调查的样点布置，也可选取典型的环境条件代表地段布置。为了保证调查结果的代表性，一般在调查区域内设5个以上的对照调查样点进行挖掘剖面的观察比较，并从中选取一个代表性样点进行全面调查。

土壤剖面的调查，一般先挖掘宽80~100cm的坑，自然土壤观察坑深一般要达到母质层底部，耕作土壤坑深要达到犁底层以下或调查标准规定的深度。挖好土坑后，把具有代表性的坑壁垂直削平，作为观测剖面，观察面的一侧用剖面刀修成光滑面，另一侧保留为自然断面。用剖面刀刻划出土壤发生层的界线，主要观察记录每层的厚度、颜色、结构、质地、石砾、植物根系等特征（附表1-2）。

为了分析土壤的理化性质和肥力特征，需要在土壤剖面调查的基础上进行土壤样品（简称土样）的采集。土样采集的深度和分布层位，通常采集地面至植物主要吸收根系分布土层深度范围内的土壤。也可根据土壤剖面特征划分不同层次，分层采集。土样采集可以分为多点混合采样和单点剖面采样两种。①多点混合采样：多用于研究一定区域内的土壤肥力状况。一般在调查区域内采用S形或十字形布设5~20个样点。每个样点先挖掘出计划采样深度的垂直剖面，再按计划分层采集土样（每个样点至少取500g），并把不同样点的土样进行混合，通过四分法留取500~1000g作为分析样品装入土壤样品袋。②单点剖面采样：多用于定点研究土壤与生物之间关系或研究土壤垂直分层特性。操作时是在计划采样土层范围内均匀刮取500~1000g的土样。样品采集后，须同时写两个标签，样品袋内外各系一个标签，注明相关信息（附表1-2）。

附表1-2 土壤条件观测记录表

地理位置（省、县、乡、村）：					调查样地编号：				
经纬度：					海拔：				
调查者（或组）：					调查日期： 年 月 日				
地形地貌：				坡向：			坡位：		
土地类型：				植被类型：			生境条件：		
土壤类型：				母质类型：			水分条件（地下水等）：		
土层代号	层位（cm）	颜色	石砾含量（%）	质地	结构	其他特征	植物根系分布情况	土样编号	备注

5. 植物群落调查 最常用的是样地法，其基本调查方法如下。

（1）样地的选定 首先应对调查区域进行踏查，确定样地布置方法。一般的资源调查采用分层抽样方法确定样地，有些特定调查工作可以采用典型样地法。其样地应符合植物种类分布均匀、群落结构完整、层次分明、环境条件一致。根据统计学原理，样地数目一般在30个以上或50个以上。在简单考察群落特征时，可选取少量典型样地进行调查，所有样地应按顺序编号。

（2）样方形状和面积 样方大多为方形。样方面积的大小，可以通过巢式样方法确定。其具体做法是逐渐扩大样方面积，随着样方面积的增大，样方内植物的种数也在增加，但当增加到一定程度时，种类增加变缓，通常把种-面积曲线陡度转折点作为取样最小面积。也可以根据经验确定样方面积，一般草本群落 $1\sim10m^2$，灌丛 $16\sim100m^2$，纯针叶林 $100m^2$，复层针叶林、温带阔叶林 $400\sim500m^2$，亚热带常绿阔叶林 $1000m^2$，热带雨林 $2500m^2$。

（3）现地调查 在设定的样地内调查记载生长的每一种植物。调查植物种类组成时，应采集标本，作为鉴定的依据。须对每个植物种群的数量特征进行调查并记录多度、密度、盖度（投影盖度、基部盖度）、频度、高度等数据。反映植物群落基本特征的观测数据可用附表1-3记录。

附表1-3 植物群落基本特征调查记录表

<table>
<tr><td colspan="5">样地号：</td><td colspan="4">样地面积：</td></tr>
<tr><td colspan="5">地理位置（省、县、乡、村、地名）：</td><td colspan="4">经纬度：</td></tr>
<tr><td colspan="5">地形地貌：</td><td colspan="4">海拔：</td></tr>
<tr><td colspan="9">群落名称：</td></tr>
<tr><td colspan="5">调查者（或组）：</td><td colspan="4">调查日期：　　年　　月　　日</td></tr>
<tr><td>物种编号</td><td>植物名称或类群</td><td>生活型</td><td>株高（m）</td><td>冠幅（m）</td><td>多度</td><td>盖度或郁闭度</td><td>植物标本编号</td><td>备注</td></tr>
<tr><td>1</td><td></td><td></td><td></td><td></td><td></td><td></td><td></td><td></td></tr>
<tr><td>2</td><td></td><td></td><td></td><td></td><td></td><td></td><td></td><td></td></tr>
<tr><td>…</td><td></td><td></td><td></td><td></td><td></td><td></td><td></td><td></td></tr>
</table>

注：植物名称和类群：对于暂时不能鉴定的植物，可以填写其植物类群名称，如蕨类植物、莎草科植物等；生活型：按照乔木、灌木、草本和藤本划分；株高和冠幅：选择具有代表性的植株进行测定；多度：采用Braun-Blanquet多度等级记录；盖度或郁闭度：采用目测的方法，按百分比记录。

二、中药资源种类分布调查

（一）目的和要求

中药资源种类分布调查的目的是查明一个地区分布有多少种中药资源，具体种类有哪些，以及其分布和用途等。要求学会并掌握相关的调查方法和技术。

（二）器具和材料

GPS仪（或者功能相同的设备或软件）、皮尺（30m、50m）、树高测量器、测量尺、卷尺、计算器、记号笔、铅笔等；枝剪、标本夹、吸水纸、标本采集筒、采集记录表、号牌、细线等；地形图，动、植物志等图文资料。

（三）调查方法和内容

1. 调查方法 中药资源种类分布调查常采用线路调查法，也可采用样地或样方调查法。

（1）线路调查法 即在调查区域内确定几条具有代表性的线路，沿线路调查，记载中药资源种类、采集标本、观察生境、目测多度等。这种方法适宜于大面积的，特别是药用植（动）物量较少、分布又不均匀的地区。调查路线的设计方法通常有两种。①线路间隔法：即在调查区域内布置若干条基本平行的、间隔相等的调查路线。适用于调查区域内道路可行、地形和植被变化比较规则、野生中药资源分布规律较为明显的情况。②区域控制法：即在调查区域内按地形或植被类型划分区域，按区域分别布置调查线路。适用于调查区域内地形复杂、植被类型多样、野生资源分布不均匀的情况。

（2）样地或样方调查法　对于株型较大或者稀疏分布的中药资源种类，常采用设置样地的方法进行调查；对于株型较小且密集分布的中药资源种类，常采用设置较小面积的样方进行调查。样地或样方的形状多为方形，也可以是长方形或圆形。

2. 调查工作及内容　正式开展调查工作之前，应对调查区域进行踏查，根据踏查结果及当地环境条件，确定调查方法及调查方案，并应将调查线路或样地（样方）的位置在地形图上标出。正式调查时，以地形图和 GPS 作指示，并参考道路、山脊、河流等地面标志物开展工作。按要求填写调查记录表，采集中药资源标本和样品。调查记录项目见附表 1-4。

附表 1-4　中药资源种类调查记录表

线路名称及样地号或样方号：					样地或样方面积：				
地理位置（省、县、乡、村、地名）：					经纬度：				
地形地貌：					海拔：				
调查者（或组）：					调查日期：　年　月　日				
序号	植物名	俗名	学名	生活型	特征性状	生境特点	种群多度	重要伴生植物	植物标本编号
1									
2									
…									

3. 标本采集和注意事项　采集的标本应具有典型性和代表性，应带有药用部位和繁殖器官。草本一般应采集全株。每种植物应采集至少 3 份标本，挂上统一采集号的号牌，并逐一填写野外采集记录。相关记录必须用铅笔，不可用圆珠笔、水性笔或钢笔，避免褪色。对无法长久保存的特征如花的颜色、气味、毛茸等应详细记录。

标本采集时应注意以下事项：对于有异形叶性的植物，各种叶形及新叶、老叶应尽量采全；对于雌雄异株的植物，应同时采集到雌株和雄株的标本；对于水生藻类标本，应在驻地重新放入水中展平，用纱网从水中将其托起后再压成标本；对于木本植物采集标本，应割取树皮这一有重要鉴定特征的部位，并与标本编同一采集号；对于过大的植物，可分段采集标本，但各段应编同一采集号；对于寄生植物，采集时应带有寄主的特征或部位。

4. 标本的处理　采集的新鲜标本如含水量很高，需及时处理、压制、换吸水纸或烘干。标本整理修剪时，应注意维持和反映植物自然生长时的基本特征。草本植物可整株压制，但如果植株过长，可将其折成 N 字形，或者分成三段（上段带）合成一份标本。对含水量较多（如景天科、仙人掌科、马齿苋科）或者具有粗壮地下茎的植物（如百合科、薯蓣科），需切开干燥或开水烫死后再压制，否则植物会在采集后继续存活，造成落叶和腐烂。压制时可适当剪除重叠过多的枝叶，保证叶和花尽量不要重叠，叶片必须正反两面都有。每个标本上要盖 2~3 层吸水纸，不易干燥的标本可多盖几层。果实较大时需要用纸填平，放标本时，上下要交错，避免凹凸不平。标本全部压完后要捆紧，放于通风干燥处。

一般采集后前三天每天要换纸2~3次，以后每天至少要换1次，换出来的纸要及时晒干或烘干。换纸时，已经干燥的标本可先取出；皱褶的叶片和花要展平；脱落的果实、种子要装入小纸袋，写明采集号，附于该标本上。整理过程中，要注意野外记录和采集号是否有遗漏、错误。标本连同标本夹也可置于35℃的烘箱中烘干，但标本量不宜过大，也不要压得过紧，以利于标本中水分蒸发。

5. 化学成分的野外观测　在野外调查中，可以通过感官对植物含有的化学成分进行初步的观测。如检查挥发油的存在，可把采到的植物原料揉碎后，嗅其有无芳香气味；检查油脂类，可将果实和种子放在滤纸上，用力压碎，稍干后看纸上有无透明的油迹；检查鞣质类化合物，可用无锈的铁刀切开检验材料，如含鞣质，小刀及材料断面很快会变成黑色。另外，味苦的多含生物碱、苷类，味涩的多含鞣质，味酸的含有机酸，色黄的多含黄酮类等。

三、中药资源蕴藏量调查

（一）目的和要求

中药资源蕴藏量调查的目的是查明调查区域内分布的预先确定的中药资源的药材蕴藏量等。要求学会并掌握相关的调查方法和技术。

（二）器具和材料

GPS仪（或者功能相同的设备或软件）、树高测量器、计算器、胸径测量尺、卷尺、便携式称重秤、药材采集工具等；记号笔、铅笔、采集记录表、号牌、细线等；地形图，动、植物志等图文资料。

（三）调查方法和内容

1. 调查方法　蕴藏量的调查通常采用样地或样方法调查。一般采用分层抽样的方法设置样地或样方，对于多数草本植物，以及以地下根或茎等器官为药材的植物，为减少采集工作量，通常在样地中设置一定面积和数量的样方（每块样地可设置3~5个），采集样方中全部药用器官，计算其单位面积产量，进而推算调查区域的药材蕴藏量。对于乔木或灌木等株型较大的植物，一般先调查样地中的植物个体数量，计算种群密度，再选择3~5株具有代表性的植株作为样株，采集样株上的全部药用器官，估算样地药材产量，进而推算区域药材的蕴藏量。

2. 调查工作和内容

（1）样地和样方的设置　在对调查区域踏查的基础上，确定样地样方设置方案，并将该方案落实在地形图上。到现地确定样地样方具体位置，确定样地或样方的边界。

（2）现场调查　样地调查的主要内容包括：①样地内药材达到采收年限的植株与未达到者的比例。②种群的分布特征（随机分布、均匀分布、集群分布）。在保证调查精度的情况下，为减少工作量，一般采用小样方或样株法进行蕴藏量估算，具体包括：A. 统计样方内的个体总数，若是以灌丛为样株，还要统计每丛所拥有的茎条数量；B. 采集样方内或样株上全部药材并称其总鲜重，如果植株庞大或采集困难，也可采集其1/2、1/4或某一部分来推算总鲜重；C. 从称重的药材中选出代表性的样品单独称重，用于计算药材折干率；D. 对于需要进行质量分析的药材，应选择满足条件和数量要求的样品包装运回。另外，应对药材采收方法及标准、采集及初步处理方法、根及根茎类药材挖掘深度等药材采集情况做好记录。见附表1-5。

（3）调查取样注意事项　进行蕴藏量调查取样时，每块样地一般在四个角及中心位置共布置5个样方，调查对象分布均匀时，样方数量可适当减少，但一般不低于3个。对于采用样株法调查的分布稀少的种类，取样范围可扩大到样地外生境一致的区域，调查数量一般不得低于30株（附表1-5）。

附表 1－5　中药资源蕴藏量调查记录表

<table>
<tr><td colspan="4">样地号：</td><td colspan="4">样地面积：</td></tr>
<tr><td colspan="4">地理位置（省、县、乡、村、地名）：</td><td colspan="4">经纬度：</td></tr>
<tr><td colspan="4">地形地貌：</td><td colspan="4">海拔：</td></tr>
<tr><td colspan="8">生境条件：</td></tr>
<tr><td colspan="4">调查者（或组）：</td><td colspan="4">调查日期：　　年　　月　　日</td></tr>
<tr><td>调查工作</td><td>中药种类序号</td><td>中药名称</td><td>个体总数</td><td>可采个体占比(%)</td><td colspan="2">资源分布特征描述</td><td>备注</td></tr>
<tr><td rowspan="3">样地中药资源状况调查</td><td></td><td></td><td></td><td></td><td colspan="2"></td><td></td></tr>
<tr><td></td><td></td><td></td><td></td><td colspan="2"></td><td></td></tr>
<tr><td></td><td></td><td></td><td></td><td colspan="2"></td><td></td></tr>
<tr><td rowspan="8">样地或样株法进行药材蕴藏量调查取样</td><td>中药种类名称</td><td>样方或样株株号</td><td>样方面积</td><td>样方或灌丛个体总数</td><td>药材总鲜重（g）</td><td>折干样品鲜重</td><td>采集样品编号</td></tr>
<tr><td rowspan="4"></td><td>1</td><td></td><td></td><td></td><td></td><td></td></tr>
<tr><td>2</td><td></td><td></td><td></td><td></td><td></td></tr>
<tr><td>…</td><td></td><td></td><td></td><td></td><td></td></tr>
<tr><td>平均值</td><td></td><td></td><td></td><td></td><td></td></tr>
<tr><td rowspan="3"></td><td>1</td><td></td><td></td><td></td><td></td><td></td></tr>
<tr><td>2</td><td></td><td></td><td></td><td></td><td></td></tr>
<tr><td>…</td><td></td><td></td><td></td><td></td><td></td></tr>
<tr><td colspan="8">附记：包括种群年龄结构和性别结构等与种群数量特征相关的信息；药材采集情况说明等；资源开发利用与保护管理现状及利用途径等。</td></tr>
</table>

3. 药材样品采集注意事项　不同药用部位的药材，采收和处理的方法和要求如下。

（1）全草类药材应明确规定采收期，并注明是否带有地下部分。干燥时茎叶应分开。

（2）叶类药材应规定采集嫩叶、老叶还是枯黄叶，采集时间及干燥方法等。

（3）花类药材应严格规定采收期（花蕾期、始花期、盛花期）和部位（全花、花被、柱头或其他部分）。

（4）果实及种子类药材应明确采收时间及成熟度。

（5）干皮类药材采集时，应尽量从多个植株上割取；根皮类药材采集时，可每株仅采集一定范围的根系（如1/4）。以保证植物继续生存。

四、中药材专业市场调查

（一）目的和要求

中药材专业市场调查的目的是了解中药材的来源、产地和品种变迁及应用情况，掌握市场行情，预测市场前景，提出中药资源保护和合理利用的策略。通过调查，要求学生掌握中药资源市场信息资料的收集、整理和加工方法；培养良好的人际沟通能力；通过拟定调查方案、设计调查表格、撰写调查报告等培养学生的创新意识，提高发现问题、分析问题、解决问题的能力和为生产实践服务的能力。

（二）调查方法

调查方法为现场访问、问卷调查及市场信息资料和网上资料收集等。调查对象包括商户、相关生产企业、信息部门、药农等。为了便于开展调查，学生可 2 人一组开展活动。

（三）调查设计与实施

调查的重点是对市场需求量大而易销售的大宗品种（如甘草、黄芩、黄芪等），疗效独特、产量较小而价格昂贵的名贵药材（天然牛黄、冬虫夏草、鹿茸等），道地药材（如辽细辛、怀地黄、广陈皮等）进行调查，每组调查种类不少于5种。另外，对地域特色但不常用或用量较小的冷背药材（如地锦草、蛇莓等），也可进行调查。可根据实际需要，设计适宜的调查表格，记录相关信息（附表1－6至附表1－10）。

附表1－6　中药材市场商户经营药材情况调查表

编号	市场名称	摊位号或商行名称	联系人	电话	经营药材种类	主要收购地点	年成交量	库存量	销售去向	备注

注：每小组至少走访10家。

附表1－7　药材生产基地药材供应情况调查表

编号	基地名称	联系人	电话	药材种植品种	生产周期	采收期	生产规模及年产量	可供应量	销售去向

注：每小组至少走访5家。

附表1－8　中药材品种调查汇总表

调查品种：　　　　　　　　　　　调查地点：　　　　　　　　　　　调查时间：

年代	野生资源							人工资源							本地流通量	全国流通量
	品种来源	产地	占比	价格（按规格）	国内去处	出口情况	备注	品种来源	产地	占比	价格（按规格）	国内去处	出口情况	备注		
20世纪70年代																
20世纪80年代																
20世纪90年代																
21世纪00年代																
21世纪10年代																

注：同一品种至少走访调查5家。填写5张表格，将汇总资料填入此表。

附表1－9　生产厂家药材需求情况调查表

编号	企业名称	地址	联系人	电话	药材名称	进货渠道	进货价格	年进货量	备注

注：每小组至少走访10家。

附表1－10　中药材价格变化调查表

药材名称	来源		价格变动情况									
	基原	生产方式	2014年	2015年	2016年	2017年	2018年	2019年	2020年	2021年	2022年	2023年
备注												

注：每小组至少调查5个药材品种。

调查结束后，应及时汇总整理调查资料，撰写中药材市场调查报告，具体内容包括：目的任务、实施与调查工作过程、主要调查研究结果、现状分析与评价、总结与展望。

五、内业整理工作

内业整理工作是对外业调查所取得的资料进行整理、分析、总结并撰写调查报告的过程。做好这项工作对学生掌握中药资源调查方法和技术、融会贯通中药资源学理论和技术知识并使其升华都具有重要的作用。

（一）植物种的鉴定和标本制作

1. 物种的鉴定 对野外采集的标本，无论在野外是否已经确定名称，均需通过鉴定程序才能确定其学名。实习中常用的方法是利用植物志等文献资料进行核对，必要时可请专家协助鉴定。

2. 标本的制作

（1）整理 从已经压制干燥的标本中，选取具有代表性的部分。修剪除去重叠、过大、残缺的枝叶，达到预定标准。

（2）消毒 由于标本上常带有虫卵或霉菌，在标本干燥后须进行消毒。常采用磷化铝熏蒸法或低温冷冻法对标本进行消毒。建议采用 -30℃冷冻 72 小时或 -18℃冷冻 7 天进行低温冷冻消毒。

（3）装订 通常将标本装订在长宽大小为 40cm × 30cm 的厚铜版纸（台纸）上。标本在台纸上应尽量做到布局合理、美观大方，过长时可折叠。标本摆放位置确定后，即可在根、茎、叶柄或较粗的叶脉处选择适宜的点（不宜过多），用细纸条将其固定。叶片用乳胶粘贴，脱落的器官应按原部位粘贴好或订好。最后，在台纸左上角贴上已经填写好的植物标本采集记录，右下角贴上定名签（鉴定签）。

（4）保存 将消毒过的标本按植物分类系统分科后，存放在密封的标本柜中，并放置樟脑球和防潮硅胶等。

（二）调查资料分析

实习的内业整理工作包括：对调查资料的审核、归类整理，对中药资源种类的分布和数量特征等数据进行统计分析，提出区域资源保护和可持续利用的建议，将调查分析结果撰写成报告。其中，中药资源种类组成和蕴藏量相关资料的整理和分析是其核心内容。

中药资源种类组成资料的整理和分析，是在对采集标本进行鉴定的基础上，进行科、属、种的统计。然后整理出调查区域的中药资源种类分布名录。分析种类分布与地形、土壤等生态因子的关系，归纳总结资源分布的规律性和特点。

蕴藏量等数量特征的分析，是对采集到的药材进行干燥处理，计算药材折干率，估算药材蕴藏量。如有条件，还可依据药材的商品规格标准进行分级统计，对活性成分进行含量测定，分析药材质量。计算种群数量、分布密度、蕴藏量等指标。分析环境因子、种群结构等因素对种群数量、分布密度和蕴藏量的影响，探寻相关规律。

实习报告的撰写可参考以下提纲：

实习报告的撰写提纲（参考）

1. 报告题目、撰写人及单位

2. 摘要和关键词

3. 前言 调查研究的目的、任务和意义。

4. 正文

（1）调查研究方法：调查工作时间和历程，数据统计和分析方法。

（2）调查地区的自然概况：地理位置、社会经济概况、地形地貌和土壤条件，植被和植物群落特征。

（3）中药资源组成和地理分布特征：资源的种类组成、种群的分布特征、资源的地理分布规律。

（4）中药资源的数量特征：种群数量及地理分布，药材蕴藏量及分布特征。

（5）资源的利用与评价：药材质量评价、资源用途、开发利用和保护管理现状，经济效益和生态效益评价。

（6）结论和建议。

5. 参考文献

6. 附件　调查区域中药资源名录、标本、照片、分析测试数据及各种统计图表等。

附录二　国家重点保护野生药材物种名录

物种科和种中文名称	物种学名	保护级别	药材名称
蟾蜍科动物中华大蟾蜍	*Bufo gargarizans* Cantor	Ⅱ	蟾酥
蟾蜍科动物黑眶蟾蜍	*Bufo melanostictus* Schneider	Ⅱ	蟾酥
蛙科动物中国林蛙	*Rana chensinensis* David	Ⅱ	蛤蟆油
壁虎科动物蛤蚧	*Gekko gecko* Linnaeus	Ⅱ	蛤蚧
游蛇科动物乌梢蛇	*Zaocys dhumnades*（Cantor）	Ⅱ	乌梢蛇
眼镜蛇科动物银环蛇	*Bungarus multicinctus* Blyth	Ⅱ	金钱白花蛇
蝰科动物五步蛇	*Agkistrodon acutus*（Guenther）	Ⅱ	蕲蛇
鲮鲤科动物穿山甲	*Manis pentadactyla* Linnaeus	Ⅱ	穿山甲
熊科动物黑熊	*Selenarctos thibetanus* Cuvier	Ⅱ	熊胆
熊科动物棕熊	*Ursus arctos* Linnaeus	Ⅱ	熊胆
猫科动物豹	*Panthera pardus* Linnaeus	Ⅰ	豹骨
猫科动物虎	*Panthera tigris* Linnaeus（含国内所有亚种）	Ⅰ	虎骨
鹿科动物马鹿	*Cervus elaphus* Linnaeus	Ⅱ	鹿茸
鹿科动物梅花鹿	*Cervus nippon* Temminck	Ⅰ	鹿茸
鹿科动物林麝	*Moschus berezovskii* Flerov	Ⅱ	麝香
鹿科动物原麝	*Moschus moschiferus* Linnaeus	Ⅱ	麝香
鹿科动物马麝	*Moschus sifanicus* Przewalski	Ⅱ	麝香
牛科动物赛加羚羊	*Saiga tatarica* Linnaeus	Ⅰ	羚羊角
多孔菌科真菌猪苓	*Polyporus umbellatus*（Pers.）Fries	Ⅲ	猪苓
杜仲科植物杜仲	*Eucommia ulmoides* Oliv.	Ⅱ	杜仲
木兰科植物厚朴	*Magnolia officinalis* Rehd et Wils	Ⅱ	厚朴
木兰科植物凹叶厚朴	*Magnolia officinalis* Rehd et Wils var. *biloba* Rehd et Wils	Ⅱ	厚朴
木兰科植物五味子	*Schisandra chinensis*（Turcz.）Baill.	Ⅲ	五味子
木兰科植物华中五味子	*Schisandra sphenanthera* Rehd. et Wils.	Ⅲ	南五味子
毛茛科植物黄连	*Coptis chinensis* Franch.	Ⅱ	黄连
毛茛科植物三角叶黄连	*Coptis deltoidea* C. Y. Cheng et Hsiao	Ⅱ	黄连
毛茛科植物云连	*Coptis teetoides* C. Y. Cheng	Ⅱ	黄连
马兜铃科植物北细辛	*Asarum heterotropoides* Fr. var. *mandshuricum*（Maxim.）Kitag.	Ⅲ	细辛

续表

物种科和种中文名称	物种学名	保护级别	药材名称
马兜铃科植物汉城细辛	*Asarum sieboldii* Miq. var. *seoulense* Nakai	Ⅲ	细辛
马兜铃科植物细辛	*Asarum sieboldii* Miq.	Ⅲ	细辛
豆科植物光果甘草	*Glycyrrhiza glabra* L.	Ⅱ	甘草
豆科植物胀果甘草	*Glycyrrhiza inflata* Bat.	Ⅱ	甘草
豆科植物甘草	*Glycyrrhiza uralensis* Fisch.	Ⅱ	甘草
芸香科黄皮树	*Phellodendron chinense* Schneid.	Ⅱ	黄柏
芸香科植物黄檗	*Phellodendron amurense* Rupr.	Ⅱ	关黄柏
远志科植物卵叶远志	*Polygala sibirica* L.	Ⅲ	远志
远志科植物远志	*Polygala tenuifolia* Willd.	Ⅲ	远志
使君子科植物诃子	*Terminalia chebula* Retz.	Ⅲ	诃子
使君子科植物绒毛诃子	*Terminalia chebula* Retz. var. *tomentella* Kurt.	Ⅲ	诃子
山茱萸科植物山茱萸	*Cornus officinalis* Sieb. et Zucc.	Ⅲ	山茱萸
五加科植物刺五加	*Acanthopanax senticosus* (Rupr. et Maxim.) Harms	Ⅲ	刺五加
五加科植物人参	*Panax ginseng* C. A. Mey.	Ⅱ	人参
伞形科植物新疆阿魏	*Ferula sinkiangensis* K. M. Shep.	Ⅲ	阿魏
伞形科植物阜康阿魏	*Ferula fukanensis* K. M. Shen.	Ⅲ	阿魏
伞形科植物宽叶羌活	*Notopterygium forbesii* Boiss.	Ⅲ	羌活
伞形科植物羌活	*Notopterygium incisum* Ting ex H. T. Chang	Ⅲ	羌活
伞形科植物防风	*Saposhnikovia divaricata* (Turcz.) Schischk.	Ⅲ	防风
木犀科植物连翘	*Forsythia suspensa* (Thunb.) Vahl	Ⅲ	连翘
龙胆科植物粗茎秦艽	*Gentiana crassicaulis* Duthie ex Burk.	Ⅲ	秦艽
龙胆科植物小秦艽	*Gentiana dahurica* Fisch.	Ⅲ	秦艽
龙胆科植物秦艽	*Gentiana macrophylla* Pall.	Ⅲ	秦艽
龙胆科植物麻花秦艽	*Gentiana straminea* Maxim.	Ⅲ	秦艽
龙胆科植物条叶龙胆	*Gentiana manshurica* Kitag.	Ⅲ	龙胆
龙胆科植物龙胆	*Gentiana scabra* Bunge	Ⅲ	龙胆
龙胆科植物三花龙胆	*Gentiana triflora* Pall.	Ⅲ	龙胆
龙胆科植物坚龙胆	*Gentiana regescens* Franch.	Ⅲ	龙胆
紫草科植物新疆紫草	*Arnebia euchroma* (Royle) Johnst.	Ⅲ	紫草
紫草科植物紫草	*Lithospermum erythrorhizon* Sieb. et Zucc.	Ⅲ	紫草
马鞭草科植物蔓荆	*Vitex trifolia* L.	Ⅲ	蔓荆子
马鞭草科植物单叶蔓荆	*Vitex trifolia* L. var. *Simplicifolia* Cham.	Ⅲ	蔓荆子
唇形科植物黄芩	*Scutellaria baicalensis* Georgi	Ⅲ	黄芩
玄参科植物胡黄连	*Picrorhiza scrophulariiflora* Pennell	Ⅲ	胡黄连
列当科植物肉苁蓉	*Cistanche deserticola* Y. C. Ma	Ⅲ	肉苁蓉
百合科植物天门冬	*Asparagus cochinchinensis* (Lour.) Merr.	Ⅲ	天冬
百合科植物剑叶龙血树	*Dracaena cochinchinensis* (Lour.) S. C. Chen	Ⅱ	血竭
百合科植物川贝母	*Fritillaria cirrhosa* D. Don	Ⅲ	川贝母
百合科植物暗紫贝母	*Fritillaria unibracteata* Hsiao et K. C. Hsia	Ⅲ	川贝母
百合科植物甘肃贝母	*Fritillaria przewalskii* Maxim.	Ⅲ	川贝母

续表

物种科和种中文名称	物种学名	保护级别	药材名称
百合科植物梭砂贝母	*Fritillaria delavayi* Franch.	Ⅲ	川贝母
百合科植物新疆贝母	*Fritillaria walujewii* Regel	Ⅲ	伊贝母
百合科植物伊犁贝母	*Fritillaria pallidiflora* Schrenk	Ⅲ	伊贝母
兰科植物环草石斛	*Dendrobium loddigessii* Rolfe.	Ⅲ	石斛
兰科植物马鞭石斛	*Dendrobium fimbriatum* Hook. var. *oculatum* Hook.	Ⅲ	石斛
兰科植物黄草石斛	*Dendrobium chrysanthum* Wall.	Ⅲ	石斛
兰科植物铁皮石斛	*Dendrobium candidum* Wall. ex Lindl.	Ⅲ	石斛
兰科植物金钗石斛	*Dendrobium nobile* Lindl.	Ⅲ	石斛

说明：

1. 本名录以1987年国务院发布的《野生药材资源保护管理条例》为依据，收载野生药材物种76种，中药材44种。动植物的中文名称和药材名称以现行版《中国药典》一部为依据。

2. 排序方式：按动植物各自分类系统排列，植物按恩格勒系统，动物按从低等到高等排列。

附录三　人工栽培中药材参考名录（植物、真菌类）

序号	药材名	科	类别	基原	拉丁学名	部位	备注
1	八角茴香	木兰科	植物	八角茴香	*Illicium verum* Hook. f.	干燥成熟果实	
2	人参	五加科	植物	人参	*Panax ginseng* C. A. Mey.	干燥根和根茎	
3	人参叶	五加科	植物	人参	*Panax ginseng* C. A. Mey.	干燥叶	
4	刀豆	豆科	植物	刀豆	*Canavalia gladiata*（Jacq.）DC.	干燥成熟种子	
5	三七	五加科	植物	三七	*Panax notoginseng*（Burk.）F. H. Chen	干燥根和根茎	
6	三棱	黑三棱科	植物	黑三棱	*Sparganium stoloniferum* Buch. – Ham.	干燥块茎	
7	干姜	姜科	植物	姜	*Zingiber officinale* Rosc.	干燥根茎	
8	土木香	菊科	植物	土木香	*Inula helenium* L.	干燥根	
9	土贝母	百合科	植物	土贝母	*Bolbostemma paniculatum*（Maxim.）Franquet	干燥块茎	
10	土荆皮	松科	植物	金钱松	*Pseudolarix amabilis*（Nelson）Rehd.	干燥根皮或近根树皮	
11	大豆黄卷	豆科	植物	大豆	*Glycine max*（L.）Merr.	成熟种子经发芽干燥的炮制加工品	
12	大皂角	豆科	植物	皂荚	*Gleditsia sinensis* Lam.	干燥成熟果实	
13	大青叶	十字花科	植物	菘蓝	*Isatis indigotica* Fort.	干燥叶	
14	大枣	鼠李科	植物	枣	*Ziziphus jujuba* Mill.	干燥成熟果实	
15	大黄	蓼科	植物	药用大黄	*Rheum officinale* Baill.	干燥根和根茎	多基原
				掌叶大黄	*Rheum palmatum* L.		
16	大蒜	百合科	植物	大蒜	*Allium sativum* L.	鳞茎	
17	大腹皮	棕榈科	植物	槟榔	*Areca catechu* L.	干燥果皮	
18	山麦冬	百合科	植物	湖北麦冬	*Liriope spicata*（Thunb.）Lour. var. *prolifera* Y. T. Ma	干燥块根	
19	山茱萸	山茱萸科	植物	山茱萸	*Cornus officinalis* Sieb. et Zucc.	干燥成熟果肉	
20	山药	薯蓣科	植物	薯蓣	*Dioscorea opposita* Thunb.	干燥根茎	
21	山柰	姜科	植物	山柰	*Kaempferia galanga* L.	干燥根茎	

续表

序号	药材名	科	类别	基原	拉丁学名	部位	备注
22	山银花	忍冬科	植物	黄褐毛忍冬	*Lonicera fulvoto – mentosa* Hsu et S. C. Cheng	干燥花蕾、带初开的花	多基原
				灰毡毛忍冬	*Lonicera macranthoides* Hand. – Mazz.		
23	山楂	蔷薇科	植物	山里红	*Crataegus pinnatifida* Bge. var. major N. E. Br.	干燥成熟果实	
24	山楂叶	蔷薇科	植物	山里红	*Crataegus pinnatifida* Bge. var. major N. E. Br.	干燥叶	
25	千金子	大戟科	植物	续随子	*Euphorbia lathyris* L.	干燥成熟种子	
26	川贝母	百合科	植物	瓦布贝母	*Fritillaria cirrhosa* D. Don	干燥鳞茎	
27	川牛膝	苋科	植物	川牛膝	*Cyathula officinalis* Kuan	干燥根	
28	川乌	毛茛科	植物	乌头	*Aconitum carmichaelii* Debx.	干燥母根	
29	川芎	伞形科	植物	川芎	*Ligusticum chuanxiong* Hort.	干燥根茎	
30	川射干	鸢尾科	植物	鸢尾	*Iris tectorum* Maxim.	干燥根茎	
31	川楝子	楝科	植物	川楝	*Melia toosendan* Sieb. et Zucc.	干燥果实	
32	广枣	漆树科	植物	南酸枣	*Choerospondias axillaris* (Roxb.) Burtt et Hill	干燥成熟果实	
33	广金钱草	豆科	植物	广金钱草	*Desmodium styracifolium* (Osb.) Merr.	干燥地上部分	
34	广藿香	唇形科	植物	广藿香	*Pogostemon cablin* (Blanco) Benth.	干燥地上部分	
35	女贞子	木犀科	植物	女贞	*Ligustrum lucidum* Ait.	干燥成熟果实	
36	小茴香	伞形科	植物	茴香	*Foeniculum vulgare* Mill.	干燥成熟果实	
37	王不留行	石竹科	植物	麦蓝菜	*Vaccaria segetalis* (Neck.) Garcke	干燥成熟种子	
38	天冬	百合科	植物	天冬	*Asparagus cochinchinensis* (Lour.) Merr.	干燥块根	
39	天花粉	葫芦科	植物	瓜蒌	*Trichosanthes kirilowii* Maxim.	干燥块根	多基原
			植物	双边瓜蒌	*Trichosanthes rosthornii* Harms		
40	天竺黄	禾本科	植物	华思劳竹	*Schizostachyum chinense* Rendle	秆内分泌液干燥后块状物	多基原
			植物	青皮竹	*Bambusa textilis* McClure		
41	天麻	兰科	植物	天麻	*Gastrodia elata* Bl.	干燥块茎	
42	天然冰片（右旋龙脑）	樟科	植物	樟	*Cinnamomum camphora* (L.) Presl	新鲜枝、叶经提取加工制成	
43	木瓜	蔷薇科	植物	贴梗海棠	*Chaenomeles speciosa* (Sweet) Nakai	干燥近成熟果实	
44	木芙蓉叶	锦葵科	植物	木芙蓉	*Hibiscus mutabilis* L.	干燥叶	
45	木香	菊科	植物	木香	*Aucklandia lappa* Decne.	干燥根	
46	木棉花	木棉科	植物	木棉	*Gossampinus malabarica* (DC.) Merr.	干燥花	
47	五味子	木兰科	植物	五味子	Schisandra chinensis (Turcz.) Baill.	干燥成熟果实	
48	太子参	石竹科	植物	孩儿参	*Pseudostellaria heterophylla* (Miq.) Pax ex Pax et Hoffm.	干燥块根	
49	车前子	车前科	植物	车前	*Plantago asiatica* L.	干燥成熟种子	
50	牛蒡子	菊科	植物	牛蒡子	*Arctium lappa* L.	干燥成熟果实	
51	牛膝	苋科	植物	牛膝	*Achyranthes bidentata* Bl.	干燥根	
52	片姜黄	姜科	植物	温郁金	*Curcuma wenyujin* Y. H. Chenet C. Ling	干燥根茎	

续表

序号	药材名	科	类别	基原	拉丁学名	部位	备注
53	化橘红	芸香科	植物	化州柚	*Citrus grandis* ‘Tomentosa’	未成熟、近成熟的干燥外层果皮	多基原
				柚	*Citrus grandis*（L.）Osbeck		
54	月季花	蔷薇科	植物	月季	*Rosa chinensis* Jacq.	干燥花	
55	丹参	唇形科	植物	丹参	*Salvia miltiorrhiza* Bge.	干燥根和根茎	
56	乌药	樟科	植物	乌药	*Lindera aggregata*（Sims）Kos－term.	干燥块根	
57	乌梅	蔷薇科	植物	梅	*Prunus mume*（Sieb.）Sieb. et Zucc.	干燥近成熟果实	
58	火麻仁	桑科	植物	大麻	*Cannabis sativa* L.	干燥成熟果实	
59	巴豆	大戟科	植物	巴豆	*Croton tiglium* L.	干燥成熟果实	
60	巴戟天	茜草科	植物	巴戟天	*Morinda officinalis* How	干燥根	
61	水飞蓟	菊科	植物	水飞蓟	*Silybum marianum*（L.）Gaertn.	干燥成熟果实	
62	玉竹	百合科	植物	玉竹	*Polygonatum odoratum*（Mill.）Druce	干燥根茎	
63	甘草	豆科	植物	甘草	*Glycyrrhiza uralensis* Fisch.	干燥根和根茎	
64	甘遂	大戟科	植物	甘遂	*Euphorbia kansui* T. N. Liou ex T. P. Wang	干燥块根	
65	艾片（左旋龙脑）	菊科	植物	艾纳香	*Blumea balsamifera*（L.）DC.	新鲜叶经提取加工制成的结晶	
66	石斛	兰科	植物	金钗石斛	*Dendrobium nobile* Lindl.	新鲜、干燥茎	多基原
				齿瓣石斛	*Dendrobium devonianum* Paxton		
67	石榴皮	石榴科	植物	石榴	*Punica granatum* L.	干燥果皮	
68	龙胆	龙胆科	植物	龙胆	*Gentiana scabra* Bge.	干燥根和根茎	
69	龙眼肉	无患子科	植物	龙眼	*Dimocarpus longan* Lour.	假种皮	
70	平贝母	百合科	植物	平贝母	*Fritillaria ussuriensis* Maxim.	干燥鳞茎	
71	北沙参	伞形科	植物	珊瑚菜	*Glehnia littoralis* Fr. Schmidt ex Miq.	干燥根	
72	四季青	冬青科	植物	冬青	*Ilex chinensis* Sims	干燥叶	
73	生姜	姜科	植物	姜	*Zingiber officinale* Rosc.	新鲜根茎	
74	白及	兰科	植物	白及	*Bletilla striata*（Thunb.）Reichb. f.	干燥块茎	
75	白术	菊科	植物	白术	*Atractylodes macrocephala* Koidz.	干燥根茎	
76	白芍	毛茛科	植物	芍药	*Paeonia lactiflora* Pall.	干燥根	
77	白芷	伞形科	植物	白芷	*Angelica dahurica*（Fisch. ex Hoffm.）Benth. et Hook. f.	干燥根	多基原
				杭白芷	*Angelica dahurica*（Fisch. ex Hoffm.）Benth. et Hook. f. var. *formosana*（Boiss.）Shan et Yuan		
78	白附子	毛茛科	植物	独角莲	*Typhonium giganteum* Engl.	干燥块茎	
79	白果	银杏科	植物	银杏	*Ginkgo biloba* L.	干燥成熟种子	
80	白扁豆	豆科	植物	扁豆	*Dolichos lablab* L.	干燥成熟种子	
81	瓜蒌	葫芦科	植物	瓜蒌	*Trichosanthes kirilowii* Maxim.	干燥成熟果实	
			植物	双边瓜蒌	*Trichosanthes rosthornii* Harms		
82	瓜蒌子	葫芦科	植物	瓜蒌	*Trichosanthes kirilowii* Maxim.	干燥成熟种子	
			植物	双边瓜蒌	*Trichosanthes rosthornii* Harms		
83	瓜蒌皮	葫芦科	植物	瓜蒌	*Trichosanthes kirilowii* Maxim.	干燥成熟果皮	
			植物	双边瓜蒌	*Trichosanthes rosthornii* Harms		

续表

序号	药材名	科	类别	基原	拉丁学名	部位	备注
84	冬瓜皮	葫芦科	植物	冬瓜	*Benincasa hispida* (Thunb.) Cogn.	干燥外层果皮	
85	冬凌草	唇形科	植物	碎米桠	*Rabdosia rubescens* (Hemsl.) Hara	干燥地上部分	
86	冬葵果	锦葵科	植物	冬葵	*Malva verticillata* L.	干燥成熟果实	
87	玄参	玄参科	植物	玄参	*Scrophularia ningpoensis* Hemsl.	干燥根	
88	半枝莲	唇形科	植物	半枝莲	*Scutellaria barbata* D. Don	干燥全草	
89	半夏	天南星科	植物	半夏	*Pinellia ternata* (Thunb.) Breit.	干燥块茎	
90	丝瓜络	葫芦科	植物	丝瓜	*Luffa cylindrica* (L.) Roem.	干燥成熟果实的维管束	
91	地骨皮	茄科	植物	宁夏枸杞	*Lycium barbarum* L.	干燥根皮	
92	地黄	玄参科	植物	地黄	*Rehmannia glutinosa* Libosch.	新鲜、干燥块根	
93	亚麻子	亚麻科	植物	亚麻	*Linum usitatissimum* L.	干燥成熟种子	
94	西瓜霜	葫芦科	植物	西瓜	*Citrullus lanatus* (Thunb.) Matsumu. et Nakai	成熟新鲜果实与皮硝经加工制成	
95	西红花	鸢尾科	植物	番红花	*Crocus sativus* L.	干燥柱头	
96	西洋参	五加科	植物	西洋参	*Panax quinquefolium* L.	干燥根	
97	百合	百合科	植物	百合	*Lilium brownii* F. E. Brown var. *viridulum* Baker	干燥肉质鳞叶	多基原
				卷丹	*Lilium lancifolium* Thunb.		
98	当归	伞形科	植物	当归	*Angelica sinensis* (Oliv.) Diels	干燥根	
99	肉苁蓉	列当科	植物	肉苁蓉	*Cistanche deserticola* Y. C. Ma	干燥带鳞叶的肉质茎	多基原
				管花肉苁蓉	*Cistanche tubulosa* (Schenk) Wight		
100	肉桂	樟科	植物	肉桂	*Cinnamomum cassia* Presl	干燥树皮	
101	竹节参	五加科	植物	竹节参	*Panax japonicus* C. A. Mey.	干燥	
102	竹茹	禾本科	植物	大头典竹	*Sinocalamus beecheyanus* (Munro) Mc Clure var. *pubescens* P. F. Li	茎秆的干燥中间层	多基原
				淡竹	*Phyllostachys nigra* (Lodd.) Munro var. *henonis* (Mitf.) Stapf ex Rendle		
				青秆竹	*Bambusa tuldoides* Munro		
103	延胡索	罂粟科	植物	延胡索	*Corydalis yanhusuo* W. T. Wang	干燥块茎	
104	伊贝母	百合科	植物	伊贝母	*Fritillaria pallidiflora* Schrenk	干燥鳞茎	
105	合欢皮	豆科	植物	合欢	*Albizia julibrissin* Durazz.	干燥树皮	
106	合欢花	豆科	植物	合欢	*Albizia julibrissin* Durazz.	干燥花序或花蕾	
107	决明子	豆科	植物	决明	*Cassia obtusifolia* L.	干燥成熟种子	多基原
				小决明	*Cassia tora* L.		
108	灯心草	灯心草科	植物	灯心草	*Juncus effusus* L.	干燥茎髓	
109	灯盏细辛	菊科	植物	短葶飞蓬	*Erigeron breviscapus* (Vant.) Hand. -Mazz.	干燥全草	
110	防风	伞形科	植物	防风	*Saposhnikovia divaricata* (Turcz.) Schischk.	干燥根	
111	红花	菊科	植物	红花	*Carthamus tinctorius* L.	干燥花	
112	红芪	豆科	植物	多序岩黄芪	*Hedysarum polybotrys* Hand. -Mazz.	干燥根	
113	红参	五加科	植物	人参栽培品	*Panax ginseng* C. A. Mey.	蒸制后的干燥根和根茎	

续表

序号	药材名	科	类别	基原	拉丁学名	部位	备注
114	麦冬	百合科	植物	麦冬	*Ophiopogon japonicus* (L. f.) Ker - Gawl.	干燥块根	
115	麦芽	禾本科	植物	大麦	*Hordeum vulgare* L.	成熟果实经发芽干燥的炮制加工品	
116	远志	远志科	植物	远志	*Polygala tenuifolia* Willd.	干燥根	
117	赤小豆	豆科	植物	赤豆	*Vigna angularis* Ohwi et Ohashi	干燥成熟种子	多基原
				赤小豆	*Vigna umbellata* Ohwi et Ohashi		
118	花椒	芸香科	植物	花椒	*Zanthoxylum bungeanum* Maxim.	干燥成熟果皮	
119	芥子	十字花科	植物	白芥	*Sinapis alba* L.	干燥成熟种子	多基原
				芥	*Brassica juncea* (L.) Czern. et Coss.		
120	苍术	菊科	植物	茅苍术	*Atractylodes lancea* (Thunb.) DC.	干燥根茎	多基原
				北苍术	*Atractylodes chinensis* (DC.) Koidz.		
121	芡实	睡莲科	植物	芡	*Euryale ferox* Salisb.	干燥成熟种仁	
122	芦荟	百合科	植物	好望角芦荟	*Aloe ferox* Miller	汁液浓缩干燥物	多基原
				库拉索芦荟	*Aloe barbadensis* Miller		
123	杜仲	杜仲科	植物	杜仲	*Eucommia ulmoides* Oliv.	干燥树皮	
124	杜仲叶	杜仲科	植物	杜仲	*Eucommia ulmoides* Oliv.	干燥叶	
125	吴茱萸	芸香科	植物	吴茱萸	*Euodia rutaecarpa* (Juss.) Benth.	干燥近成熟果实	
126	牡丹皮	毛茛科	植物	牡丹	*Paeonia suffruticosa* Andr.	干燥根皮	
127	何首乌	蓼科	植物	何首乌	*Polygonum multiflorum* Thunb.	干燥块根	
128	皂角刺	豆科	植物	皂荚	*Gleditsia sinensis* Lam.	干燥棘刺	
129	佛手	芸香科	植物	佛手	*Citrus medica* L. var. *sarcodactylis* Swingle	干燥果实	
130	余甘子	大戟科	植物	余甘子	*Phyllanthus emblica* L.	干燥成熟果实	
131	谷芽	禾本科	植物	粟	*Setaria italica* (L.) Beauv.	成熟果实经发芽干燥的炮制加工品	
132	辛夷	木兰科	植物	望春花	*Magnolia biondii* Pamp.	干燥花蕾	多基原
				玉兰	*Magnolia denudata* Desr.		
				武当玉兰	*Magnolia sprengeri* Pamp.		
133	沙苑子	豆科	植物	扁茎黄芪	*Astragalus complanatus* R. Br.	干燥成熟种子	
134	沉香	瑞香科	植物	白木香	*Aquilaria sinensis* (Lour.) Gilg	含有树脂的木材	
135	补骨脂	豆科	植物	补骨脂	*Psoralea corylifolia* L.	干燥成熟果实	
136	灵芝	多孔菌科	真菌	赤芝	*Ganoderma lucidum* (Leyss. ex Fr.) Karst.	干燥子实体	多基原
				紫芝	*Ganoderma sinense* Zhao, Xu et Zhang		
137	陈皮	芸香科	植物	橘及其栽培变种	*Citrus reticulata* Blanco	干燥成熟果皮	
138	附子	毛茛科	植物	乌头	*Aconitum carmichaelii* Debx.	子根的加工品	
139	忍冬藤	忍冬科	植物	忍冬	*Lonicera japonica* Thunb.	干燥茎枝	
140	鸡骨草	豆科	植物	广州相思子	*Abrus cantoniensis* Hance	干燥全株	
141	鸡冠花	苋科	植物	鸡冠花	*Celosia cristata* L.	干燥花序	

续表

序号	药材名	科	类别	基原	拉丁学名	部位	备注
142	青皮	芸香科	植物	橘及其栽培变种	*Citrus reticulata* Blanco	干燥幼果、未成熟果实的果皮	
143	青果	橄榄科	植物	橄榄	*Canarium album* Raeusch.	干燥成熟果实	
144	青蒿	菊科	植物	黄花蒿	*Artemisia annua* L.	干燥地上部分	
145	青黛	十字花科	植物	菘蓝	*Isatis indigotica* Fort.	叶或茎叶经加工制得的干燥粉末、团块或颗粒	多基原
		爵床科		马蓝	*Baphicacanthus cusia*（Nees）Bremek.		
		蓼科		蓼蓝	*Polygonum tinctorium* Ait.		
146	玫瑰花	蔷薇科	植物	玫瑰	*Rosa rugosa* Thunb.	干燥花蕾	
147	苦地丁	罂粟科	植物	紫堇	*Corydalis bungeana* Turcz.	干燥全草	
148	苦杏仁	蔷薇科	植物	杏	*Prunus armeniaca* L.	干燥成熟种子	
149	枇杷叶	蔷薇科	植物	枇杷	*Eriobotrya japonica*（Thunb.）Lindl.	干燥叶	
150	板蓝根	十字花科	植物	菘蓝	*Isatis indigotica* Fort.	干燥根	
151	松花粉	松科	植物	马尾松	*Pinus massoniana* Lamb.	干燥花粉	多基原
				油松	*Pinus tabulieformis* Carr.		
152	郁金	姜科	植物	广西莪术	*Curcuma kwangsiensis* S. G. Lee et C. F. Liang	干燥块根	多基原
				温郁金	*Curcuma wenyujin* Y. H. Chen et C. Ling		
				蓬莪术	*Curcuma phaeocaulis* Val.		
				姜黄	*Curcuma longa* L.		
153	昆布	海带科	植物	海带	*Laminaria japonica* Aresch.	干燥叶状体	
154	明党参	伞形科	植物	明党参	*Changium smyrnioides* Wolff	干燥根	
155	罗汉果	葫芦科	植物	罗汉果	*Siraitia grosuenorii*（Swingle）C. Jeffreyex A. M. Lu et Z. Y. Zhang	干燥果实	
156	知母	百合科	植物	知母	*Anemarrhena asphodeloides* Bge.	干燥根茎	
157	使君子	使君子科	植物	使君子	*Quisqualis indica* L.	干燥成熟果实	
158	侧柏叶	柏科	植物	侧柏	*Platycladus orientalis*（L.）Franco	干燥枝梢和叶	
159	佩兰	菊科	植物	佩兰	*Eupatorium fortunei* Turcz.	干燥地上部分	
160	金银花	忍冬科	植物	金银花	*Lonicera japonica* Thunb.	干燥花蕾或带初开的花	
161	鱼腥草	蕺菜科	植物	鱼腥草	*Houttuynia cordata* Thunb.	新鲜全草或干燥地上部分	
162	泽兰	唇形科	植物	毛叶地瓜儿苗	*Lycopus lucidus* Turcz. var. *hirtus* Regel	干燥地上部分	
163	油松节	松科	植物	马尾松	*Pinus massoniana* Lamb.	干燥瘤状节或分枝节	多基原
				油松	*Pinus tabulieformis* Carr.		
164	泽泻	泽泻科	植物	泽泻	*Alisma orientale*（Sam.）Juzep.	干燥块茎	
165	细辛	马兜铃科	植物	北细辛	*Asarum heterotropoides* Fr. Schmidt var. *mandshuricum*（Maxim.）Kitag.	干燥根和根茎	
166	荆芥	唇形科	植物	荆芥	*Schizonepeta tenuifolia* Briq.	干燥地上部分	
167	荆芥穗	唇形科	植物	荆芥	*Schizonepeta tenuifolia* Briq.	干燥花穗	
168	草果	姜科	植物	草果	*Amomum tsaoko* Crevost et Lemaire	干燥成熟果实	
169	茯苓	多孔菌科	植物	茯苓	*Poria cocos*（Schw.）Wolf	干燥菌核	

续表

序号	药材名	科	类别	基原	拉丁学名	部位	备注
170	茯苓皮	多孔菌科	植物	茯苓	*Poria cocos* (Schw.) Wolf	菌核的干燥外皮	
171	茺蔚子	唇形科	植物	益母草	*Leonurus japonicus* Houtt.	干燥成熟果实	
172	胡芦巴	豆科	植物	胡芦巴	*Trigonella foenum-graecum* L.	干燥成熟种子	
173	胡椒	胡椒科	植物	胡椒	*Piper nigrum* L.	干燥近成熟或成熟果实	
174	荔枝核	无患子科	植物	荔枝核	*Litchi chinensis* Sonn.	干燥成熟种子	
175	南板蓝根	爵床科	植物	马蓝	*Baphicacanthus cusia* (Nees) Bremek.	干燥根茎和根	
176	枳壳	芸香科	植物	酸橙及其栽培变种	*Citrus aurantium* L.	干燥未成熟果实	
177	枳实	芸香科	植物	酸橙及其栽培变种	*Citrus aurantium* L.	干燥幼果	多基原
				甜橙及其栽培变种	*Citrus sinensis* Osbeck		
178	柏子仁	柏科	植物	侧柏	*Platycladus orientalis* (L.) Franco	干燥成熟种仁	
179	栀子	茜草科	植物	栀子	*Gardenia jasminoides* Ellis	干燥成熟果实	
180	枸杞子	茄科	植物	宁夏枸杞	*Lycium barbarum* L.	干燥成熟果实	
181	柿蒂	柿树科	植物	柿	*Diospyros kaki* Thunb.	干燥宿萼	
182	厚朴	木兰科	植物	厚朴	*Magnolia officinalis* Rehd. et Wils.	干燥干皮、根皮及枝皮	多基原
				凹叶厚朴	*Magnolia officinalis* Rehd. et Wils. var. *biloba* Rehd. et Wils.		
183	厚朴花	木兰科	植物	厚朴	*Magnolia officinalis* Rehd. et Wils.	干燥花蕾	多基原
				凹叶厚朴	*Magnolia officinalis* Rehd. et Wils. var. *biloba* Rehd. et Wils.		
184	砂仁	姜科	植物	阳春砂	*Amomum villosum* Lour.	干燥成熟果实	多基原
				海南砂	*Amomum longiligulare* T. L. Wu		
185	鸦胆子	苦木科	植物	鸦胆子	*Brucea javanica* (L.) Merr.	干燥成熟种子	
186	韭菜子	百合科	植物	韭菜	*Allium tuberosum* Rottl. ex Spreng.	干燥成熟种子	
187	香橼	芸香科	植物	枸橼	*Citrus medica* L. var. *sarcodactylis* Swingle	干燥成熟果实	多基原
				香圆	*Citrus wilsonii* Tanaka		
188	香薷	唇形科	植物	江香薷	*Mosla chinensis* 'Jiangxiangru'	干燥地上部分	
189	独活	伞形科	植物	重齿毛当归	*Angelica pubescens* Maxim. f. *biserrata* Shan et Yuan	干燥根	
190	急性子	凤仙花科	植物	急性子	*Impatiens balsamina* L.	干燥成熟种子	
191	姜黄	姜科	植物	姜黄	*Curcumalonga* L.	干燥根茎	
192	前胡	伞形科	植物	白花前胡	*Peucedanum praeruptorum* Dunn	干燥根	
193	首乌藤	蓼科	植物	何首乌	*Polygonum multiflorum* Thunb.	干燥藤茎	
194	穿心莲	爵床科	植物	穿心莲	*Andrographis paniculata* (Burm. f.) Nees	干燥地上部分	
195	秦艽	龙胆科	植物	秦艽	*Gentiana macrophylla* Pall.	干燥根	
196	莱菔子	十字花科	植物	萝卜	*Raphanus sativus* L.	干燥成熟种子	
197	莲子	睡莲科	植物	莲	*Nelumbo nucifera* Gaertn.	干燥成熟种子	

续表

序号	药材名	科	类别	基原	拉丁学名	部位	备注
198	莲子心	睡莲科	植物	莲	*Nelumbo nucifera* Gaertn.	成熟种子中的干燥幼叶及胚根	
199	莲房	睡莲科	植物	莲	*Nelumbo nucifera* Gaertn.	干燥花托	
200	莲须	睡莲科	植物	莲	*Nelumbo nucifera* Gaertn.	干燥雄蕊	
201	莪术	姜科	植物	广西莪术	*Curcuma kwangsiensis* S. G. Lee et C. F. Liang	干燥根茎	多基原
				温郁金	*Curcuma wenyujin* Y. H. Chen et C. Ling		
				蓬莪术	*Curcuma phaeocaulis* VaL.		
202	荷叶	睡莲科	植物	莲	*Nelumbo nucifera* Gaertn.	干燥叶	
203	桂枝	樟科	植物	肉桂	*Cinnamomum cassia* Presl	干燥嫩枝	
204	桔梗	桔梗科	植物	桔梗	*Platycodon grandiflorum* (Jacq.) A. DC.	干燥根	
205	桃仁	蔷薇科	植物	桃	*Prunus persica* (L.) Batsch	干燥成熟种子	
206	桃枝	蔷薇科	植物	桃	*Prunus persica* (L.) Batsch	干燥枝条	
207	核桃仁	胡桃科	植物	胡桃	*Juglans regia* L.	干燥成熟种子	
208	夏枯草	唇形科	植物	夏枯草	*Prunella vulgaris* L.	干燥果穗	
209	柴胡	伞形科	植物	柴胡	*Bupleurum chinense* DC.	干燥根	
210	党参	桔梗科	植物	川党参	*Codonopsis tangshen* Oliv.	干燥根	多基原
				党参	*Codonopsis pilosula* (Franch.) Nannf.		
				素花党参	*Codonopsis pilosula* Nannf. var. *modesta* (Nannf.) L. T. Shen		
211	铁皮石斛	兰科	植物	铁皮石斛	*Dendrobium officinale* Kimura et Migo	干燥茎	
212	射干	鸢尾科	植物	射干	*Belamcanda chinensis* (L.) DC.	干燥根茎	
213	徐长卿	萝藦科	植物	徐长卿	*Cynanchum paniculatum* (Bge.) Kitag.	干燥根和根茎	
214	凌霄花	紫葳科	植物	凌霄	*Campsis grandiflora* (Thunb.) K. Schum.	干燥花	多基原
				美洲凌霄	*Campsis radicans* (L.) Seem.		
215	高良姜	姜科	植物	高良姜	*Alpinia officinarum* Hance	干燥根茎	
216	粉葛	豆科	植物	甘葛藤	*Pueraria thomsonii* Benth.	干燥根	
217	益母草	唇形科	植物	益母草	*Leonurus japonicus* Houtt.	新鲜或干燥地上部分	
218	益智	姜科	植物	益智	*Alpinia oxyphylla* Miq.	干燥成熟果实	
219	浙贝母	百合科	植物	浙贝母	*Fritillaria thunbergii* Miq.	干燥鳞茎	
220	桑叶	桑科	植物	桑	*Morus alba* L.	干燥叶	
221	桑白皮	桑科	植物	桑	*Morus alba* L.	干燥根皮	
222	桑枝	桑科	植物	桑	*Morus alba* L.	干燥嫩枝	
223	桑椹	桑科	植物	桑	*Morus alba* L.	干燥果穗	
224	黄芩	唇形科	植物	黄芩	*Scutellaria baicalensis* Georgi	干燥根	
225	黄芪	豆科	植物	蒙古黄芪	Astragalus membranaceus (Fisch.) Bge. var. *mongholicus* (Bge.) Hsiao	干燥根	多基原
				膜荚黄芪	*Astragalus membranaceus* (Fisch.) Bge.		
226	黄连	毛茛科	植物	黄连	*Coptis chinensis* Franch.	干燥根茎	

续表

序号	药材名	科	类别	基原	拉丁学名	部位	备注
227	黄柏	芸香科	植物	黄皮树	*Phellodendron chinense* Schneid.	干燥树皮	
228	黄蜀葵花	锦葵科	植物	黄蜀葵	*Abelmoschus manihot*（L.）Medic.	干燥花冠	
229	菟丝子	旋花科	植物	菟丝子	*Cuscuta chinensis* Lam.	干燥成熟种子	
230	菊苣	菊科	植物	菊苣	*Cichorium glandulosum* Boiss. et Huet	干燥地上部分、根	多基原
				毛菊苣	*Cichorium intybus* L.		
231	菊花	菊科	植物	菊	*Chrysanthemum morifolium* Ramat.	干燥头状花序	
232	梅花	蔷薇科	植物	梅	*Prunus mume*（Sieb.）Sieb. et Zucc.	干燥花蕾	
233	银杏叶	银杏科	植物	银杏	*Ginkgo biloba* L.	干燥叶	
234	银柴胡	石竹科	植物	银柴胡	*Stellaria dichotoma* L. var. *lanceolata* Bge.	干燥根	
235	甜瓜子	葫芦科	植物	甜瓜	*Cucumis melo* L.	干燥成熟种子	
236	猪牙皂	豆科	植物	皂荚	*Gleditsia sinensis* Lam.	干燥不育果实	
237	猪苓	多孔菌科	真菌	猪苓	*Polyporus umbellatus*（Pers.）Fries	干燥菌核	
238	淡豆豉	豆科	植物	大豆	*Glycine max*（L.）Merr.	成熟种子的发酵加工品	
239	续断	川续断科	植物	川续断	*Dipsacus asper* Wall. ex Henry	干燥根	
240	款冬花	菊科	植物	款冬	*Tussilago farfara* L.	干燥花蕾	
241	棕榈	棕榈科	植物	棕榈	*Trachycarpus fortunei*（Hook. f.）H. Wendl.	干燥叶柄	
242	紫苏子	唇形科	植物	紫苏	*Perilla frutescens*（L.）Britt.	干燥成熟种子	
243	紫苏叶	唇形科	植物	紫苏	*Perilla frutescens*（L.）Britt.	干燥叶（带嫩枝）	
244	紫苏梗	唇形科	植物	紫苏	*Perilla frutescens*（L.）Britt.	干燥茎	
245	紫菀	菊科	植物	紫菀	*Aster tataricus* L. f.	干燥根和根茎	
246	黑芝麻	脂麻科	植物	脂麻	*Sesamum indicum* L.	干燥成熟种子	
247	黑豆	豆科	植物	大豆	*Glycine max*（L.）Merr.	干燥成熟种子	
248	黑种草子	毛茛科	植物	腺毛黑种草	*Nigella glandulifera* Freyn et Sint.	干燥成熟种子	
249	湖北贝母	百合科	植物	湖北贝母	*Fritillaria hupehensis* Hsiao et K. C. Hsia	干燥鳞茎	
250	蓖麻子	大戟科	植物	蓖麻	*Ricinus communis* L.	干燥成熟种子	
251	蒲公英	菊科	植物	药用蒲公英	*Taraxacum officinale* F. H. Wigg.	干燥全草	
252	椿皮	苦木科	植物	臭椿	*Ailanthus altissima*（Mill.）Swingle	干燥根皮、干皮	
253	槐花	豆科	植物	槐	*Sophora japonica* L.	干燥花及花蕾	
254	槐角	豆科	植物	槐	*Sophora japonica* L.	干燥成熟果实	
255	路路通	金缕梅科	植物	枫香树	*Liquidambar formosana* Hance	干燥成熟果序	
256	锦灯笼	茄科	植物	酸浆	*Physalis alkekengi* L. var. *franchetii*（Mast.）Makino	干燥宿萼、带果实的宿萼	
257	蓼大青叶	蓼科	植物	蓼蓝	*Polygonum tinctorium* Ait.	干燥叶	
258	榧子	红豆杉科	植物	榧	*Torreya grandis* Fort.	干燥成熟种子	
259	槟榔	棕榈科	植物	槟榔	*Areca catechu* L.	干燥成熟种子	
260	罂粟壳	罂粟科	植物	罂粟	*Papaver somniferum* L.	干燥成熟果壳	
261	辣椒	茄科	植物	辣椒及其栽培变种	*Capsicum annuum* L.	干燥成熟果实	

续表

序号	药材名	科	类别	基原	拉丁学名	部位	备注
262	稻芽	禾本科	植物	稻	*Oryza sativa* L.	成熟果实经发芽干燥的炮制加工品	
263	薤白	百合科	植物	薤	*Allium chinense* G. Don	干燥鳞茎	
264	薏苡仁	禾本科	植物	薏米	*Coix lacryma - jobi* L. var. *mayuen* (Roman.) Stapf	干燥成熟种仁	
265	薄荷	唇形科	植物	薄荷	*Mentha haplocalyx* Briq.	干燥地上部分	
266	颠茄草	茄科	植物	颠茄	*Atropa belladonna* L.	干燥全草	
267	橘红	芸香科	植物	橘及其栽培变种	*Citrus reticulata* Blanco	干燥外层果皮	
268	橘核	芸香科	植物	橘及其栽培变种	*Citrus reticulata* Blanco	干燥成熟种子	
269	藁本	伞形科	植物	辽藁本	*Ligusticum jeholense* Nakai et Kitag.	干燥根茎和根	
270	檀香	檀香科	植物	檀香	*Santalum album* L.	干燥的干燥心材	
271	藕节	睡莲科	植物	莲	*Nelumbo nucifera* Gaertn.	干燥根茎节部	
272	瞿麦	石竹科	植物	石竹	*Dianthus chinensis* L.	干燥地上部分	

说明：

1. 药材种类来源：源于《中国药典》中基原为植物（含真菌，下同）的中药材。炮制品未单列（如干姜、炮姜只列出了干姜），不同入药部位的药材单列（如紫苏子、紫苏叶、紫苏梗），按药典单独收录。共有来自255种植物基原的272种药材属于人工栽培。

2. “人工栽培”的标准：在生产上已经实现大规模人工种植，栽培技术成熟或较成熟，人工种植药材已占市场主流。对于多基原的药材，只列出属于“人工栽培”的基原植物，如甘草药材的基原植物，只列出已有大规模人工种植的甘草，而光果甘草和胀果甘草主要来自野生，未收录，并在备注栏提示该药材来自“多基原”。对于栽培技术已基本成功但种植规模较小、栽培品尚未成为市场和临床用药的主要来源（如红景天、半边莲、羌活、黄精、重楼等），以及主要来自进口、在国内暂无大规模栽培的药材（如丁香、肉豆蔻、胖大海等）未收录。

3. 排序方式：与《中国药典》一致，按药材首字笔画排序。

附录四　药食同源物质目录

序号	物质名称	基原名称	拉丁学名	科名	使用部分	备注
1	丁香	丁香	*Eugenia caryophyllata* Thunb.	桃金娘科	花蕾	
2	人参	人参	*Panax ginseng* C. A. Mey.	五加科	根和根茎	为5年及5年以下人工种植的人参；食用量≤3克/天；孕妇、哺乳期妇女及14周岁以下儿童不宜食用
3	八角茴香	八角茴香	*Illicium verum* Hook. f.	木兰科	成熟果实	在调味品中也称“八角”
4	刀豆	刀豆	*Canavalia gladiata* (Jacq.) DC.	豆科	成熟种子	
5	小茴香	茴香	*Foeniculum vulgare* Mill.	伞形科	成熟果实	用于调味时还可用叶和梗
6	小蓟	刺儿菜	*Cirsium setosum* (Willd.) MB.	菊科	地上部分	

续表

序号	物质名称	基原名称	拉丁学名	科名	使用部分	备注
7	山柰	山柰	*Kaempferia galanga* L.	姜科	根茎	仅作为调味品使用；使用量≤6克/天；在调味品中标示“根、茎”
8	山茱萸	山茱萸	*Cornus officinalis* Sieb. et Zucc.	山茱萸科	果肉	
9	山药	薯蓣	*Dioscorea opposita* Thunb.	薯蓣科	根茎	
10	山银花	华南忍冬	*Lonicera confuse* DC.	忍冬科	花蕾或带初开的花	
		红腺忍冬	*Lonicera hypoglauca* Miq.			
		灰毡毛忍冬	*Lonicera macranthoides* Hand. - Mazz.			
		黄褐毛忍冬	*Lonicera fulvotomentosa* Hsu et S. C. Cheng			
11	山楂	山里红	*Crataegus pinnatifida* Bge. var. *major* N. E. Br.	蔷薇科	成熟果实	
		山楂	*Crataegus pinnatifida* Bge.	蔷薇科		
12	马齿苋	马齿苋	*Portulaca oleracea* L.	马齿苋科	地上部分	
13	天麻	天麻	*Gastrodia elata* B1.	兰科	块茎	
14	乌梅	梅	*Prunus mume* (Sieb.) Sieb. et Zucc.	蔷薇科	近成熟果实	
15	木瓜	贴梗海棠	*Chaenomeles speciosa* (Sweet) Nakai	蔷薇科	近成熟果实	
16	火麻仁	大麻	*Cannabis sativa* L.	桑科	成熟果实	
17	代代花	代代花	*Citrus aurantium* L. var. *amara* Engl.	芸香科	花蕾	果实地方常用作枳壳
18	玉竹	玉竹	*Polygonatum odoratum* (Mill.) Druce	百合科	根茎	
19	甘草	甘草	*Glycyrrhiza uralensis* Fisch.	豆科	根和根茎	
		胀果甘草	*Glycyrrhiza inflata* Bat.	豆科		
		光果甘草	*Glycyrrhiza glabra* L.	豆科		
20	白芷	白芷	*Angelica dahurica* (Fisch. ex Hoffm.) Benth. et Hook. f.	伞形科	根	
		杭白芷	*Angelica dahurica* (Fisch. ex Hoffm.) Benth. et Hook. f. var. *formosana* (Boiss.) Shan et Yuan	伞形科		
21	白果	银杏	*Ginkgo biloba* L.	银杏科	成熟种子	
22	白扁豆	扁豆	*Dolichos lablab* L.	豆科	成熟种子	
23	白扁豆花	扁豆	*Dolichos lablab* L.	豆科	花	
24	布渣叶	破布叶	*Microcos paniculata* L.	椴树科	叶	仅作为凉茶饮料原料；使用量≤15克/天
25	龙眼肉（桂圆）	龙眼	*Dimocarpus longan* Lour.	无患子科	假种皮	
26	决明子	决明	*Cassia obtusifolia* L.	豆科	成熟种子	需经过炮制方可使用
		小决明	*Cassia tora* L.	豆科		
27	西红花	藏红花	*Crocus sativus* L.	鸢尾科	柱头	仅作为调味品使用；使用量≤1克/天；在调味品中也称“藏红花”

续表

序号	物质名称	基原名称	拉丁学名	科名	使用部分	备注
28	西洋参	西洋参	*Panax quinquefolium* L.	五加科	根	
29	百合	卷丹	*Lilium lancifolium* Thunb.	百合科	肉质鳞叶	
		百合	*Lilium brownie* F. E. Brown var. *viridulum* Baker	百合科		
		细叶百合	*Lilium pumilum* DC.	百合科		
30	当归	当归	*Angelica sinensis* (Oliv.) Diels.	伞形科	根	仅限用于香辛料；使用量≤3克/天
31	肉苁蓉	肉苁蓉	*Cistanche deserticola* Y. C. Ma	列当科	肉质茎	
32	肉豆蔻	肉豆蔻	*Myristica fragrans* Houtt.	肉豆蔻科	种仁；种皮	种皮仅作为调味品使用
33	肉桂	肉桂	*Cinnamomum cassia* Presl	樟科	树皮	在调味品中也称"桂皮"
34	余甘子	余甘子	*Phyllanthus emblica* L.	大戟科	成熟果实	
35	佛手	佛手	*Citrus medica* L. var. *sarcodactylis* Swingle	芸香科	果实	
36	杏仁（苦、甜）	山杏	*Prunus armeniaca* L. var. *ansu* Maxim	蔷薇科	成熟种子	苦杏仁需经过炮制方可使用
		西伯利亚杏	*Prunus sibirica* L.	蔷薇科		
		东北杏	*Prunus mandshurica* (Maxim) Koehne	蔷薇科		
		杏	*Prunus armeniaca* L.	蔷薇科		
37	沙棘	沙棘	*Hippophae rhamnoides* L.	胡颓子科	成熟果实	
38	灵芝	赤芝	*Ganoderma lucidum* (Leyss. Ex Fr.) Karst.	多孔菌科	子实体	
		紫芝	*Ganoderma sinense* Zhao, Xu et Zhang			
39	芡实	芡	*Euryale ferox* Salisb.	睡莲科	成熟种仁	
40	杜仲叶	杜仲	*Eucommia ulmoides* Oliv.	杜仲科	叶	
41	花椒	青椒	*Zanthoxylum schinifolium* Sieb. et Zucc.	芸香科	成熟果皮	花椒果实可作为调味品使用
		花椒	*Zanthoxylum bungeanum* Maxim.	芸香科		
42	赤小豆	赤小豆	*Vigna umbellata* Ohwi et Ohashi	豆科	成熟种子	
		赤豆	*Vigna angularis* Ohwi et Ohashi	豆科		
43	芫荽	芫荽	*Coriandrum sativum* L.	伞形科	果实、种子	
44	麦芽	大麦	*Hordeum vulgare* L.	禾本科	成熟果实经发芽干燥的炮制加工品	
45	昆布	海带	*Laminaria japonica* Aresch.	海带科	叶状体	
		昆布	*Ecklonia kurome* Okam.	翅藻科		
46	枣（大枣、黑枣）	枣	*Ziziphus jujuba* Mill.	鼠李科	成熟果实	
47	罗汉果	罗汉果	*Siraitia grosvenorii* (Swingle.) C. Jeffrey ex A. M. Lu et Z. Y. Zhang	葫芦科	果实	
48	郁李仁	欧李	*Prunus humilis* Bge.	蔷薇科	成熟种子	
		郁李	*Prunus japonica* Thunb.	蔷薇科		
		长柄扁桃	*Prunus pedunculata* Maxim.	蔷薇科		

续表

序号	物质名称	基原名称	拉丁学名	科名	使用部分	备注
49	金银花	忍冬	*Lonicera japonica* Thunb.	忍冬科	花蕾或带初开的花	
50	青果	橄榄	*Canarium album* Raeusch.	橄榄科	成熟果实	
51	玫瑰花	玫瑰	*Rosa rugosa* Thunb 或 *Rose rugosa* ‘Plena’	蔷薇科	花蕾	
52	松花粉	马尾松	*Pinus massoniana* Lamb.	松科	干燥花粉	
		油松	*Pinus tabuliformis* Carr.			
		同属数种植物				
53	鱼腥草	蕺菜	*Houttuynia cordata* Thunb.	三白草科	新鲜全草或干燥地上部分	
54	草果	草果	*Amomum tsaoko* Crevost et Lemaire	姜科	果实	仅作为调味品使用；使用量≤3克/天
55	荜茇	荜茇	*Piper longum* L.	胡椒科	果实或成熟果穗	仅作为调味品使用；使用量≤1克/天
56	姜（生姜、干姜）	姜	*Zingiber officinale* Rosc.	姜科	根茎（生姜所用为新鲜根茎，干姜为干燥根茎）	
57	姜黄	姜黄	*Curcuma longa* L.	姜科	根茎	仅作为调味品使用；使用量≤3克/天；在调味品中标示“根、茎”
58	枳椇子	枳椇	*Hovenia dulcis* Thunb.	鼠李科	药用为成熟种子；食用为肉质膨大的果序轴、叶及茎枝	
59	枸杞子	宁夏枸杞	*Lycium barbarum* L.	茄科	成熟果实	
60	栀子	栀子	*Gardenia jasminoides* Ellis	茜草科	成熟果实	
61	砂仁	阳春砂	*Amomum villosum* Lour.	姜科	成熟果实	
		绿壳砂	*Amomum villosum* Lour. var. *xanthioides* T. L. Wu et Senjen	姜科		
		海南砂	*Amomum longiligularg* T. L. Wu	姜科		
62	胖大海	胖大海	*Sterculia lychnophora* Hance	梧桐科	成熟种子	
63	茯苓	茯苓	*Poria cocos*（Schw.）Wolf	多孔菌科	菌核	
64	香橼	枸橼	*Citrus medica* L.	芸香科	成熟果实	
		香圆	*Citrus wilsonii* Tanaka	芸香科		
65	香薷	石香薷	*Mosla chinensis* Maxim.	唇形科	地上部分	
		江香薷	*Mosla chinensis* ‘Jiangxiangru’	唇形科		
66	桃仁	桃	*Prunus persica*（L.）Batsch	蔷薇科	成熟种子	
		山桃	*Prunus davidiana*（Carr.）Franch.	蔷薇科		

续表

序号	物质名称	基原名称	拉丁学名	科名	使用部分	备注
67	夏枯草	夏枯草	*Prunella vulgaris* L.	唇形科	果穗	仅作为凉茶饮料原料；使用量≤9克/天
68	党参	党参	*Codonopsis pilosula* (Franch.) Nannf.	桔梗科	根	
		素花党参	*Codonopsis pilosula* Nannf. var. *modesta* (Nannf.) L. T. Shen			
		川党参	*Codonopsis tangshen* Oliv.			
69	铁皮石斛	铁皮石斛	*Dendrobium officinale* Kimura et Migo	兰科	茎	
70	桑叶	桑	*Morus alba* L.	桑科	叶	
71	桑椹	桑	*Morus alba* L.	桑科	果穗	
72	桔红（橘红）	橘及其栽培变种	*Citrus reticulata* Blanco	芸香科	外层果皮	
73	桔梗	桔梗	*Platycodon grandiflorum* (Jacq.) A. DC.	桔梗科	根	
74	益智仁	益智	Alpinia oxyphylla Miq.	姜科	去壳之果仁，而调味品为果实	
75	荷叶	莲	*Nelumbo nucifera* Gaertn.	睡莲科	叶	
76	莱菔子	萝卜	*Raphanus sativus* L.	十字花科	成熟种子	
77	莲子	莲	*Nelumbo nucifera* Gaertn.	睡莲科	成熟种子	
78	高良姜	高良姜	*Alpinia officinarum* Hance	姜科	根茎	
79	粉葛	甘葛藤	*Pueraria thomsonii* Benth.	豆科	根	
80	淡竹叶	淡竹叶	*Lophatherum gracile* Brongn.	禾本科	茎叶	
81	淡豆豉	大豆	*Glycine max* (L.) Merr.	豆科	成熟种子的发酵加工品	
82	菊花	菊	*Chrysanthemum morifolium* Ramat.	菊科	头状花序	
83	菊苣	毛菊苣	*Cichorium glandulosum* Boiss. et Huet	菊科	地上部分或根	
		菊苣	*Cichorium intybus* L.	菊科		
84	黄芥子	芥	*Brassica juncea* (L.) Czern. et Coss	十字花科	成熟种子	
85	黄芪	蒙古黄芪	*Astragalus membranaceus* (Fisch.) Bge. var. *mongholicus* (Bge.) Hsiao	豆科	根	
		膜荚黄芪	*Astragalus membranaceus* (Fisch.) Bge.			
86	黄精	滇黄精	*Polygonatum kingianum* Coll. et Hemsl.	百合科	根茎	
		黄精	*Polygonatum sibiricum* Red.	百合科		
		多花黄精	*Polygonatum cyrtonema* Hua	百合科		
87	紫苏	紫苏	*Perilla frutescens* (L.) Britt.	唇形科	叶（或带嫩枝）	
88	紫苏子（籽）	紫苏	*Perilla frutescens* (L.) Britt.	唇形科	成熟果实	
89	葛根	野葛	*Pueraria lobata* (Willd.) Ohwi	豆科	根	
90	黑芝麻	脂麻	*Sesamum indicum* L.	脂麻科	成熟种子	在调味品中也称“胡麻、芝麻”
91	黑胡椒	胡椒	*Piper nigrum* L.	胡椒科	近成熟或成熟果实	在调味品中称“白胡椒”

续表

序号	物质名称	基原名称	拉丁学名	科名	使用部分	备注
92	槐花、槐米	槐	*Sophora japonica* L.	豆科	花及花蕾	
93	蒲公英	蒲公英	*Taraxacum mongolicum* Hand. – Mazz.	菊科	全草	
		碱地蒲公英	*Taraxacum borealisinense* Kitam.	菊科		
		同属数种植物		菊科		
94	榧子	榧	*Torreya grandis* Fort.	红豆杉科	成熟种子	
95	酸枣、酸枣仁	酸枣	*Ziziphus jujuba* Mill. var. *spinosa* (Bunge) Hu ex H. F. Chou	鼠李科	果肉、成熟种子	
96	鲜白茅根（或干白茅根）	白茅	*Imperata cylindrical* Beauv. var. *Major* (Nees) C. E. Hubb.	禾本科	根茎	
97	鲜芦根（或干芦根）	芦苇	*Phragmites communis* Trin.	禾本科	根茎	
98	橘皮（或陈皮）	橘及其栽培变种	*Citrus reticulata* Blanco	芸香科	成熟果皮	
99	薄荷	薄荷	*Mentha haplocalyx* Briq.	唇形科	地上部分	
		田野薄荷	*Mentha arvensis* L.	唇形科	叶、嫩芽	仅作为调味品使用
100	薏苡仁	薏米	*Coix lacryma – jobi* var. *ma – yuen.* (Rom.) Stapf	禾本科	成熟种仁	
101	薤白	小根蒜	*Allium macrostemon* Bge.	百合科	鳞茎	
		薤	*Allium chinense* G. Don	百合科		
102	覆盆子	华东覆盆子	*Rubus chingii* Hu	蔷薇科	果实	
103	藿香	广藿香	*Pogostemon cablin* (Blanco) Benth.	唇形科	地上部分	
104	乌梢蛇	乌梢蛇	*Zaocys dhumnades* (Cantor)	游蛇科	剥皮、去除内脏的整体	仅限获得林业部门许可进行人工养殖的乌梢蛇
105	牡蛎	长牡蛎	*Ostrea gigas* Thunberg	牡蛎科	贝壳	
		大连湾牡蛎	*Ostrea talienwhanensis* Crosse	牡蛎科		
		近江牡蛎	*Ostrea rivularis* Gould	牡蛎科		
106	阿胶	驴	*Equus asinus* L.	马科	干燥皮或鲜皮经煎煮、浓缩制成的固体胶	
107	鸡内金	家鸡	*Gallus gallus domesticus* Brisson	雉科	沙囊内壁	
108	蜂蜜	中华蜜蜂	*Apis cerana* Fabricius	蜜蜂科	蜂所酿的蜜	
		意大利蜂	*Apis mellifera* Linnaeus	蜜蜂科		
109	蝮蛇（蕲蛇）	五步蛇	*Agkistrodon acutus* (Güenther)	蝰科	去除内脏的整体	仅限获得林业部门许可进行人工养殖的蝮蛇

说明：

1. 本目录中的物质来源于原国家卫生计生委办公厅关于征求《按照传统既是食品又是中药材物质目录管理办法》（征求意见稿）意见的函（国卫办食品函〔2014〕975号），国家卫健委、国家市场监管总局联合发布的《关于当归等6种新增按照传统既是食品又是中药材的物质公告》（2019年第8号）、《关于对党参等9种物质开展按照传统既是食品又是中药材的物质管理试点工作的通知》（国卫食品函〔2019〕311号）。
2. 排序方式：植物在前，动物在后，按物质的首字笔画排序。

参考文献

[1] 裴瑾，孙志蓉．中药资源学［M］．北京：人民卫生出版社，2021.

[2] 马云桐．中药资源学［M］．北京：中国中医药出版社，2021.

[3] 裴瑾．中药资源学［M］．北京：人民卫生出版社，2016.

[4] 孟祥才，黄璐琦，张小波，等．中药资源学（精）［M］．北京：中国医药科技出版社，2017.

[5] 段金廒，周荣汉．中药资源学［M］．北京：中国中医药出版社，2013.

[6] 周荣汉．中药资源学［M］．北京：中国医药科技出版社，1993.

[7] 万德光，王文全．中药资源学专论［M］．北京：人民卫生出版社，2009.

[8] 黄璐琦．中药资源学基础与应用［M］．北京：人民卫生出版社，2017.

[9] 黄璐琦，郭兰萍．中药资源生态学［M］．上海：上海科学技术出版社，2009.

[10] 郭兰萍，谷巍．中药资源生态学［M］．北京：人民卫生出版社，2020.

[11] 王国强．中国中药资源发展报告［M］．北京：经济科学出版社，2016.

[12] 王诺，杨光．中药资源经济学研究［M］．北京：经济科学出版社，2017.

[13] 申俊龙，马云桐．中药资源经济学［M］．北京：人民卫生出版社，2021.

[14] 中国药材公司．中国中药资源［M］．北京：科学出版社，1995.